DVD로 배우는

전문가를 위한

목 연부조직 테크닉

목근육을 위한 기능 회복 도수치료법

Advanced Treatment Techniques for the **Manual Therapist:**

Neck

옮긴이 장 정 훈 외

Joseph E. Muscolino, BA, DC

Chiropractor

Adjunct Professor of Anatomy, Physiology, and Kinesiology at Purchase College, State University of New York

Owner of The Art and Science of Kinesiology

With Chapter 12 contributions from:

Brett M. Carr, MS, DC

Christopher M. Coulis, MS, DC

Wolters Kluwer Health | Lippincott Williams & Wilkins

Philadelphia • Baltimore • New York • London
Buenos Aires • Hong Kong • Sydney • Tokyo

영 문 출 판 사

■ 옮긴이(가나다 순)

김명준 경동대학교 물리치료학과 교수
김성수 광주보건대학교 물리치료과 교수
김용수 신성대학교 물리치료과 교수
김효철 원광디지털대학교 한방미용예술학과 교수
문상은 마산대학교 물리치료과 교수
박윤기 대구보건대학교 물리치료과 교수
양회송 청암대학교 물리치료과 교수
우영근 전주대학교 물리치료학과 교수
이주강 김천대학교 한방재활학과 교수
임종은 삼육대학교 물리치료학과 교수
장정훈 원광보건대학교 물리치료과 교수
황수진 남부대학교 물리치료학과 교수

Advanced Treatment Techniques for the **Manual Therapist: Neck**

by Joseph E. Muscolino, BA, DC

이 책은 미국 LWW사와 협정을 맺어 공동으로 출판되었다.
(Co-Published by arrangement with Lippincott Williams & Wilkins/Wolters Kluwer Health, Inc., USA)

Translation and adaptation of the first American language edition

경고(disclaimer)

치료는 정보의 정확성을 확인하고 일반적으로 인정되는 관행을 설명하기 위해 시행되어 왔다. 하지만 저자, 편집자, 그리고 출판사는 이 책의 정보의 오류 또는 누락이나 어떤 상황에서의 적용에 대해 책임을 지지 않으며 표현 또는 암시, 보편성, 완성도, 또는 발행물 내용의 정확성을 보장하지 않는다. 특정한 상황에서 이 정보의 적용은 전문가에게 전적인 책임이 있다; 추천 및 설명된 임상치료는 절대적이지 않으며 일반적인 추천으로도 볼 수 없다.

저자, 편집자, 출판사는 이 문서에 명시된 약물과 복용량 선택은 출판 시 현재의 권고와 지침에 대한 보장을 위해 모든 노력을 기울였다. 그래서, 지속적인 조사, 정부 규제의 변화, 그리고 약물요법과 약물 반응에 관한 정보의 흐름을 고려하여 독자는 지침서에서 어떤 변화에 따른 각각 약물의 투입과 복용량, 그리고 추가된 경고와 주의사항을 확인해야 한다. 추천된 약물이 신약이거나 빈번하게 사용되지 않는 약물일 경우 특히 중요하다.

이 발행물에서 제시된 몇몇 약물들과 의료기구는 엄격한 연구 환경에서 제한된 사용을 위해 식약청(FDA)에서 허가를 받았다. 임상적인 적용을 위한 각각의 약물 또는 장치의 FDA 확인은 의료 제공자의 책임이다.

DVD로 배우는

전문가를 위한

목 연부조직 테크닉

2013년 2월 19일 초판인쇄
2013년 2월 22일 초판발행

지은이 : Joseph E. Muscolino
옮긴이 : 장 정 훈 외
발행인 : 박 병 조
발행처 : 도서출판 영문출판사
등 록 : 1987년 12월 21일 제 2-419호
주 소 : 서울시 강남구 삼성동 69-1
전 화 : (02)514-5590, 776-5590
팩 스 : (02)756-8943
홈페이지 : www.ymsbook.net
e-mail : yeongmunsa@empal.com
정 가 : 45,000원

ISBN 978-89-7224-317-5 98510

• 파본은 교환해 드립니다.

본 책은 사랑하는
나의 처남 Sam과 Andy에게 헌신으로 만들어졌습니다.
Sam은 제가 아는 사람 중에 가장 인내하며 타인을 돌봐주고 사랑하는 사람입니다.
제게 있어 Sam은 인내, 도움, 사랑의 존재입니다.
그는 세상에 존재하는 천사에 가까운 사람입니다.
Andy는 내가 아는 가장 실용적이고 효율적인 사람입니다.
그러나 또 다른 내면의 그가 표출될 때면,
그는 더 없이 재미있는 사람이다.

재검토를 해주신 분들

저자와 출판사 Lippincott Williams & Wilkins는 본 교재를 개발하는 내내 피드백을 제공하고 검토를 해주는 등의 아낌없는 성원을 보내준 아래의 기획 평가위원단과 원고 평가위원단에게 진심어린 감사를 표현합니다.

기획 평가위원단

Karen Casciato, LMT
Portland, OR

Lisa Krause, MS, CMT
Instructor, Wisconsin School of Massage Therapy
Germantown, WI

Karen Lilly, AAS
Wichita, KS

Jeffery Lutz, CMTPT
Treatment and Wellness Center
Greensburg, PA

Lou Peters, LMT, CNMT, BS
Instructor, American Institute of Alternative Medicine
Columbus, OH

Diane Polseno, LPN, PMT
President, Cortiva Institute-Boston
North Smithfield, RI

Antonella Sena, DC
Chiropractor, Academy of Massage Therapy
Hackensack, NJ

원고 평가위원단

Tom Adams
Medical Coordinator, Omega Institute
Pennsauken, NJ

Donna Kenny
Halethorpe, MD

Linda Loney, MD, LCMT
Newton, MA

Mary McLendon, MS, ATC
Director of Sports Medicine, Mississippi State University
Starkville, MS

Jeff Moggach
Chair, Massage Therapy Program
MacEwan University South Campus
Edmonton, AB

Judith Morin, LMT
Admissions Director, Bancroft School of Massage Therapy
Worcester, MA

서문(PREFACE)

현재 마사지치료 분야는 더 크게 인정받고 있으며, 상응하게 건강관련 분야 안에서 그 역할도 증가하고 있다. 이러한 이유 때문에 근골격계 질환 환자에 대한 임상 정형외과적 재활에서 고급 치료기법에 관한 요구가 증가하고 있다. 본 교재의 목적은 마사지사와 다른 도수치료사가 수행할 수 있는 고급 치료기법을 열거하는 것이다.

본 교재는 *"전문가를 위한 목 연부조직 테크닉"*은 대학교 교육과정에서 생각할 수 없었던 고급 기법을 학습하기 원하는 운동치료사들이 사용할 수 있는 기법들로 설계되었다. 또한 본 교재는 이러한 기법이 중심교육과정에 있거나 지속적인 교육 프로그램 안에서 제공되든지 상관없이 이 기법을 가르치는 것이 바람직한 마사지사 혹은 다른 치료사를 배출하는 대학교 관련 학과의 이수과정에서 적절히 사용할 수 있도록 설계하였다. 그러나 마사지사 혹은 다른 도수치료사들은 그들의 거주지마다 치료내용의 허가사항이 다르므로, 허가되는 치료기법과 허가되지 않는 치료기법이 무엇인지 주의해야 한다. 운동치료사들은 치료사의 면허증이나 자격증의 범위 내에서 치료기법을 적용하여야 하며, 법적인 책임이 뒤따른 다른 것을 명심해야 한다.

개요 / ORGANIZATION

본 교재는 3 단원으로 구분하여 설명하고 있다:

- 단원 1은 환자의 목질환을 이해하고, 평가하며 적절한 치료법을 결정하는데 필요한 근본적인 정보를 설명한다.
- 단원 2는 실제로 목에 적용하는 고급 기법을 설명한다. 각 단원은 한 가지 기법을 설명하고 있다.
- 단원 3은 수치료 및 환자와 치료사를 위한 자세성 자기관리의 사용에 관하여 설명한다.

본 교재는 독자에게 친숙히 다가가고 가능한 한 접근하기 쉽도록 만들기 위하여 모든 노력을 다하였다. 각 단원은 간단한 개요, 학습목표 그리고 핵심 용어 목록을 포함하고 있다. 단원 2에 포함된 기법 단원은 그 단원에서 설명되고 있는 일련의 치료기법, 사례연구, 글상자를 통한 사고, 예방과 기법 적용을 포함하고 있다. 더욱이 매 단원마다 그 단원의 내용을 간략하게 복습하는 복습문제를 포함하고 있다.

단원 1: 해부학, 병리학 및 평가

물론 적절한 치료는 기본적인 해부학, 생리학, 그리고 운동역학을 먼저 이해하여야 적용할 수 있다. 따라서 제1장은 목뼈에 관한 해부학과 생리학을 복습하고 있다. 이 복습은 단순히 복습이지, 마사지 학습과정의 전체적인 과정을 서술하고 있는 것은 아니다. 주로 목뼈에 관한 해부학 및 생리학의 필수적인 요소를 포함하고 있어서 후반부에 설명하는 치료기법을 더 쉽게 이해하고 학습하며 적용할 수 있도록 되어 있다. 나는 독자에게 기법 관련 단원을 학습하기 이전에 이 단원을 읽을 것을 추천한다.

또한 적합한 치료기법의 적용하기 위해서는 환자가 경험하는 병적 질환에 관한 해부학 및 생리학에 대한 명백한 이해를 요구한다. 따라서 제 2장과 제3장은 목뼈에 영향을 미치는 가장 일반적인 근골격계 질환에 관하여 토론한다. 제 2장은 이 질환을 정의와 원인을 설명한다; 제3장은 질환의 평가를 설명한다.

단원 2: 고급 기법

마사지사와 도수치료사가 적용할 수 있는 수많은 치료기법이 있다. 그 치료기법 중 최고는 스웨디쉬 마사지이다. 스웨디쉬 마사지는 부교감신경계와 순환계에 영향을 미치는 본질적인 치료기법으로, 마사지 깊이가 깊을수록 더 큰 이점이 있다. 제4장은 적은 노력으로 더 효과적으로 목의 근육에 적용할 수 있는 기법전략을 설명한다. 독자는 어렵지 않고 현명하게 치료하는 방법을 알게 될 것이다. 앞목의 독특한 해부학 때문에 제5장은 특히 앞목에 마사지 치료를 설명하고 있다.

그러나 마사지는 마사지사와 도수치료사가 유용하게 사용할 수 있는 유일한 치료방법이 아니다. 또 다른 효과적인 치료기법이 신장이다. 불행히도, 신장은 종종 마사지 치료학의 이수과정에서 가볍게 다루기 때문에, 대부분의 마사지사는 충분히 활용하지 않는다. 제6장부터 9장은 기본적인 마사지를 복습하고, 우리의 환자에게 효과적으로 사용할 수 있는 목뼈에 적용하는 수많은 고급 신장법을 설명한다.

관절가동술은 대부분의 마사지사가 치료를 할 때 신장보다 더 활용도가 떨어진다. 관절가동술은 적절히 적용하면, 목뼈질환의 치료를 위해 매우 강력한 도구로 사용될 수 있다. 그러나 관절가동술은 주의 깊고 신중하게 사용하여야 한다. 제10장은 마사지사가 목뼈질환에 안전하고 효과적인 치료를 위해 사용할 수 있는 수많은 관절가동술을 설명하고 있다.

단원 3: 환자와 치료사를 위한 자기관리

제11장은 환자의 가정관리를 위한 수치료(hydrotherapy)와 적절한 도구를 설명한다. 수치료 혹은 온습포나 냉찜질은 마사지의 효과에 큰 도움이 된다. 제11장은 열치료와 냉치료뿐만 아니라, 다양한 치료법의 적용에 대하여 설명하고 있다. 그리고 환자의 적절한 지시 없이 완벽하게 환자의 치료계획을 수행할 수 없기 때문에, 마사지 동안에 가정관리에 대하여 토론하였다. 제12장은 치료사를 위한 자기관리에 대하여 설명한다. 마사지 치료와 다른 도수치료는 신체적 요구가 있기 때문에 좋은 자세를 유지하는 것이 가장 중요하다. 끝으로, 제12장은 건강하게 직장에 근속할 수 있도록 치료사를 위한 자기관리운동을 설명한다.

보조 / ANCILLARIES

본 교재에 설명된 치료기법은 동적이기 때문에, 사진과 설명만으로 이해하기가 어렵다. 이런 이유 때문에 *"전문가를 위한 목 연부조직 테크닉"*은 본 교재에서 설명하는 각각의 평가와 치료기법을 환자에게 적용하는 모습을 영상으로 제공하고 있다. 모든 영상은 출판사의 홈페이지 안에 "thepoint.lww.com/MuscolinoNeck"를 통해서 유용하게 이용할 수 있다.

마사지와 다른 도수치료는 보완 및 대체의학 분야에서 합법적인 치료기법이므로, 교육의 욕구가 증가하고 있다. 본 교재는 도수치료사가 근골격계 질환 환자에게 더 유용한 치료기법을 제공할 수 있도록 도수치료사를 향상시키는 수많은 고급치료기법을 제공한다. 동봉하는 DVD와 thePoint 웹사이트와 함께 *"전문가를 위한 목 연부조직 테크닉"*은 당신의 치료에 매우 가치 있는 자산이 될 것이다.

감사의 글

본 교재의 표지에 내 이름이 적혀있기 때문에 독자는 본 교재를 내가 독자적으로 개발하였다고 오해할 수 있다. 하지만 이것은 사실이 아니다. 많은 이들이 나의 본 교재개발에 도움을 주었다. 이 감사의 글은 교재 개발을 도와준 이들과 독자들에게 직접적으로 감사한 마음을 전달하는 것이다.

본 교재는 많은 아름다운 삽화를 포함하고 있다. 나는 수년 동안 굉장한 팀과 함께 일할 수 있는 행운이 있었다. Yanik Chauvin은 최고의 사진작가이며 비디오 그래퍼이다. 움직임을 표현하는 최선의 각도와 독자 중심의 최선의 조명을 위한 그의 눈은 탁월했다. 또한 그는 함께 작업하기 가장 기분좋은 사람이다. 이학박사 David Eliot는 제1장의 뼈사진을 제공해 주었다. 최고의 일러스트레이터인 "Light Box Visuals"사의 Giovanni Rimastim이다 Jodie Bernard(Light Box Visuals 사의 사장)의 매우 유능한 편집 아래, 근본적인 해부학과 인체 움직임을 독자에게 훌륭하게 전달하는 명확하고 활기차게 그려진 삽화를 제공하였다. 물론 나는 참으로 훌륭한 모델들과 함께하는 행운이 있었다: Alex Charmoz, Simona Cipriani, Val Green-Cubano, Aniz Kazimierczuk, Anna Morejon, Jeseph C. Muscolino, Ivette Nieves, Linda Nguyen, Keiko Tanaka, 그리고 Kate Wojiski. 이 책에 기여한 모든 이에게 감사합니다.

편집과 출판은 특히 교재개발에 눈이 보이지 않는 부분이다. 그러나 원고의 초고를 보고 그 원고의 출판본과 비교해 본 사람만이 편집과 출판이 얼마나 가치 있는 일인지 안다. 본 교재의 개발을 도와주고 출판할 수 있도록 도와준 Lippincott팀의 모든이에게 감사한다: Eve Malakoff-Klein, Jen Ajello, Renee Thomas, Dana Knighten, Kelley Squazzo, John Goucher, Julie Stegman, Terry Mallo, 그리고 Harold Medina.

특히, *치료사를 위한 자기관리*(제12장)을 집필한 Brett M. Carr, MS DC, 그리고 Christopher M. Coulis, MS, DC에게 감사한다. 그들의 전문적 기술은 본 교재의 내용을 풍부하고 가치 있게 하였다.

언제나처럼, 학생이었고 지금은 선생인 William Courtland가 "당신은 책을 써야 합니다"라는 간단한 말로 내가 교재를 개발하도록 가장 먼저 독려하였다.

마지막으로 가장 중요한 나의 가족, 특히 나의 어머니 Vera Muscolino와 나의 아내 Simona Cipriani에게 그들의 사랑과 이해심, 지지와 용기독려에 깊은 감사를 드린다. 그들의 모든 노력이 본 교재를 더 가치 있게 만들었다.

Joseph E. Muscolino

저자에 관하여

Hoseph E. Muscolino, BA, DC는 25년 이상 도수치료사와 운동치료사를 대상으로 근육뼈대계 해부학, 생리학, 운동과학, 평가와 치료과정에 관한 전공이수과목 및 평생교육원에서 강의하였다. 그는 1986년~2010년 마사지사로 Connecticut 센터의 지도자였고, 현재 뉴욕주립대학의 퍼처스칼리지에서 조교수로 재직 중이다.

Muscolino 박사는 근육뼈대계 해부학 및 생리학, 운동과학, 근육뼈대계 병리학, 촉진 및 정형외과학적 평가와 도수치료기법에 관한 수많은 도수치료와 운동치료 교재를 집필하였다. 추가로 그는 몇 개의 평가 및 치료 DVD를 출시하였다. 또한 그는 Massage Therapy Journal에서 "Body Mechanics" 칼럼을 썼고, 미국과 국제적인 수많은 학술지에 논문을 발표하였다.

Muscolino 박사는 인체 역학, 깊은조직마사지, 신장, 고급신장, 관절가동술, 근육촉진, 관절가동술 촉진, 정형외과적 평가, 근골격계 병적 질환과 같은 주제로 국제적인 강좌를 개최하고 있다. "The Art and Science of Kinesiology"를 통하여 Muscolino 박사는 임상정형외과적 마사지사(Clinical Orthopedic Massage Therapy; COMT)의 자격증을 제공한다. 또한 그는 운동과학과 도수치료 지도자를 위한 과정을 운영한다. 그는 평생교육의 승인된 교육자이다; National Certification Board for Therapeutic Massage and Bodywork (NCBTMB)를 통해 마사지사와 도수치료사를 위한 자격증 갱신이 가능하다.

Muscolino 박사는 빙햄톤에 소재한 하퍼칼리지에서 생물학 학사를 받았고, 오리곤주의 포틀랜드에 위치한 Western States Chiropractic College에서 카이로프랙틱박사를 받았다. 그는 코넷티컷에서 26년 이상 개인치료실을 운영하였고 모든 환자에게 카이로프랙틱을 이용하여 연부조직을 치료하였다.

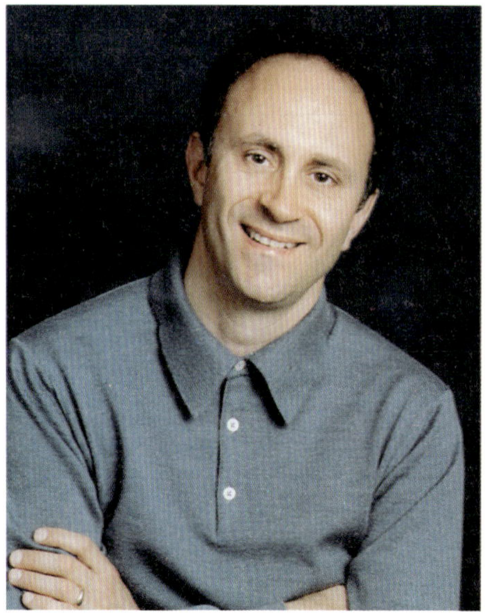

*"도수치료사를 위한 고급치료기법:목"*에 관한 더 자세한 정보를 원하면 thePoint.lww.com/MuscolinoNeck을 방문하면 된다. Muscolino의 다른 저서, DVD, 강좌에 관한 정보 혹은 Muscolino 박사에 직접 연락하기를 원하면 그의 홈페이지인 www.learnmuscues.com 혹은 페이스북 "The Art and Science of Kinesiology"를 방문하기 바란다.

역자 서문

본 도서는 Joseph E. Muscolino가 임상에서 근무하는 도수 치료사와 도수 치료와 관련된 전공을 학습하는 학생에게 도수 치료에 대한 상세하고 고급화된 기법을 알려주기 위해 기획한 것이다. 기초적인 해부학적 내용과 이해하기 쉬운 그림, 그리고 각 치료기법의 단계적이고 자세한 설명이 특징적이며, 고급 기법까지 다양한 도수 치료 기법을 다루고 있다. 이러한 내용은 기초적인 지식이 필요한 학생부터 고급 치료 기법이 요구되는 임상 치료사까지 다양한 영역에서 필요한 교재가 될 것이라고 생각된다. 특히, 목과 관련된 부분을 집중적으로 학습할 수 있도록 하였으며, 각 단원마다 복습과 임상 적용을 위한 사례연구와 문제를 제공하고 있다. 본 도서는 많은 사진을 담고 있을 뿐만 아니라, 동영상을 통하여 실제적인 도수 치료를 학습할 수 있도록 되어 있으며, 향후 다른 부위에 대한 도서도 시리즈로 곧 출간 될 예정이라, 도수 치료를 하는 학생과 임상 치료사에게는 필요한 정보를 제공할 것이라 생각된다. 그런 의미에서 본 도서는 항상 옆에 두고 자신의 치료적 기법에 대한 확인과 발전에 도움이 될 것으로 사려된다.

본 도서를 번역하면서 역자들은 통일된 전문용어와 신용어에 역점을 두었으며, 역자 개인의 지식이 포함되지 않도록 저자의 의도에 충실한 의미전달에 힘쓰고자 노력하였다. 또한, 바쁜 일정에도 불구하고 본 도서의 번역 및 출판을 기꺼운 마음으로 참여하시고 마지막 편집까지 노력을 아끼지 않으신 황 수진 교수님과 우 영근 교수님, 그리고 여러 교수님들과 영문출판사 박 병조 사장님과 직원분들에게 특별히 감사의 말씀을 드립니다.

2012년 11월
역자 일동

목 차(Contents)

단원 1

해부학, 병리학 및 평가

CHAPTER 제 1 장

해부학과 생리학 개관

Anatomy and Physiology Review

개요 / Chapter outline

학습목표 / Objectives

본 단원을 학습한 후, 학생들은 다음을 할 수 있다:

1. 목뼈의 구조를 설명한다.
2. 촉진과 치료를 위해 이분 가시돌기 및 가로돌기의 중요성과 적응증을 토론한다.
3. 치료를 위해 고리판과 관절돌기의 중요성을 토론한다.
4. 목뼈관절의 구조 및 기능을 설명한다.
5. 목뼈의 축성 및 비축성 운동을 설명한다.
6. 목뼈 근육의 부착점과 작용을 정리한다.
7. 주요 기능 및 구조에 따라 목뼈 근육을 분류한다.
8. 개개의 근육 촉진하고 신장한다.
9. 목뼈 인대의 구조 및 기능을 설명한다.
10. 인대와 대항근의 기능적 유사점에 대하여 설명한다.
11. 목을 움직일 때 주요 예방법 및 금기증을 설명한다.
12. 본 장의 핵심 용어를 정의한다.

핵심 용어 / Key Terms

섬유테(섬유륜, annulus fibrosus)
앞세로인대(전종인대, anterior longitudinal ligament)
앞결절(전방결절, anterior tubercle)
관절돌기(articular process)
관절기둥(articular pillar)
고리중쇠관절〔환추축추관절, atlantoaxial (C1-C2) joint〕
고리뒤통수관절〔환추후두관절, atlanto-occipital (C0-C1) joint〕
고리치아돌기관절(환추치돌기관절, atlanto-odontoid joint)
고리뼈(환추, atlas)
중쇠뼈(축추, axis)
이분(bifid)
팔신경얼기(brachial plexus)
기본면(cardinal planes)
목동맥팽대반사(경동맥궁반사, carotid sinus reflex)
온목동맥(총경동맥, common carotid artery)
목기둥(cervical pillar)
목뼈(경추, cervical spine)
휘돌림(회선, circumduction)
반대쪽 근육(contralateral muscles)
반대쪽 돌림(contralateral rotation)
척추원반관절(추간판관절, disc joint)
면관절(척추후관절, facet joints)
미끄러짐(활주, glide)
큰뒤통수신경(대후두신경, greater occipital nerve)
저앞굽음증(저전만증, hypolordotic)
가시사이인대(극간인대, interspinous ligaments)
가로사이인대(횡간인대, intertransverse ligaments)
척추사이구멍(intervertebral foramen)
동측 돌림(ipsilateral rotation)
목정맥(경정맥, jugular vein)
고리판(추궁판, lamina)
고리판고랑(추궁판구, laminar groove)
황색인대(황인대, ligamentum flavum)
앞굽이(전만, lordotic curve, lordosis)
목덜미인대(항인대, nuchal ligament)
속질핵(nucleus pulposus)
뒤세로인대(후종인대, posterior longitudinal ligament)
고리뼈 뒤결절〔환추후결절, posterior tubercle (of atlas)〕
가로돌기 뒤결절〔횡돌기 후결절, posterior tubercle (of transverse process)〕
마디관절수준(segmental joint level)
가시돌기(극돌기, spinous process)
빗장밑동맥(쇄골하동맥, subclavian artery)
뒤통수밑신경(후두하신경, suboccipital nerve)
뒤통수밑삼각(후두하삼각, suboccipital triangle)
가시위인대(극상인대, supraspinous ligament)
병진(전위, translation)
가로돌기(횡돌기, transverse processes)
척추동맥(vertebral artery)
Z-관절(Z-joints)
돌기사이관절(zygapophyseal joints)

서론 / INTRODUCTION

본 단원은 목의 해부학 및 생리학에 대한 대략적 서술이다. 목의 구조 및 기능에 대한 깊이 있는 지식은 목의 치료법을 이해하고 적용하는데 근간이 된다. 목의 구조 및 기능에 대한 더 깊이 있는 지식함양을 위해서는 해부학, 생리학 및 운동학 교재를 학습해야 할 것이다.

목뼈 / THE CERVICAL SPINE

목은 **목뼈**(cervical spine)라고 정의한다. 목뼈는 7개의 척추뼈로 구성되어 있는데, 가장 위쪽에서 가장 아래쪽까지 C1에서 C7으로 명명하였고, 특징적인 구조를 갖고 있는 C1은 **고리뼈**(atlas)로 C2는 **중쇠뼈**(axis)라고 한다(그림 1-1). (뒤통수뼈는 목뼈 위에 있기 때문에 종종 C0라고 한다.) 가쪽에서 보면, 건강한 목뼈는 앞쪽으로 볼록하고 뒤쪽으로 오목한 **앞굽이[전만]**(lordotic curve, lordosis)를 가지고 있다. (*lordotic*과 *lordosis*라는 용어는 종종 과도하고 건강하지 않은 앞굽이를 설명할 때도 사용된다. 그러나 이 용어들은 건강한 목뼈와 허리뼈가 만드는 곡선을 설명할 때도 사용된다.) 고리뼈를 제외한 모든 목뼈는 **가시돌기**(spinous process)를 가지고 있으며, 뒤쪽으로 뻗어 있어서 쉽게 촉진할 수 있다. 가시돌기 대신에, 고리뼈는 고리 뒤쪽으로 작은 결절을 가지고 있는데 이것을 **뒤결절**(posterior tubercle)이라고 한다. 고리뼈의 뒤결절은 보통 쉽게 촉진할 수 없다.

모든 목뼈 가시돌기 중에서, C2와 C7이 가장 쉽게 촉진된다. 일반적으로 C2 가시돌기는 윗목에서 명확하게 촉진되며 C7 가시돌기는 아랫목에서 명확히 촉진된다. C3-C6의 가시돌기는 환자의 앞굽이 각도에 따라서 촉진이 쉬운 것도 있고 어려운 것도 있다. 목뼈의 앞굽이 때문에, 가시돌기가 숨어 있어서 표면에서 촉진할 수 없다. 그러나 어떤 환자들은 앞굽이가 감소하거나 완전히 곧아서[감소된 앞굽이 또는 앞굽이 상실을 **저앞굽이**(hypolordotic)라고 함] 모든 가시돌기를 쉽게 촉진할 수 있다. 목뼈 가시돌기의 중요한 특징 중 하나는 **이분**(bifid)되었다는 것으로, 이것은 한 점에서 시작하나 끝은 두 점이라는 것이다. 목뼈 가시돌기의 이분은 각도에 따라 다양할 수 있다. (일반적으로, C7 가시돌기는 이분되지 않았다.) 목뼈 가시돌기 이분의 모양은 그림 1-2에서 보이고 있다(그림 1-3B 참조). 이분된 모양에 대한 지식은 이분 가시돌기의 두 점이 모양이 대칭적이지 않거나 크기가 같지 않기 때문에 척추가 회전되어 위치이상을 발생할 수 있기 때문에 도수치료에서 중요하다.

목뼈의 **가로돌기**(transverse processes)는 가쪽으로 뻗어 있고, 모두 이분되어 있다. 각각의 가로돌기는 **뒤결절**(posterior tubercle)과 **앞결절**(anterior tubercle)을 형성하기 위해 고정한다(그림 1-3). 이 결절은 끝이 날카로워서, 환자의 가로돌기를 촉진하는 것이 매우 불편할 수 있다. 그런 이유 때문에, 목근육의 가로돌기 부착점을 촉진할 때는 부드럽고 주의 깊고 천천히 해야 한다. 일반적으로, 가로돌기는 깊은 섬유를 마사지 할 때, 환자 목을 신장할 때 또는 관절가동술을 적용할 때 목

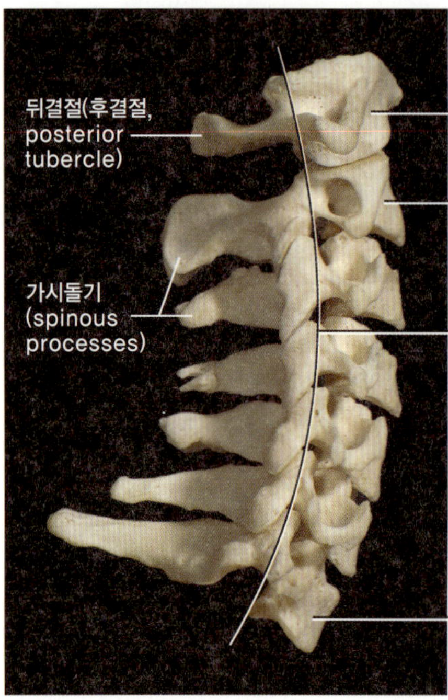

그림 1-1 목뼈의 오른쪽 가쪽면. 목뼈의 곡선은 앞굽이라고 설명하는데 얼굴의 뒤쪽으로 오목하고 얼굴의 앞쪽으로 볼록하다. 목뼈의 7개 척추뼈는 위에서 아래로 C1-C7이다. C1은 고리뼈라고 한다: C2는 중쇠뼈라고 한다. (Joseph E. 제공, David Eliot 사진.)

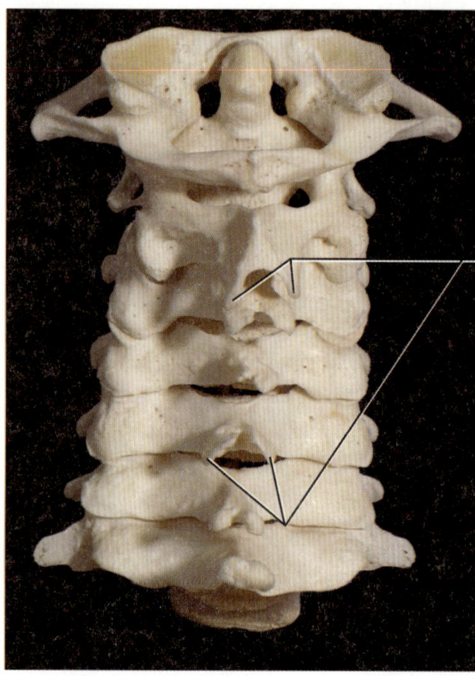

그림 1-2 목뼈의 뒤쪽면. 이분된 가시돌기가 보인다. (Joseph E. 제공, David Eliot 사진.)

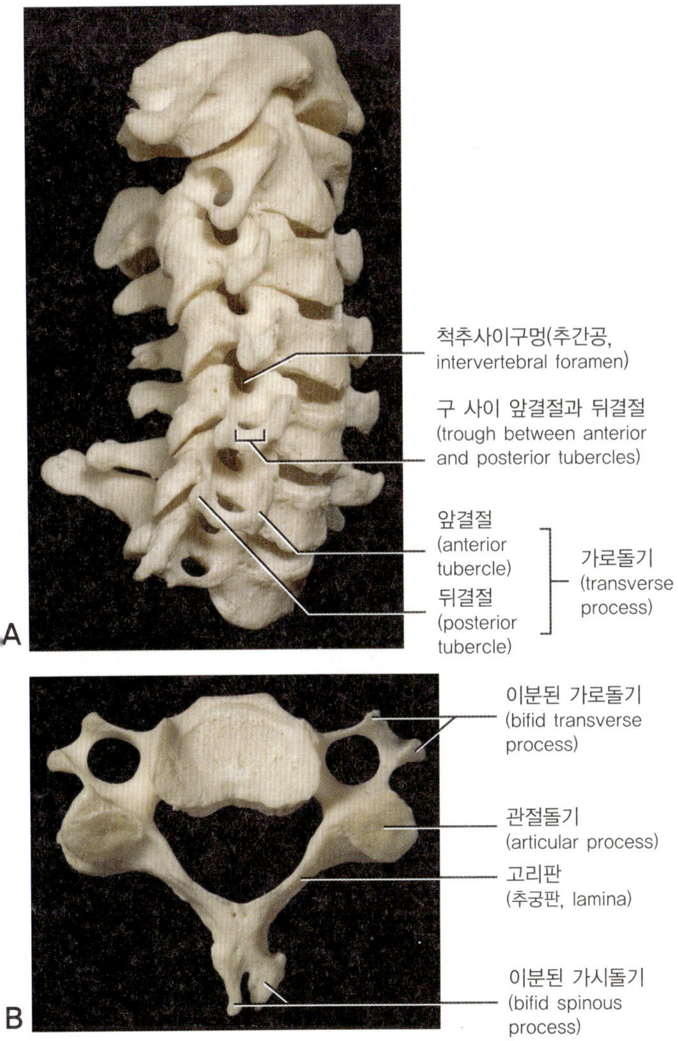

그림 1-3 목뼈의 이분된 가로돌기. 목뼈의 이분된 가로돌기는 앞결절과 뒤결절로 분리한다. **(A)** 오른쪽 앞-가쪽에서 대각선 면. **(B)** 전형적인 목뼈의 윗면. (Joseph E. 제공, David Eliot 사진.)

뼈 위에서 누르는 접촉점으로 사용해서는 안 된다. 또한 **척추사이구멍**(intervertebral foramen) 안에 있는 척수(spinal cord)와 목신경이 가로돌기의 앞결절과 뒤결절로 형성되는 굴 안으로 지나가기 때문에, 가로돌기 영역을 촉진할 때 이동을 해야 한다. 추가적인 불편함으로, 가로돌기에 가해지는 무분별하거나 과도한 압은 목신경을 압박하는 원인이 될 수 있다.

목뼈 가시돌기와 가로돌기의 뾰족한 모양 때문에, 환자의 목에서 최선의 접촉점은 척추수준에서 **고리판**(lamina)과 **관절돌기**(articular process)를 가로지르는 부분이다(그림 1-4A). 가시돌기와 관절돌기 사이의 고리판의 위치는 척추의 뒤-가쪽으로 위치한 **고리판고랑**(추궁판구, laminar groove)으로 알려진 것이다. 고리판고랑과 관절돌기 위치와 촉진하는 것이 중요한 이유는 2가지이다:

1. 고리판고랑은 척추에 위치하는 대부분의 근육이 존재한다. 특히, 반가시근(반극근, semispinalis), 뭇갈래근(다열근, multifidus)과 가로돌기가시근육군(횡돌기극근군, transversospinalis group)의 돌림근(회전근, rotators)이 고리판고랑에 위치하며, 머리반가시근(두반극근, semispinalis capitis)이 목에서 가장 두꺼운 근육이다. 따라서 목 뒤에 위치한 근육이 일을 하는 것은 고리판고랑 안에서 활동이 대부분이다.
2. 목뼈의 고리판고랑과 관절돌기는 환자를 접촉할 때 바람직한 접촉면으로 가장 납작한 표면을 제공한다. 특히 관절돌기는 신장이나 관절가동술을 적용하기 위한 접촉면으로 바람직하

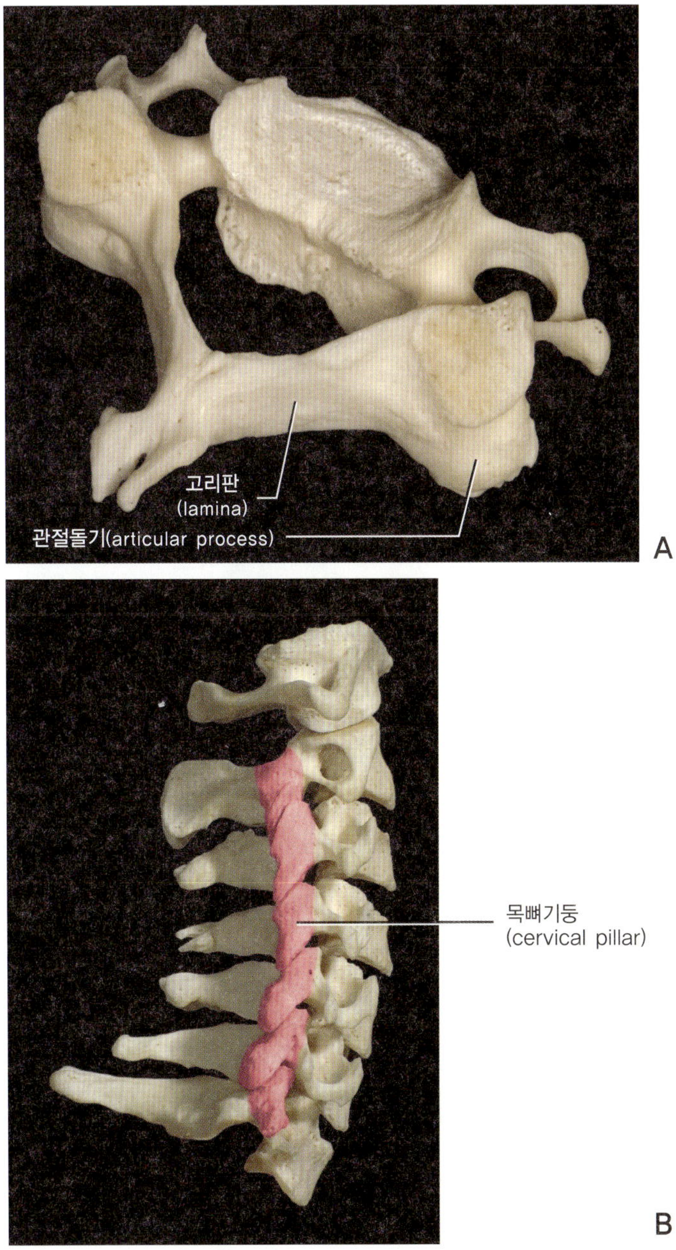

그림 1-4 고리판고랑과 관절기둥. **(A)** 전형적인 목뼈의 오른쪽 대각선(위쪽, 뒤쪽, 가쪽)면. 척추의 고리판/고리판고랑과 관절돌기가 보인다. **(B)** 목뼈의 관절돌기가 쌓아져서 목뼈기둥(관절기둥)을 형성한다. (Joseph E. 제공, David Eliot 사진)

다. 목뼈기둥의 쌓여진 구조와 함께 관절돌기는 치료사의 바람직한 접촉면의 안정된 뼈기둥인 **목기둥**(cervical pillar) 또는 **관절기둥**(articular pillar)을 형성한다(그림 1-4B).

목뼈관절 / CERVICAL SPINAL JOINTS

일반적으로 인접한 두 척추뼈사이에는 3 개의 관절이 있다: 1개의 **척추원반관절**(disc joint)(척추사이원반관절)과 한 쌍의 (왼쪽과 오른쪽) **면관절**(척추후관절, facet joints). 척추원반관절은 위쪽으로 위치하고 면관절(facet joint)는 앞-가쪽으로 위치한다(그림 1-5).

척추원반관절은 가쪽은 **섬유테**(섬유륜, annulus fibrosus)라고 불리는 가쪽 섬유와 안쪽은 **속질핵**(수핵, nucleus pulposus)으로 구성된 연골관절(cartilaginous joint)이다. 섬유테는 두 개의 인접한 척추의 척추뼈몸통의 말단을 따라서 부착된

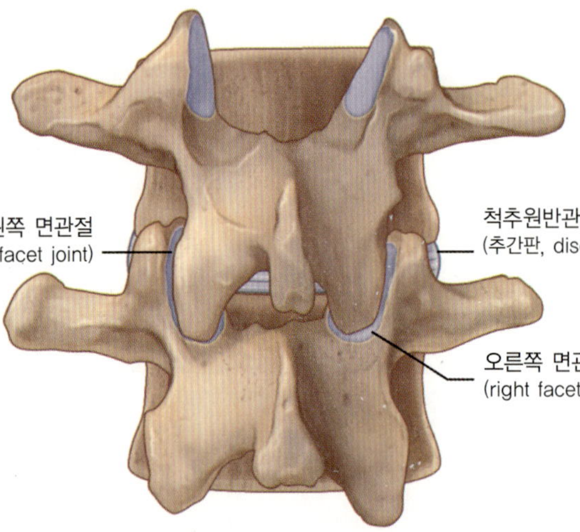

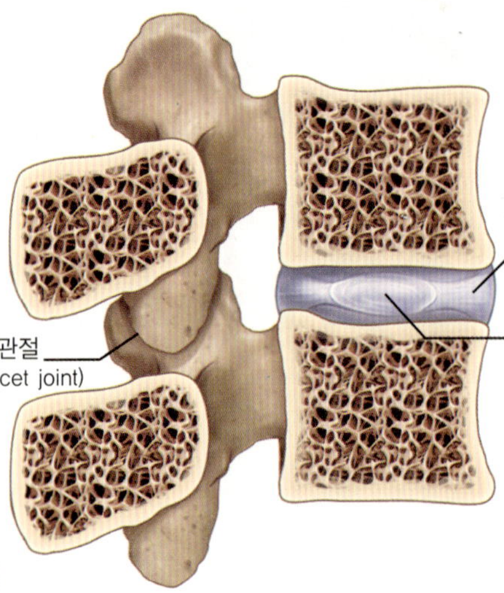

그림 1-5 척추의 척추원반관절과 면관절. **(A)** 그림 A는 뒷면. 척추원반관절이 앞쪽으로 위치한다: 한 쌍의 관절이 뒤-가쪽으로 위치한다. **(B)** 그림 B는 시상면을 가로질러 절단한 오른쪽 가쪽면이다. 척추원반관절은 바깥쪽에 섬유테와 안쪽에 속질핵으로 구성되어 있다. (Joseph E. 제공, David Eliot 사진.)

10~20층의 섬유성연골섬유로 구성되어 있다. 섬유테는 속질핵을 위한 강하고 안정된 테두리를 제공한다. 속질핵은 척추원반관절의 안에 위치하는 두꺼운 젤리와 같은 물질이다. 이것은 2가지 중요 기능이 있다:

1. 두 척추뼈몸통을 분리시켜서, 척추신경이 지나가는 척추사이구멍을 만들고, 더 큰 관절가동범위를 허용한다.
2. 척추에 완충제 역할을 한다.

전체적으로, 척추원반관절 그 자체는 3가지 주요 기능이 있다:

1. 척추원반관절은 위에 위치한 신체의 무게를 부하한다. 척추뼈몸통과 척추원반이 아래로 내려갈수록 크기가 증가하는 것은 척추원반관절이 증가하는 척추의 무게를 부하할 수 있도록 도와준다.
2. 척추원반관절의 두께는 다량의 가동성을 허락한다. 전반적으로 척추사이원반은 전체 척주의 높이에 25%를 차지한다. 목뼈에서, 가장 큰 비율을 차지하는데, 목뼈 전체 높이의 40%를 차지한다. 척추뼈몸통의 높이와 비교하여 척추원반의 상대적인 높이가 크면 클수록, 그 척주부위는 허용되는 가동성이 더 크다.
3. 척추사이원반은 충격을 흡수한다.

고리뼈는 앞쪽 고리와 뒤쪽 고리로 형성된 고리-모양뼈이다. 고리뼈는 몸통이 없어서, 인접한 뼈인 중쇠뼈와 뒤통수뼈(후두골, occiput) 사이에 척추원반관절을 형성하지 못하고, 인접한 척추의 몸통 사이에 한 개의 척추원반관절이 위치한다. 고리뼈 몸통과 중쇠뼈 치아돌기(odontoid process), (dens라고 알려진)가 형성하는 것이다. 따라서 고리뼈와 중쇠뼈 사이에 위치한 **고리중쇠(C1-C2)관절**〔atlantoaxial(C1-C2) joint〕과 고리뼈와 뒤통수뼈 사이에 위치한 **고리뒤통수(C0-C1)관절**〔atlanto-occipital(C0-C1) joint〕도 척추원반관절이 아니다. 고리중쇠관절과 고리뒤통수관절은 전형적인 목뼈관절이 아니다: 1개의 척추원반관절과 한 쌍의 면관절 대신해서, 고리중쇠관절은 한 쌍의 면관절과 하나의 **고리치아돌기관절**(atlanto-odontoid joint)이 있고, 고리뒤통수관절은 단지 한 쌍의 면관절만 있다(그림 1-6).

각각 면관절은 아래 척추의 위관절돌기와 위척추의 아래관절돌기 사이에 위치한 윤활관절이다(그림 1-5B 참조). 이것은 관절돌기의 관절표면은 한 개의 오목(부드럽고 납작한 표면)이 있기 때문에 면관절이라고 부른다. 면관절의 학명은 **돌기사이관절**(zygapophyseal joints)로 종종 **Z-관절**(Z joints)라고도 한다. 면관절은 척추 마디관절수준에서 운동을 안내하는 기능을 한다. **마디관절수준**(segmental joint level)이란 용어는 각 수준에서 척추원반과 면관절을 포함한 척주의 한 관절수준을 말한다(즉, C5-C6관절은 C5와 C6 사이의 관절이 마디수준이

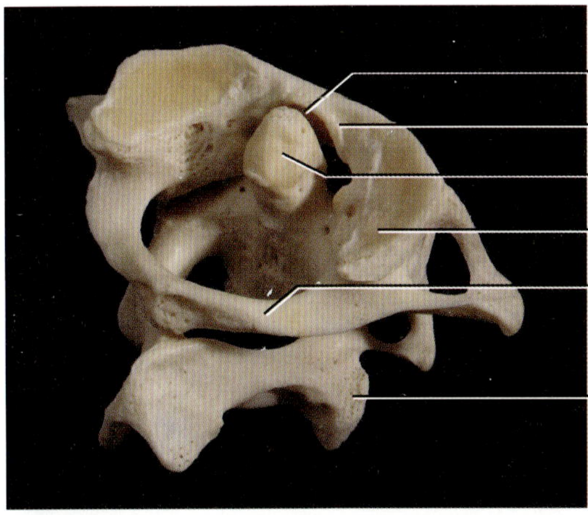

A

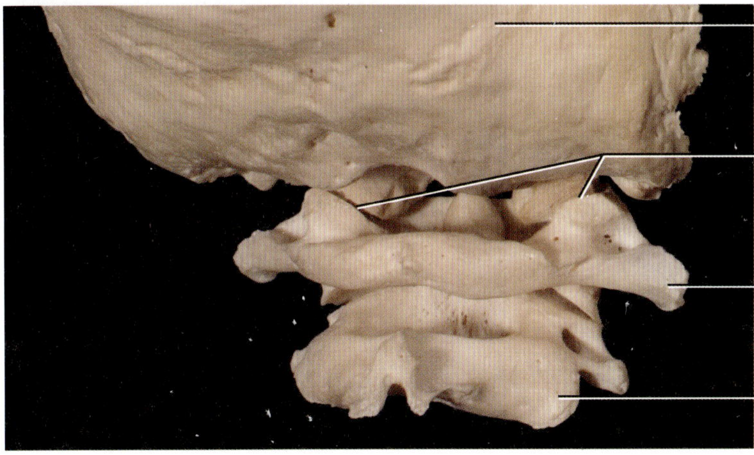

B

그림 1–6 뒤가쪽 빗면에서 관찰한 고리중쇠관절과 고리뒤통수관절. **(A)** 고리뼈와 중쇠뼈 사이에 위치하는 고리중쇠(C1–C2)관절. **(B)** 고리뼈와 머리의 뒤통수 사이에 위치하는 고리뒤통수관절. (Joseph E. 제공, David Eliot 사진.)

다: C6–C7은 또 다른 마디수준이다).

척추원반관절은 하나의 특정 마디수준에서 척추 운동이 얼마나 가능한지를 결정하고, 면관절은 어디서 발생했는냐에 따라 운동의 유형(즉, 운동방향)을 결정한다. 위목뼈에서, 면관절의 운동면은 수평면에서 완전히 수평이다. 목뼈는 내려갈수록 오목이 점진적으로 이마면에 수직으로 병진한다. 이런 이유 때문에, 목뼈 오목면은 보통 수평면과 이마면 사이의 약 45°에서 빗면을 구성하는 것이 보통이다(그림 1–7A). 이 각은 종종 지붕의 경사각과 비교된다. **주의:** 그림 1–7B는 인체의 3가지 **기본면**(cardinal planes)을 재검토한 것이다. 3가지 기본면은 시상면, 이마면(또한 관상면이라고도 함), 그리고 수평면이다. 완전하게 시상면, 이마면 또는 수평면이 아닌 면이 빗면이다.

각 수준에서 오목은 시작하기 때문에, 위목뼈는 오른쪽돌림과 왼쪽돌림(수평면 운동)이 매우 자유롭다. 사실, 전체 목뼈의

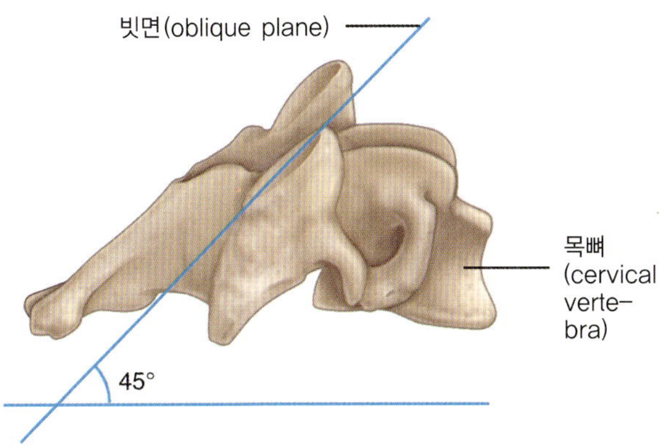

A

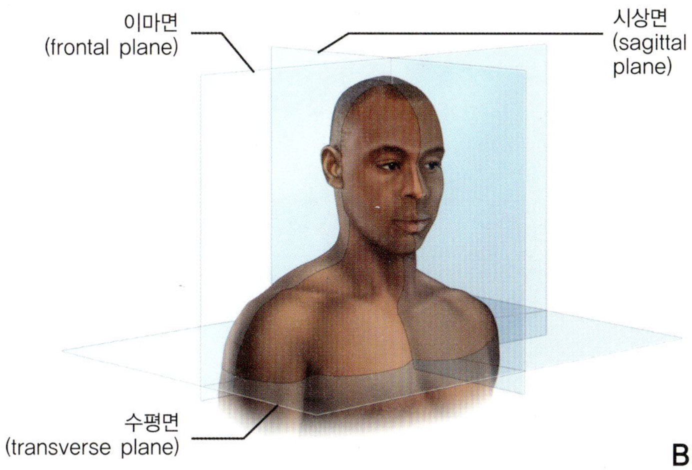

B

그림 1–7 목뼈의 면관절에 대한 면. **(A)** 목의 면관절에 대한 면은 수평면과 이마면 사이에 약 45°에 위치한다. 오른쪽 가쪽면. (Joseph E. Muscolino 제공.) **(B)** 인체의 3가지 기본면을 재검토.

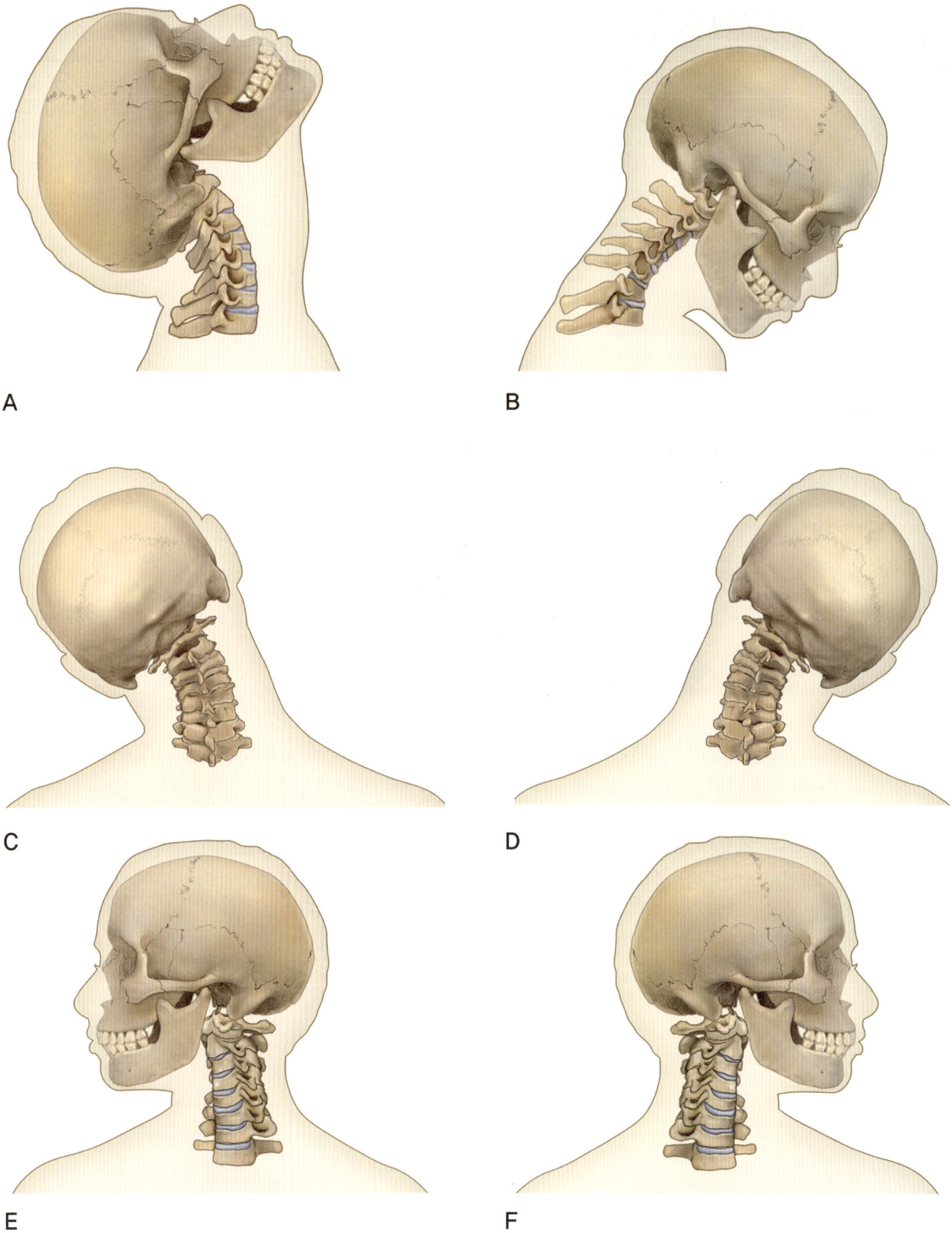

그림 1-8 목뼈의 6개 축성 기본면 운동. **(A,B)** 각각 시상면에서 폄과 굽힘; 가쪽면. **(C,D)** 각각 이마면에서 왼쪽 가쪽굽힘과 오른쪽 가쪽굽힘; 뒤쪽면. **(E,F)** 각각 수평면에서 오른쪽 돌림과 왼쪽돌림; 앞면. (Joseph E. Muscolino 제공.)

돌림운동 1/2 정도가 고리중쇠관절에서 발생한다. 중간에서 아랫목뼈의 면관절이 이마면을 향해 병진하기 때문에, 아래뼈는 돌림이 작고, 가쪽굽힘이 더 크다. 특히 목에 관절가동술을 수행할 때 목뼈의 각 부위에 따라 허락하는 움직임 유형을 인식하는 것이 중요하다(제10장에서 토론함). 일반적으로, 위목뼈는 돌림을 더 잘하고, 목뼈는 내려갈수록 돌림운동을 감소하고 가쪽굽힘은 증가한다.

목뼈의 운동들 / MOTIONS OF THE CERVICAL SPINE

목뼈는 모든 면(시상면, 이마면, 그리고 수평면)에서 축성 및 비축성 움직임을 할 수 있다. 그림 1-8에서 설명하는 축성운동은 다음과 같다:

- 시상면에서 폄과 굽힘
- 이마면에서 왼쪽 가쪽굽힘과 오른쪽 가쪽굽힘
- 수평면에서 오른쪽 돌림과 왼쪽 돌림

동측돌림(ipsilateral rotation)은 근육이 위치하는 쪽과 같은 쪽으로 목을 돌리는 근육에 의해 만들어진 운동을 설명할 때 사용한다—즉, 왼쪽으로 목을 돌리는 왼쪽에 있는 근육이 동측돌림을 수행하는 것이고, 오른쪽으로 돌림하는 것은 오른쪽 근육이다. **반대측돌림**(contralateral rotation)은 근육이 위치하는 곳이 반대쪽으로 목을 돌리는 근육에 의해 형성된 운동을 설명할 때 사용한다—즉, 오른쪽으로 목을 돌리는 왼쪽에 있는 근육이 반대쪽 돌림을 수행하고, 왼쪽으로 목을 돌리는 오른쪽 근육이 수행한다.

또한 목을 휘돌릴 수 있다. **휘돌림**(회선, circumduction)은 관절운동은 아니고, 일련의 관절의 4가지 운동이 순차적으로 수행되는 것이다: 왼쪽 가쪽굽힘, 굽힘, 오른쪽 가쪽굽힘, 그리고 폄. 이러한 운동이 한 번에 하나씩 순차적으로 실시된다면, 머리는 정사각형 모양이 될 것이다. 그러나 이런 운동이 부드럽게 수행되고, "모퉁이" 운동이 둥글기 때문에 머리와 목은 많은 치료사가 돌림으로써 꼬깔모양으로 움직인다(그림 1-9). 그러나 휘돌림은 돌림이 아니다—사실, 수평면 돌림은 휘돌림과 함께 발생하지 않는다. 4가지 운동 모두 시상면과 이마면에서 발생한다.

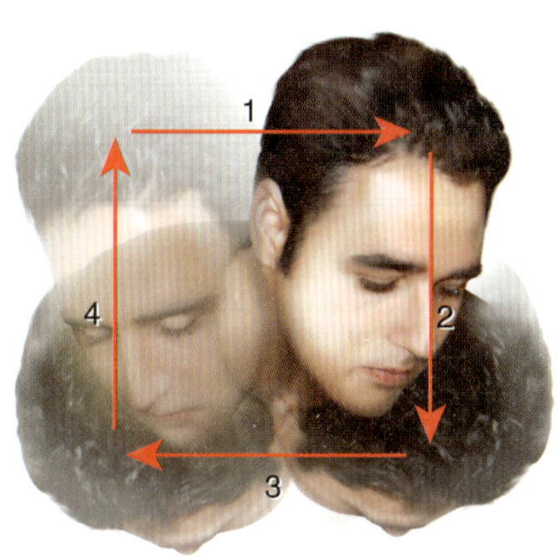

A

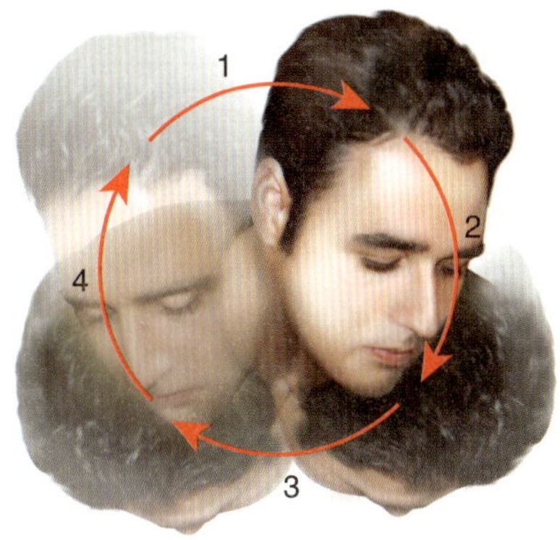

B

그림 1-9 목뼈의 휘돌림. (A) 휘돌림은 4개의 관절 활동으로 만들어진다: 왼쪽 가쪽굽힘, 굽힘, 오른쪽 가쪽굽힘, 그리고 폄. 이 4가지 움직임이 순차적으로 발생할 때, 운동은 정사각형으로 나타난다. (B) 정사각형 모서리의 "돌림"은 휘돌림을 고깔모양의 운동으로 만든다.

표 1-1은 고리-뒤통수관절에서 C7-T1관절까지 머리와 목에 대한 축성 운동의 평균 정상 범위를 설명한다. 모든 사람이

표 1.1 목뼈의 관절가동범위

건강한 사람의 목뼈 평균 관절가동범위*

관절 작용	평균 관절가동범위
굽힘	50°
폄	80°
오른쪽/왼쪽 가쪽굽힘	45°
오른쪽/왼쪽 돌림	85°

*보여주는 범위는 고리뒤통수관절에서 C7-T1 관절까지이다.

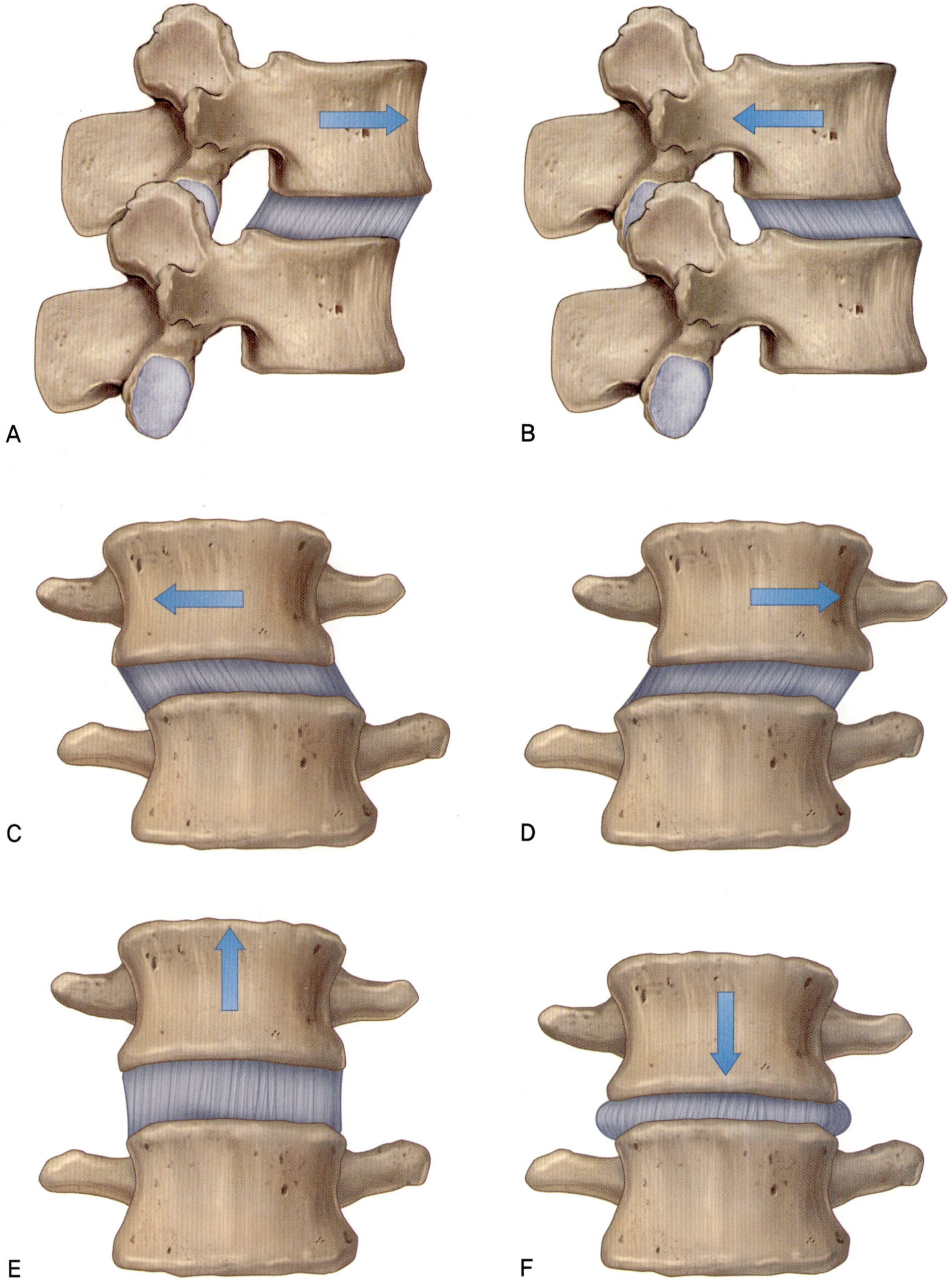

그림 1-10 목뼈의 비축성 운동. **(A,B)** 각각 앞쪽 미끄러짐(내밈)과 뒤쪽 미끄러짐(들임): 오른쪽 가쪽면. **(C,D)** 각각 오른쪽 가쪽 미끄러짐과 왼쪽 가쪽 미끄러짐; 앞면. **(E,F)** 위쪽 미끄러짐(신연 또는 견인으로 알려진)과 아래쪽 미끄러짐(압박으로 알려진); 앞쪽면. (Joseph E. Muscolino 제공.)

이 관절가동범위가 필요한 것은 아니라는 것을 기억하는 것이 중요하다. 표 1-1에서 보여주는 가동범위는 전체 모집단의 평균이다. 보통 노인은 젊은 성인보다 운동범위가 작고, 만성 질환자는 운동범위가 감소할 것이다.

목뼈는 비축성(nonaxially) 운동도 한다. 비축성 관절 운동은 **병진**(전위, translation)과 **미끄러짐**(활주, glide) 등이다. 목뼈는 앞쪽과 뒤쪽으로 병진/미끄러짐 할 수 있다. 목뼈의 앞쪽 병진은 내밈(전인, protraction)이라고 한다; 유사하게, 뒤쪽 병진은 들임(후인, retraction)이라고 한다. 목뼈는 또한 오른쪽 및 왼쪽으로 병진/미끄러짐 할 수 있다. 〔목뼈의 가쪽 병진은 한쪽에서 다른 쪽으로 머리가 움직이는 "이집트인(egyptian)" 운동이라고 한다.〕 목뼈는 위쪽과 아래쪽으로 병진/미끄러짐 한다. 위쪽 병진은 신연(distraction) 또는 견인(traction)이라고 하고, 아래쪽 병진은 압박(compression)이라고 한다(그림 1-10).

목뼈의 근육들 / MUSCLULATURE OF THE CERVICAL SPINE

정확하게 임상적인 목뼈 치료를 수행하기 위하여, 치료사는 목의 근육이 부착점과 작용을 알아야 한다. 예를 들면, 목 안으로 깊은 조직에 치료를 적용할 때 촉진하는 손을 위치시키는 부위를 알기 위해서, 도수치료사는 목표근육이 정확하게 위치하고 과제를 수행하는 목표근육의 부착점을 알아야 한다.

더욱이, 치료사는 목표근육을 주요 작용을 알아야 한다. 주동근 작용에 대한 지식은 치료사가 목표 근육을 단단하게 하라고 촉진하여 수축시키도록 지시할 수 있도록 한다. 이런 단단함은 인접 연부조직으로부터 목표근육을 구별하는데 도움이 되기 때문에, 치료사는 근육의 정확한 위치와 깊이에 민감해야 한다. 또한 목표근육의 주요 작용에 대한 지식은 신장법에 상관없이 환자가 목을 신장할 때 중요하다. 예를 들면, 목표근육이 목의 굽힘근이면, 환자의 목을 펴서 굽힘근을 신장시킨다: 목표근육이 오른쪽 가쪽굽힘근이면, 환자의 목을 왼쪽 가쪽으로 신장시킨다.

목의 근육은 앞쪽군과 뒤쪽군으로 구분할 수 있다. 비록 이런 구분은 완벽하지는 않지만(즉, 목갈비근은 앞쪽에서 아래쪽으로 부착하지만 뒤쪽에선 위쪽으로 부착한다), 좋은 시작 구조이다. 또한 목의 오른쪽이나 왼쪽에 위치하는 근육을 관찰하는데 도움이 된다. 따라서 이 책의 목적을 위하여, 목뼈는 4가지 주요 구조적 집단으로 구분할 것이고, 각각은 1/4에 해당한다:

- 앞 오른쪽
- 앞 왼쪽
- 뒤 오른쪽
- 뒤 왼쪽

또한 더 큰 구조적 집단의 부분으로 근육을 검토하는 것은 주동근의 기능적 집단에 대한 치료사의 이해를 향상시킨다. 이것은 구조적 집단이 *기능적 집단(functional group)*보다 더 크게 결정되기 때문이다—즉, 근육의 구조적 위치는 주동적 기능을 더 크게 결정한다. 목 근육은 6개의 기능적 집단으로 구성되어 있다: 시상면의 굽힘근과 폄근, 이마면의 오른쪽 가쪽굽힘근과 왼쪽 가쪽 굽힘근, 그리고 수평면의 오른쪽 돌림근과 왼쪽 돌림근.

근육의 구조적 위치에 대한 지식은 근육의 작용을 이해하고 근육의 정보가 없는 상태에서 기능적 집단으로 구분하는데 도움이 된다. 예를 들면, 척추관절을 앞쪽으로 가로지르는 모든 근육은 척추관절에서 목의 굽힘근이다. 유사하게, 척추의 뒷쪽으로 가로지르는 모든 근육은 척추관절에서 목의 폄근이다. 앞쪽이든 뒤쪽이든, 근육이 목의 오른쪽에 위치하면, 그것은 척추관절에서 목을 오른쪽 가쪽으로 굽힐 것이다. 유사하게, 왼쪽 근육이면 목을 왼쪽 가쪽 굽힘근이다.

또한 치료할 때 목표근육의 돌림 활동에 대한 지식은 중요하다. 근육 활동의 돌림 요소는 이전 단락에서 언급한 것처럼 근육의 구조적 위치보다는 즉각적인 시작정보에 더 크게 의존한다. 모든 근육에서, 근육이 수축하는 방향은 근육의 활동에 의존하고 특히 근섬유의 방향은 당겨지는 선에 의해서 결정된다. 굽힘, 폄, 오른쪽 가쪽굽힘과 왼쪽 가쪽굽힘을 수행하는 근육은 근 섬유의 방향에 대한 수직적인 요소를 가지고 있어야 한다. 오른쪽이나 왼쪽 돌림을 수행하는 근육은 그들의 섬유 방향에 수평요소를 가지고 있어야 한다: 사실, 목 주변의 수평적으로 부분적인 "감싸기(wrapping)"로 바라보는 것이 도움이 될 것이다. 따라서 목근육의 섬유 방향은 그것의 돌림 능력을 결정할 때 중요하다.

이들 6가지 주요 기능적인 근육군은 상호간에 배제해서는 안 된다. 한 근육은 하나 이상의 기능적 집단의 구성 근육이 될 수 있다. 예를 들면, 윗등세모근은 폄, 가쪽굽힘, 그리고 목의 반대쪽 돌림을 할 수 있다. 근육의 기능적 집단 활동에 관한 지식은 제6장에서 설명하고 있는 다면적 신장을 수행하는 학습을 할 때 매우 중요하다.

각 목근육에 관한 상세한 활동을 언급하기 전에, 더 큰 구조적 및 기능적 근육군 안에 각 근육을 먼저 시각화하는 것이 도움이 된다. 그림 1-11에서 그림 1-13은 목의 근육을 설명하고, 그림 1-14에서 그림 1-26(부착점과 작용)은 목의 개별근육과 근육군을 부착점과 작용에 대한 정보에 따라 분류한 것이다.

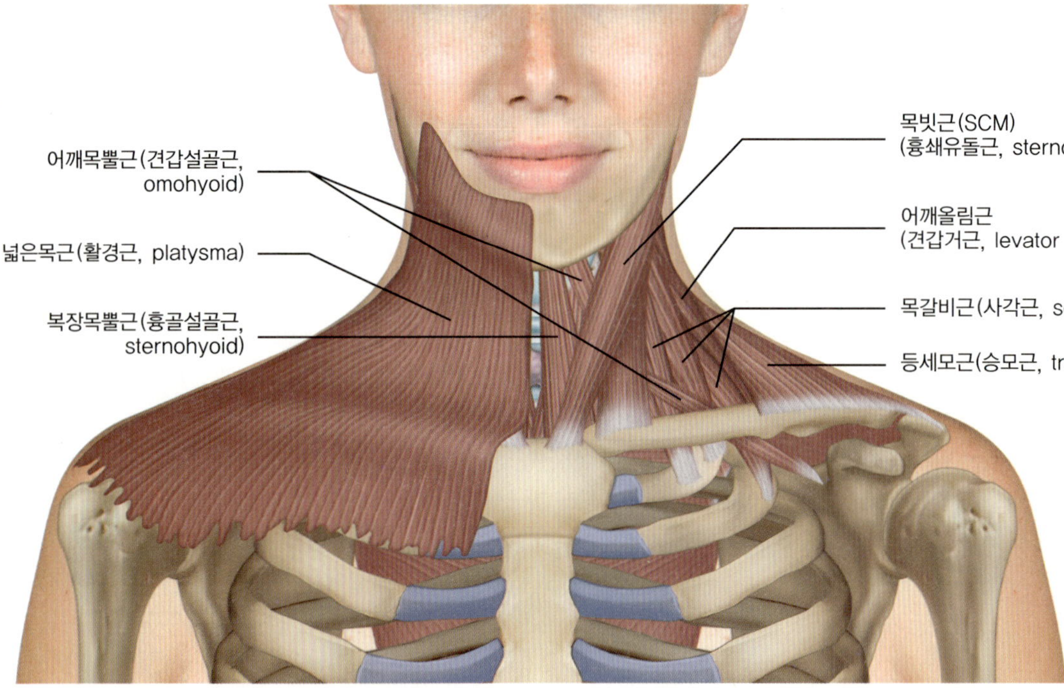

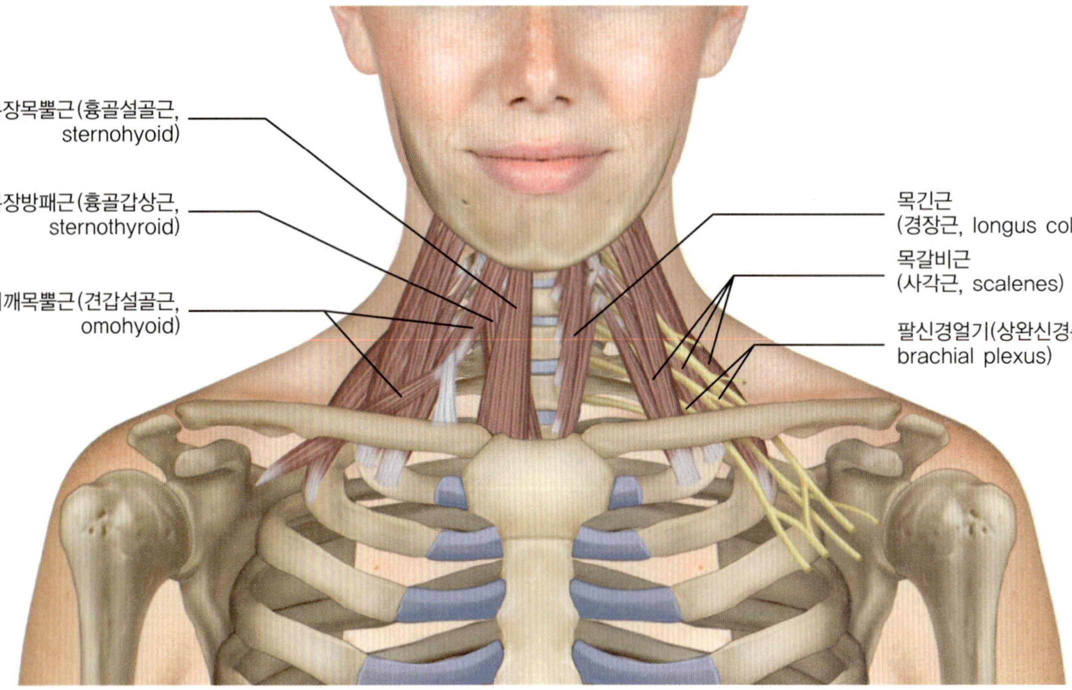

그림 1-11 목의 앞쪽면 근육. **(A)** 환자의 왼쪽(사진에서는 오른쪽)에서 넓은목근(활경근, platysma)을 제거하고 위쪽면, *SCM*(목빗근, sternocleidomastoid). **(B)** 중간과 깊은 면. 목뿔근(설골근, hyoid muscles)은 오른쪽에서 보인다(사진에서는 왼쪽). 목갈비근은 양쪽에서 보인다. 목긴근(경장근, longus colli)과 팔신경얼기는 왼쪽에서 보인다.

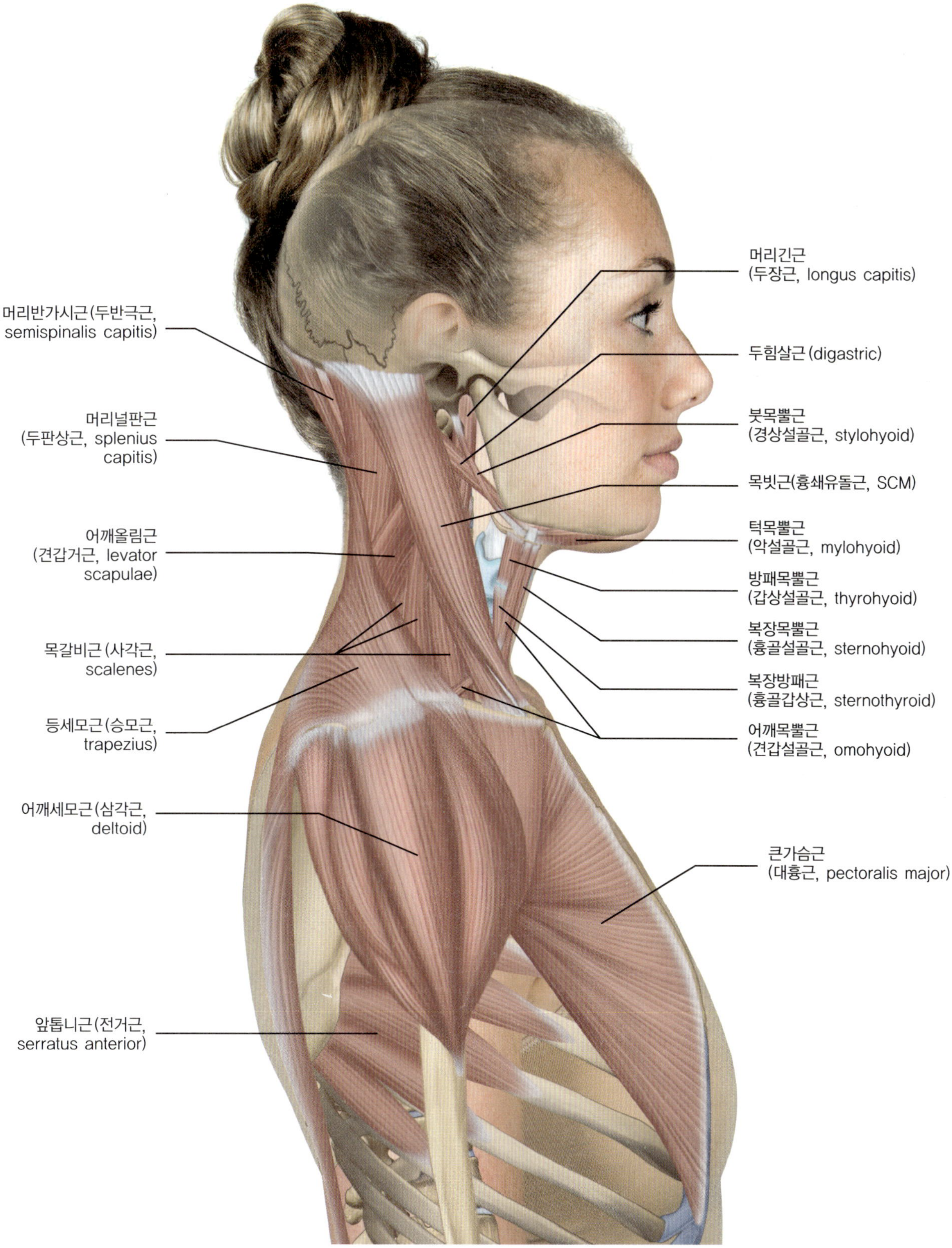

그림 1-12. 목 근육의 오른쪽 가쪽면. 목은 앞쪽에 SCM, 뒤쪽에 등세모근, 아래쪽에 빗장뼈(쇄골, clavicle)로 구성된 뒤삼각(posterior triangle)이 있다. 뒤삼각은 목의 많은 근육을 촉진하기 위한 가장 훌륭한 기준점이다. 3가지 목갈비근들은 어깨목뿔근의 아래힘살(inferior belly), 어깨올림근, 머리널판근(두판상근, splenius capitis), 머리반가시근(두반극근, semispinalis capitis)의 작은 부위가 목의 뒤삼각의 얕은 부위를 차지한다.

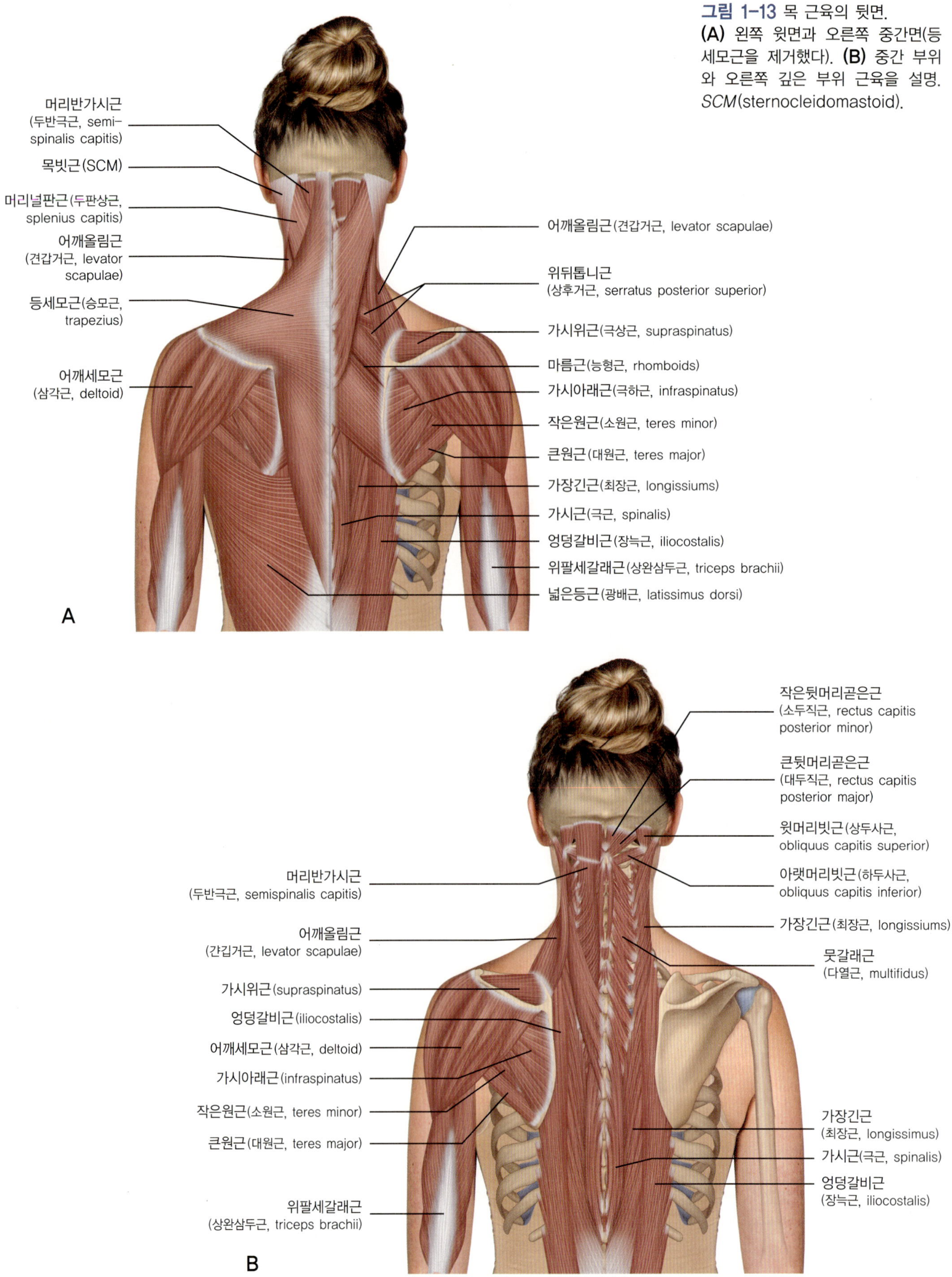

그림 1-13 목 근육의 뒷면. **(A)** 왼쪽 윗면과 오른쪽 중간면(등세모근을 제거했다). **(B)** 중간 부위와 오른쪽 깊은 부위 근육을 설명. *SCM*(sternocleidomastoid).

1.1 부착점과 작용

등세모근 (The Trapezius)

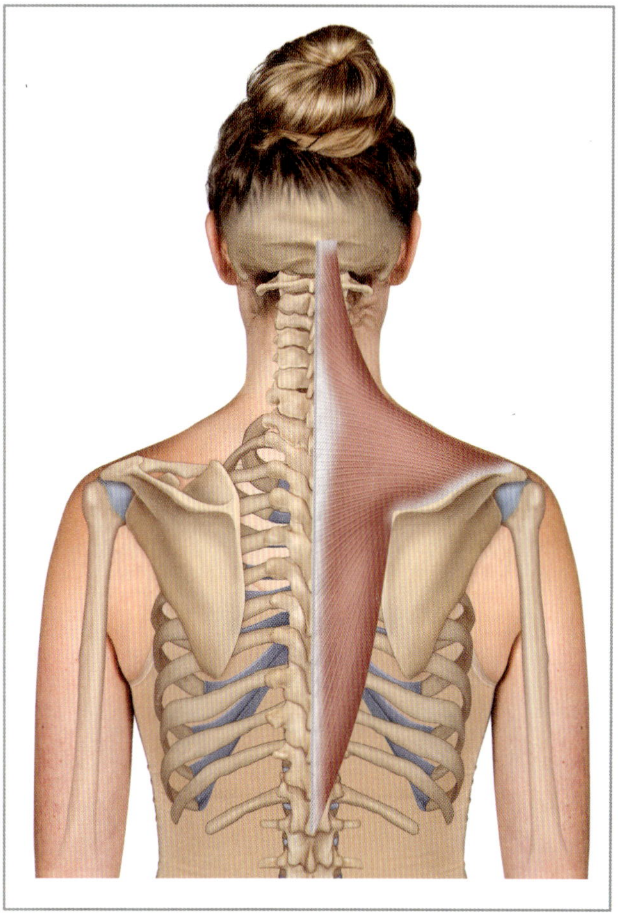

그림 1-14 오른쪽 등세모근의 뒷면.

- 등세모근은 가쪽뒤통수융기와 뒤통수의 위쪽 목덜미선의 중간 1/2, 목덜미인대, 그리고 C7-T12의 가시돌기에서 시작하여 빗장뼈 가쪽 1/3 지점 봉우리돌기와 어깨뼈의 가시에서 끝난다.
- 위등세모근은 머리와 목을 폄, 가쪽굽힘, 그리고 반대쪽 돌림한다: 어깨가슴관절에서 어깨뼈를 올림, 들임 그리고 위쪽 돌림한다. 중간등세모근은 어깨가슴관절에서 어깨뼈를 들임한다. 아래등세모근은 어깨가슴관절에서 어깨뼈를 내림, 들임, 그리고 위쪽 돌림한다.

1.2 부착점과 작용

머리널판근 (The Splenius Capitis)

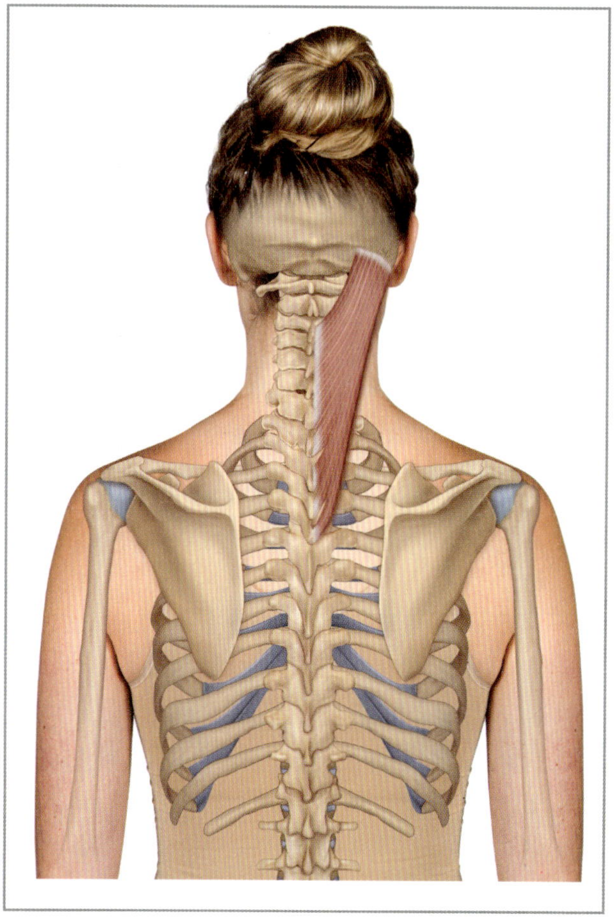

그림 1-15 오른쪽 머리널판근의 뒷면.

- 머리널판근은 C3-C7의 항인대와 C7-T4의 가시돌기에서 시작하여 관자뼈의 꼭지돌기와 뒤통수뼈의 위쪽 목덜미선의 가쪽 1/3에서 끝난다.
- 머리널판근은 머리와 목을 폄, 가쪽굽힘, 그리고 동측으로 돌림한다.

1.3 부착점과 작용

목널판근 (The Splenius Cervicis)

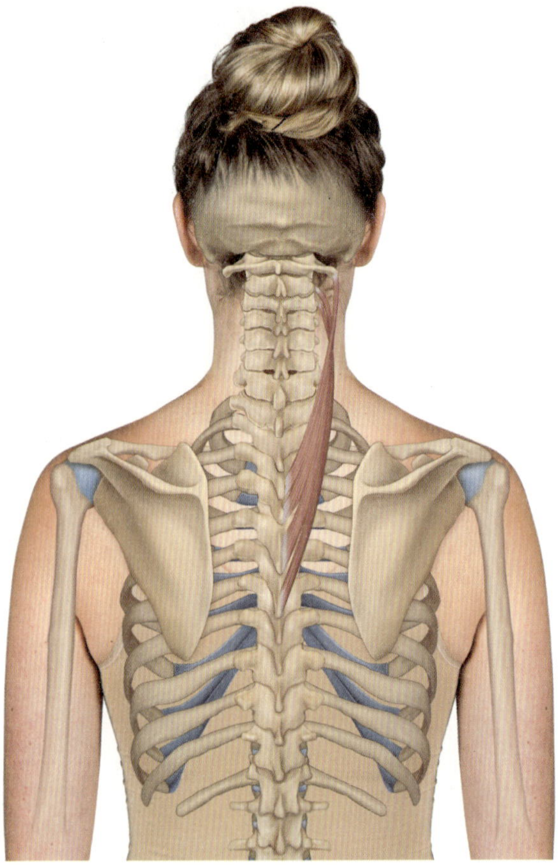

그림 1-16 오른쪽 목널판근의 뒷면.

- 목널판근은 T3-T6 가시돌기에서 시작하여 C1-C3 가로돌기의 뒤결절에서 끝난다.
- 목널판근은 목의 폄, 가쪽굽힘, 그리고 동측 돌림을 한다.

1.4 부착점과 작용

어깨올림근 (The Levator Scapulae)

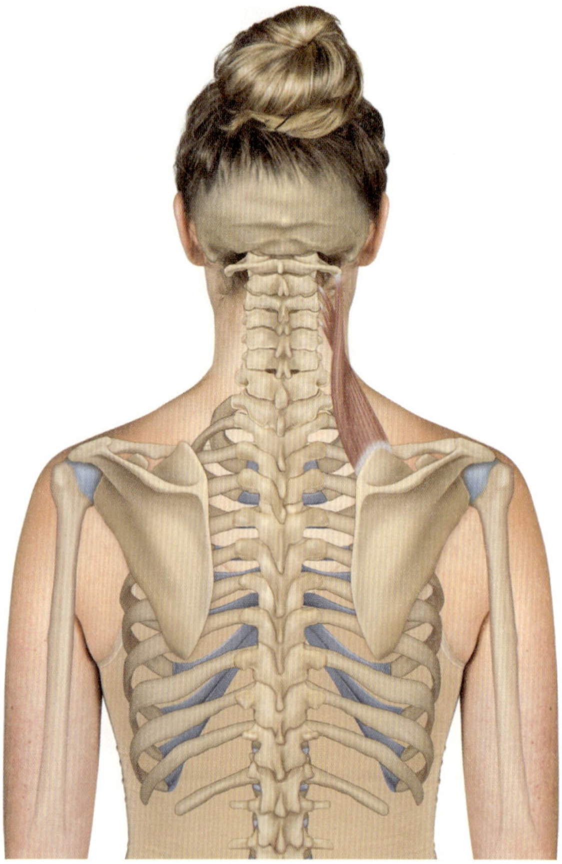

그림 1-17 오른쪽 어깨올림근의 뒷면.

- 어깨올림근은 C1-C4 가로돌기의 뒤결절에서 시작하여 어깨뼈 안쪽모서리(척추의 뿌리에서 윗각까지)에서 끝난다.
- 어깨올림근은 어깨가슴관절에서 어깨뼈 올림, 아래돌림, 그리고 들임을 한다; 이것은 목뼈의 폄, 가쪽굽힘, 그리고 동측 돌림을 한다.

1.5 부착점과 작용

척추세움근 (The Erector Spinae)

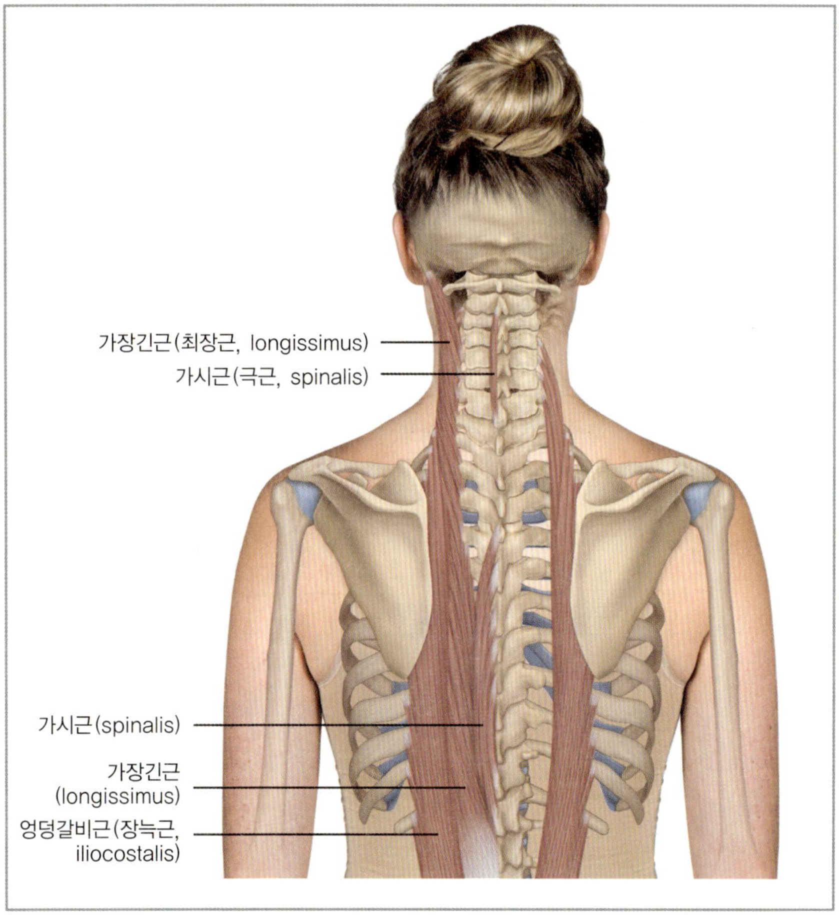

그림 1-18 목에 있는 척추세움근의 뒷면. 척추세움근육군은 엉덩갈비근, 가장긴근, 그리고 가시근으로 구성되어 있다. 세 근육 모두를 왼쪽에서 보여주고 있다: 단지 엉덩갈비근만 오른쪽에서 보여주고 있다.

- 엉덩갈비근과 가장긴근의 아래쪽 부착점은 척추의 아래에서 시작한다. 엉덩갈비근은 C4-C7의 가로돌기 뒤결절에 위쪽에서 시작한다. 가장긴근은 C2-C7의 가로돌기 관절결절과 뒤결절과 관자뼈의 꼭지돌기에서 시작한다. 가시근은 C2 가시돌기에서 시작해서 C7 가시돌기에서 끝난다.
- 척추세움근의 근육군은 머리와 목을 폄, 가쪽굽힘, 그리고 동측 돌림한다.

1.6 부착점과 작용

가로가시근육군 (The Transversospinalis Group)

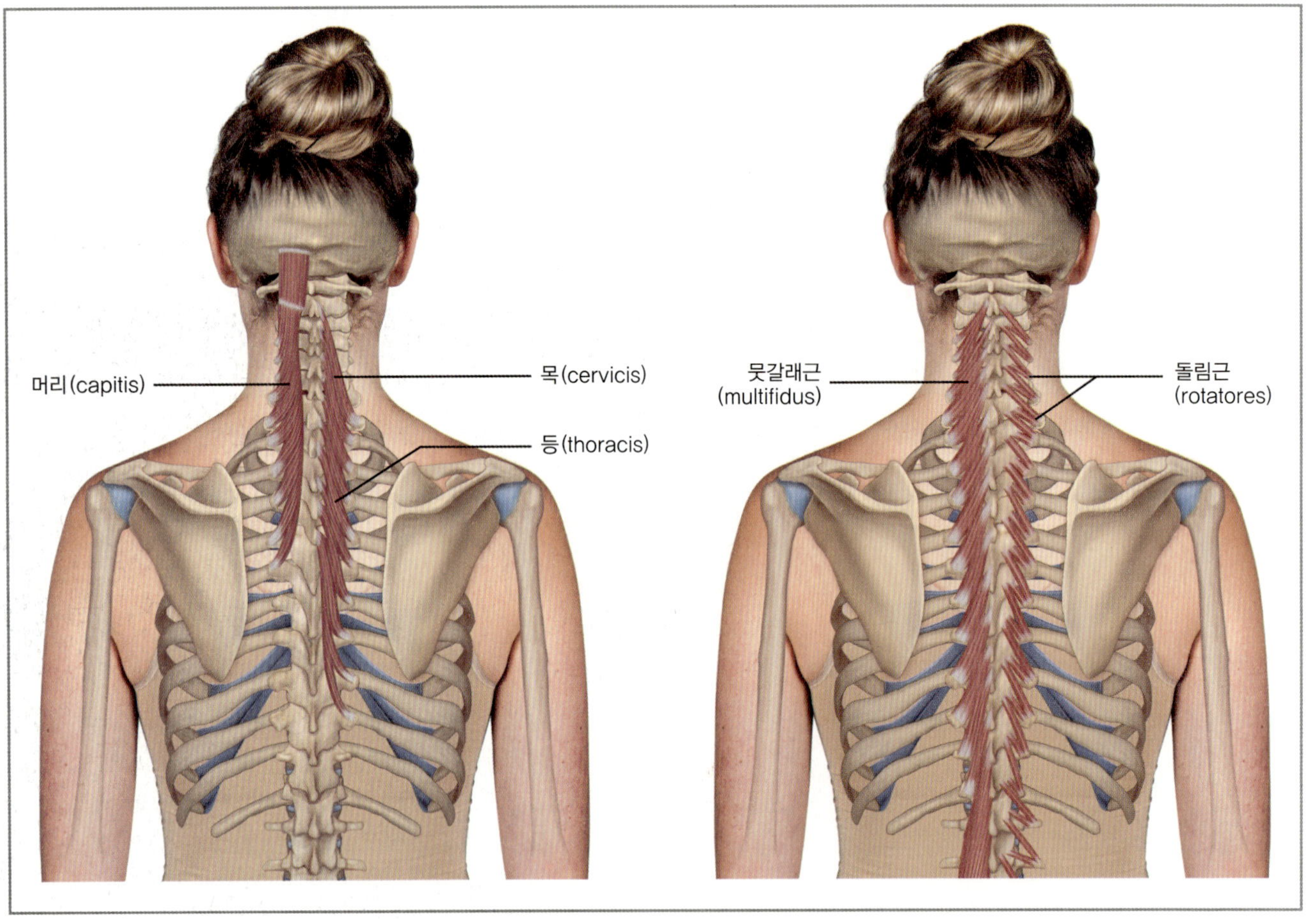

그림 1-19 목의 가로가시근(횡극근)의 뒷면. 가로가시근육군은 반가시근, 뭇갈래근, 그리고 돌림근으로 구성되어 있다. **(A)** 머리반가시근(두반극근, semispinalis capitis)은 왼쪽에 있다; 목반가시근(목반극근, semispinalis cervicis)과 등반가시근(흉반극근, semispinalis thoracis)은 오른쪽에 있다. **(B)** 뭇갈래근은 왼쪽에 있다; 돌림근은 오른쪽에 있다.

- 세 근육 모두 C2-C7 가로돌기의 아래에서 시작하여 가시돌기의 위에서 끝난다. 머리반가시근은 뒤통수의 위쪽과 아래쪽 목덜미선에 부착한다.
- 가로가시근의 근육군들은 목을 폄, 가쪽굽힘 그리고 반대쪽 돌림한다: 고리뒤통수관절에서 폄과 가쪽굽힘한다.

1.7 부착점과 작용

뒤통수밑근육군 (The Suboccipital Group)

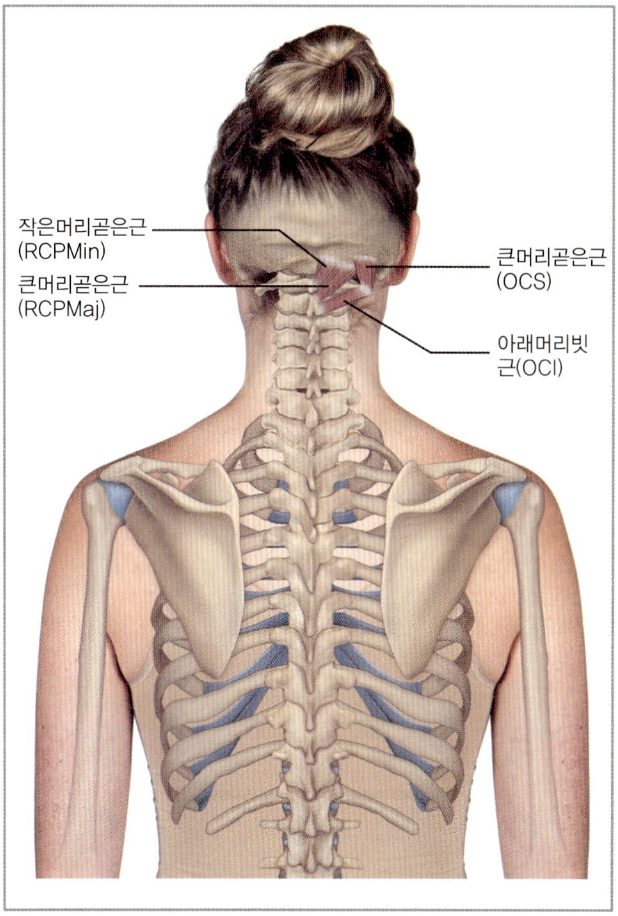

그림 1-20 오른쪽 뒤통수밑근육군의 뒷면. 뒤통수밑근육군은 큰뒤머리곧은근(대후두직근, rectus capitis posterior major; RCPMaj), 작은뒤머리곧은근(소후두직근, rectus capitis posterior minor; RCPMin), 아래머리빗근(하두사근, obliquus capitis inferior; OCI), 그리고 위머리빗근(상두사근, obliquus capitis suferior; OCS)로 구성되어 있다.

- 큰뒤머리곧은근은 C2의 가시돌기에서 시작하여 뒤통수뼈의 목덜미선 아래에서 끝난다. 작은뒤머리곧은근는 C1의 뒤결절에서 시작하여 뒤통수뼈의 목덜미선 아래에서 끝난다. 아래머리빗근은 C2의 가시돌기에서 시작하여 C1의 가로돌기에서 끝난다. 위머리빗근은 C1의 가로돌기에서 시작하여서 뒤통수뼈의 아랫목덜미선과 위목덜미선 사이에서 끝난다.
- 큰뒤머리곧은근은 고리뒤통수관절에서 머리를 편한다. 작은뒤머리곧은근과 위머리빗근은 고리뒤통수관절에서 머리를 내밈한다. 아래머리빗근은 고리뒤통수관절에서 고리뼈를 동측으로 돌림시킨다.

1.8 부착점과 작용

넓은목근 (The Platysma)

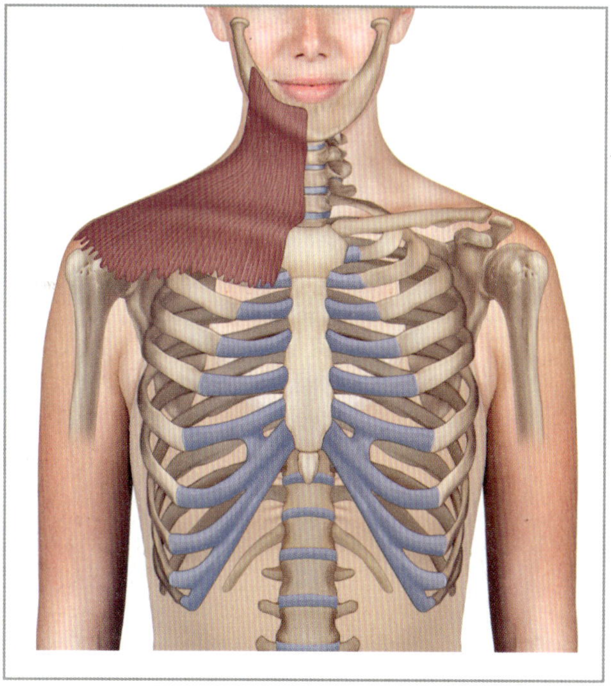

그림 1-21 오른쪽 넓은목근의 앞면.

- 넓은목근은 가슴근과 어깨세모근 근막에서 시작하여 아래턱뼈와 얼굴의 아랫부분의 근막에 정지한다.
- 넓은목근은 목 피부의 등을 형성하고, 아래 입술의 가쪽으로 내려가며, 턱관절에서 아래턱을 내린다.

1.9 부착점과 작용

목빗근 (The Sternocleidomastoid)

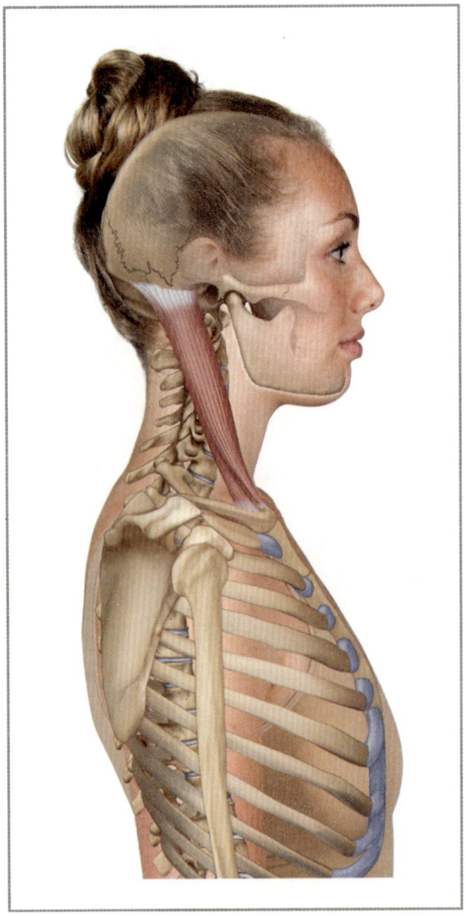

그림 1-22 오른쪽 목빗근의 가쪽면.

- 오른쪽 목빗근은 복장뼈와 안쪽 빗장뼈에서 시작하여 관자뼈의 꼭지돌기와 뒤통수뼈의 위목덜미선의 가쪽 1/2에서 정지한다.
- 목빗근(SCM)은 아래 목을 굽힘하고, 머리와 윗목을 폄하며, 머리와 목은 가쪽굽힘과 반대쪽돌림한다. 또한 복장뼈와 빗장뼈를 올림한다.

1.10 부착점과 작용

목뿔근육군 (The Hyoid Group)

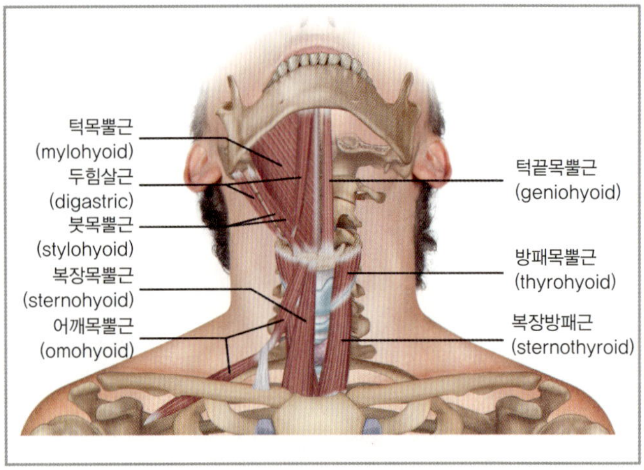

그림 1-23 목을 폄하는 목뿔근육군의 앞면. 모두 8개의 목뿔근은 턱목뿔근(악설골근, mylohyoid) 보다 더 깊은 곳에 있는 턱끝목뿔근(geniohyoid)을 제외하고는 환자의 오른쪽(사진의 왼쪽)에서 설명하고 있다. 복장목뿔근, 방패목뿔근(thyrohyoid) 그리고 턱끝목뿔근은 환자의 왼쪽에 있다.

- 목뿔근육군으로, 목뿔아래근(설골하근, infrahyoid)은 목뿔뼈를 내리고, 목의 굽힘을 보조한다.
- 목뿔근육군으로, 목뿔위근(설골상근, suprahyoid)은 목뿔뼈를 올리고, 목의 굽힘을 보조한다. 두힘살근(악이복근, digastric), 턱목뿔근, 그리고 턱끝목뿔근은 턱관절에서 아래턱을 내린다.
- 주의: 목뿔근은 대부분 부착점이 이름으로 명명되었다.

1.11 부착점과 작용

목갈비근육군 (The Scalene Group)

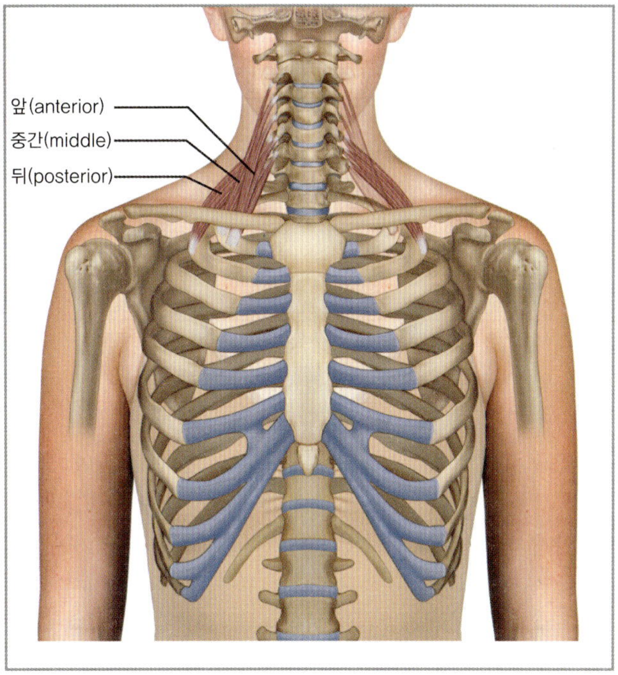

그림 1-24 목갈비근육군의 앞면. 목갈비근육군은 앞목갈비근, 중간목갈비근, 그리고 뒤목갈비근으로 구성되어 있다. 모든 목갈비근은 환자의 오른쪽(사진의 왼쪽)에서 보인다. 뒤목갈비근과 중간목갈비근은 환자의 왼쪽에서 보인다.

- 앞목갈비근은 C3-C6 가로돌기의 앞결절에서 시작하여 1번 갈비뼈에서 끝난다.
- 중간목갈비근은 C2-C7 가로돌기의 뒤결절에서 시작하여 1번 갈비뼈에서 끝난다.
- 뒤목갈비근은 C5-C7 가로돌기의 뒤결절에서 시작하여 2번 갈비뼈에서 끝난다.
- 목갈비근육군들은 복장갈비관절(흉늑관절, sternocostal joint)과 갈비척추관절(늑척관절, costospinal joint)에서 1번과 2번 갈비뼈에 올린다; 그것들은 척추에서 목을 굽힘, 가쪽굽힘, 그리고 반대쪽 돌림한다.

1.12 부착점과 작용

목긴근과 머리긴근 (The Longus Colli and Longus Capitis)

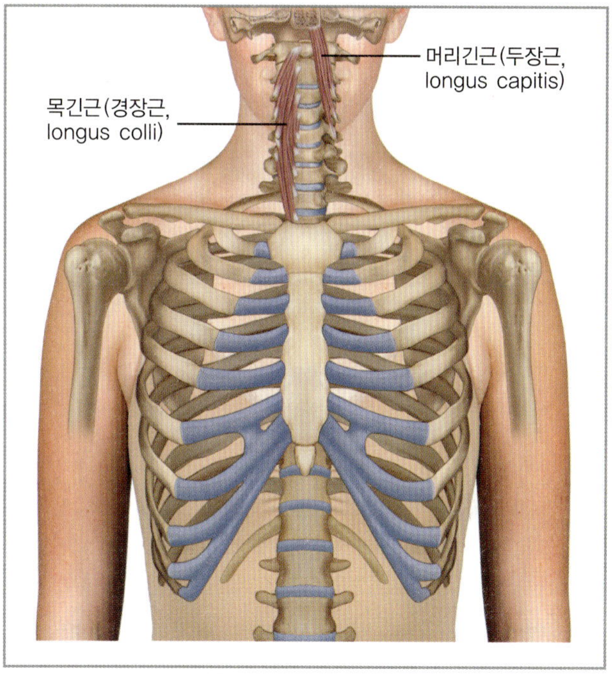

그림 1-25 목긴근(longus colli)과 머리근(capitis muscles)의 앞면. 목긴근은 환자의 오른쪽에 보이고(사진의 왼쪽); 머리긴근(longus capitis)은 환자의 왼쪽에서 보인다(사진의 오른쪽).

- 목긴근은 T3-C2의 가로돌기 앞결절에서 시작하여 고리돌기 앞고리(C1)에서 끝난다.
- 머리긴근은 C3-C5 가로돌기의 앞결절에서 시작하여 뒤통수뼈에서 끝난다.
- 목긴근과 머리긴근은 머리와 목을 굽힘, 가쪽굽힘, 그리고 반대쪽 돌림한다.

1.13 부착점과 작용

앞머리곧은근과 가쪽머리곧은근 (The Rectus Capitis Anterior and Lateralis)

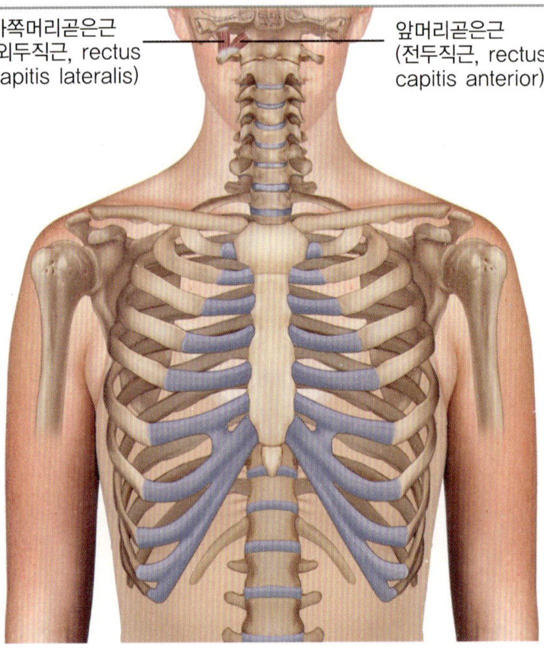

그림 1-26 오른쪽 앞머리곧은근과 가쪽머리곧은근의 앞면.

- 앞머리곧은근과 가쪽머리곧은근은 고리뼈(C1)의 가로돌기에서 시작하여 뒤통수뼈에서 끝난다.
- 앞머리곧은근은 고리뒤통수관절에서 머리를 굽힌다. 가쪽머리곧은근은 고리뒤통수관절에서 머리를 가쪽굽힘한다.

목뼈의 인대 / LIGAMENTS OF THE CERVICAL SPINE

근육과 함께 환자의 목을 효과적으로 신장하기 위해서는 목뼈의 인대를 아는 것이 도움이 된다. 무슨 기법을 사용하든 상관없이, 신장이 목적은 단단한 모든 연부조직과 제한된 관절운동을 늘어나게 하는 것이다. 인대의 기능이 그것이 붙어 있는 뼈를 안정화시키고 그 뼈의 운동을 제한하는 것이라 할지라도, 단단한 인대는 관절의 움직임을 과도하게 제한하는 짧아진 근육만큼 단단할 것이다. 따라서 환자가 목이 뻣뻣하면, 목인대에 관한 기초 지식이 가치가 있다.

인대의 "작용"은 대항근의 작용과 유사하다. 대항근이 단단하면, 주동근의 작용에 반대되기 때문에 움직임이 제한된다. 예를 들면, 목의 폄근(뒤쪽에 위치한)이 단단하다면, 굽힘을 할 때 목의 앞쪽 움직임이 제한된다. 이 운동은 근육의 위치가 일반적으로 서로 신체의 반대방향이기 때문에, 대항근은 때때로 **반대측 근육**(contralateral muscles)이라고 한다; *반대측*은 학문적으로 *반대쪽*을 의미한다. 유사하게, 인대는 움직임이 제한된 방향으로부터 관절의 다른 쪽에 즉, 반대쪽으로 위치하는 경향이 있다. 예를 들면, 목은 굽힘에 저항이 있다면, 움직임을 제한하는 단단한 인대는 뒤쪽(대항근인 목 폄근이 위치하는 곳)에 위치하는 것이다. 목의 오른쪽 가쪽굽힘이 제한되었다면, 움직임을 제한하는 단단한 인대는 목의 왼쪽(대항근인, 왼쪽 가쪽굽힘근이 위치하는 곳)에 위치하는 것이다(그림 1-27). 전형적인 사례로서, 돌림은 약간의 요령이다. 돌림은 수행하는 근육은 돌림과 관련하여 신체의 어느 쪽이든 위치할 수 있기 때문에, 오른쪽돌림 또는 왼쪽돌림을 제한하는 인대는 신체의 어느 위치에 있든지 가능하다. 근육과 유사하게 돌림을 제한하는 인대의 역할을 결정하는 것은 인대가 수평면에서 신체 부위 주변을 어떻게 둘러싸고 있는지를 살펴보는 것이 최선이다.

목뼈의 주요 인대는 그림 1-28에서 설명하고 있다. **가시위인대**(극상인대, supraspinous ligament)(**목덜미인대**처럼 목을 두껍게 하는), **가시사이인대**(극간인대, interspinous ligaments), 면관절의 섬유성관절주머니(구조적 측면에서 인대라서 운동을 제한하는 기능이 있음), **황색인대**(황인대, ligamentum flavum)와 **뒤세로인대**(후종인대, posterior longitudinal ligament)는 모두 척추의 굽힘과 폄을 위한 운동 축에 뒤쪽으로 위치한다: 따라서 이 근육들은 모두 굽힘을 제한한다. **앞세로인대**(전종인대, anterior longitudinal ligament)는 척추의 굽힘과 폄을 위한 운동축에 앞쪽에 위치한다; 따라서 이 인대는 폄을 제한한다. **가로사이인대**(횡간인대, intertransverse ligament)는 가쪽에 위치한다. 이것은 그들이 위치한 신

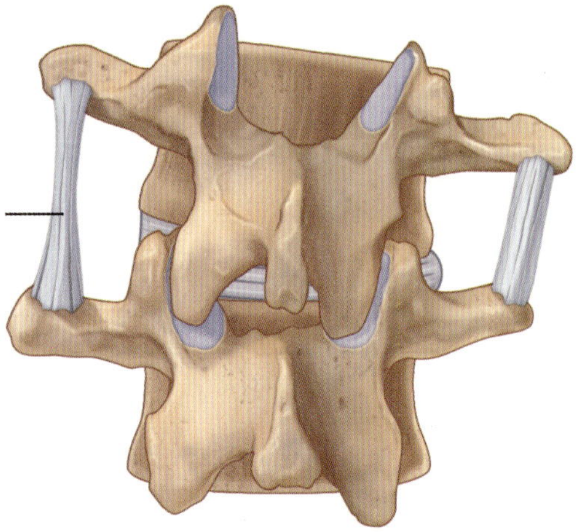

그림 1-27 인대 기능. 2개의 척추뼈의 뒷면으로, 인대가 어떻게 단단해지고 인대 위치의 반대 방향에서 어떻게 운동을 제한하는지를 도식화한 것이다. 예를 들면, 위쪽 척추가 오른쪽으로 가쪽굽힘할 때, 왼쪽에 위치한 가로사이인대가 단단해지고 오른쪽 가쪽굽힘을 제한한다. (Joseph E. Muscolino 제공.)

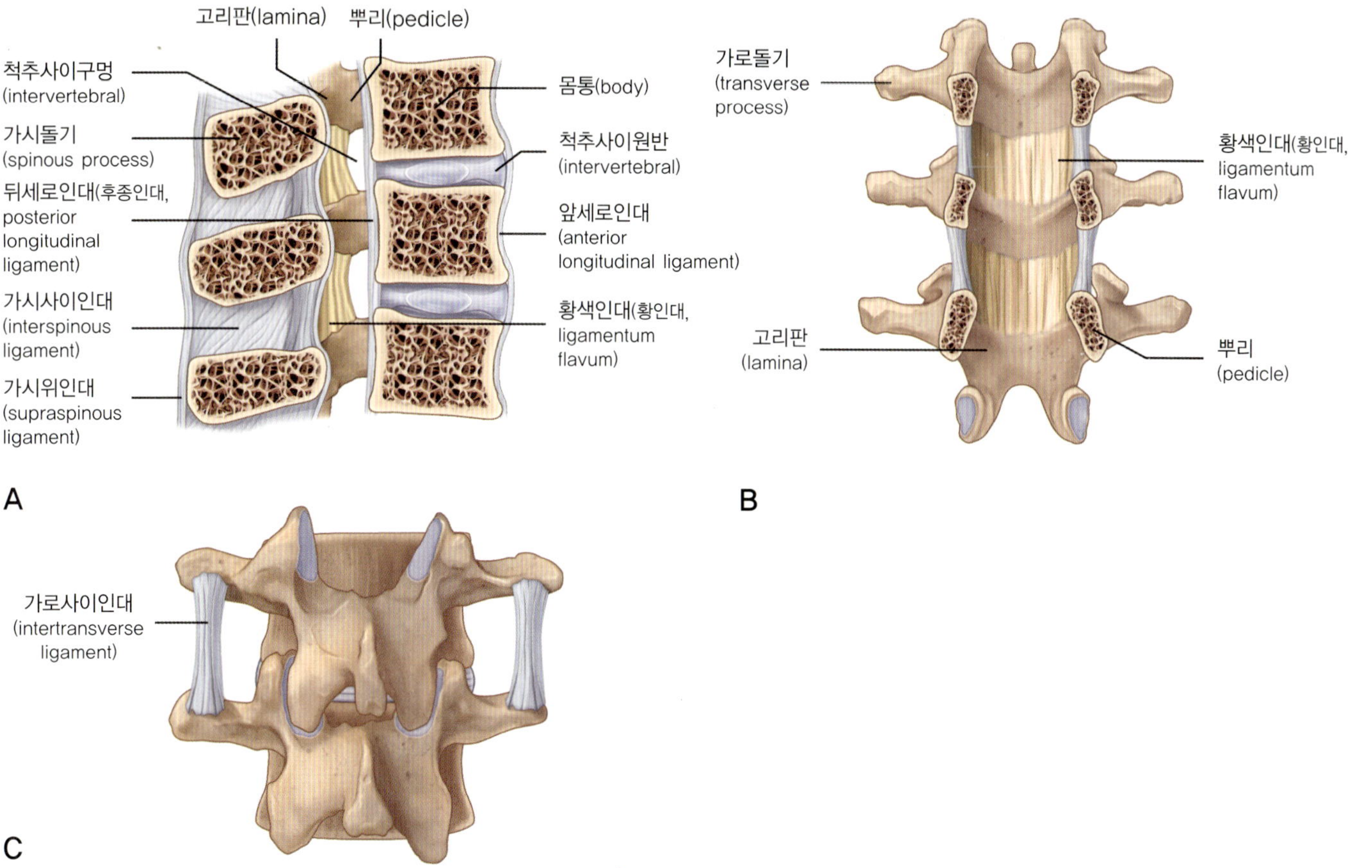

그림 1-28 척추의 인대들. **(A)** 척추의 시상면 절단면의 오른쪽 가쪽면. **(B)** 척추관의 안쪽에 있는 황색인대가 보이도록 척추의 뿌리에서 이마면으로 절단한 앞면. **(C)** 가로사이인대를 묘사한 뒷면. (Joseph E. Muscolino 제공.)

체의 반대쪽으로 가쪽굽힘을 제한한다(반대측 가쪽굽힘). 또한 이 인대의 대부분은 한쪽에서 또는 다른 쪽에서 목뼈의 돌림을 제한한다.

예방 / PRECAUTIONS

목은 환자의 안전을 위해서 알아야 하는 중요한 위치에 있는 많은 구조들을 포함하고 있다. 대부분의 구조는 압이 금기인 민감한 신경성 혈관 구조이다(신경, 동맥, 그리고 정맥). 다른 구조는 부드러운 압만이 허용되는 비슷하게 민감한 구조이다. 대부분의 이 구조들은 앞쪽에 위치한다(그림 1-29). 이런 이유 때문에, 환자는 목의 앞쪽이 일을 할 때 운동의 주의가 필요하다. 그러나 주의해야 할지라도, 치료사에 의해서 수행되는 치료적 운동은 전반적으로 방해되어서는 안 된다. 이것은 목의 앞쪽 운동이 매우 중요하기 때문에 특히, 최근이나 오래 전에 채찍질 손상을 경험한 환자에게는 불행이다. 앞 목뼈의 해부학에 대한 지식은 치료적으로 안전하게 치료할 수 있도록 한다. 제3장은 특별한 병적 질환을 위한 다른 주의사항 및 금기사항에 대하여 토론한다.

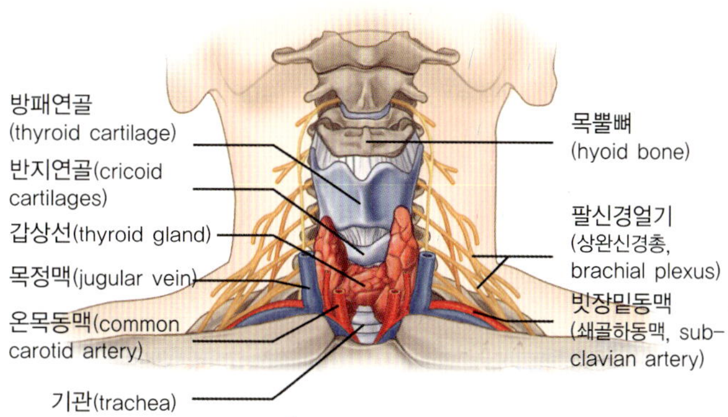

그림 1-29 앞목의 구조. 많은 앞목 구조는 민감하다; 따라서 앞목 부위에서 치료할 때는 주의가 요구된다. 방패연골(갑상연골, thyroid cartilage), 반지연골(윤상연골, cricoid cartilages), 기관(trachea)과 갑상선(thyroid gland)은 중심선에 위치한다. 온목동맥(총경동맥, common carotid artery)과 목정맥(경정맥, jugular vein)이 중심선의 약간 가쪽에 위치한다. 팔신경얼기와 빗장밑동맥이 아래-가쪽에 위치한다. (Joseph E. Muscolino 제공.)

앞쪽 구조: 온목동맥 및 목정맥
(Anterior Structures: Common Carotid Artery and Jugular Vein)

특히, **온목동맥**(common carotid artery)과 **목정맥**(jugular vein)은 목의 앞쪽, 약간 가쪽에서 중심선으로, 위치하며 아래위로 지나간다. 다음은 목의 앞부분에 대한 약간의 일반적인 주의사항/안내사항이다:

- 이 구조 위에서 운동하는 것은 피한다. 목동맥은 맥박이 느껴지기 때문에 손가락으로 압박할 때 쉽게 알 수 있다.
- 동맥을 촉진할 때, 엄지의 맥박이 상당히 강해서 환자의 맥박과 혼동될 수 있기 때문에 엄지보다는 손가락을 사용하는 것이 더 낫다.
- 동맥을 압박하여서 혈액순환을 막을 수 있기 때문에, 동맥을 너무 깊게 촉진해서는 안 된다.
- 목을 치료할 때 환자의 목동맥의 맥박이 느껴지면 치료를 중단한다. 그 대신, 촉진하는 손가락을 약간 움직이거나 다른 쪽으로 혈관을 부드럽게 옮긴 후 치료를 계속한다.

앞쪽 구조: 중심선
(Anterior Structures: Midline)

목의 앞쪽 중심선에 위치하는 것은 방패연골, 반지연골, 그리고 기관이다. 다음은 이 구조들을 위해 일반적인 주의사항/안내사항이다:

- 이 구조들은 압박해서는 안 된다. 목의 앞쪽 중심선에 위치한다는 것을 주의하라. 혈관이기 때문에 이 구조들은 모두 피하는 것이 최선이다.
- 환자가 이 구조에서 치료하는 것을 편안해 하면, 이 구조들을 부드럽게 다른 곳으로 밀어둔다. (그러나 움직이거나 압박하면 기침반사가 유발될 수 있다.) 예를 들면, 목긴근와 같은 앞-안쪽 목의 근육을 치료할 때, 근육에 완전히 접근하기 위해서는 다른 쪽으로 이 구조들을 부드럽게 밀어야 한다.
- 아래-앞쪽 목에 위치하는 갑상선을 피한다.
- 목뿔뼈 위는 가볍게 누른다. 목뿔뼈는 목의 앞쪽에서 더 위쪽으로 위치하고, 많은 근육이 부착하는 지점을 제공한다. 비록 목뿔뼈에 근육들이 부착한다 해도, 매우 깊게 압박해서는 안 된다.

앞쪽 구조: 팔신경얼기와 빗장밑동맥
(Anterior Structures: Brachial Plexus and Subclavian Artery)

앞목의 아래-가쪽으로 위치하는 것은 **팔신경얼기**(brachial plexus)과 **빗장밑동맥**(subclavian artery)이다. 이 구조들은 앞목갈비근(anterior scalene)과 중간목갈비근(middle scalene) 사이를 지나서, 아래-가쪽을 통하여 빗장뼈 깊은 부위까지 계속된다. 분명한 압력이 팔신경얼기에 주어지면, 환자는 같은 쪽 팔로 쭉 뻗는 통증을 경험할 것이다. 이것은 목갈비근이 일을 할 때 자주 일어난다. 아래쪽-앞쪽 목에서 목갈비근의 작용에 대한 지침은 다음과 같다:

- 더 깊은 압으로 전이되기 전에 중간 압에서 가볍게 시작한다.
- 목갈비근의 압박으로 환자가 연관 통증이나 다른 감각장애를 경험한다면, 치료사는 압박하는 부위를 약간 변화시켜서 팔신경얼기를 직접적으로 압박하지 않도록 한다.

가쪽 구조: 가로돌기
(Lateral Structures: Transverse Processes)

목뼈의 가로돌기는 이미 설명했지만, 목에서 치료를 할 때 예방 및 금기증을 위하여 다시 한 번 언급할 가치가 있다. 가로돌기는 치료사의 압박에 매우 민감한 날카로운 앞결절(전결절, anterior tubercle)과 뒤결절(후결절, posterior tubercle)로 구분된다(그림 1-3). 치료사는 목갈비근이나 다른 근육의 부착점을 마사지한다면, 가로돌기에 직접적으로 연부조직 부착점에서 실시할 필요가 있다. 이런 경우에는 환자의 민감성을 고려하

글상자 1.1

목동맥팽대반사(경동맥궁반사, carotid sinus reflex)

목 앞쪽에 온목동맥에서, 목동맥팽대(carotid sinus)라고 불리는 부위(목의 위쪽 약 1/2)는 혈관벽에 위치한 신장 수용기를 가지고 있다. 이 수용기는 **목동맥팽대반사**(carotid sinus reflex)라는 신경반사에 참여하는데, 이것은 혈관 압을 감소시킬 수 있다. 그 기전은 다음과 같다. 이 신장 수용기는 고혈압으로부터 오는 혈관벽이 밖으로 확장되는 동맥벽이 신장될 때 민감하다. 그러나 도수 압 때문에 혈관벽이 안쪽으로 확장될 때, 이 신장 수용기는 고혈압으로 혈관벽이 찌그러졌다고 오인한다. 결과적으로, 신장 수용기는 환자의 혈압을 낮추는 결과로 이 반사를 유발한다. 비록 이 반사는 긍정적으로 활성화될 수 있지만(즉, 집중치료실에서 환자의 혈압이 오를 때 이렇게 하라는 훈련을 한다.) 또한 이것은 노인이나 약한 사람에게 적용되면 위험할 수 있다. 혈압이 과도하게 낮아지는 것은 환자의 심장을 멈추게 하는 원인이 될 수 있다.

1.1 치료 전문가 Tip

목갈비근의 운동과 관련 증후군

목갈비근에 압을 적용할 때 팔에서 경험하는 통증이나 다른 관련 증후군은 팔신경얼기를 직접적으로 압박한 결과이다. 그러나 목갈비근의 압은 관련 통증유발점이기 때문에 상지로 증상이 연관될 수 있다. 따라서 연관의 원인을 확인하는 것은 어려울 수 있다. 직접적인 신경압박의 원인인 연관통은 쭉 뻗는 통증과 같은 느낌이다; 그러나 항상 그렇지는 않다. 통증유발점(Trp) 연관통을 상담하는데 도움이 될 것이다(제2장에서 통증유발점 연관통증 부위를 설명하고 있다). 당신의 환자가 전형적인 통증유발점 연관유형(pattern)으로 통증을 호소한다면, 그것은 통증유발점 연관통일 것이며, 항상 그러한 것은 아니다. 전형적인 통증유발점 연관유형과 일치하지 않으면, 팔신경얼기를 직접적으로 압박하여서 발생하는 통증일 것이며, 압박점을 약간 옮겨서 신경으로부터 압박을 제거해야 한다. 의심이 되면, 항상 압박 부위에 주의를 하고 변경하는 것이 바람직하다.

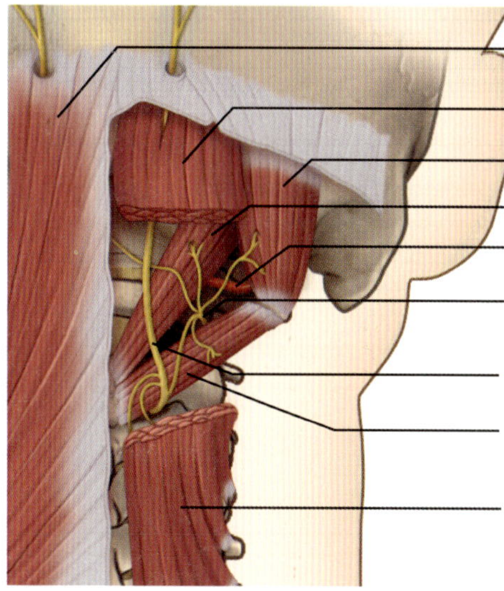

그림 1-30 뒷목의 신경혈관 구조. 뒤통수밑신경과 큰뒤통수신경 및 척추동맥을 그린 것이다. 목의 위쪽-뒤쪽에서 치료할 때는 주의해서 운동해야 한다. *OCI*(아래머리빗근, obliquus capitis inferior); *OCS*(위머리빗근, obliquus capitis superior), 큰뒤머리곧은근(rectus capitis posterior major; *RCPMaj*). (Joseph E. Muscolino 제공.)

여 치료사가 제공하는 압을 조정할 필요가 있다. 그러나 가로돌기는 목에 관절가동술을 적용하거나 신장을 할 때 접촉점으로 사용해서는 안 된다. 이것에 대한 정당성은 없다. 신장과 관절가동술은 환자의 목뼈 중에서 관절돌기와 고리판고랑에 접촉하여 적용하는 것이 환자가 더 편안하게 느껴지고 적용하기에도 적절하다.

뒤쪽 구조 (Posterior Structures)

목의 뒤에는 **뒤통수밑신경**(후두하신경, suboccipital nerve)과 **척추동맥**(vertebral artery)이 위치한다(그림 1-30). 이 두 구조물은 큰뒤머리곧은근(대후두직근, rectus capitis posterior major) 아래머리빗근(하두사근, obliquue capitis inferior)과 위머리빗근(상두사근, obliquue capitis superior)이 형성하는 삼각 공간인, **뒤통수밑삼각**(후두하삼각, suboccipital triangle)에 위치한다. 더욱이 **큰뒤통수신경**(대후두신경, greater occipital nerve)도 이 부위에 있다. 비록 뒤쪽 윗목에서 깊은 섬유 마사지는 환자에게 가치 있고 필요할 수 있지만, 운동을 수행할 때 이 신경들과 동맥의 위치를 고려하여야 한다.

폄과 돌림운동 (Extension and Rotation Motions)

해부학적 구조에 포함되지는 않지만, 다른 주의사항을 언급해야 한다. 환자의 목을 치료할 때 대부분의 환자들은 해부학적 자세를 넘어서 목을 펴고 큰 돌림이나 빠른 돌림운동을 힘들어 한다는 것을 인식해야 한다. 이것은 특히 노인환자에서 두드러지고 청년층이나 장년층에서는 드물지만, 최근에 외상성 목손상을 입은 환자는 특히 주의해야 한다. 이러한 이유 때문에, 이 가능성에 대해 인식하는 것은 항상 중요하다. 필요하다면 돌림을 수회 반복하여 점진적으로 관절가동범위를 증가시키는 것이 현명한 방법이다.

1장 요약 / CHAPTER SUMMARY

이 장은 목에 관해 필수적인 해부학 및 생리학에 대한 검토를 하였다. 목뼈는 7개의 척추로 구성되어 있다. 신장과 관절가동술기법을 적용할 때 특히, 중요한 목뼈의 표지는 목뼈기둥과 고리판이 형성하는 관절돌기이다. 고리뼈와 뒤통수 사이 관절과 고리뼈와 중쇠뼈사이관절을 제외하고는, 각각의 목뼈는 한 쌍의 면관절(facet joint)과 하나의 척추원반관절을 가지고 있다. 목뼈는 운동의 모든 가동범위에서 매우 잘 움직인다.

구조적으로, 목의 근육은 4개 구역으로 구분할 수 있다. 앞-오른쪽, 앞-왼쪽, 뒤-오른쪽, 그리고 뒤-왼쪽. 기능적으로 목의 근육은 6가지 주요 주동근으로 구분할 수 있다: 굽힘근육군, 폄근육군, 오른쪽 및 왼쪽 가쪽굽힘근육군, 그리고 오른쪽 및 왼쪽 돌림근육군. 목의 인대는 운동을 제한하기 위하여 활동하는데, 인대들은 그들이 제한하는 운동의 반대쪽에 위치한다.

목은 특히 앞쪽에서 운동을 할 때, 주의를 요하는 많은 구획이 있다.

복습문제

객관식

1. 목뼈에는 몇 개의 척추가 위치해 있습니까?
   - A. 5
   - B. 7
   - C. 10
   - D. 12

2. 보통 어떤 돌기가 이분되어 있습니까?
   - A. 가시돌기
   - B. 가로돌기
   - C. 관절돌기
   - D. A와 B

3. 가시위인대에 의해 제한되는 운동은 무엇입니까?
   - A. 오른쪽 돌림
   - B. 왼쪽 가쪽굽힘
   - C. 폄
   - D. 굽힘

4. 다음 구조들 중에서 뒤통수밑 삼각에 위치하는 것은 무엇입니까?
   - A. 목결절
   - B. 척추동맥
   - C. 온목동맥
   - D. 반지연골

5. 고리판고랑의 가장 깊은 곳에 위치하는 근육은 무엇입니까?
   - A. 가장긴근
   - B. 반가시근
   - C. 뭇갈래근
   - D. 돌림근

참/거짓

1. _____ 오른쪽 목갈비근육군은 굽힘, 오른쪽 가쪽굽힘, 그리고 왼쪽돌림을 한다.
2. _____ C1은 중쇠뼈이다.
3. _____ 앞세로인대는 목의 굽힘을 제한한다.
4. _____ 섬유테는 면관절의 일부분이다.
5. _____ 목덜미인대는 가시위인대가 두꺼워진 것이다.

단답형

1. 목뼈의 굽이(curve)이라는 용어는 무엇을 설명하는 것입니까?

   ____

2. 촉진하기 가장 쉬운 2개의 가시돌기는 무엇입니까?

   ____

3. 목뼈의 쌍인 관절돌기를 무엇이라고 합니까?

   ____

4. 목 근육의 6개 기능적인 집단은 무엇입니까?

   ____
   ____
   ____
   ____
   ____
   ____

일치문제

1. 목동맥팽대반사 _____ 관절가동술을 위한 최선의 접촉점
2. 해부학적 자세에서 오른쪽 돌림의 각도 _____ 머리반가시근
3. 관절돌기 _____ 혈압 하강
4. 목의 가장 큰 근육 _____ 등세모근
5. 해부학적 자세에서 왼쪽 가쪽굽힘의 각도 _____ 85°
6. 목을 폄, 가쪽굽힘과 가쪽 돌림하는 근육 _____ 45°

복습문제에 대한 정답은 267페이지에 있습니다.

CHAPTER 제 2 장

일반적인 근골격계 질환

Common Musculoskeletal Pathologic Conditions

개요 / Chapter outline

학습목표 / Objectives

본 단원을 학습한 후, 학생들은 다음을 할 수 있다:

1. 질환에 관한 병리기전을 이해하는 것이 왜 중요한지 설명한다.
2. 본 단원은 각 질환에 대한 특징, 기전과 원인을 설명한다.
3. 과긴장 근육을 만들기 위해 감마운동신경계, 근방추, 근육기억, 그리고 휴식 시 근육긴장이 어떻게 관여하는지 설명한다.
4. 근막통증후군이 있는 단단한 근육을 비교한다.
5. 통증-경련-통증과 수축-허혈주기의 차이점을 설명한다.
6. 유착과 가동성의 상관관계를 설명한다.
7. 근육이 과긴장되는 4가지 방법을 정의한다.
8. 관절 기능부전의 2가지 주요 유형을 설명한다.
9. 염좌와 좌상을 비교한다.
10. 병적 디스크의 다른 유형을 설명한다.
11. 단단한 근육과 병적 디스크의 상관관계를 설명한다.
12. 단단한 근육과 퇴행성 관절질환의 상관관계를 설명한다.
13. 3가지 유형의 가슴문증후군을 비교한다.
14. 병적 목디스크, 퇴행성 관절염, 그리고 가슴문증후군이 왜 팔의 연관통을 야기하는지 설명한다.
15. 자세, 감소한 목굽이, 앞머리자세, 그리고 긴장성 두통의 상관관계를 설명한다.
16. 2장의 핵심 용어를 정의한다.

핵심 용어 / Key Terms

적응성 단축(adaptive shortening)
유착(adhesions)
앞목갈비증후군(전사각근증후군, anterior scalene syndrome)
뼈가시(골극, bone spurs)
목갈비(경늑골, cervical rib)
수축-허혈주기(contraction-ischemia cycle)
가슴빗장공간(늑쇄공간, costoclavicular space)
가슴빗장증후군(costoclavicular syndrome)
퇴행성관절염〔degenerative joint disease (DJD)〕
척추원반 팽윤(추간판 팽윤, disc bulge)
척추원반 돌출(추간판 돌출, disc herniation)
척추원반 탈출(추간판 탈출, disc prolapse)
척추원반 파열(추간판 파열, disc rupture)
얇은 척추원반(disc thinning)
근막유착(fascial adhesions)
섬유유착(fibrous adhesions)
감마운동신경(gamma motor system)
전체 뻣뻣한 근육(globally tight muscle)
큰뒤통수신경통(대후두신경통, greater occipital neuralgia)
과굽힘/과폄 손상(hyperflexion/hyperextension injury)
과앞굽음(과전만, hyperlordosis/hyperlordotic)
과가동성(hypermobile)
과긴장(hypertonic)
과긴장근육(hypertonic musculature)
저앞굽음(저전만, hypolordosis/hypolordotic)
저가동성(hypomobile)
허혈(ischemia)
관절 기능부전(joint dysfunction)
거시외상(macrotraumas)
기전(mechanism)
반달판몸통(meniscoid body)
미세열상(microtearing)
미세외상(microtraumas)
일자목(military neck)
부정렬(misalignment)
운동촉진(motion palpation)
근육기억(muscle memory)
근방추섬유(muscle spindle fibers)
근방추반사(muscle spindle reflex)
근방호(muscle splinting)
근막통증유발점(myofascial trigger point)
뼈관절염〔골관절염, osteoarthritis (OA)〕
뼈증식체(골증식체, osteophytes)
통증-경련-통증 주기(pain-spasm-pain cycle)
병리기전(pathomechanism)
병태생리(pathophysiology)
작은가슴근증후군(소흉근증후군, pectoralis minor syndrome)
휴식 시 긴장(resting tone)
반흔조직유착(scar tissue adhesions)
분리된 척추원반(sequestered disc)
공간점유성병소(space-occupying lesion)
척추증(spondylosis)
염좌(sprain)
좌상(strain)
신장반사(stretch reflex)

아탈구(subluxation)
긴장성 두통(tension headache)
가슴문풀기증후군
(흉곽입구증후군, thoracic inlet syndrome)
가슴문증후군〔흉곽출구증후군, thoracic outlet syndrome (TOS)〕
기운목(torticollis)
통증유발점〔trigger point (TrP)〕
팔교차증후군(upper crossed syndrome)
채찍질손상(편타손상, whiplash)
울프법칙(Woff' s law)
기운목(wry neck)

서론 / INTRODUCTION

환자의 목에 관한 적절한 치료는 환자의 상태에 대한 정확한 평가뿐만 아니라, 환자가 경험하고 있는 병적 상태에 대한 기준을 명확하게 이해하는데 의존한다. 따라서 2장은 목에 영향을 주는 가장 일반적인 병적 근골격계 질환의 간단한 설명을 제공한다. 제3장은 이 질환을 평가하는 절차를 토론한다.

건강하거나 건강하지 않은 목을 치료할 때, 가장 중요한 것은 목의 기능에 대한 **기전**(mechanism) 또는 생리학에 대한 이해이다. 목의 정상 기전은 제1장에서 설명하였다. 그러나 인간은 병에 걸리면, 목의 기전이 달라진다. 각 병적 질환은 독특한 생리학적 기전, **병태생리학**(pathophysiology) 또는 **병리기전**(pathomechanism)을 가지고 있어, 이런 이해를 사용해야 할 치료적 도구에 관한 명확한 이유를 설명할 수 있다. 오히려 한 기술에 대한 기록된 "설명서" 또는 비효과적이거나 심지어 환자를 해칠 수도 있는 기법을 적용하라고 치료사에게 부탁하는 것보다 오히려 본 단원은 환자에게 안전하고 효과적인 치료기법을 어떻게 선택하는지를 학습하도록 할 것이다.

과긴장근육 / HYPERTONIC MUSCULATURE

과긴장, 또는 단단한 근육은 다음 2가지 이유에 대한 토론을 위한 중요한 상태이다:

1. 도수치료사가 직면하게 될 가장 일반적인 호소이다.
2. 일반적으로, 목의 모든 근육성 질환의 한 구성요소이다.

글상자 2.1

근골격계 질환

이 장에서 설명하는 근골격계 질환들을 나열한 것이다:

1. 과긴장(단단한) 근육
2. 관절 기능부전
3. 염좌와 좌상
4. 병적 디스크 질환
5. 퇴행성관절질환(DJD)
6. 가슴문증후군(TOS)
7. 저-앞굽이 목굽이와 앞머리 자세
8. 긴장성 두통
9. 큰뒤통수신경통

더욱 중요한 사실은 단단한 근육이 보통 보존적 의학전문가로부터 무시당한다는 사실이다. 그들은 신체의 모든 장기에 대한 의학 전문가이지만 "근육 의사(muscle doctor)"는 아니다. 카이로프랙터 조차 한 자세에 대한 단단한 근육의 중요성이 관절의 위치와 기능과 비교하여 덜 중요하다고 밀어놓는다. 아마도 단단한 근육의 중요성이 X-선, 기타 방사선 촬영, 또는 실험실 검사로 알 수 있는 것이 아니기 때문에 과시하는 것이다. 이런 이유 때문에, 근육촉진평가 기술(skill)과 연부조직 치료기법(techniques)에 대한 강도 높은 훈련을 받은 도수치료사는 이것에 적합한 전문가가 될 기회가 있다.

과긴장근육에 대한 설명 (Description of Hypertonic Musculature)

과긴장근육(hypertonic)은 너무 긴장했다는 것이다: "과(hyper)"는 과도한 양을 의미한다. 긴장은 (tension)을 뜻하며, 다른 용어로는 한 근육이 당기는 힘을 말한다. 한 근육의 긴장 정도는 근육의 수축 정도에 기초하여 다양하다. 과긴장은 2가지 유형이 있다: **전체 단단한 근육**(globally tight muscle)과 근막통증유발점(myofascial TrP). 전체 단단한 근육은 근육의 전체나 또는 많은 부분이 매우 단단한 것을 말하고, 근막통증유발점은 멀리 떨어진 위치에 통증을 야기할 수 있는 근육의 긴장에 관한 작은 국소 부위를 말한다.

전체 단단한 근육(Globally Tight Musculature)

근육을 의도적으로 수축할 때, 근육의 긴장은 높다. 그러나 관절의 자세를 유지하기 위한 기본적인 긴장의 작은 양보다 근육이 휴식하고 수축에 의도적으로 관여하지 않을 때, 근육은 이완되어야 한다. 이것을 **휴식 시 긴장**(resting tone)이라고 한다. 관절 자세유지에 필요한 양보다 큰 휴식 시 긴장을 과긴장이라고 한다. 보통 경련(spasm), 쥐(cramp), 그리고 구축(contracture) 등의 용어를 동의어로 쓰며, 모두 근육의 기본적인 긴장이 과도하다는 것을 필수적으로 설명하는 용어이다.

전체 단단한 근육의 기전

전체 단단한 근육의 생리학적 기전은 **근방추섬유**(muscle spindle fibers) (또한 방추섬유 또는 방추세포라고도 함)에 의해 결정된다. 근방추섬유는 근육의 힘살 안에 위치하며 근육섬

글상자 2.2

기운목(사경, torticollis)

과긴장 목척추 질환의 특별한 유형 중 하나가 **기운목**(경사 또는 **wry neck**)이다. 기운목은 주로 같은 쪽의 목빗근과 등세모근의 경련으로 발생한다. 환자의 머리와 목은 한쪽으로 가쪽굽힘하고 반대쪽으로 돌림되어 있다("torti"는 꼬임을 의미; "collis"는 목을 의미). 이 질환은 갑자기 발생하기도 하는데 종종 과용이나 나쁜 수면자세로 발생한다. 근육경련이 발생하기 때문에 마사지와 바디워크 치료가 매우 효과적이다.

유와 평행하기 놓여있다. 근육섬유와 유사하게, 근방추섬유는 수축과 이완하는 능력이 있다. 그러나 근육섬유가 하지 못하는 또 다른 특징을 가지고 있다. 근방추섬유는 자신이 신장될 때 감지하는 능력을 가진 감각수용기세포이다. 근방추섬유는 자신이 얼마나 빠르게 얼마나 멀리 신장되느냐에 모두 민감하다. 이런 민감성은 뇌의 **감마운동계**(gamma motor system)에 의해서 결정되는데, 이들은 수축과 긴장을 유발하고 또는 이완과 느슨함을 만든다. 근방추섬유가 단단할수록 그들은 신장에 더 민감하고, 느슨할수록 신장에 대해 내성이 크다. 그러나 신장반사도 근육의 휴식 시 긴장에 관여한다.

근육이 신장되면, 근육 안에 모든 근섬유와 근방추가 길어진다. 이때 빠르게 신장이 발생하거나 근방추섬유가 휴식 시 길이보다 더 신장되면, 이러한 변화가 감각신경을 통하여 척수로 전달된다. 이 감각신경은 해당 근육으로 되돌아가는 아래운동신경원과 단일 연접을 하여서 근육의 섬유들은 수축된다(그림 2-1). 이것을 **근방추반사**(muscle spindle reflex) 또는 **신장반사**(stretch reflex)라고 하며, 본질적으로 보호반사이다. 근육이 단단해지면, 신장반사가 정지되며 근육은 과도한 신장으로부터 자신을 보호하지 못하여 열상을 입게 된다.

신장반사는 보통 채찍질손상과 같은 강한 힘으로부터 근육을 보호하는 반사로만 이해되었으나, 신장반사는 휴식 시 근육의 긴장을 유지하는 역할을 한다. 감마운동신경계(gamma motor nervous system)가 수축하는 근육 안에 근방추섬유에 명령하면, 근방추섬유는 짧아진다. 그 다음 사람이 움직일 때, 근방추섬유의 길이보다 매우 적은 양이라도 더 길게 근육이 신장되면, 신장반사(stretch reflex)는 근방추의 긴장수준에 따른 근육섬유의 수축을 야기할 것이다. 이러한 방법에서, 근방추섬유의 길이 또는 근방추섬유의 장력은 근방추에 맞는 길이와 장력으로 만들어질 것이다. **근육기억**(muscle memory)이란 용어는 종종 근육의 기본 장력을 설명하는데 사용된다. 근육기억은 신경계에 속하는 기능이지 근육자체의 기능이 아니다.

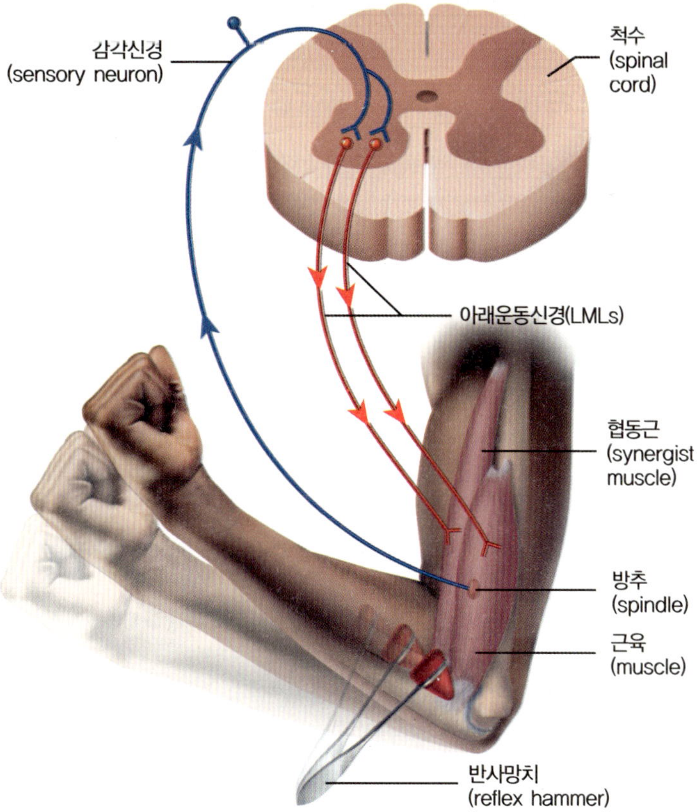

그림 2-1 근방추 반사. 반사망치를 사용하여 두드려서 팔꿉관절 굽힘근의 빠른 신장을 야기하는 근방추 반사를 유발한다. 신호는 감각신경을 통하여 척수로 전달된다. 반응은 신호가 척수에서 아래운동신경으로 근육과 협동근들 수축하여 팔꿉관절에서 아래팔을 굽힘하라는 명령을 전달한다.

전체 단단한 근육의 원인

전체 단단한 근육은 수많은 원인이 있다. 가장 일반적인 원인 중 4 가지는 다음과 같다:

1. 과용(overuse)
2. 방호(splinting)
3. 적응성 단축(adaptive shortening)
4. 과신장(overstretching)

각각의 경우에서, 근육기억 장력은 감마운동계에 의해 결정되고, 근육 신장반사가 증가된다. 비록 본 단원은 각각의 원인을 분리하여 언급하지만, 임상적으로 단단한 근육이 나타나는 환자는 이러한 원인 기전이 서로 겹쳐서 나타날 수 있다.

근육의 과용(Muscle Overuse)

근육의 과용은 근육을 피로하게 한다. 또한 과용은 근육의 긴장 수준을 상승시킨다. 이것은 근육의 힘줄과 뼈대의 부착점에서 근육의 당기는 힘이 증가한 것으로, 이 구조들이 민감해지고 통증을 야기한다. 이런 통증에 반응하여, 신경계는 근육을

글상자 2.3

근막유착(Fascial Adhesions)

근육이 단단할 때, 고려해야 할 다른 요인은 근막유착이다. **근막유착**(fascial adhesions)은 **반흔조직유착**(scar tissue adhesions)이라고도 하는데 〔또는 **섬유유착**(fibrous adhesions), 더 단순하게 **유착**(adhesions)〕, 섬유성근막 콜라겐섬유로 구성되어 있다(그림을 참조한다). 이 콜라겐섬유는 힘줄, 인대 그리고 다른 섬유성근막조직을 만드는 재질과 똑같다. 유착은 외상부위에 정상 치유과정으로 고려되는 신체 연부조직에서 지속적으로 나타난다. 이 섬유들은 조직이 함께 결합하도록 조직의 안정성을 증가시킨다. 그러나 유착이 과도하면, 함께 묶여 있는 것이 연부조직의 결합부에 양쪽 표면이 함께 붙어서, 한쪽 표면만 움직임이 필요할 때는 제한된 가동성을 보인다. 능동적으로 활동하는 환자는, 이 섬유가 환자의 신체 움직임 때문에 유착이 깨져버려서 발생하지 않는다. 그러나 좌식 생활을 하는 환자는 근육의 수축 수준이 휴식 시 긴장 정도에서 증가하는 활동을 하지 않기 때문에, 근육이 신장 및 길어지는 능력이 감소되어서 단단한 근육이 되어 버린다. 근육은 길어지지 않으면, 근육이 움직일 때 대항근이 활동을 할 수 없기 때문에 움직임이 발생하지 않는다.

인대, 관절주머니, 다른 모든 연부조직의 가동성은 유착에 의해서 쉽게 영향을 받는다. 마사지, 신장 그리고 수중치료와 같은 도수치료기법은 모두 근육이나 다른 연부조직의 유착을 치료하는데 도움이 된다.

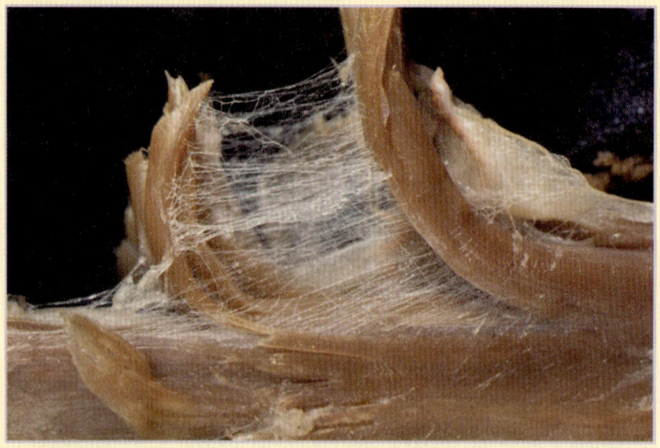

얼굴콜레겐섬유는 거미줄모양을 하고 있다. 교육자와 저자, Gil Hedley, Uses the term fuzz to describe fibrous fascia. *Ronal A. Thompson 사진, Ron Thompson 허가.*

수축시키기 때문에 전체 근육의 증가된 긴장을 야기한다. 이것은 근육이나 기타 연부조직의 민감하게 하거나 손상시킬 수 있는 운동을 감소 또는 예방하는 방호기전 중 하나이다. 통증으로 야기되는 근육의 긴장은 주변조직에 긴장을 유발하고, 이렇게 유발된 긴장은 다시 통증을 유발하게 되는 **통증-경련-통증주기**(pain-spasm-pain cycle)이라고 한다. 근육의 연장된 수축은 그 영역의 혈액순환을 파괴할 수 있다. 초기에는, 연장된 수축은 혈액의 정맥환류(venous return)를 방해하고, 노폐물이 축적되게 만든다. 이러한 노폐물 축적은 근육조직을 산성화시키고 민감하게 하여 통증을 야기하며, 궁극적으로 통증-경련-통증주기를 지속시킨다. 그 결과 근육은 반사성 경련이 증가된다(그림 2-2).

근육의 과용은 종종 스포츠나 체조와 같은 활동에서 사용되는 용어이다. 같은 근육이나 근육군이 휴식 없이 반복적으로 사용된다면, 그것은 점진적으로 피로해지고 통증이 생길 것이다. 그러나 과용은 연장된 비정상적인 자세로도 발생할 수 있다. 비록 극적이지 않지만, 나쁜 자세는 종종 활동으로 인한 과용보다 근육의 긴장에 더 크게 기여한다. 목근육의 긴장에 원인이 되는 가장 일반적인 자세 중 하나는 목의 무게중심이 몸통의 중심 위에 있지 않은 것이다. 예를 들면, 노트북이나 휴대용 전자기기를 너무 낮게 놓고 사용하거나 무릎 위에 책을 놓고 읽는 것이다. 그런 동작에 반대작용하는 근육 없이, 머리는 가슴에 턱이 닿을 때까지 중력으로 인하여 자연스럽게 떨어질 것이다. 그러나 머리반가시근과 위등세모근과 같은 머리와 목을 펴는데 관여하는 목의 뒤 근육들은 불균형적인 자세를 유지하는데 등척

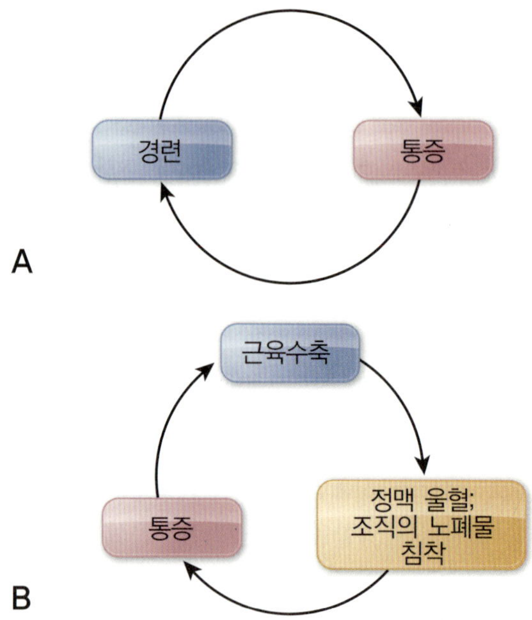

그림 2-2 통증-경련-통증주기. **(A)** 단단한 근육은 그 부착점을 심하게 당기기 때문에 통증이 발생한다. 통증에 반응하여 근육의 긴장 수준이 증가한다. **(B)** 근육이 단단할 때, 그 수축은 정맥순환을 감소시켜서 산성 노폐물이 침착하게 한다. 이것은 또 다른 통증을 야기하여 통증-경련-통증주기를 야기한다.

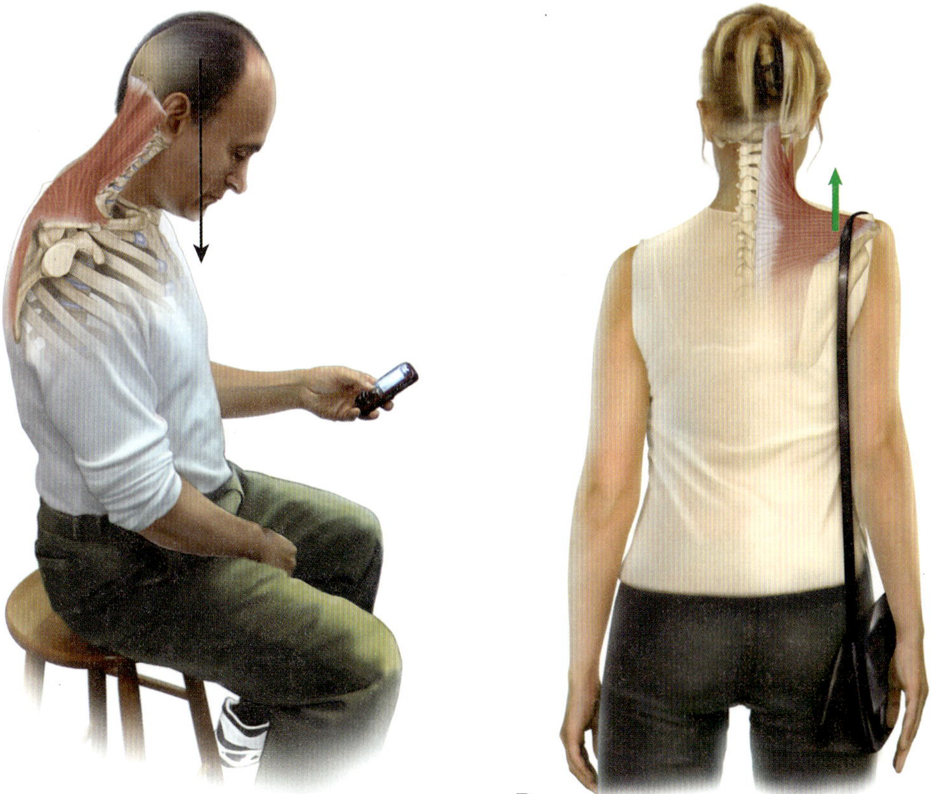

A B

그림 2-3 오랜 자세와 목 단단함. (A) 핸드폰 같은 전자기구를 사용하기 위하여 머리와 목을 굽히는 것은 몸통 위에 머리를 불균형하게 만든다. 이것은 자세에서 목을 유지하기 위하여 뒷머리와 목의 폄근의 등척성 수축을 요구한다. (B) 어깨에 가방을 매는 것은 팔이음뼈복합체(견갑대)의 올림근을 등척성 수축시킨다. (Seven keys to healthy neck posture. *MTJ*. Spring 2010:93-97, Muscolino JE의 허가로 인용.)

성으로 수축하여 이것을 예방한다(그림 2-3A). 대부분의 사람들은 목과 머리를 굽힘으로 기울이는 자세에서 많은 시간을 보내기 때문에, 뒷목의 긴장은 앞쪽 긴장보다 더 일반적이다.

다른 예로, 어깨에 가방이나 핸드백을 매는 것이다. 가방이 미끄러지는 것을 막기 위하여, 몸은 어깨를 올리는 근육을 등척성 수축한다. 이 경우에 어깨뼈에 붙어 있는 위등세모근과 어깨올림근 같은 근육이 과용될 수 있다(그림 2-3B). 자세성 스트레스의 또 다른 예는 모니터를 옆으로 하고 컴퓨터 작업을 하는 것부터, 책상에 기대고 서류작업하기, 또는 목을 한쪽으로 돌리고 누군가와 오랜 시간 이야기하는 것까지 이다. 과도한 사용은 목의 뒷근육을 피곤하게 하고 긴장시킬 것이다.

근방호(Muscle Splinting)

목의 근육은 근육 자체가 민감하거나 과용으로 목의 다른 조직의 민감 또는 손상으로도 긴장할 수 있다. 이것은 특히 인대와 면관절주머니(facet joint capsules)와 같은 목관절의 조직에서 그러하다. 이런 현상을 **근방호**(muscle splinting)라고 하며, 이것은 약한 조직을 위한 방호기전이다. 팽팽해졌기 때문에, 근육은 이 영역에서 보호대 역할을 하고 운동을 방어하며 그 부위의 조직을 휴식하게 하고 치유시킨다. 따라서 목의 조직에 명확한 외상성 손상이나 민감은 목의 팽팽함과 방호하는 목근육의 원인이 될 수 있다.

적응성 단축(Adaptive Shortening)

적응성 단축(adaptive shortening)은 근육이 오랜 시간 짧아진 자세를 유지하여 근육의 장력이 증가함으로써 짧아진 상태에 적응하는 것을 말한다. 적응성 단축은 방호기전 중 하나이다. 근육이 짧아지고 느슨해지면, 그 다음에 몸을 움직이기 위하여 긴장을 생산하도록 근육을 수축할 때, 근육은 모든 느슨함이 제거될 때까지 근육이 붙어 있는 부위에서 장력을 생산하지 못할 것이다. 이것은 움직임에서 비효율적인 지연뿐만 아니라, 투생-도선반응(fight-or-flight scenario)의 위험이 있다. 이런 이유 때문에, 신경계는 짧아진 근육에 맞추어 근육의 장력을 증가시킴으로써 근육을 적응적으로 단축시킨다. 이런 결과는 오랜 시간 동안 일정한 자세를 유지할 때 근육이 그 자세로 단축되고 짧아질 수 있으며, 필요하면 즉각적으로 장력과 움직임을 생산할 수 있는 준비를 하는 것이다. 예를 들면, 노트북으로 작업하기, 책읽기, 책상에서 서류작업하기, 주방에서 야채 썰기, 또는 아기 돌보기와 같이 오랜 시간 동안 머리와 목의 굽힘 자세를 유지하면, 목의 앞쪽 굽힘근은 적응하여 단축될 것이고 긴장될 것이다. 그들의 긴장은 이런 자세를 영구적으로 야기할 것이고, 뒤쪽의 폄근에 염좌/부하를 증가시킬 것이다.

근육 과신장(Muscle Overstretching)

목 근육을 긴장시키는 또 다른 일반적인 원인은 근육의 과신장이다. 앞에서 언급했던 것처럼, 과신장은 근방추 신장반사를 활성화시키고, 목이 매우 빠르거나 매우 멀리 신장되면 경련을 야기할 수 있다. 비록 이 반사는 방호기전이지만, 종종 경련은 초기 유발 이후에도 오랜시간 지속되고, 그 결과 만성 자세성 긴장성 근육을 만든다.

근육 과신장은 채찍질손상이나 기타 손상과 같은 외상성으로 발생할 수 있다. 또한 이것은 건강한 사람이 신장할 때 발생할 수 있다. 특히 준비운동을 하지 않고 근육을 매우 갑자기 신장할 때 종종 운동 전에 신장을 할 때 발생한다. 이런 이유 때문에 근섬유가 따뜻할 때 운동 후에 신장이 점점 더 추천되는 것이다. 따라서 건강한 사람에게 신장이 권장된다고 할지라도, 너무 적극적으로 수행하면, 근육뼈대계 건강을 감퇴시킬 수 있다.
중간 정도가 중요하다.

과신장은 잠행적이고 외관상으로는 무해한 방법에서도 발생한다. 낮시간에 수행하는 단순 자세가 과신장을 만들 수 있다. 예를 들면, 작업자 앞에 직접 놓인 것이 아닌 옆으로 놓인 컴퓨터 모니터 앞에서 작업하기, 장시간 동안 어깨와 귀 사이에 전화기를 끼어놓고 통화하는 것과 같은 작업장에서 발생하는 나쁜 인간공학적 자세를 포함한다. 이러한 자세는 친구와 대화를 위해 목을 돌리고 앉기, 또는 휴대폰, mp3 플레이어, 또는 기타 전자기기를 사용하기 위해 목을 아래로 굽히는 것과 같은 일상생활동작 동안에 발생할 수 있다. 목을 한쪽으로 돌리고 잠자기와 같은 잠자는 자세도 동일한 문제를 야기할 수 있다. 이 자세는 쉽게 목 돌림 방향에 대항하는 돌림근을 과신장시킬 수 있고, 그결과 밤이나 다음 날 신장반사로 야기되는 긴장성 근육이 발생한 상태로 일어나게 될 것이다.

근막통증유발점(Myofascial Trigger Points)

과긴장성 근육의 다른 유형은 **근막통증유발점**(myofascial trigger point)이며, 단순하게 **통증유발점**(trigger point; TrP)이라고 하고, 근육노트(muscle knot)로 칭한다. 앞에서 설명했던 것처럼, 통증유발점은 먼 위치에 통증을 야기할 수 있는 국소부위 근육긴장이다. 통증유발점은 활성통증유발점(active TrPs)과 잠재통증유발점(latent TrPs)으로 구분한다. 잠재통증유발점은 압박을 하면 연관통을 야기하고, 활성통증유발점은 압박 없이도 통증을 야기한다.

근막통증유발점의 기전

발생기전이 뇌의 감마운동신경계의 지시아래 근방추반사인, 전체 긴장근육과는 달리, 근막통증유발점은 국소적인 현상이다. 근육의 수축은 근활주기전(sliding filament mechanism)을 통해 발생한다. 이 기전 동안, 마이오신과 액틴(근 섬유 안에서 발견되는 근세사)의 교차다리는 근육 수축을 지속적으로 형성하고 이완하고 재형성한다. 이 교차다리의 이완의 필요성은 아데노신삼인산(adenosine triphosphate; ATP) 단백질의 형

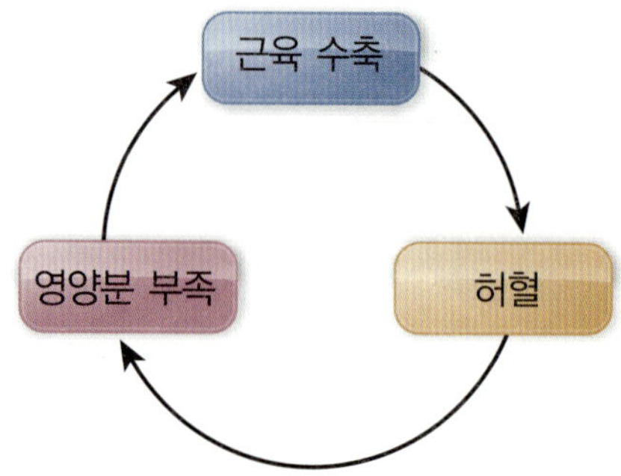

그림 2-4 수축-허혈주기. 근수축이 너무 강하면, 동맥을 압박하여 국소조직으로 가는 동맥혈을 감소시킨다. 이것을 허혈이라고 하며, 근육에 근막통증유발점을 야기하는 원인이 된다.

성에서 에너지를 공급하고, 근육으로 들어가는 동맥혈을 통하여 글루코스(혈당)를 제공하기 위하여 발생된다. 이 동맥혈 제공이 단절되면(종종 근육 자체의 수축으로 발생한 압력에 의해), 근섬유는 글루코스를 포함하는 영양분을 공급받지 못한다. 이 동맥혈 공급의 손실을 **허혈**(ischemia)이라고 한다; 근수축에 의한 허혈의 생산은 **수축-허혈주기**(contraction-ischemia cycle)라고 한다(그림 2-4).

허혈이 발생하는 것은 ATP 형성의 상실, 근섬유의 국소 부위에서 발생, 이 부위의 교차다리가 이완될 수 없고 TrP를 형성하는 것이다. 따라서 TrP 형성과 지속에 관한 기전은 국소부위에서 발생하는 허혈이다. 치료는 국소 혈액순환을 증가시키는 도수치료를 통한 허혈의 이완을 목적으로 해야 한다. 깊은마찰형마사지(보통 약 30~60초 동안 지속)는 근막통증유발점을 치료하기 위하여 선택하는 치료법 중 추천이 증가하고 있다.

근막통증유발점의 원인

근막통증유발점의 4가지 가장 일반적인 원인은 다음과 같다:

1. 구심성 수축을 하는 활동과 등척성 수축을 하는 자세를 포함하는 근육의 급성 또는 만성 과용
2. 근육의 만성 신장
3. 근육의 연장된 고정
4. 근육의 외상/손상

목과 다른 관련 부위의 일반적인 근막통증유발점

근막통증유발점은 근육 안에서 어디든지 발생할 수 있다. 그러나 다른 질환보다 근막통증유발점이 더 일반적으로 형성되는 근육 안의 일정한 위치가 있다. 더욱이 근육 안에 각각 근막통증유발점은 특징적인 전이부위(referral zone)를 가지고 있다. 각 전이부위는 보통 일차 전위부위와 이차 전위부위로 구분한다. 통증유발점은 가장 일반적으로 그것의 일차 전이부위와 관련이 있다. 그림 2-5~그림 2-11은 목 근육의 일반적인 통증유발점 위치와 관련된 전이부위를 설명하고 있다. 통증유발점

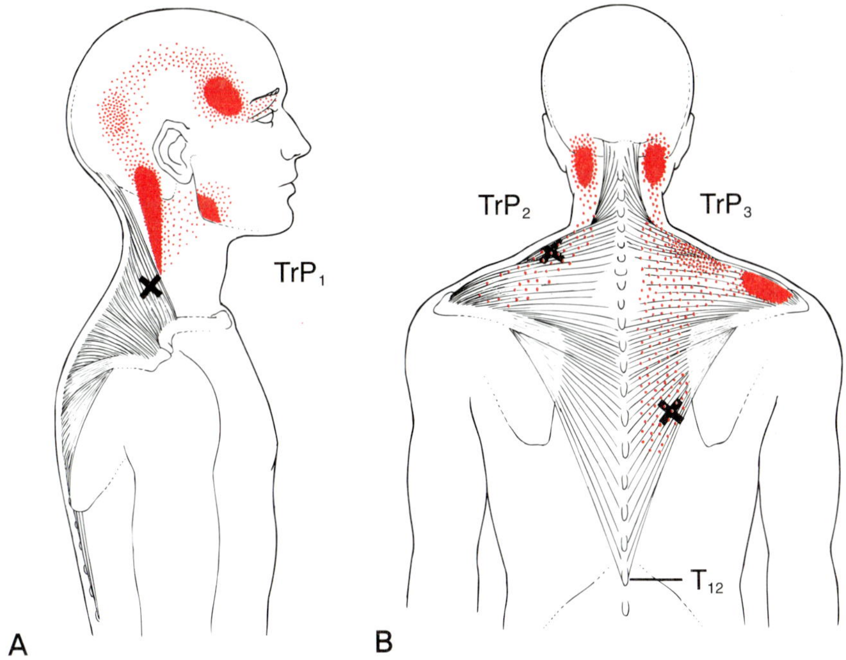

그림 2-5 위등세모근의 통증유발점과 연관부위. **(A)** 가쪽면. **(B)** 뒤쪽면. *TrP*, 통증유발점.

(Simons DG, Travell J, Simons LS. *Travell & Simons' Myofascial Pain and Dysfunction: The Trigger Point Manual. Volume 1. Upper Half of Body*. Baltimore: Wiliams & Wilkins, 1999.)

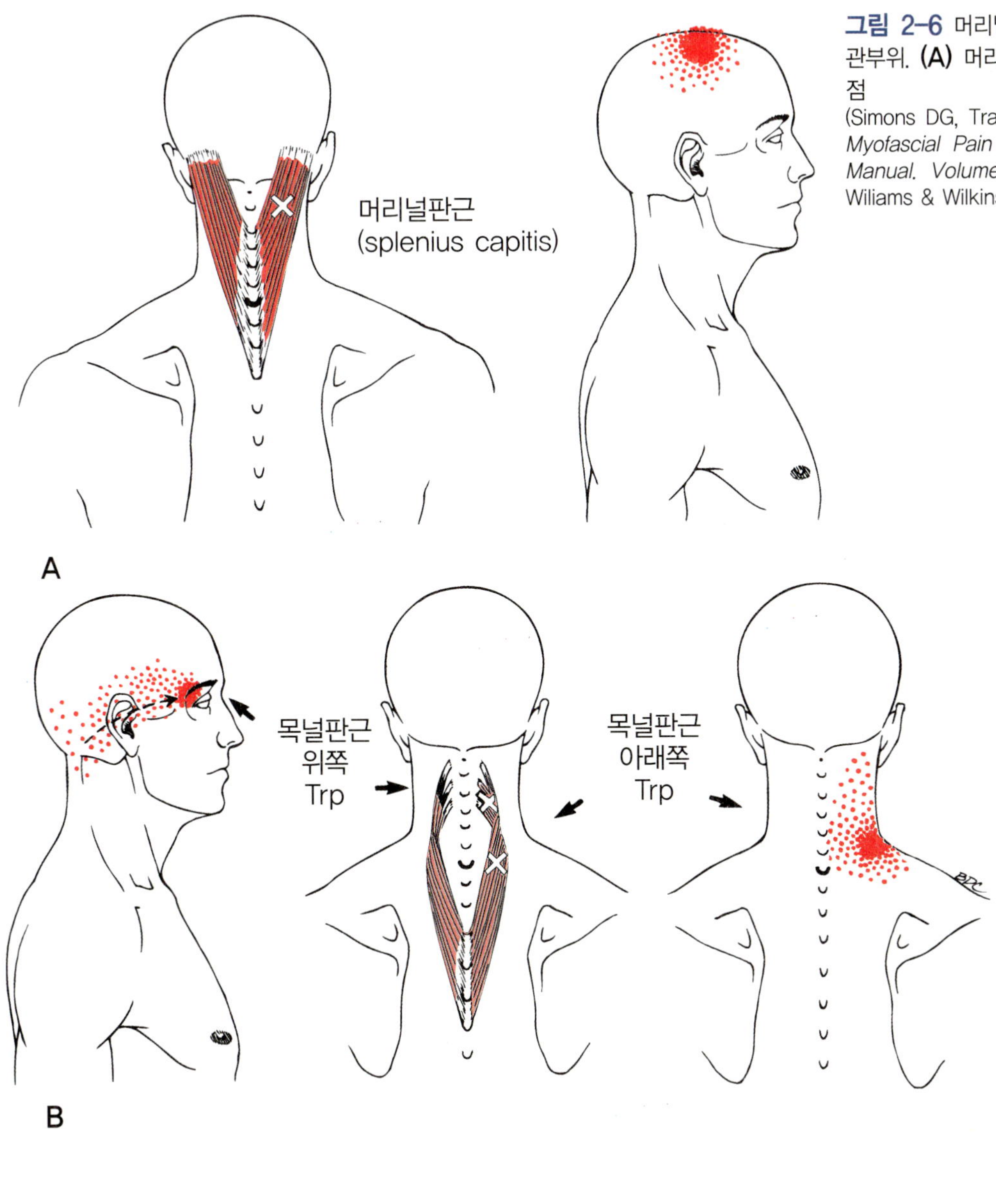

그림 2-6 머리널판근과 목널판근의 통증유발점과 연관부위. **(A)** 머리널판근. **(B)** 목널판근. *TrP*, 통증유발점

(Simons DG, Travell J, Simons LS. *Travell & Simons' Myofascial Pain and Dysfunction: The Trigger Point Manual. Volume 1. Upper Half of Body*. Baltimore: Wiliams & Wilkins, 1999.)

그림 2-7 어깨올림근 통증유발점. **(A)** 신체에 통증유발점과 연관부위. **(B)** 근육에 그려진 통증유발점.

(Simons DG, Travell J, Simons LS. *Travell & Simons' Myofascial Pain and Dysfunction: The Trigger Point Manual. Volume 1. Upper Half of Body.* Baltimore: Wiliams & Wilkins, 1999.)

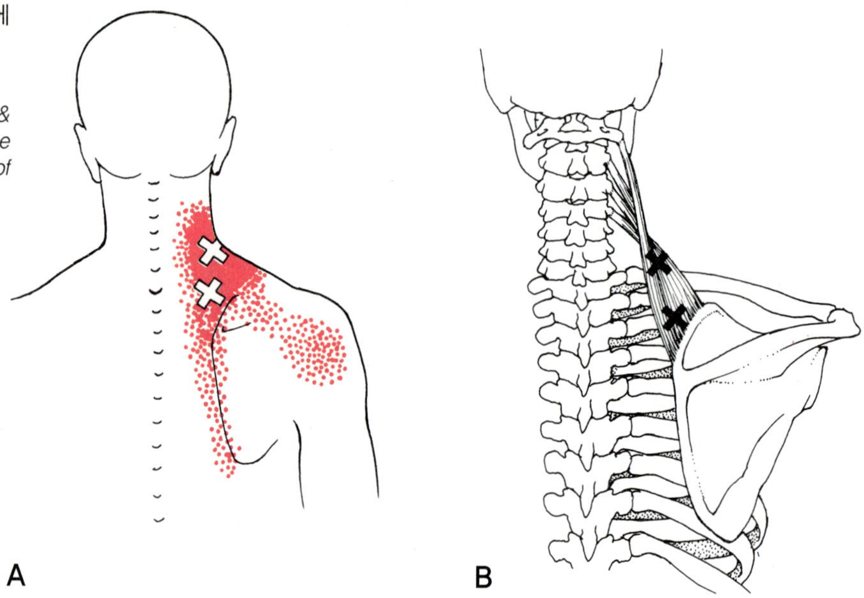

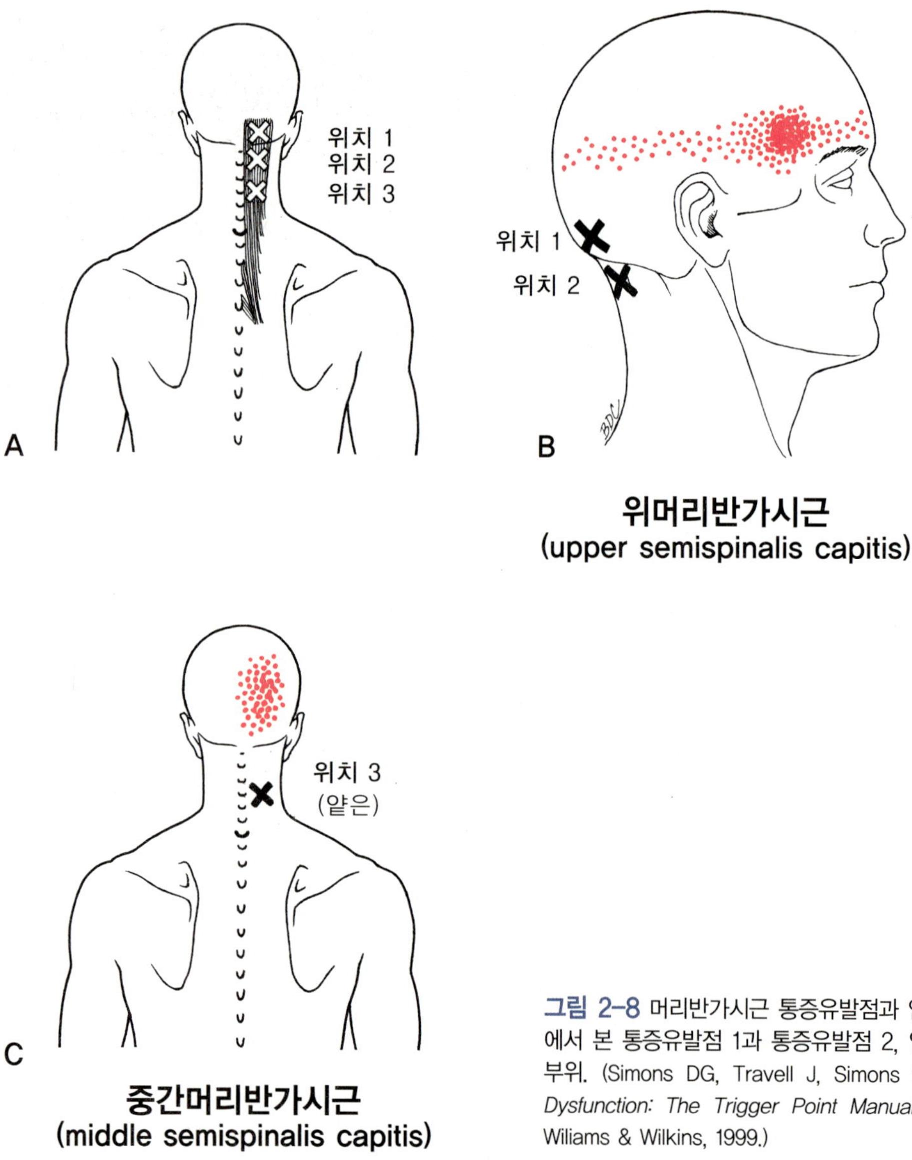

그림 2-8 머리반가시근 통증유발점과 연관부위. **(A)** 뒤에서 본 통증유발점. **(B)** 가쪽에서 본 통증유발점 1과 통증유발점 2, 연관부위. **(C)** 뒤에서 본 통증유발점 3과 연관부위. (Simons DG, Travell J, Simons LS. *Travell & Simons' Myofascial Pain and Dysfunction: The Trigger Point Manual. Volume 1. Upper Half of Body.* Baltimore: Wiliams & Wilkins, 1999.)

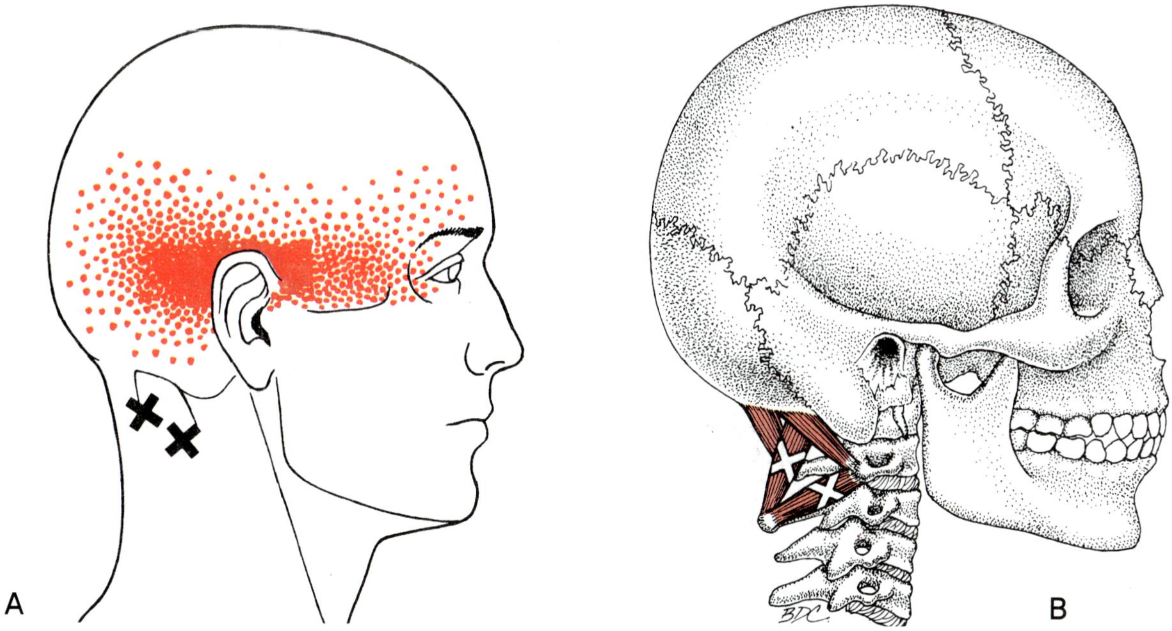

그림 2-9 뒤통수밑 근육군 통증유발점. **(A)** 신체에 그려진 통증유발점과 그 연관부위. **(B)** 근육 위에 그려진 연관부위.
(Simons DG, Travell J, Simons LS. *Travell & Simons' Myofascial Pain and Dysfunction: The Trigger Point Manual. Volume 1. Upper Half of Body.* Baltimore: Wiliams & Wilkins, 1999.)

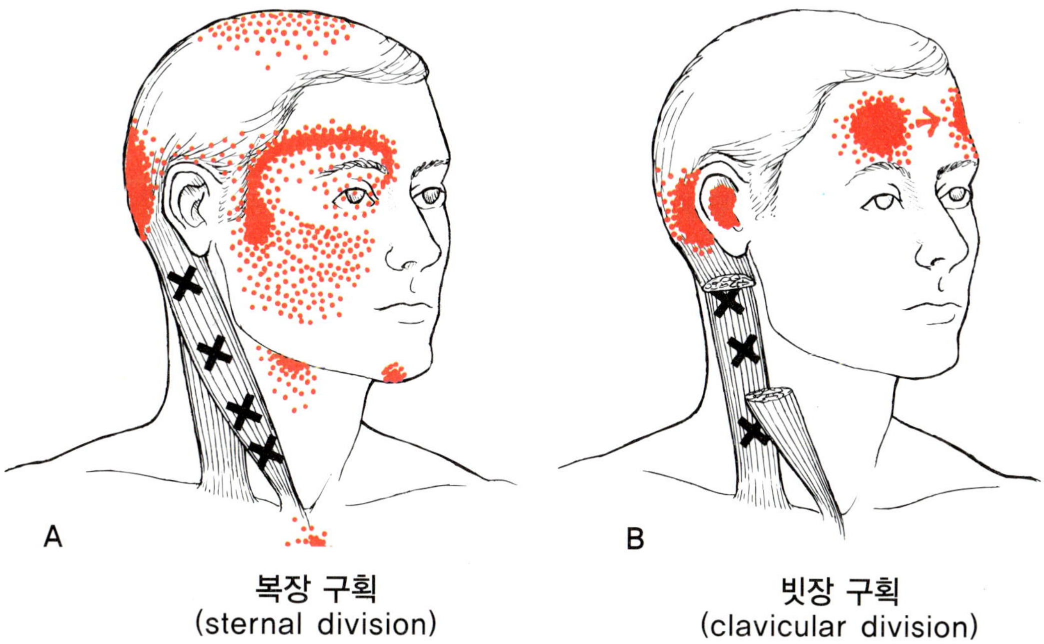

그림 2-10 목빗근 통증유발점과 연관부위. **(A)** 복장머리. **(B)** 빗장머리.
(Simons DG, Travell J, Simons LS. *Travell & Simons' Myofascial Pain and Dysfunction: The Trigger Point Manual. Volume 1. Upper Half of Body.* Baltimore: Wiliams & Wilkins, 1999.)

의 위치는 "X"자로 표시하고 있다. 일차 전이 부위는 짙은 빨간색으로 설명하고, 이차 전이 부위는 옅은 빨간색으로 표시하고 있다.

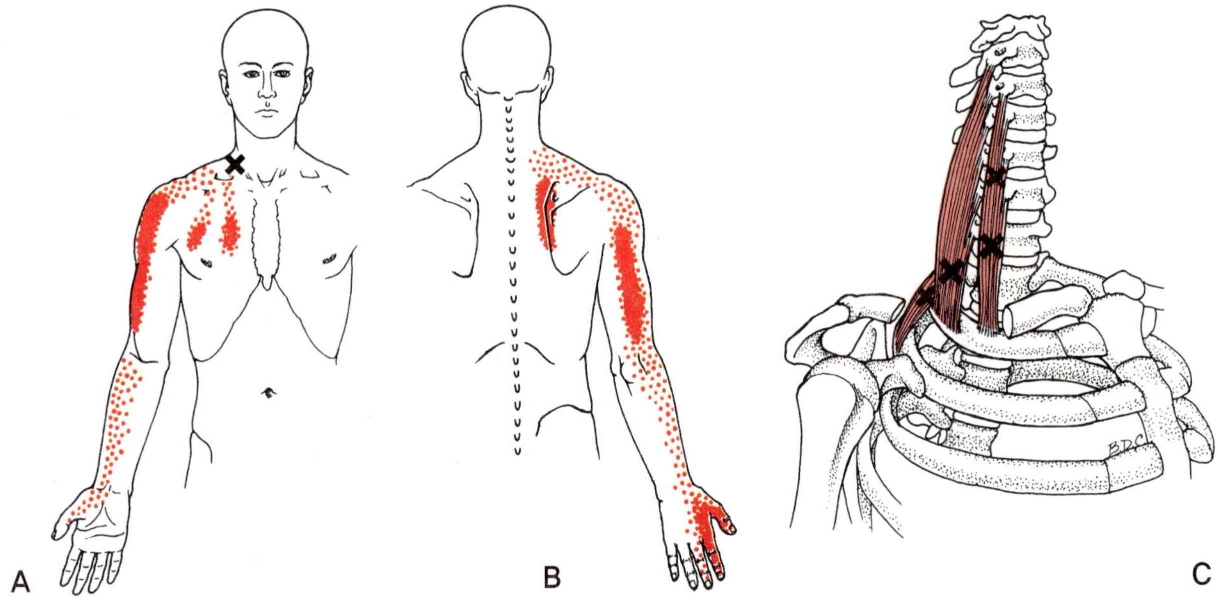

그림 2-11 목갈비근육군 통증유발점. (A) 앞에서 본 일반적인 통증유발점과 연관부위. (B) 뒤에서 본 연관부위. (C) 근육에 그려진 앞-가쪽에서 본 통증유발점. (Simons DG, Travell J, Simons LS. *Travell & Simons' Myofascial Pain and Dysfunction: The Trigger Point Manual. Volume 1. Upper Half of Body.* Baltimore: Wiliams & Wilkins, 1999.)

과긴장근육에 관한 요약 (Summary of Hypertonic Musculature)

전체 긴장근육과 근막통증유발점의 바람직한 치료적 접근법은 차이가 있기 때문에 이 질환에 대한 차이를 구분하는 것이 중요하다. 전체 긴장근육을 위한 도수치료와 운동치료는 긴장한 근육에서 국소적으로 수행될 수 있지만, 의도된 결과는 근육의 장력을 결정하는 근육기억의 유형을 변경하는 중추신경계의 감마운동계의 원인이다. 대조적으로, 통증유발점의 치료는 근육조직 자체에서 국소변화를 야기하는 직접적인 목적으로, 통증유발점이 위치하는 부위의 혈액순환을 증가시킨다.

그러나 전체 긴장근육이나 근막통증유발점이든, 모든 과긴장근육은 그 근육이 가로지르는 관절의 움직임을 감소시킬 수 있다. 관절 움직임이 장기간 제한되면 관절의 기능은 손상될 것이다. 이것은 관절 기능부전으로 다음 단락에서 설명하고 있다.

2.1 치료 시 고려사항

과긴장근육 (Hypertonic Musculature)

이 책에 설명된 모든 기법은 단단한 근육을 치료하는 것이다. 확실하게 마사지, 신장 및 수치료에 관한 모든 유형은 **과긴장근육**(hypertonic musculature)을 치료하는데 효과적이다. 특히, 깊은스트로킹 마사지는 근막통증유발점을 치료하는데 추천된다. 더 자세한 사항은 3장을 참조한다.

관절 기능부전 / JOINT DYSFUNCTION

과긴장 근육과 같이, 관절 기능부전은 보통 목의 가장 일반적인 근골격계 질환 중 하나이다. 긴장성 근육과 관절 기능부전은 순환유형을 보인다. 긴장성 근육이 존재한다면, 근육은 관절 움직임을 제한하고, 관절주변 연부조직(관절 주변에 위치하는 조직)의 유착을 만들고 관절 기능부전을 야기한다. 유사하게 관절 기능부전이 존재하면, 적절한 움직임 부족으로 근육의 적응성 단축 및 긴장이 나타나고, 움직이려고 할 때 통증이 발생하여 인접한 근육이 보호대로 작용하게 될 것이다. 이런 이유 때문에, 대부분의 근골격계 질환은 긴장성 근육과 관절 기능부전이 결합되어 있다. 근육에 대한 마사지 효과는 근육과 관절의 신장 및 관절에 대한 관절가동성의 효과처럼 명백하다.

2.1 치료 전문가 Tip

마사지와 카이로프랙틱

단단한 근육과 관절 기능부전은 보통 모든 근골격계 질환에 공존한다. 따라서 마사지와 카이로프랙틱은 각각 다른 관념적으로 보충이 되고, 마사지사는 종종 카이로프랙틱 치료실에 근무한다. 만성 질환에서, 섬유성유착은 항상 가까이 존재하고, 카이로프랙틱과 마사지뿐만 아니라, 온습포와 신장법(stretching techniques)도 함께 이용된다.

글상자 2.4

부분탈구/불량정렬 대 관절 기능부전 (Subluxation/Misalignment versus Joint Dysfunction)

부분탈구(subluxation)와 **불량정렬**(misalignment)이란 용어는 일반적으로 카이로프랙틱이나 정골요법에서 사용하는 용어이다. 비록 이 용어가 관절의 기능부전을 일컫는 말이지만, 실제로 관절 기능부전과 동의어는 아니다. 부분탈구와 불량정렬은 척추의 정적 구조적/자세적 정렬과 관련된 용어이다. 척추의 신경해부학적 자세는 약간 회전, 가쪽굽힘, 굽힘/폄 된다면 이것을 아탈구 또는 불량정렬이라고 한다. 반면에 관절 기능부전은 척추관절에서 척추의 기능적인 운동을 일컫는 것이다.

그러나 종종 척추의 정적 정렬과 기능적 운동 사이에는 관련성이 있다. 불량하게 배열되어 있는 척추는 단단한 근육이나 유착으로 비대칭적이기 때문에 불량 정렬이 발생한다. 이같은 단단한 근육과 유착은 척추의 운동에 영향을 주고 저가동성관절 기능부전을 야기한다. 이런 관계는 항상 존재하는 것은 아니다. 공통점은 본질적으로 약간 열려 있다는 것이다. 정적 자세는 열려 있기 때문에 불량배열이 된다. 그러나 문기능(door function)을 수정할 지를 결정하는 것은 전체 관절가동범위를 통해서 움직여야 할 필요가 있을 때 열거나 닫는 것이다. 이것이 가능하면 "불량정렬상태"라도 좋은 기능을 가지고 있다. 구조와 기능 사이의 모순이 존재할 때는 적절한 기능이 보통 더 중요하다.

관절 기능부전에 대한 설명 (Description of Joint Dysfunction)

관절 기능부전(joint dysfunction)은 관절의 기능이 건강하지 않다는 의미이다. 관절기능은 움직임을 허락하는 것으로 관절 기능부전에 관한 2가지 유형이 있다. **저가동성**(hypomobile) 관절은 움직임이 제한되고 너무 작게 움직이는 것이다; **과가동성**(hypermobile) 관절은 과도한 움직임이 있고, 너무 크게 움직이는 것이다.

과가동성과 저가동성 모두 목에서 발생할 수 있지만, 가장 일반적으로 호소하며 도수치료사가 더 쉽게 치료할 수 있는 것은 저가동성이다. 목뼈는 다방향으로 움직이기 때문에, 6개의 기본적인 운동범위(굽힘, 폄, 오른쪽과 왼쪽 가쪽굽힘, 그리고 오른쪽과 왼쪽 돌림)의 하나 또는 그 이상이 저가동성일 수 있다(제1장의 표 1-1은 목의 평균 가동범위를 설명하고 있다). 예를 들면, 목관절은 오른쪽 가쪽굽힘(뿐만 아니라, 움직임의 다른 범위도)은 완전히 움직일 수 있으나, 왼쪽 가쪽굽힘은 불가능할 수 있다. 이런 이유 때문에, 관절의 저가동성을 정확하게 평가하기 위하여 운동의 특정 부위 제한은 결정해야 한다.

그러나 목의 특정 움직임에 관한 전반적인 관절가동범위의 평가는 목의 특정 마디관절의 운동범위를 확인하는데 불필요하다. 즉, 환자는 목의 오른쪽 가쪽굽힘은 완전가동범위인 45° 가 가능하지만; C5–C6마디 수준에서는 목의 저가동성으로 운동이 제한될 수 있다. 환자가 인접한 C4–C5수준에서 더 움직여서 보상작용을 했다면, 이 과가동성 C4–C5가 저가동성 C5–C6를 보상할 것이다(그림 2-12).

관절 기능부전의 원인과 기전 (Mechanism and Causes of Joint Dysfunction)

관절의 저가동성 원인은 2가지 주요 기전이 있다. 첫째는 관절을 가로지르는 근육이 긴장(과긴장)해서이다; 특히 이것은 목의 돌림근, 가시돌기사이근, 가로돌기사이근과 같은 관절의 더 작고 깊은 내재성 근육에서 나타난다. 다른 기전은 긴장한 연부조직이 섬유성 유착을 만든다는 것이다; 이것은 특히 관절의 움직임으로 직접적이고 친밀하게 제한하기 때문에 관절주머니와 관절 인대에 유착이 있다면 중요하다.

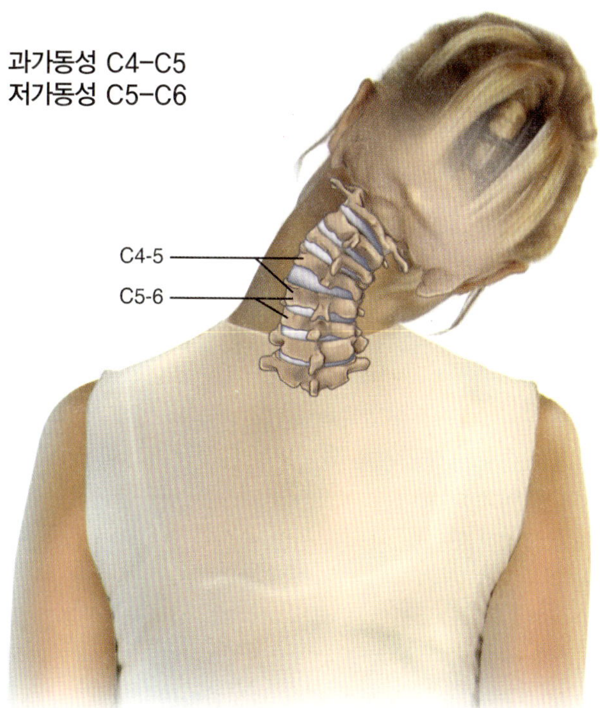

그림 2-12. 관절 저가동성. 목의 한 마디에서 나타나는 저가동성은 보통 인접한 다른 마디의 과가동성을 의미한다. 여기, C5–C6는 저가동성이고, C4–C5는 과가동성으로 보상한다.

글상자 2.5

관절 저가동성의 원인 (Causes of Joint Hypomobility)

단단한 근육과 근막유착에 추가로, 관절 저가동성의 원인이 될 수 있는 2가지 다른 기전이 있다. 하나는 관절의 가장자리에 형성된 뼈가시이다: 이것은 DJD 과정의 일부분이다. (DJD는 3장 뒷부분에서 자세히 설명하고 있다.) 뼈가시가 충분히 커지면, 마디수준에서 관절 운동을 막고 제한할 수 있다. 다른 기전은 관절공간 안에 반달판이 있는 경우이다. **반달판**(meniscoid body)는 섬유성 지방 연부조직으로 관절 공간의 말단에 보통 위치한다. 반달판의 기능은 두 관절면이 더 맞닿도록 도움을 주어서 관절의 조화를 증가시키는 것이다. 그러나, 관절 중심을 향하여 이동하거나 움직이면, 이것은 두 뼈가 움직일 때 방해가 되고 관절 움직임을 제한하는 원인이 된다(그림 참조).

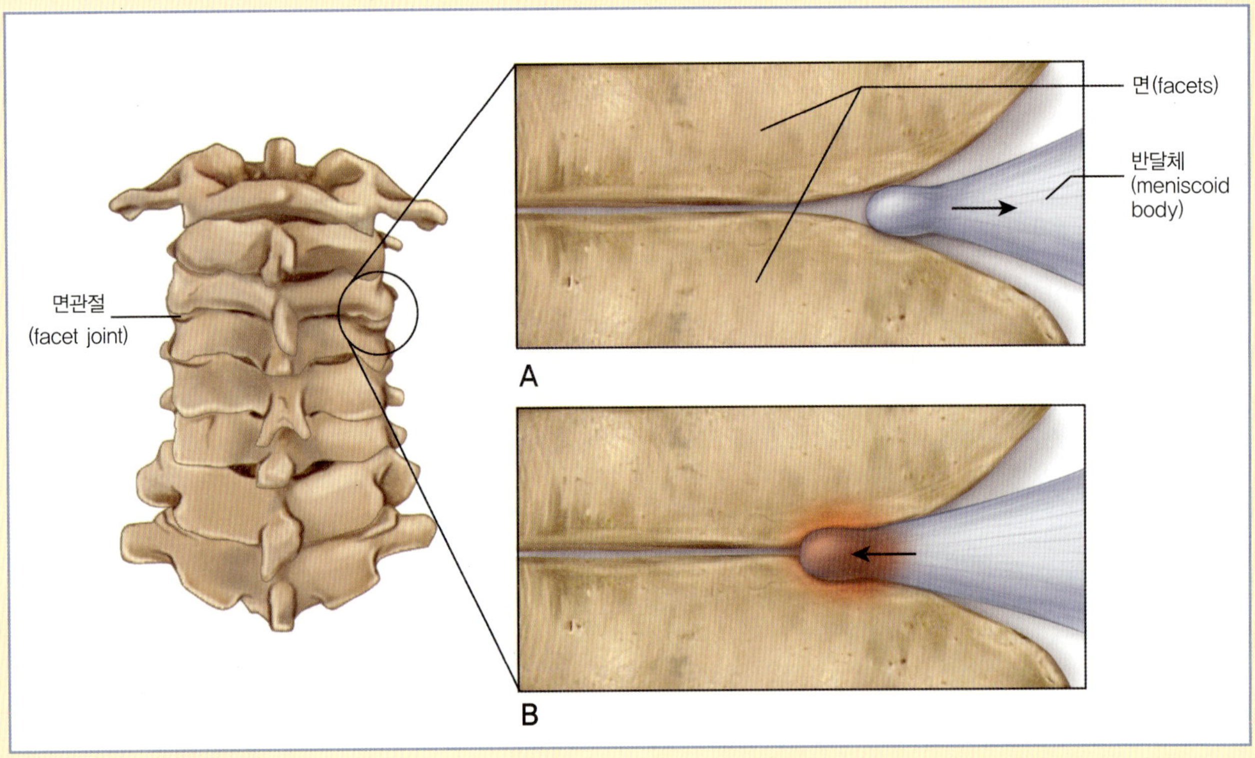

(A) 면관절에서 반달체의 정상적이고 건강한 관련성. **(B)** 반달체가 끼어있는 두 면관절.

또한 과가동성 관절의 원인도 2가지 주요기전이 있다. 확실하게, 관절의 연부조직(특히, 관절주머니와 인대)에서 발생하는 과신장 손상은 불안정한 과가동성 관절을 유발할 것이다. 과가동성을 야기하는 다른 일반적인 기전은 인접한 관절의 저가동성을 보상하기 위한 과도한 관절 움직임이다. 이것은 특히 척추와 같은 다양한 관절이 위치하는 부위에서 나타난다.

이전 단락에서 설명한 예는 마디의 저가동성을 조기에 감지하는 것이 왜 중요한지를 증명하고 있다. C5-C6이 저가동성이고, C4-C5가 과가동성이 되어 보상한다면, C4-C5 수준은 과용되고 피로와 통증이 야기될 것이다. 이것은 통증-경련-통증 주기를 야기하고, C4-C5 주변의 작은 내재근육을 긴장시킬 것이다. 이러한 결과 때문에, 인접마디인 C3-C4에 대한 요구가 증가하고, 아래의 2개 저가동성 마디를 보상하기 위하여 과가동성이 될 것이다. 본질적으로, 이 수준은 유사하게 과용되고 저가동성이 될 것이다. 마디 관절 기능부전 저가동성은 도미노 효과가 있고, 목을 통하여 충분한 과가동성 보상작용이 가능하지 않고 목의 전체 관절가동범위가 감소하게 될 것이다. 그러나 이것은 질병과정의 마지막 단계에서 나타난다. 조기에 감지하지 못한다면, 지연된 치료는 긴장성 근육을 만성 근막유착을 더 형성할 것이다. 이런 이유 때문에, 1개 또는 2개가 존재할 때 마디 관절의 저가동성을 조기에 확인하는 것이 중요하다. 마디 관절의 저가동성을 위한 평가기술은 관절놀기평가, 또는 **운동촉진**(motion palpation)이라고 하며, 3장에서 설명하고 있다. 치료는 제한된 관절의 운동을 회복하는 것이 목적이다.

관절 기능부전이 전체 목에 반드시 문제가 되는 것은 아니라는 점을 강조해야 한다. 오히려 목의 특정 마디관절수준이 더 강조된다. 마디관절수준에서 관절 기능부전이 발생하면, 관절을 직접적으로 가로지르거나 한 쌍의 관절을 가로지르는 더 작고 깊은 내재성 자세근육에 긴장을 야기한다. 유사하게 근막유착과 같이 팽팽한 근막조직은 목의 전체 영역에 존재하지는 않는다. 그 대신 그들은 관절 수준의 관절주머니와 인대에 존재할 것이다. 도수치료사는 종종 더 큰 수준에서 보는 동일한 과정은 더 작고 더 중점적인 수준에서 단순하게 나타난다.

2.2 치료 시 고려사항

관절 기능부전(Joint Dysfunction)

이 책에서 설명한 모든 기법은 저가동성 관절 기능부전을 치료하는데 사용될 수 있다. 마사지와 신장은 저가동성과 연관된 단단한 근육을 이완시킬 뿐만 아니라, 단단한 연부조직을 신장하는데도 사용될 수 있다. 특정한 단단한 띠의 저가동성을 목적으로 하는 최적의 기법은 관절가동술이다. 수치료는 단단한 연부조직을 부드럽게 하고 이완시키는데 도움이 된다. 과가동성 관절 기능부전은 치료에 더 문제가 된다. 더 자세한 설명은 3장을 참조한다.

염좌와 좌상 / SPRAINS AND STRAINS

염좌와 좌상은 보통 본질적으로 유사하기 때문에 함께 치료한다. 기술적으로 인대 또는 관절주머니에 열상이 생기면, 이것을 **염좌**(sprain)라 하고, 근육에 열상이 발생하면 **좌상**(strain)이라고 한다.

염좌와 좌상에 대한 설명 (Description of Sprains and Strains)

염좌와 좌상은 한 조직을 찢는데 필요한 힘이 다른 열상에도 원인이 될 수 있기 때문에 함께 발생하는 경향이 있다. 그러나 염좌와 좌상은 항상 동일하게 존재하는 것은 아니다. 손상은 최소한 염좌를 야기하지만 최대 좌상을 야기할 수도 있고, 그 반대일 수도 있다. 염좌/좌상의 정도는 다음과 같이 설명한다:

- I 등급: 경미한 열상
- II 등급: 중등도 열상
- III 등급: 주목할만한 열상 또는 완전 파열

염좌와 좌상이 연부조직 열상을 포함한다면, 통증, 염증, 그리고 타박상은 보통 급성기에 출현한다. 근육방호/근경련도 급성기에 나타나고, 장시간 지속된다.

2.2 치료 전문가 Tip

좌상(Strain)

좌상이란 용어는 보통 막연히 사용된다. 실제로 좌상을 가지고 있는 것처럼 묘사된 환자는 근경련을 보인다. 앞에서 설명한 것처럼, 근육이 너무 빨리 또는 너무 멀리 신장되면 근방추 신장반사가 발생하여 근육이 수축하게 된다. 이 반사는 근육에 발생할 수 있는 열상을 예방하여서 좌상을 일으킨다. 그러나 근경련의 결과는 종종 좌상으로 설명된다. (확실히 신장반사 이전에 발생한 몇몇 열상이 있다면, 그것은 좌상이며 경련은 추가된 것이다.) 그러나 이것은 다른 관점에서 좌상이라는 용어를 사용하는 가능성이 있다. 근육의 격렬한 사용은 근막조직에 **미세열상**(microtearing)을 만든다. 근막 열상은 근막이 치유되는데 필요하다. 이것은 운동 이후에 근육이 비대해지면 근섬유에 위치하는 근섬유단위를 증가시킨다. 이 미세열상은 근육에 미세 좌상으로 해석된다. 가장 중요한 점은 질환에 영향을 주는 치료로써 기전을 이해하는 것이다.

비록 염좌와 좌상은 유사하지만, 기능적으로는 매우 다르다. 인대는 혈액공급이 부족하기 때문에 염좌가 좌상보다 심각하고 치료가 잘 되지 않는다. 이런 이유 때문에, 인대가 신장되고 찢어지면, 보통 치료는 환자를 일상생활에서 휴식시키기 때문에 만성 관절 과가동성을 야기한다. 반면에 근육은 혈액공급이 원활하기 때문에 좌상은 적절히 치료한다면 잘 치유된다. 그러나 원활한 혈액공급은 출혈을 야기하고 타박상을 더 심하게 만들 수 있다. 근육조직은 인대보다 감각신경말단을 더 많이 보유하고 있기 때문에, 보통 좌상이 염좌보다 더 심하게 손상된다.

염좌와 좌상의 원인 및 기전 (Mechanism and Causes of Sprains and Strains)

염좌와 좌상의 기전은 유사하다. 과도하게 당기는 힘이 인대 또는 근육의 섬유를 파괴하는 것이 원인이다. 이 당기는 힘은 자동차 사고로 인한 채찍질손상과 같은 큰외상(macrotrauma) 또는 장시간 인대와 근육에 과도한 긴장을 유발한 과용손상과 같은 반복적인 자세나 운동 미세손상 동안에 발생할 수 있다.

인대의 기능은 관절의 움직임을 제한하는 것이다; 따라서 인대가 찢어지고 신장되면, 관절은 과가동성이 되고 불안해진다. 이것은 근육 splinting/spasming에 의해서 급성기에는 나타나지 않는다. 반면에 좌상은 관절 저가동성을 유발하는데 이것은 단거리 달리기에서 발생하고 장거리 달리기에서도 종종 지속되는 근육경련뿐만 아니라, 치유과정 동안 발생하는 반흔조직 유착의 형성 때문이다. 유착은 연부조직의 회복과 개선을 위

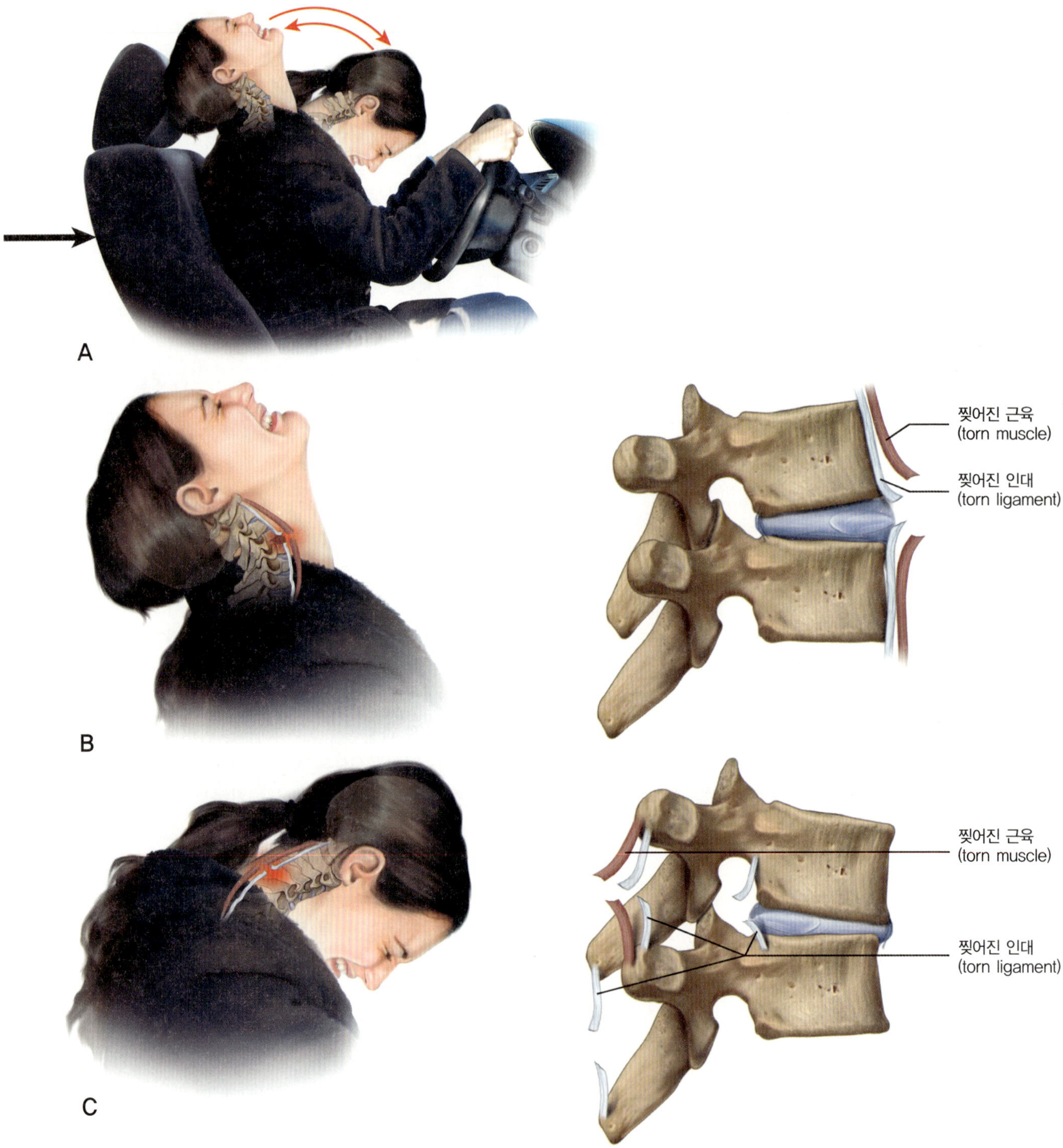

그림 2-13 채찍질손상(whiplash). 채찍질손상은 목이 한쪽 방향으로 던져졌다가 다시 반대방향으로 이동하는 외상성 손상으로 연부조직을 신장 또는 열상시키는 원인이 된다. **(A)** 자동차 안에서 뒤에서 충격을 받게 된 채찍질손상은 머리와 목이 뒤쪽으로 젖혀졌다가 다시 앞으로 과굽힘하는 것이다. **(B)** 젖힘. 이것은 척추의 앞쪽 인대와 근육을 신장 및 열상되게 한다. **(C)** 과다굽힘. 이것은 척추의 뒤쪽 인대와 근육을 신장 및 열상되게 한다.

하여 필요하지만, 과도한 유착이 발생하면 조직은 가동성을 잃게 될 것이고, 궁극적으로 관절기동범위가 감소한다.

채찍질손상(편타손상, Whiplash)

채찍질손상(whiplash)은 자동차 사고 시 머리와 목에서 발생하는 특징적인 채찍과 같은 움직임 때문에 명명된 것이다. 예를 들면, 운전자가 움직이지 않는 물체나 다른 차와 부딪치면, 운전자의 머리와 목은 앞으로 달려갔다가 다시 뒤로 넘어가는데, 앞뒤로 움직이는 채찍과 유사한 모습이다. 과도한 앞쪽 채찍질은 목을 과도한굽힘을 야기한다; 과도한 뒤쪽 채찍질은 목을 젖힘시킨다. 이런 이유 때문에, 채찍질손상은 종종 **과도한 굽힘/젖힘손상**(hyperflexion/hyperextension injury)이라고 한다. 시속 5마일 이하로 달리는 동안에 발생한 교통사고도 채찍질손상을 원인이 될 수 있다. 목은 자동차 사고 없이도 채찍질손상과 동일한 경험을 할 수 있다. 스포츠 손상과 매일 뒤틀고 낙상은 목에 유사한 외상을 야기한다.

채찍질손상은 연부조직의 과신장과 열상의 원인이 된다. 과신장은 근방추신장반사를 유발하여서 궁극적으로 목의 안정성을 상실시킨다. 근육조직에 열상이 발생하면 좌상이라고 하고; 인대가 찢어지면 염좌라고 한다. 염좌는 종종 더 심각하여 목의 안정성을 상실시킨다(그림 2-13).

염좌에 관하여, 목이 교통사고나 다른 손상으로 던져지는 것에 어떻게 의존하는지는, 다른 인대가 염좌될 수 있다.
예를 들면:

- 목이 앞쪽으로 과굽힘되면, 뒤쪽 인대가 찢어지고, 목은 굽힘에서 과가동성을 보인다.
- 목이 뒤쪽으로 젖힘되면, 앞쪽 인대가 찢어지고, 목은 폄에서 과가동성을 보인다.
- 목이 오른쪽 가쪽굽힘으로 가쪽으로 던져지면(과도한 오른쪽 가쪽굽힘), 목의 왼쪽에 있는 인대가 찢어지고, 목은 오른쪽 가쪽굽힘에서 과가동성을 보일 것이다.
- 목이 오른쪽돌림으로 던져지면, 오른쪽돌림을 제한하는 인대가 염좌될 수 있고, 오른쪽돌림에서 과가동성 원인이 된다.
- 물론, 채찍질손상은 이런 움직임이 결합하여 발생하기 때문에 여러 인대가 함께 염좌될 수 있다.

2.3 치료 시 고려사항

염좌와 좌상(Sprains and Strains)

냉침질은 특히 급성 좌상과 염좌를 치료하기 위하여 사용된다. 마사지는 염좌와 좌상이 아급성 또는 만성일 때 효과적이다. 신장은 좌상이 아급성과 만성기일 때 도움이 된다. 더 자세한 설명은 제3장을 참조한다.

좌상에 관하여, 근육섬유는 좌상된 인대와 같은 위치에서 좌상될 것이다.

병적 디스크 질환 / PATHOLOGIC DISC CONDITIONS

병적 목디스크는 매우 흔하다. 병적 디스크가 잠재적으로 심각할지라도, 증상의 정도와 기능적인 손상은 매우 다양할 수 있다. 몇몇 병적 디스크는 즉각적인 수술이 요구되며, 다른 병적 디스크는 문제가 없거나 다른 질병으로 자기공명촬영이나 컴퓨터단층촬영을 할 때 발견되는 경우도 있다.

병적 디스크질환에 대한 설명 (Description of Pathologic Disc Conditions)

척추원반(intervertebral disc)에는 2가지 주요 병적 질환이 있다:

- 얕아진 척추원반
- 섬유테의 섬유가 튀어나오거나 파열

얇아진 척추원반(disc thinning)은 척추원반 높이가 감소한 것이다. 척추원반의 높이는 안쪽의 속질핵의 양에 따라 달라진다고 할지라도, 얇아진 척추원반은 나이가 들면서 점진적으로 속질핵이 건조되어 발생한다. 이것은 중장년 이후에 보통 발생한다. 얇아진 척추원반의 위험은 인접한 2개의 척추에서 보이는데, 척수신경이 지나가는 척추사이구멍의 크기가 감소하기 때문이다(그림 2-14).

따라서 척추원반의 낮아진 정도가 심각하면, 척추신경을 압박할 가능성이 있다. 척추신경은 감각신경과 운동신경이 함께 있기 때문에, 감각신경에 의한 변경된 감각뿐만 아니라, 운동신경에 의한 변경된 운동기능도 나타날 수 있다. 감각신경 증상은 저린감, 압통 또는 통증이 있으며; 운동신경 증상은 근육 경련, 약화, 또는 이완성 마비가 있다. 목뼈 척추신경은 팔을 신경지배하기 때문에, 이 증상들은 겨드랑이, 위팔, 아래팔, 손에서 발생한다. 그러나 대부분의 환자들은 얇아진 척추원반이 팔에서 지배하는 신경 압박이 발생하는 시점부터 진행하지는 않는다.

병적 디스크 질환의 다른 주요 유형은 가쪽에 위치한 섬유테가 약해져서 튀어나오거나 파열되는 것이다. 이것은 정도에 따라 3가지 유형으로 구분한다:

- 척추원반 팽윤(disc bulge)
- 척추원반 파열(disc rupture)
- 척추원반 분열(sequestered disc)

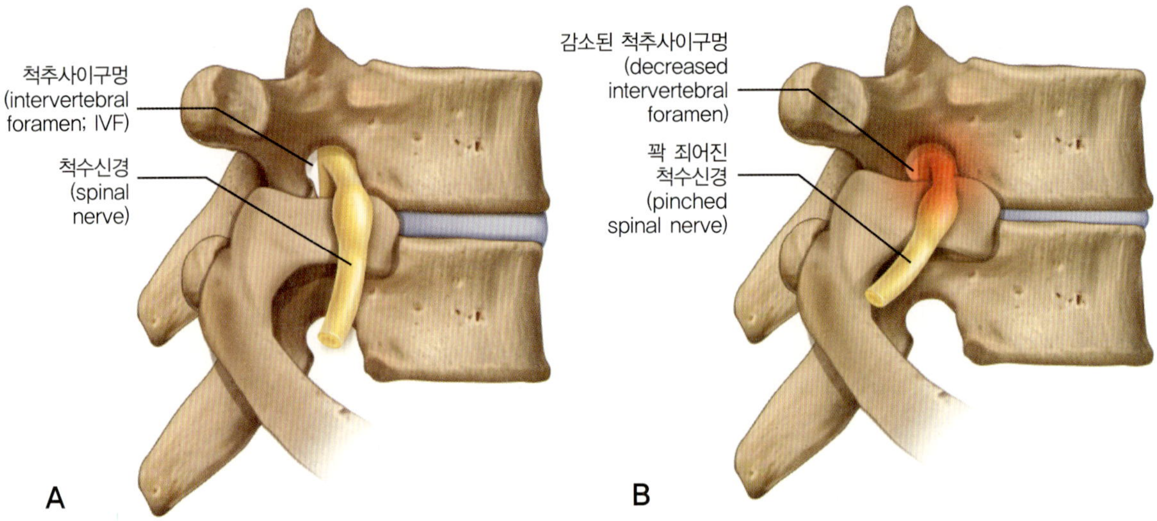

그림 2-14 척추사이구멍의 관절원반의 높이와 크기. **(A)** 관절원반은 건강하고, 척추신경이 지나가는 척추사이구멍(IVF)은 정상 크기이다. **(B)** 관절원반은 얇아졌고, 척추사이구멍의 크기가 감소되어서 척추신경이 충돌되어 있다.

가장 가벼운 질환은 **척추원반 팽윤**(disc bulge)이다. 이 질환은 섬유테가 약해져서 속질핵이 섬유테를 누르기 때문에 섬유테가 바깥쪽으로 튀어나오는 것이다(그림 2-15A). 척추원반 팽윤은 아직 섬유테가 정상이기 때문에 가장 가벼운 질환으로 고려된다. **척추원반 파열**(disc rupture)은 섬유테가 약해져서 속질핵에 의한 압력으로 파열괴는 것을 말하며 더 심각하다. 이 경우에 속질핵은 섬유테를 뚫고 활동적으로 돌출할 수 있으며 척추사이구멍이나 척추관으로 들어갈 수 있다. 척추원반 파열은 **척추원반 돌출**(disc herniation 또는 **disc prolapse**)라고도 한다(그림 2-15B). 이 병적 디스크 질환의 가장 심각한 3단계는 분리된 척추원반이다. **척추원반 분열**(sequestered disc)은 섬유테가 분리되어 중심부에 있던 속질핵이 섬유테 밖으로 분리된 것을 말한다(그림 2-15C). 척추원반은 다시 회복되지 못하고 척추사이구멍이나 척추관 안에 떠다닌다.

척추원반 팽윤, 돌출 및 분리에 대한 위험은 척추원반이 바깥쪽으로 밀리고, 척추사이구멍 안에 척추신경 또는 척추관의 공간 안에 척수를 압박할 것이다. 따라서 이것은 **공간-점유손상**(space-occupying lesions)이라고 할 수 있다. 튀어나온 척추원반에서, 팽윤된 섬유테는 신경구조를 압박할 수 있다; 파열 또는 분리된 척추원반에서, 속질핵은 압박을 할 수 있다.

이 질환의 심각성의 실제적인 요인은 발생한 신경압박의 정도이다. 이런 이유 때문에, 척추원반의 큰 팽윤은 척추원반의 작은 파열보다 더 심각한 문제를 야기한다. 분리된 척추원반은 보통 속질핵의 분리된 파편이 척추사이구멍이나 척추관에 남아 있고 척추신경이나 척수를 지속적으로 압박할 수 있기 때문에 가장 악성 질환이다.

병적 디스크 질환의 기전

섬유테의 팽윤과 파열은 스트레스를 주는 힘과 섬유테의 약증으로 발생한다. 이것은 **미세외상**(microtraumas) 또는 **거시외상**(macrotraumas)일 수 있다. 미세외상은 작은 신체적 스트레스들이다. 머리의 무게를 지지하는 매일의 압박이 한 예이

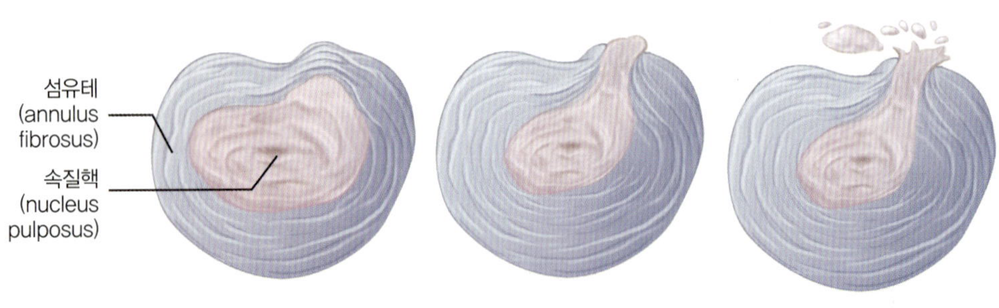

A 척추원반 팽윤 B 척추원반 파열/돌출 C 분리된 척추원반

그림 2-15 3가지 유형의 병적 디스크 질환. **(A)** 척추원반 팽윤. 섬유테가 약해져서 돌출되었으나 속질핵은 섬유테 안에 그대로 남아 있다. **(B)** 척추원반 파열/돌출. 섬유테가 파열/돌출되었고, 속질핵은 섬유테 밖으로 탈출했으나, 속질핵의 중심부에 부착된 상태로 남아 있다. **(C)** 분리된 척추원반. 분리된 척추원반은 척추원반이 파열/돌출되어서 속질핵의 안쪽 중심에서 분리된 속질핵의 조각이 섬유테 밖으로 탈출해서 분리된 상태이다.

다. 또 다른 예는 컴퓨터 모니터를 나쁘게 놓고 목을 돌림자세로 유지한다거나, 무릎 위에 책을 놓고 읽기 위해 목을 구부리는 것과 같이 척추원반에 스트레스를 주는 자세를 오래 지속하는 것이다. 머리와 목이 앞쪽으로 굽힘된 자세는 특히 문제가 되며, 굽힘 자세는 속질핵을 뒤쪽으로 밀기 때문에 지속적으로 미는 힘에 대항하여 섬유테의 뒤쪽 섬유가 궁극적으로 약해지기 때문에 척추원반의 문제를 야기한다(그림 2-16). 이 미세외상은 오랜시간 발생하고 속질핵이 섬유테를 튀어나오게 하거나 파열시킬 때까지 섬유테를 점진적으로 약화시킨다.

심각한 채찍질손상, 외상성 스포츠 손상, 또는 낙상과 같은 큰외상은 척추원반을 팽윤시키거나 파열시킨다. 대부분 반복적인 자세에서 미세손상으로 약화된 척추원반과 얼마간 외상성 사건이 섬유테 섬유의 통합성을 파괴하며 궁극적으로 섬유테를 팽윤이나 파열시킨다. 대부분 섬유테는 병적 디스크(disc)의 원인이 미세외상이든 큰외상이든 상관없이 뒤-가쪽으로 약해지고 파괴된다. 굽힘자세는 속질핵을 뒤쪽 섬유테 쪽으로 밀어서 점진적으로 섬유테를 약화시키기 때문에 굽힘자세의 유병율은 이 문제에 기여한다. 그러나 척추의 뒤세로인대가 섬유테 중심선 뒤쪽에서 강화하기 때문에, 지속적이고 반복적인 굽힘자세의 신체적 스트레스의 영향은 보통 뒤-가쪽으로 나타난다. 척추사이구멍이 뒤-가쪽에 위치하기 때문에, 대부분 척추원반질환은 한쪽 척추사이구멍에 있는 척추신경을 압박하게 된다. 척추원반이 중심에서 뒤쪽으로 팽윤 또는 파괴되었다면, 그것은 척수를 압박할 것이다.

척추원반 팽윤 또는 파열의 증상은 팔에서 나타나거나, 목에서만 나타나거나, 팔과 목 모두에서 나타날 수 있다. 대부분 척추원반 팽윤/파열이 뒤-가쪽으로 발생하기 때문에, 척추사이구멍의 척추신경을 압박하고 감각 또는 운동신경 증상이 한쪽 팔에서 나타날 것이다. 때때로, 척추원반 팽윤이나 파괴는 중

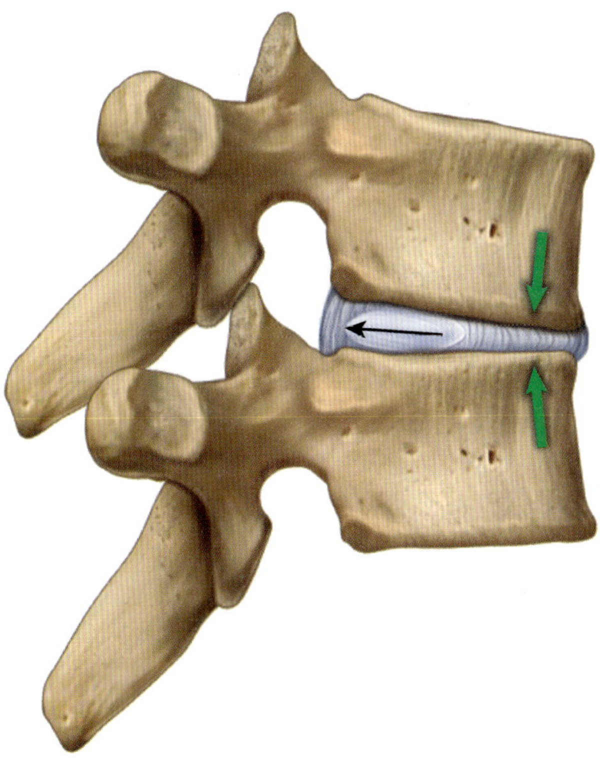

그림 2-16 뒤쪽 섬유테에 가해지는 속질핵의 압력. 척추관절의 굽힘은 앞쪽 척추원반에 압박력을 가하여서, 뒤쪽 섬유테 쪽으로 속질핵을 뒤쪽으로 움직이게 한다. 반복된 굽힘자세는 뒤쪽 섬유테에 과도한 부하를 야기할 수 있다.

2.3 치료 전문가 Tip

단단한 근육과 디스크질환 (Tight Muscles and Disc Problems)

척추 디스크질환에 기여한다고 잘 알려지지 않았지만 일반적인 미세손상은 단단한 근육이다. 척추근육이 단단해질 때, 근육의 부착점이 중심으로 당겨져서 근육 사이의 척추 마디들이 가까워진다. 따라서 척추원반에 압력이 증가한다(그림 참조). 일반적으로 환자는 궁극적으로 병적 척추원반을 야기하는데 기여할 수 있는 만성적으로 단단한 목근육을 가지고 있다.

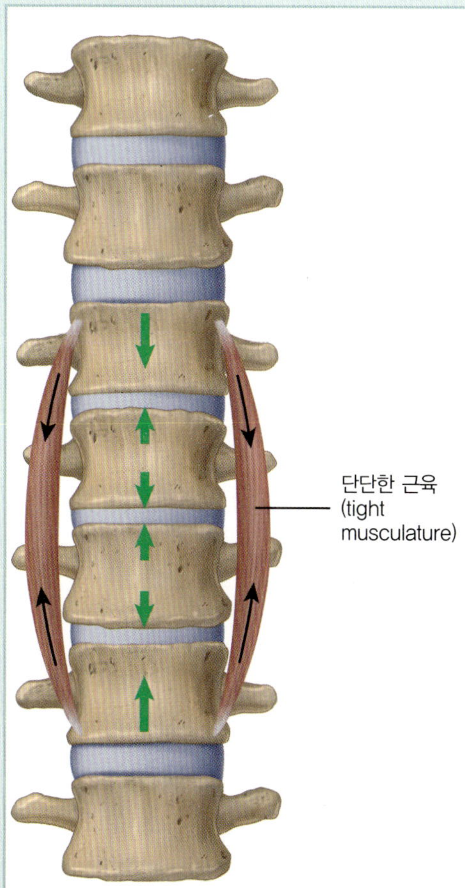

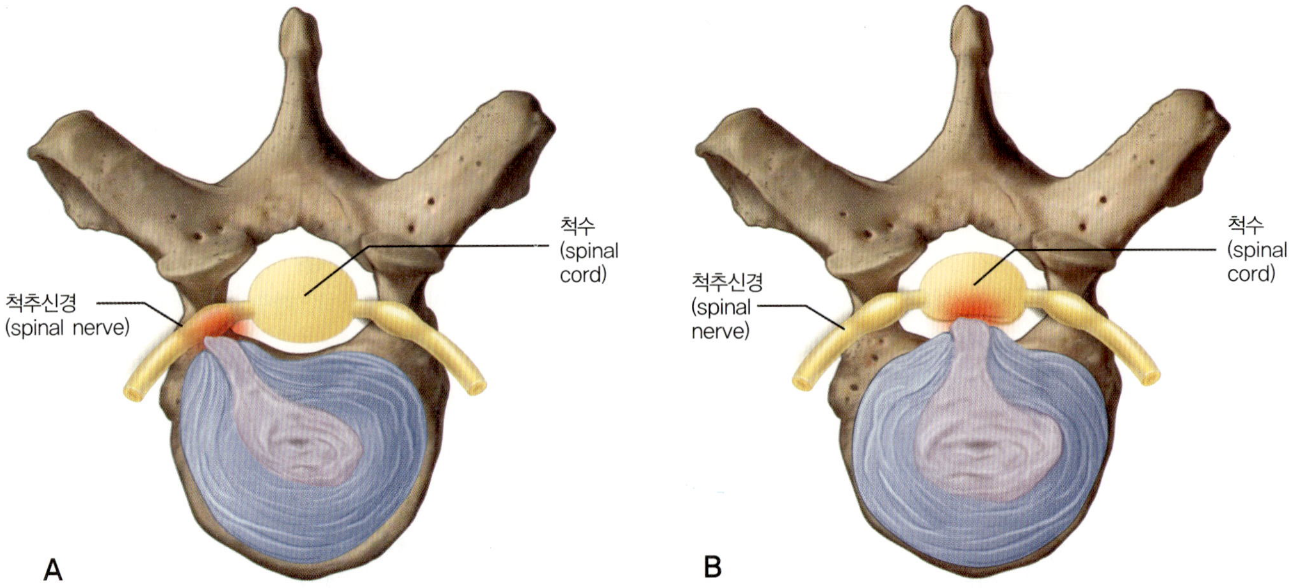

그림 2-17 척추원반 탈출. **(A)** 뒤-가쪽 척추원반 탈출은 척추사이구멍으로 신경이 지나가기 때문에 척추신경을 압박한다. **(B)** 중심선 뒤쪽으로 탈출은 척추관에 있는 척수를 압박한다.

심선 뒤쪽에서 발생할 수 있다. 이런 경우, 척수신경이 압박되기 때문에 한쪽 또는 양쪽에서 증상이 나타날 수 있으며 팽윤이나 파열이 크다면 팔에서나 몸통에서 조차 나타날 수 있다(그림 2-17).

척추원반이 작은 신경을 압박하면 증상은 국소부위에서 발생한다. 이것이 발생할 때, 통증은 압박부위에 직접적으로 나타나고, 목근육은 척추원반을 손상시킬 수 있는 움직임을 막기 위해서 방호적으로 작용한다. 불행하게도, 심각한 근육경련은 그 자체가 통증을 야기할 것이고, 근방호는 척추원반 위로 압박력이 증가할 것이고, 팽윤이나 파열의 크기를 증가시키는 증상의 악화를 야기할 것이다. 디스크 질환이 급성일 때, 염증 자체가 부종을 야기하여 신경을 압박할 수 있다는 것을 주의하라. 급성기에서 아급성 및 만성기로 진행할 때, 부종이 감소하기 때문에 증상이 감소한다.

2.4 치료 시 고려사항

병적 디스크(Pathologic disc)

마사지는 병적 디스크와 연관된 근육경련을 감소시키는데 매우 효과적이고 할 수 있다. 신장도 도움이 되지만, 환자의 목은 병적 디스크가 있는 쪽을 향하여 폄이나 가쪽굽힘을 하지 못하며, 팔로 내려가는 연관 징후를 증가시키거나 원인이 되는 자세로는 움직이지 못한다. 냉찜질은 병적 디스크와 연관된 염증을 감소시킬 수 있다. 더 자세한 설명은 제3장을 참조한다.

목의 국소통증이나 경련이 발생할지라도, 병적 목디스크는 종종 항상 국소 증상이 아니고 팔로 연관통이 나타난다. 통증, 저림감, 압박감 또는 악화가 팔에서 나타난다면, 이것은 디스크질환이 존재한다는 적신호이다. 그러나 이것이 모든 팔의 연관 증상이 목디스크의 파괴로 발생한다는 것은 아니다. 가슴문증후군(TOS), 원엎친근증후군 또는 손목굴증후군 같은 다른 증후군은 팔에 증상을 야기할 수 있다. 합리적으로 정확한 평가는 적절한 정형외과적 평가절차와 함께 해야 한다(제3장 참조). 목 디스크 질환이 의심되면, 의뢰인은 즉시 의사의 진단을 받아야 한다.

퇴행성 관절질환 / DEGENERATIVE JOINT DISEASE

퇴행성관절질환(DJD)(Degenerative joint disease)은 관절의 퇴화로 인한 질병 중 하나이다. DJD는 나이가 들면서 관절에 가해진 물리적 힘에 대한 정상적인 반응 중 하나이다. 그러

2.4 치료 전문가 Tip

퇴행성관절질환과 뼈관절염

관절염은 글자 그대로 "관절 염증"을 의미한다. ("arthr"는 관절을 의미하며; "itis"는 염증을 의미한다.) 퇴행성관절질환은 서서히 뼈관절염으로 대치되는데, 염증은 드물기 때문에 "itis"는 적당하지 않다. 염증은 보통 질환이 더 진행되고 더 심해질 때 나타난다.

나 진행 정도가 환자의 나이보다 전형적으로 더 심하거나 기능이 손상된다면, 병적 질환 과정으로 고려된다. 또한 DJD는 **뼈관절염[OA]**(osteoarthritis)이라고도 하며, 이 질환이 척추에 발생하면 **척추협착증**(spondylosis)이라고 한다. 대부분 고령의 노인은 "관절염(arthritis)"이라고 하는 퇴행성관절질환(DJD)을 가지고 있다.

퇴행성관절질환에 대한 설명 (Description of Degenerative Joint Disease)

DJD 초기단계는 관절 두 뼈의 관절면을 덮고 있는 관절연골이 파괴되는 것이다. 질환이 진행하면서, 칼슘은 관절연골을 덮고 있는 뼈(연골아래 뼈) 안에서 퇴적된다. DJD 후기에는, 칼슘 퇴적이 관절의 뼈 바깥쪽 표면에서 발생하기 시작하고, **뼈가시**(bone spurs) (또는 **osteophytes**)는 관절 가장자리에서 내민다(그림 2-18). DJD는 척추의 척추원반과 면관절 모두에 영향을 줄 수 있다. 이 뼈가시는 방사선 촬영으로도 쉽게 볼 수 있고, 방사선분석은 DJD를 평가하는 최선의 쉬운 방법이다.

DJD는 축적된 물리적 스트레스로 발생하기 때문에, 대부분의 중년층의 방사선 촬영에서 적어도 몇 개의 목뼈에서 DJD가 발견될 것이다. 대부분의 경우, DJD는 발견되나 그것이 증후군을 야기하지는 않는다. 그러나 질병이 기능적인 손상으로 진행하면, 운동 감소가 DJD가 출현하는 관절에서 발생할 것이다. 이것은 손상된 관절의 전-관절가동범위를 제한하는 뼈가시의 출현이 원인이 된다. 더욱이, 칼슘침전은 척추관 안에 척추신경을 침범하기에 충분히 큰 뼈가시를 만들면, 칼슘침전은 신경섬유를 압박하는 원인이 되어서 궁극적으로 팔에 연관통을 야기한다. DJD에 칼슘침전이 척추신경 또는 척수를 압박하는 원인이 될 때, DJD는 신경조직을 압박하는 공간점유손상인 척추원반 돌출 또는 파괴 기전과 유사하다.

2.5 치료 전문가 Tip

환자의 통증은 퇴행성관절질환이 원인인가?

DJD는 척추신경 또는 척수를 실제로 압박하도록 주목할 만하게 진행되며 징후의 원인이 된다. 그러나 종종 환자의 통증이 실제로는 단단한 근육이나 관절 주변에 위치한 연부조직에 띠가 형성되어 나타나는데, DJD가 원인이라고 오진을 한다. 단단한 근육은 관절주변의 연부조직을 가장 일반적으로 염증의 원인이 된다. 환자의 목을 방사선영상을 확인할 때, DJD가 보이면, 중년과 노인의 경우가 일반적이고 환자의 통증은 원인이 된다. 그러나 근육과 다른 연부조직은 방사선 촬영 상에 문제가 없었을 때도, 이 부위에 문제가 있을 수 있다. 이런 경우, 도수치료사는 목의 근육과 다른 연부조직을 이완하고 느슨하게 하여서 중요한 서비스를 제공할 수 있다. 더욱이 단단한 근육과 기타 연부조직은 관절에 신체적인 부하를 제공하기 때문에, 연부조직의 건강을 증진하는 것은 DJD 환자의 진행을 감소시키고 신경압박 원인으로부터 신경을 유지하는데 도움이 될 가능성이 있다.

퇴행성관절질환의 기전과 원인 (Mechanism and Causes of Degenerative Joint Disease)

퇴행성관절질환(DJD)의 기전은 관절에서 뼈에 가해지는 신체적인 부하(physical stress)로 인해 발생하는 관절 연골 및 뼈표면에 단순 손상 및 열상반응 중 하나이다. 신체적 부하량이 관절이 흡수할 수 있는 양보다 더 크면, 더 큰 부하량이 연골아래 뼈로 전달된다. 연골아래 뼈에 가해지는 과도한 부하는 관절의 뼈 가장자리에 칼슘의 침전을 야기하는데, 이러한 신체적 과

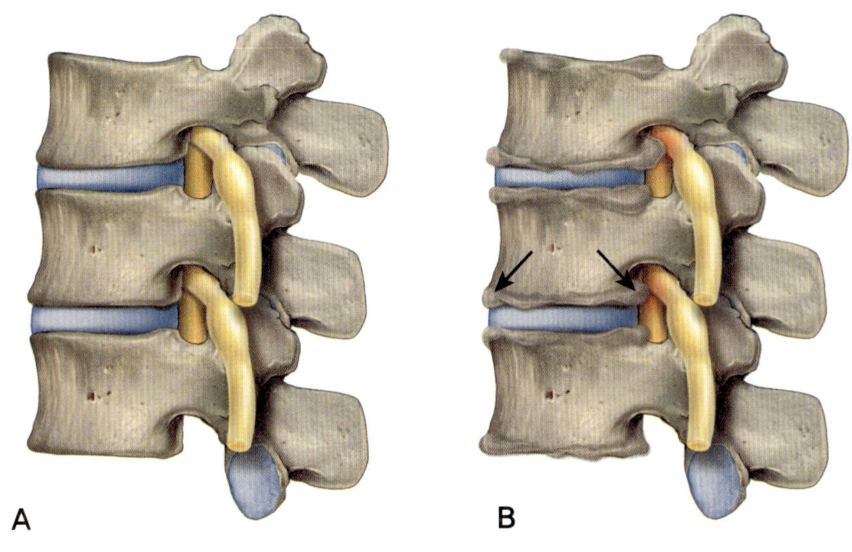

그림 2-18 DJD와 뼈가시 형성. (A) 건강한 척주. (B) 관절 가장자리를 따라 형성된 뼈가시.

정을 **울프법칙**(Wolff' s law)이라고 한다. 울프법칙은 뼈에 전달되는 신체적 부하에 반응하여 칼슘이 침전하는 것이다. 이 과정은 칼슘 덩어리가 증가하여 뼈가 강화되는 과정이다. 움직임과 체중부하는 매일 관절에 미세외상성 부하를 제공한다. 단단한 근육 특히, 만성적으로 단단한 근육은 그 근육이 가로지르는 관절에 압력을 증가시키는 반복적인 미세외상을 보인다. 확실히, 낙상과 채찍질손상과 같은 더 힘 있는 거시적 외상은 DJD의 진행에 크게 영향을 줄 수 있다.

2.5 치료 시 고려사항

퇴행성관절질환(Degenerative Joint Disease)

마사지는 DJD를 촉진하는 신체적 부하를 증가시키거나 공존하는 근육 경련을 감소시키는데 매우 효과적이다. 신장은 단단한 연부조직에 효과적이다. 그러나 DJD가 신경을 압박하면, 환자는 뼈가시가 있는 쪽으로 가쪽굽힘을 못하거나 팔로 연관통이 증가하는 자세는 취하지 못한다. 신경압박과 신경염증이 있으면, 냉찜질은 염증을 감소시킬 것이다. 더 자세한 설명은 제3장을 참조한다.

가슴문증후군 / THORACIC OUTLET SYNDROME

가슴문증후군(흉곽출구증후군, thoracic outlet syndrome; TOS)은 가슴문을 지나서 팔로 내려가는 팔신경얼기과 빗장밑동맥과 정맥혈관을 압박하여 발생한다. 이 부위는 아래 목/가슴/겨드랑이에 위치한다(그림 2-19).

동맥은 팔 근육에 영양을 공급하기 위하여 혈액을 가슴에서 팔로 전달하고, 운동신경은 팔 근육의 수축을 조절하기 위하여 가슴에서 팔로 운동지배를 전달한다. 그러나 이 질환은 때때로 **thoracic inlet syndrome**이라고도 불리는데 이것은 정맥과 감각신경은 팔에서 가슴쪽으로 혈액과 감각지배를 전달하기 때문이다. 보통 TOS라는 용어는 이 구획에 압박을 뜻하는 것으로, 구조적으로 출구이든 입구이든 상관하지 않는다.

가슴문증후군에 대한 설명 (Description of Thoracic Outlet Syndrome)

TOS는 신경혈관 압박의 위치에 따라서 4가지로 분류한다:

- 앞목빗근증후군(anterior scalene syndrome)
- 갈비빗장증후군(costoclavicular syndrome)
- 작은가슴근증후군(pectoralis minor syndrome)

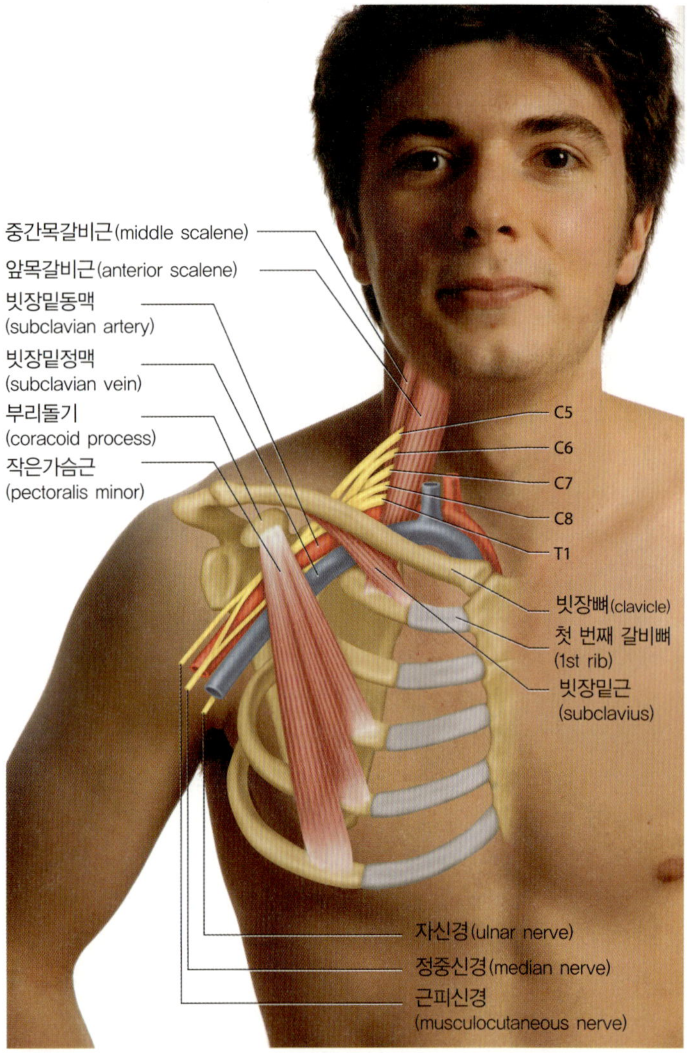

그림 2-19 가슴문증후군(TOS). 가슴문증후군은 목 아래쪽, 가슴과 겨드랑이로 가는 팔신경얼기, 빗장밑동맥과 정맥의 신경혈관 충돌의 원인이 되는 질환이다. (Reproduced with permission from Massage Therapy Journal, American Massage Therapy Association, Evanston, IL; Winter 2006. by Yanik Chauvin 사진.)

- 목뼈갈비증후군(cervical rib syndrome)

4가지 증후군 모두 팔신경얼기와 빗장밑동맥 또는 정맥을 압박한다. 팔신경얼기의 감각신경이 손상되면, 환자는 팔, 아래팔, 또는 손에서 통증, 저린감 또는 압통과 같은 감각 징후를 경험하게 될 것이다. 팔신경얼기의 운동신경이 손상되면, 팔, 아래팔, 또는 손에 있는 근육의 약화와 같은 운동 징후를 경험하게 된다. 빗장밑동맥이 압박되어서 동맥혈 공급이 지연되면, 팔, 아래팔, 또는 손에서 동맥순환 감소를 경험하게 된다. 환자가 빛나는 피부를 가졌다면 손의 피부가 정상적인 붉은 빛 대신에 더 푸른 빛을 띨 것이다. 빗장밑정맥의 압박으로 정맥혈 공급이 지연되면, 손, 아래팔, 또는 팔로부터 돌아오는 정맥혈이 감소하게 된다: 이 때문에 손에 부종이 종종 발생한다.

> **2.6 치료 전문가 Tip**
>
> **가슴문증후군 평가**
>
> TOS는 병적 목디스크 또는 목뼈 DJD에 의한 징후와 유사하게 팔에 징후를 보인다. 치료는 일련의 징후가 아니라, 그 원인 기전에 직접적으로 연결되어 있어서, 원인을 평가하는 것은 중요하다. 질환을 평가한 후, 적절한 치료전략이 결정된다.

가슴문증후군의 기전과 원인 (Mechanism and Causes of Thoracic outlet Syndrome)

앞목갈비근증후군(Anterior Scalene Syndrome)

앞목갈비근증후군(anterior scalene syndrome)은 앞목갈비근과 중간목갈비근 사이가 압박되는 것이다. 이 압박은 목갈비근이 단단해져서 그 부위에 위치한 신경혈관성 구조물들을 압박하기 때문이다. 보통 목갈비근은 채찍질손상이나 앞머리자세로 발생하는 연장된 단축으로 인하여 단단해진다.

갈비빗장증후군(Costoclavicular Syndrome)

갈비빗장증후군(costoclavicular syndrome)은 **갈비빗장공간**(costoclavicular space)이라고 알려진 영역인 빗장뼈와 1번 갈비뼈 사이가 압박되는 것이다. 갈비빗장증후군은 **위쪽교차증후군**(upper crossed syndrome)으로 알려진 나쁜 자세의 결과로, 몸통 위쪽이 앞으로 둥글게 굽혀져서 어깨관절이 전방으로 내밈된 것을 말한다. 이 자세는 보통 단단한 어깨뼈 내밈근(큰가슴근과 작은가슴근), 약화된 어깨뼈 들임근(마름근과 등세모근, 특히 중간등세모근), 그리고 약화된 위쪽 등폄근(척추세움근과 반가시근)을 보인다. 이 자세는 1번 갈비뼈에 대하여 빗장뼈를 앞쪽과 아래쪽으로 떨어지게 하여 갈비빗장공간을 감소시키며, 그 안에 위치한 신경혈관구조를 압박한다. 갈비빗장증후군은 또한 빗장밑근, 앞목갈비근, 중간목갈비근이 단단해져서 빗장뼈쪽으로 1번 갈비뼈를 당기면 발생한다. 이 질환을 일으키는 다른 요인으로는 빗장뼈 골절로 인한 뼈의 가골 때문이다.

작은가슴근증후군(Pectoralis Minor Syndrome)

작은가슴근증후군(pectoralis minor syndrome)은 작은가슴근과 가슴우리 사이가 압박되어서 발생한다. 이것은 작은가슴근이 단단해져서 가슴우리와의 사이를 지나가는 신경혈관구조들을 압박하여 발생한다. 단단하고 짧아진 작은가슴근은 앞에서 언급한 갈비빗장증후군을 야기하는 둥근 어깨뼈 내밈도 원인이 된다. 약해진 어깨뼈 들임근은 단단한 가슴근이 당기는 힘에 대항하는 근력 부족으로 이 질환이 야기되기도 한다.

목뼈갈비증후군(Cervical Rib Syndrome)

해부학적인 비정상이 있을 때 **목뼈갈비**(cervical rib)라고 하는데, 이것은 TOS에서 신경혈관을 압박하는 원인이 될 수 있다. 목뼈갈비는 보통 C7의 가로돌기 끝에서 형성된 작은 뼈이다. 이것은 팔신경얼기의 충돌을 만든다. 목뼈갈비는 전 인구의 약 1%에서 발견된다.

> **2.6 치료 시 고려사항**
>
> **가슴문증후군**(Thoracic Outlet Syndrome)
>
> 마사지와 신장은 TOS로 인한 근육 단단함과 경련을 감소시키는데 매우 효과적이다. 신장 이전에 온습포 적용도 효과적이다. 더 자세한 설명은 제3장을 참조한다.

저-앞굽이 목굽이와 앞머리자세 / HYPOLORDOTIC CERVICAL CURVE AND FORWARD HEAD POSTURE

비정상적인 목굽이로 인한 병리역학을 이해하기 위하여, 정상 목뼈를 이해하는 것이 선행되어야 한다. 정상적이고 건강한 목뼈는 앞굽이(lordotic curve) 또는 척추앞굽이(lordosis)라고 한다. 앞굽이는 아래쪽 목뼈에 대하여 시상면에서 뒤쪽으로 위쪽 목뼈가 펴진 것이다. 그 결과 뒤쪽으로 오목하고 앞쪽으로 볼록한 굽이를 만든다(제1장의 그림 1-1을 참조한다). 목앞굽이는 출생 이후에 아동이 주변 환경을 살피기 위하여 목을 들어 올리면서 형성되는 척주의 이차적인 굽이이다. 정상 목 앞굽이가 감소하거나 전체적으로 상실되면 **저-앞굽이**(저전만증, **hypolordosis/hypolordotic** cervical spine)라는 용어를 쓰고 보통은 **일자목**(military neck)이라고 한다. 감소된 목뼈의 굽이는 머리의 위치를 앞쪽으로 내밀게 한다(그림 2-20). 때로는

> **2.7 치료 전문가 Tip**
>
> **앞굽이**(The Terms Lordosis and Lordotic)
>
> 많은 사람들이 과도하거나 건강하지 않은 앞굽이(전만)를 "lordosis"와 "lordotic"이라고 한다. 이런 경우, 정상 앞굽이를 설명하는 것인지 과도한 앞굽이를 설명하는 것인지 이해하는 것이 중요하다. 과도한 앞굽이의 가장 정확하게 표현하는 것은 **과-앞굽이**(과전만, hyperlordosis/hyperlordotic curve)라는 용어를 쓰는 것이다.

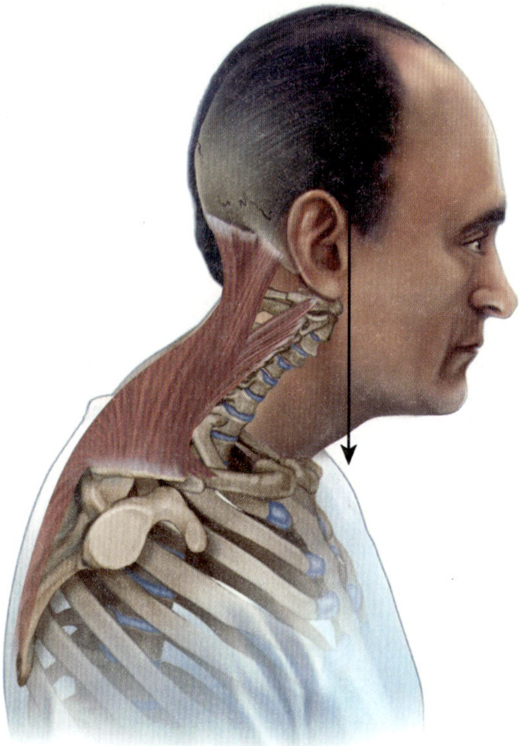

그림 2-20 저-앞굽이 목뼈와 앞머리자세. 이 질환에서, 머리의 무게는 몸통의 중심에 위치하지 않는다. 이것은 불균형한 자세에서 머리를 유지하기 위하여 목과 머리의 뒤쪽 폄근이 등척성 수축하게 한다. 위쪽 목뼈의 보상적 과-앞굽이로 머리가 앞쪽으로 위치하고 눈과 안쪽 귀가 같은 높이이다. (Muscolino JE 허가. Seven keys to healthy neck posture. *MTJ*. Spring 2010:93-97.)

환자는 역방향의 목굽이를 가지고 있는데 이것은 목척주뒤굽이(경추후만, kyphotic cervical curve)라고 한다.

일자목과 앞머리자세의 기전
(Mechanism of Hypolordotic Cervical Curve and Forward Head Posture)

목뼈의 앞굽음(전만) 장점은 몸통에 균형을 맞추기 위하여 머리를 뒤쪽으로 위치하게 만든다(몸통 위에 바로 중심에 무게가 위치하도록). 이 자세를 유지하기 위하여 목과 머리 근육이 작은 노력을 해서 머리의 무게를 균형잡는 것이다.

그러나 목굽이가 감소되면, 머리는 앞쪽(내밈)으로 이동되어, 몸통 위쪽 중심부에 무게가 놓이지 않는다(그림 2-20 참조). 앞에서 토론한 것처럼, 머리의 앞쪽 자세는 머리와 목을 굽혀서 궁극적으로 턱이 가슴에 닿게 한다. 이것은 목과 머리의 뒤쪽 폄근이 등척성 수축을 하여 머리와 목을 불균형한 자세로 묶어두기 때문에 발생되지 않는다. 이것은 뒤목뼈 폄근의 만성 단단함의 결과이다. 따라서 일자목 자체가 통증과 기능부전의 원인이 아닐지라도, 그것은 목의 뒤쪽 근육에 부하를 증가시킨다. 그것은 이 근육의 단단함이 환자의 증상을 보통 야기시킨다는 것이다.

일자목과 앞머리자세의 원인
(Causes of Hypolordotic Cervical Curve and Forward Head Posture)

일자목은 장시간 굽힌 자세로 있는 목과 머리를 만성적으로 유지하려는 결과 때문에 가장 일반적으로 나타난다. 목앞굽이는 아동이 반복적으로 머리를 폄자세로 들어 올리면서 형성되며, 굽힌 자세를 반복하면 감소되거나 역방향으로 굽이가 형성된다. 불행하게도, 굽힘자세는 일반적인 자세로, 아동이 인형놀이나 크레파스를 이용하여 그림을 그릴 때처럼 아동기 초기부터 출현한다. 이 굽힘 자세는 학생 때도 계속되는데 크레파스 대신에 연필과 펜을 잡고, 연필과 펜 대신에 컴퓨터를 사용하기 때문이다. 환자의 직업적인 특성에도 의존하여서, 굽힘 자세는 일생동안 지속될 것이다. 수면자세 조차도, 베개를 이용하여 엎드려서 자는 자세는 목뼈를 굽힘으로 만들고, 이 자세를 수천 시간 지속한다. 많은 환자들은 감소된 목굽이를 염려하지 않는다. 또한 일자목은 교통사고로 인한 채찍질손상과 결과적으로 발생하는 경련으로 발생한다.

일자목이 폄 쪽으로 머리를 가져가지 못하기 때문에, 이것은 목과 머리 밑에 있는 위쪽 등의 뒤굽이(후만)에도 영향을 준다(뒤굽이는 척추굽음의 정상 각도를 말하기도 하지만, 과도한 굽이를 표현하기도 한다). 이것은 목이 앞쪽으로 이동하여 머리가 아래로 내려가게 한다: 더 큰 뒤굽이는 변경된 자세의 더 진행된 단계이다. 눈을 바르게 하고 머리를 안쪽 귀를 균형을 잡기 위하여, 위쪽 목뼈 폄근(예: 뒤통수밑근, 위등세모근, 머리널판근과 머리 반가시근)이 단단하게 수축하여 아래 목뼈의 일자목을 보상하기 위하여 위목뼈는 과도한 앞굽이를 만든다. 일반적인 법칙은 몸통 뒤굽이가 커지면 커질수록, 아랫목 앞굽이는 작아지고, 윗목뼈의 앞굽이는 커진다.

2.7 치료 시 고려사항

저-앞굽이 목뼈와 앞머리자세
(Hypolordotic Cervical Curve and Forward Head Posture)

목뼈 뒤쪽 근육에 적용하는 마사지와 신장법은 저-앞굽이로 인한 근육의 단단함과 경련을 감소시키는데 매우 효과적이다. 이 자세의 원인이 목뼈 앞쪽 근육의 단단함이면, 이 부위를 치료한다. 신장법 이전에 온습포 적용도 효과적이다. 더 자세한 설명은 제3장을 참조한다.

긴장성 두통
/ TENSION HEADACHES

긴장성 두통(tension headache)은 가장 흔한 두통으로, 머리뼈에 부착되어 있는 연부조직과 머리뼈의 뼈바깥막에 긴장을 야기하는 목의 단단한 근육을 과도하게 당기는 힘으로 발생한다.

긴장성 두통을 야기하는 가장 일반적인 근육은 위등세모근, 머리 반가시근, 머리널판근, 그리고 뒤통수밑근과 같은 목의 뒤쪽 근육으로, 이들은 머리의 불균형한 자세를 보상하기 위하여 긴장한다.(일자목 참고) 이것은 보통 뒤통수밑에서 통증을 야기하고, 그 통증은 한쪽에서만 출현하는데 가끔 양쪽에서 나타날 때도 있다. 통증이 계속되기 때문에, 신체는 통증-경련-통증주기가 나타나고, 이 부위의 모든 근육이 단단하게 된다. 종종 목의 모든 근육뿐만 아니라, 뒤통수 이마근처럼 머리의 근육도 과긴장되어 문제를 야기한다. 긴장성 두통은 만성적이기 때문에 더욱 심각해지고 통증은 머리뼈의 앞쪽으로 방사되기 때문에 뒤통수가 아닌 이마뼈에서 느껴지는 것이다.

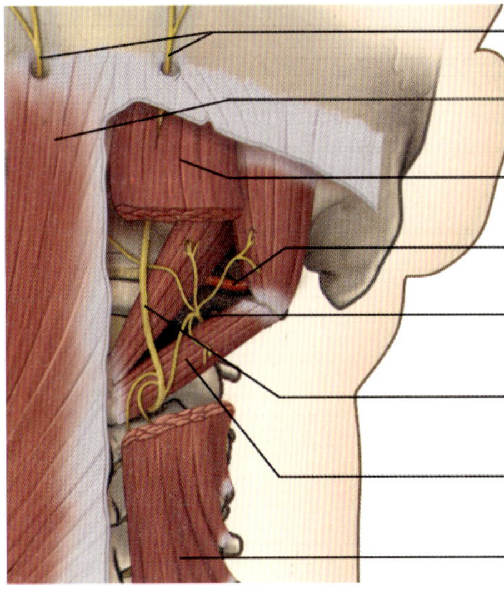

그림 2-21 큰뒤통수신경. 큰뒤통수신경은 아랫머리빗근과 머리반가시근 사이를 지나가는 신경이며, 머리반가시근과 위등세모근의 뒤통수 부착점을 지나간다. (Joseph E. Muscolino 승인.)

2.8 치료 시 고려사항

긴장성 두통(Tension Headaches)

마사지, 신장, 온습포는 긴장성 두통의 원인이 되는 단단한 근육을 이완시키는데 도움이 된다. 더 자세한 설명은 제3장을 참조한다.

2.9 치료 시 고려사항

큰뒤통수신경통(Greater Occipital Neuralgia)

마사지, 신장법, 그리고 온습포는 큰뒤통수신경통의 원인이 되는 단단한 근육을 이완시키는데 도움이 된다. 더 자세한 설명은 제3장을 참조한다.

큰뒤통수신경통
/ GREATER OCCIPITAL NEURALGIA

큰뒤통수신경통(대후두신경통, greater occipital neuralgia)은 큰뒤통수신경이 압박되어서 뒤통수 부위에서 통증과 저린감이 나타나는 것이다. 큰뒤통수신경은 아랫머리빗근과 머리반가시근 사이에 위치한 C2 척수신경 가지이다. 이것은 뒤통수에 위치하는 머리반가시근과 위등세모근 사이를 꿰뚫고 지나가서 머리뼈 뒤쪽으로 이동한다(그림 2-21). 머리반가시근, 위등세모근, 또는 아랫머리빗근이 단단해지면, 큰뒤통수신경이 압박되어 머리의 뒤쪽에 감각 징후들이 나타난다.

요약
/ CHAPTER SUMMARY

도수치료는 인간의 정상적인 해부학 및 생리학에 관한 기초지식이 필요하다. 또한 질병으로 인하여 변경된 생리학인 각 근육뼈대계에 관한 병태생리학에 대한 이해가 필요하다. 추가적으로, 질환을 정확하게 평가하는 능력이 필요하다. 제1장은 목의 해부학과 생리학을 재검토하였다. 본 장은 가장 일반적인 목의 근골격계 질환을 설명하였다. 다음 장인, 제3장은 이런 질환을 평가하는 방법을 토론할 것이다. 유능한 정형도수치료사는 해부학과 생리학, 병태생리학, 그리고 평가에 대한 지식과 이해가 3대 필수요소임을 명확하게 이해해야 한다.

복습문제

객관식

1. 다음 중 TOS에서 압박된 신경혈관 구조는 무엇입니까?
   A. 목동맥
   B. 목정맥
   C. 팔신경얼기
   D. 큰뒤통수신경

2. 다음 중 공간-점유손상으로 짝지어진 것은 어느 것입니까?
   A. 돌출된 척추원반, 긴장성 두통
   B. DJD, 탈출된 척추원반
   C. 큰뒤통수신경통, 근막통증유발점
   D. 전반적인 단단한 근육, TOS

3. 다음 병적 디스크질환 중에서 가장 심각한 것은 무엇입니까?
   A. 얇아진
   B. 파괴된
   C. 분리된
   D. 돌출한

4. 다음 중 모두 TOS의 유형으로 짝지어진 것은 무엇입니까?
   A. 앞목갈비근, 큰뒤통수신경통, 목뼈갈비
   B. 작은가슴근, 근막통증유발점, 갈비빗장뼈
   C. 목뼈 과앞굽이, 일자목, 큰뒤통수신경통
   D. 갈비빗장뼈, 앞목갈비근, 작은가슴근

5. 다음 중 근막통증유발점의 원인으로 가장 바른 것은 무엇입니까?
   A. 급성 과용
   B. 만성 신장
   C. 장시간 부동
   D. 3가지 모두

참/거짓

1. _____ 근막통증유발점은 허혈로 발생한다.
2. _____ 앞머리자세는 보통 아래 목뼈는 과도한 앞굽이, 위 목뼈는 감소한 앞굽이를 나타낸다.
3. _____ 깊은스트로킹마사지는 근막통증유발점을 치료하는데 추천된다.
4. _____ 근막통증유발점 긴장은 감마운동계에 의해서 결정된다.
5. _____ 근막통증유발점, TOS, 목뼈 척추원반(disc) 돌출은 팔로 가는 연관통의 원인이 될 수 있다.

단답형

1. 휴식 시 근육 긴장은 어떤 기전으로 발생합니까?

   ____

2. 환자의 목이 채찍질손상으로 젖힘이 되었다면, 어느 부위의 연부조직이 가장 많이 찢어졌겠습니까?

   ____

3. 뼈에 가해지는 신체적 부하에 대한 반응으로 칼슘이 침전되는 것을 증명한 법칙을 무엇이라고 합니까?

   ____

4. 뼈관절염에 대한 일반적인 용어는 무엇입니까?

   ____

일치문제

1. Hyper	____ Neck
2. Tone	____ Tension
3. Arthr	____ Joint
4. Collis	____ Twisted
5. Itis	____ Excessive
6. Torti	____ Inflammation

복습문제에 대한 정답은 267쪽에 있습니다.

CHAPTER 제 3 장

평가 및 치료전략

Assessment and Treatment Strategy

개요 / Chapter outline

학습목표 / Objectives

본 단원을 학습한 후, 학생들은 다음을 할 수 있다:

1. 평가를 할 때 건강한 목과 질환에 관한 역학을 이해하는 것이 왜 중요한지 설명한다.
2. 진단과 평가 사이의 차이점을 설명한다.
3. 평가에서 건강 병력의 목적과 역할을 설명한다.
4. 평가의 원리를 설명한다.
5. 평가절차에 대한 양성 및 음성 결과의 의미가 무엇인지 설명한다.
6. 증상과 징후 사이의 차이를 설명하고 각각의 예를 든다.
7. 자세평가의 목적을 설명하고 자세편향의 예를 든다.
8. 능동 관절가동범위(ROM), 수동 관절가동범위(ROM), 그리고 도수저항의 평가에서 역할을 수행하고 설명한다.
9. 평가에서 촉진의 역할을 설명한다.
10. 관절놀이 평가를 설명한다.
11. 목디스크와 가슴문증후군(TOS)에 대한 특별한 평가를 기록한다.
12. 본 장에서 설명한 특별한 평가검사를 각각 서술하고 수행한다.
13. 본 장에서 설명한 특별한 평가검사에 관한 기전을 서술한다.
14. 본 장에서 설명한 각 질환에 대한 평가절차를 수행할 수 있고 증명한다.
15. 본 장에서 각 핵심 용어를 정의한다.

핵심 용어 / Key Terms

능동관절가동범위(active range of motion)
에드손검사(Adson' s test)
평가(assessment)
평가절차/검사(assessment procedure/test)
나쁜자세(bad posture)
팔신경얼기긴장검사(brachial plexus tension test; BPTT)
기침검사(cough test)
진단(diagnosis)
신연검사(distraction test)
이든검사(Eden' s test)
끝느낌(end-feel)
구멍압박검사(foraminal compression test)
좋은 자세(good posture)
건강력(health history)
피부내 압력(intrathecal pressure)
관절놀이검사(joint play assessment)
도수저항검사(manual resistance assessment)
큰구멍압박검사(maximal foraminal compression test)
밀러터리보조기검사(military brace test)
운동촉진(motion palpation)
음성(negative)
촉진(palpation)
수동관절가동범위(passive range of motion)
신체평가검사(physical assessment examination)
양성(positive)
자세평가(postural assessment)
자세(posture)
관절가동범위(ROM) 평가〔range-of-motion (ROM) assessment〕
자료보고(report of findings)
징후(sign)
슬럼프검사(slump test)
특별평가검사(special assessment tests)
스펄링검사(Spurling test)
증상(symptom)
치료계획(treatment plan)
치료전략(treatment strategy)
발살바기법/검사(Valsalva maneuver/test)
척추동맥 역량 검사(vertebral artery competency test; VACT)
라이트검사(Wright' s test)

서론 / INTRODUCTION

고객의 목에 적절한 치료를 제공하기 위하여, 고객의 질병에 대한 정확한 평가를 수행할 필요가 있고 질환에 대한 기전을 명확히 이해해야 할 필요가 있다. 따라서 본 단원은 치료를 결정하기 전에 반드시 수행되어야 할 평가절차를 설명한다. 1장의 해부학 및 생리학, 그리고 2장의 병적 질환에 대한 토론은 본 장의 기본이 된다. 따라서 본 장을 시작하기 전에 1장과 2장을 읽어야 한다.

평가는 보통 2가지 주요 부분으로 구성되어 있다:

- **건강력**(health history). 새로운 환자를 만날 때 또는 환자가 새로운 질환으로 재진을 할 때, 환자의 건강에 관한 작성된 병력 및 언어적 병력에 관한 건강력 확인으로 평가를 시작한다. 건강력과 검사에 관한 개념은 환자의 특정 질환을 이해하면서 얻어진다.
- **신체평가검사**(physical assessment examination). 이 검사는 몇몇 요소를 보통 포함한다:
    - 자세평가
    - 관절가동범위 평가
    - 촉진검사
    - 관절놀이/관절가동술 평가
    - 특별평가

이 평가들은 모두 필요하지는 않지만, 환자의 상태를 평가할 때 모든 치료사에게 추천된다. **주의:** 관절놀이/관절가동술을 수행하기 전에, 연습에 대한 관점을 준수하기 위한 자격기준을 증명하여야 한다.

건강력과 신체평가검사로부터 모든 정보를 모은 후에, 평가를 하고 적절한 치료전략을 결정한다. 다음 단계는 평가로 얻을 것이 무엇이고, 추천되는 치료는 무엇인지 환자의 정보에 대한 **자료보고**(report of findings)를 완성한다. 환자 동의서를 받아야 치료를 시작할 수 있다.

> **3.1 치료 전문가 Tip**
>
> **진단과 평가(Diagnosis and Assessment)**
>
> 비록 경계일지라도, 진단과 평가 사이에는 차이가 있다. **진단**은 의사가 환자의 상태를 정확하게 결정하고 환자의 자료를 제공하는 것이다. 반면에 **평가**는 환자에게 질환에 관한 정보를 제공할 목적으로 수행되지만, 치료사가 안전하고 효과적인 치료와 피해야 할 치료를 결정하는데 도움이 된다. 물론, 치료의 안전성과 효과가 의심된다면, 환자는 의사에게 정확한 진단을 위하여 의뢰해야 할 것이다.

건강력 / HEALTH HISTORY

치료사와 환자 사이의 대화에서 건강력을 생각한다. 건강력은 현재 질환뿐만 아니라, 건강력에 대한 질문을 문서화하는 것이다. 대화는 건강력에 대한 추가적인 질문에 응답하는 언어적 건강력에 계속한다.

건강력은 보통 신체검사 동안에 평가해야 할 필요가 있는 문제점을 나타내는데 도움이 되기 때문에 신체평가검사 이전에 실시한다. 대화하는 동안 토론한 증상과 징후는 건강력에 대한 충분한 지식을 제공하여 환자 질병을 지적할 것이고 검사를 더욱 중점적이고 효율적이게 한다. 특별한 순서로 질문을 하는 치료적 방법은 없지만, 개별치료사는 환자 건강력이 도움이 된다. 그런 지속성은 생각을 구성화하는데 도움이 되고 환자 정보를 재검토하는데 효율성을 증가시킨다. 그러나 질문의 유연성 또한 중요하다. 질문에 대한 환자의 응답은 다음 질문을 결정하게 할 것이다. 건강력을 질문해야 할 때 모든 질문을 증명하는 것은 불가능하지만, 주요 질문은 글상자 3.1에서 설명하고 있다(51쪽 참고).

신체평가검사 / PHYSICAL ASSESSMENT EXAMINATION

제2장에서 토론한 것처럼, 목을 평가를 하고 치료를 할 때 가장 중요한 것은 목 기능의 기전을 이해하는 것이다. 사람이 질환에 이환되면, 목의 역학이 변경된다. 이 변경은 보통 조직이나 조직의 완전성(integrity)이 손상된다. 이런 특징을 아는 것은 환자 질환을 평가하는 치료사에게 도움이 될 것이다. **평가검사**(assessment test) 〔**평가절차**(assessment procedure)〕의 필수 요소는 문제의 증상이나 징후를 만드는데 중점을 두고 손상된 조직을 강조하는 것이다. 치료사가 병적 질환의 역학을 이해한다면, 손상된 조직의 이유뿐만 아니라, 그 조직의 향후 스트레스에 관한 비평적인 사고가 가능하다. 이런 방법에서, 거의 모든 평가검사는 법칙을 따르고, 기계적인 암기없이 이해할 수 있다.

평가검사가 질환의 증상 또는 징후를 출현시키면, 그 검사결과는 **양성**(positive)으로 고려되고 치료사는 그 조직이 병들었다고 판단한다. 예를 들면, 에드손검사〔가슴문증후군(TOS)의 한 유형인 앞목갈비근증후군 검사〕에서 노쪽 맥박이 약해지면, 검사결과는 앞목갈비근증후군 양성으로 사료된다. 증상 또는 징후가 출현하지 않으면, 평가절차 결과 **음성**(negative)으로 고려된다. 음성검사 결과는 2가지 중 하나를 지적한다: 환자가 질환이 없든지 또는 질환 정도가 양성 결과를 나타낼 정도의 역치에 미치지 못하는 경미한 정도든지. 모든 평가절차는 질환의 출현을 감지하기에 적절하게 구성된 일정한 민감성을 갖는다.

글상자 3.1

건강 병력 질문들(Health History Questions)

1. 당신의 신장과 체중은 얼마입니까?
2. 당신의 우세손은 어느 쪽입니까?
3. 통증이 있는 신체부위는 어디입니까?
4. 처음으로 증상이 출현한 시기는 언제입니까?
5. 통증을 촉진하는 것은 무엇입니까? 외상이 있었습니까? 아니면 모르는 사이에 (잠행성으로) 시작되었습니까?
6. 이전에도 이런 통증이 있었습니까?
7. 목에서 이전에 다른 문제점을 가지고 있었습니까?
8. 통증이 있다면, 그 통증은 날까롭습니까? 아니면 무딥니까?
9. 팔로 내려가는 뻗는 통증 또는 연관통이 있습니까?
10. 이 문제점으로 두통의 원인입니까?
11. 증상(통증 또는 다른 증상)이 하루 중 관련된 시간이 있습니까? 그렇다면, 이른 아침 증상이 심합니까? 아니면 한밤 중에 증상이 심합니까?
12. 증상이 어떤 자세 또는 활동과 관련이 있습니까?
13. 증상의 원인이 되는 다른 촉진인자는 없습니까?
14. 증상을 증가시키는 것과 감소시키는 것은 무엇입니까?
15. 증상이 시작된 이후로 전반적으로 그 정도가 호전되었습니까? 악화되었습니까? 아니면 그대로입니까?
16. 이 증상을 이전에도 치료받은 적이 있습니까? 그렇다면, 누구에게 치료를 받았습니까? 그는 어떤 평가/진단을 했습니까? 무슨 치료를 받았습니까? 이 치료가 진전이 있었습니까? 당신의 치료에 관하여 치료사/의사의 접촉을 허가할까요?
17. 당신은 그 증상의 원인이 무엇이라고 생각하십니까?

추가 질문은 환자의 호소에 관한 것으로, 일반적인 건강에 대한 정보를 수집하는 것이 바람직하다.

1. 근골격계 또는 기타 다른 질환을 가지고 있습니까?
2. 골절, 교통사고, 또는 다른 신체적인 외상의 경험이 있습니까?
3. 복용하는 약이 있습니까? 정기적으로 복용하십니까? 또는 일시적으로 복용하십니까?
4. 운동은 얼마나 하십니까?
5. 가장 자주 취하는 자세는 무엇입니까?
6. 어떤 자세로 잠을 잡니까?
7. 흡연을 하십니까? 음주를 하십니까? 그러면 얼마나 많이 얼마나 자주 하십니까?
8. 당신의 스트레스 수준은 얼마입니까?
9. 근골격계 질환에 관한 가족력이 있습니까?
10. 제가 질문하지 않은 것 중에서 당신이 추가로 이야기 하고 싶은 사항이 있습니까?

3.2 치료 전문가 Tip

징후와 증상(Signs and Symptoms)

평가검사가 징후와 증상을 검증했을 때, 둘 사이의 차이점을 구분하는 것이 중요하다. **증상**(symptom)은 본질적으로 주관적이며, 그 환자만이 경험한 것일 수도 있다. 예를 들면, 통증은 증상이다. 환자에게 당신은 "통증이 있습니다" 또는 당신은 "통증이 없습니다"라고 알려주는 의료진은 없다; 단지 환자가 통증의 유무와 통증의 정도를 의료진에게 보고할 뿐이다. 대조적으로, **징후**(sign)는 객관적이다—즉, 치료사는 징후를 명확히 할 수 있고 보고할 수 있다. 징후의 정도는 종종 측정 가능하다. 예를 들면, 환자가 능동 관절가동범위를 수행할 때, 치료사는 객관적으로 환자의 가동범위가 감소되었는지 결정하고 그 감소의 정도도 알 수 있다. 환자의 과거력과 검사는 객관적인 징후를 찾는 것과 환자가 보고하는 주관적인 징후를 찾는 것 모두가 포함되어야 한다.

검사가 증상과 징후를 야기하는데 질병과 관련된 증상이나 징후가 아니라면 주의하는 것이 중요하며, 평가검사결과는 음성으로 고려해야 한다. 에드손검사의 경우, 환자가 증상을 호소하였다 하더라도, 검사 절차 동안 발생하는 목통증은 앞목갈비근증후군을 반드시 지적하는 것은 아니다. 평가검사 동안 목통증은 검사 동안 환자의 자세로 나타날 수 있다: 더 가능성 높은 것은 목 좌상, 염좌, 관절 기능부전 또는 근경련과 같은 다른 많은 질환에 의해서 야기될 수 있다는 것이다.

환자의 목을 평가할 때, 모든 적절한 평가절차를 수행하는 것이 중요하다. 비록 한 평가결과 양성으로 환자가 확실한 질환을 가지고 있다는 지적한다고 하여도, 환자가 한 가지 이상의 질환을 가지고 있을 수 있기 때문에 다른 평가절차를 수행하여야 한다.

다음은 환자 목에 관한 완전한 신체평가검사의 구성요소들이다:

1. 자세평가
2. 관절가동범위 그리고 도수저항
3. 촉진
4. 관절놀이/관절가동술
5. 특별평가검사

다음 단락은 각각의 신체적 평가를 더 자세하게 다룬 것이다.

자세평가(Postural Assessment)

자세평가(postural assessment)는 보통 가장 먼저 평가되어야 하는 신체평가 절차이다. **자세**(posture)라는 용어는 위치(position)를 의미한다; 따라서 자세평가에서, 환자의 정적 자세를 평가한다. 환자 자세를 평가하기 전에, 좋은 자세와 나쁜 자세가 의미하는 것이 무엇인지 이해하는 것이 중요하다. **좋은 자세**(good posture)는 대칭적으로 균형 잡힌 자세를 의미하고 신체 조직에 과도한 부하가 주어지지 않는 것을 말한다(그림 3-1A). 대조적으로, **나쁜 자세**(bad posture)는 비대칭적이고 불균형적이며, 과도한 신체적 부하가 신체 조직에 주어지는 것이다(그림 3-1B). 환자 자세를 평가할 때, 비대칭과 치우침을 찾는데, 이것은 신체 조직에 증가된 부하량을 지적할 것이다. 환자가 자세성 치우침을 가지고 있으면, 그 자세의 발생 원인과 조직에 부하를 제공하는 것이 무엇인지 결정하는 것이 중요하다.

하루 동안 환자는 취할 수 있는 수많은 자세가 있다. 불행히도, 보통 치료사는 바로 선 자세에서만 수직선을 이용하여 평가를 실시한다. [수직선은 실에다가 추를 달아서 부착하고, 완전히 수직으로 실을 내려서 치료사가 수직선에 대하여 대칭성을 검사한다. ("수직[plumb]"이란 라틴어로부터 왔고 안내한다는 뜻이다.)] 비록 바로 선 자세에서 평가하는 것이 중요하다고 할지라도, 단지 그 자세에서만 평가해서는 안 된다. 사실, 환자의 전문성, 습관, 그리고 활동에 의존하여, 환자 질병을 완전히 검사할 수 없다. 환자가 취하는 모든 자세를 평가하는 것은 중요하다. 환자이 목 문제를 위하여, 책상에 앉아서 서류작업을 하거나 컴퓨터 작업을 하는 것과 같이 앉은 자세는 특히 중요하다. 따라서 바로 선 자세에서 수직선 자세평가를 수행하는 것과 추가로, 책상 또는 컴퓨터가 가까이 있다면 환자를 작업자세를 취하게 하여 검사하는 것이 도움이 될 것이다. 대부분의 경우 하루에 6시간-8시간 수면을 취하기 때문에, 환자가 보통 무슨 자세에서 잠을 자는지 검사하는 것도 중요하다. (보통 건강력에서 실시한다.)

몇 가지 예는 자세편향을 찾는 환자의 자세평가에 포함되어야 하는 명백한 이유가 있는 기술을 서술하고 있다.

- **예제 1**: 일반적인 자세 치우침 중 하나는 가방을 매거나 귀와 어깨 사이에 전화기를 끼우고 통화하는 것은 한쪽 어깨가 다른 쪽보다 높게 나타난다. 자주 높은 쪽 어깨관절의 위등세모근과 어깨올림근과 같은 주변 근육을 과용하게 되는데, 치료사는 촉진과 관절가동범위 평가를 하는 동안 이 근육들을 특별히 평가하여야 한다. 근육이 단단하면, 치료는 이 근육들이 목표가 되며, 환자에게 신장법과 수치료를 가정프로그램으로 제공할 수 있다. 질환을 완화시킬 수 있는 다른 치료법들은 일정한 자세를 피하거나 질환의 원인 또는 악화시키는 자세와 활동을 수정하는 것이다.
- **예제 2**: 환자의 자세가 머리와 목이 오른쪽 가쪽굽힘에서 비대칭적이면, 오른쪽 가쪽굽힘근이 단단하다는 것을 지적하는 것이다. 치료사는 이 근육들에 평가에 중점을 두어야 한다; 단단한 근육으로 조사되면, 치료사는 직접 치료를 할 수 있고 가정운동프로그램을 제공할 수 있다.

본 교재의 초점 및 관점에 맞추어 목의 자세적 치우침만을 언급할 것이다. 그러나 종종 자세 치우침은 한 부위의 문제가 다른 부위에 이차적인 문제를 야기하는 전신이 손상된다. 예를 들면, 다리의 무너진 활은 목뼈까지 도달할 수 있는 보상성 척추옆굽음증으로 신체의 한쪽 엉덩능선이 낮아져 나타날 수 있다. 이런 이유 때문에, 자세 평가는 항상 발부터 머리까지 환자의 전신을 검사하여야 한다. 치료사가 환자의 자세에 관한 전신 평가를 실시한 후에, 적절한 치료를 제공할 수 있다.

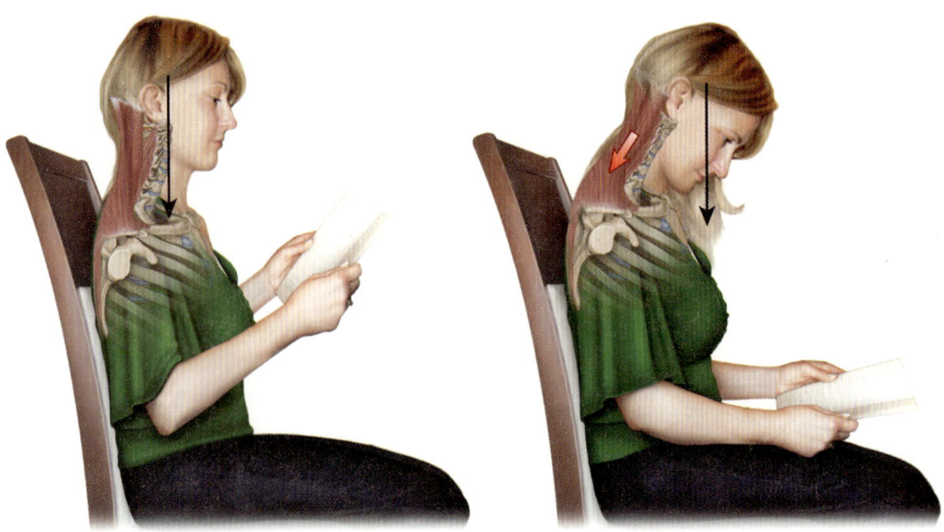
A B

그림 3-1 좋은 목 자세와 나쁜 목 자세. **(A)** 환자의 자세가 대칭적이고 머리의 무게가 몸통 위에서 균형잡혀 있기 때문에 좋은 자세로 사료된다. **(B)** 머리가 몸통 위에서 균형을 잃었기 때문에 나쁜 자세라고 하며, 자세를 유지하기 위하여 과도한 스트레스가 주어진다. 예를 들면, 머리와 목을 아래로 당기는 중력에 대항하기 위하여 폄근은 등척성으로 수축해야 한다.

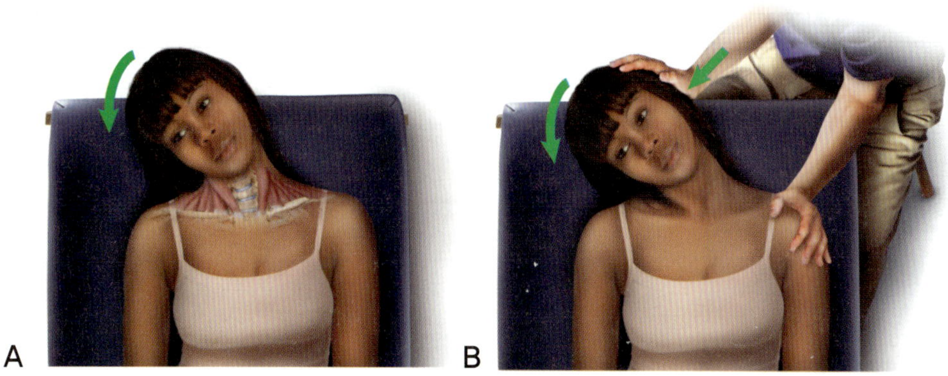

그림 3-2 능동관절가동범위와 수동 관절가동범위. (A) 환자는 오른쪽 가쪽굽힘으로 목을 능동적으로 움직이고 있다. (B) 환자는 치료사에 의해서 수동적으로 오른쪽 가쪽굽힘을 하고 있다.

관절가동범위 및 도수저항 평가 (ROM and Manual Resistance Assessment)

관절가동범위(ROM) 평가는 보통 자세 평가 이후에 직접 실시한다. 관절가동범위평가는 2가지 유형이 있다:

- **능동 관절가동범위**(Active ROM)
- **수동 관절가동범위**(Passive ROM)

능동 ROM는 6개의 주요면의 ROM를 통하여 목을 움직이기 위하여 목근육을 능동적으로 수축하도록 환자에게 지시하여 수행한다(그림 3-2A). 수동 ROM는 주요면의 관절가동범위를 통하여 환자의 목을 수동적으로 움직인다(그림 3-2B). 주의: 대각선 면의 능동과 수동 ROM도 시행할 수 있으며, 종종 평가되어야 할 때도 있다. 6개의 주요면 ROM은 다음과 같다:

- 시상면: 굽힘과 폄
- 이마면: 오른쪽 및 왼쪽 가쪽굽힘
- 횡단면: 오른쪽 및 왼쪽 돌림

ROM 평가를 수행할 때, 2가지 중요한 요소를 고려해야 한다.

- ROM 동안에 어느 한 점에서 통증의 출현
- 각도로 측정된 ROM 실제 양

다음의 토론은 어떻게 중요한 이유가 관절가동범위 평가를 수행할 때 사용되는지를 기술한다. 능동 ROM에서 통증이 출현하면, 평가는 양성으로 고려해야 한다. 통증의 출현은 다음 3가지 가능한 환경이 존재한다고 할 수 있다:

1. 움직임을 만들기 위해 수축하는 "작용(mover)"근육에 좌상가 발생하여 수축할 때 통증을 경험하는 것이다.
2. 움직여지는 관절의 인대/관절주머니에 염좌가 발생하여, 이 구조물들이 움직일 때 통증을 느끼는 것이다.
3. 관절이 움직이는 방향의 반대쪽의 근육(대항근, antagonist)에 좌상이나 경련이 발생하여, 이 근육들이 신장될 때 환자가 통증을 느끼는 것이다.

따라서 능동 ROM의 통증은 작용근의 좌상, 관절의 염좌, 그리고 대항근의 좌상 또는 경련으로 발생할 수 있다. 이러한 질환이 하나 또는 이상 결합하여 출현할 수 있다. 대조적으로 통증이 없다면, 환자는 질환이 발생하지 않은 것이다.

환자가 능동 ROM에서 한 번 또는 그 이상 통증이 발생하면, 수동적으로 움직임을 반복해 볼 필요가 있다. 환자가 수동 운동에서도 통증을 경험하면, 환자는 움직임에 참여하는 인대와 관절주머니에 염좌가 발생하거나 움직일 때 신장되는 대항근에 좌상이나 경련이 발생한 것이다. 수동 ROM 동안, 작용근은 더 이상 수축하지 않기 때문에, 수동 ROM 동안 통증은 움직이는 작용근의 좌상을 의미하지 않는다.

배제과정은 능동운동이 통증의 원인이고 수동 운동은 아니라는 결론에 도달하고, 환자는 작용근 좌상을 가지고 있는 것이다. 환자가 능동 및 수동 움직임 모두에서 통증을 경험하면, 환자는 적어도 대항근의 좌상이나 문제를 가지고 있을 것이다.

작용근의 좌상인지 아닌지 결정하기 위해 3번째 평가절차를 수행하여야 한다: **도수저항평가**(manual resistance assessment). 처음에는 환자의 실제적으로 움직이는 관절을 막기 위하여 치료사가 저항을 제공하는 동안, 통증의 원인이 되는 ROM을 수행하도록 시도한다. 이것은 환자의 작용근에 등척성 수축을 유도한다(그림 3-3). 치료사와 환자는 작용근의 움직임

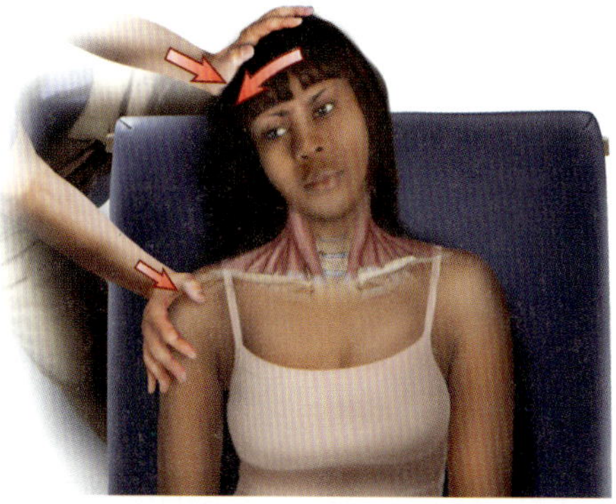

그림 3-3 환자가 목을 오른쪽 가쪽굽힘을 할 때, 치료사는 환자의 머리에 도수저항을 제공하고 있다. (주의: 치료사의 오른손은 환자의 오른쪽 팔이음뼈의 움직임을 막아 고정한다.)

이 충분한 강한 힘을 실행하여야 하며, 건강하다면 결정해야 한다. 움직임이 제한되면서 나타나는 통증은 이런 시나리오에서 작용근이 활동하기 때문에 작용근의 좌상을 지적한다. 인대/관절주머니와 대항근은 등척성 수축으로는 움직이지 않기 때문에, 움직임 제한과 통증은 인대 염좌 또는 대항근의 좌상/경련을 지적하는 것은 아니다.

대항근의 좌상/경련(대항근을 움직여서/신장되어 발생하는 통증) 발생하는 통증으로부터 좌상(인대/관절주머니가 움직일 때 나타나는)으로 인해 발생하는 확실한 통증을 알 수 있다. 각각의 질환은 능동 및 수동 ROM 모두에서 통증을 발생시킬 수 있으며, 운동제한과 통증은 질환의 원인이 아니다. 증상을 차별하는 최선의 방법은 통증이 어디서 발생하는지를 환자에게 질문하는 것이다. 움직이는 관절의 반대쪽인 대항근이 위치하는 곳에서 통증이 나타난다면, 대항근의 좌상/경련을 지적하는 것이다. 통증이 관절의 심부에 존재한다면, 관절의 인대/관절주머니의 염좌를 뜻한다. 다른 접근법은 치료사의 저항에 대항하여 대항근을 등척성 수축하는 것이다. 이것은 대항근에 부하를 가하며, 인대/관절주머니에는 부하를 가하지 않는다(관절이 움직이지 않기 때문에).

관절가동범위 평가가 실제 관절가동범위가 움직일 때 통증이 나타나면 고려해야 할 다른 요인은 각 방향에서 관절이 움직인 각도이다. 효과에서, ROM 평가는 움직일 때 신장되는 조직의 능력을 평가하는 것이다. 환자의 움직이는 양은 제1장에서 설명한 표준 관절가동범위와 비교될 수 있다. 이 비교는 환자 움직임이 정상이든 관절이 과가동성 또는 저가동성인지를 결정하는데 도움이 된다. 환자의 관절가동범위가 관절가동범위 기준보다 크다면 목은 과가동성이고, 보통 인대와 관절주머니가 느슨하다는 뜻이다. 환자의 관절가동범위가 기준보다 작다면, 목은 저가동성이며, 이것은 근육이 과도하게 수축하고, 연부조직의 과도한 섬유성 유착, 기능부전을 말한다.

> **3.3 치료 전문가 Tip**
>
> **관절가동범위 평가하기**
>
> 제1장의 표에서 제공하고 있는 표준 관절가동범위와 환자의 관절가동범위를 비교할 때 편견없이 받아들이는 것이 중요하다. 표준치는 전체인구를 대상으로 한 수치이기 때문에 환자와 비교하여 단지 몇 도의 차이는 반드시 중요하지는 않다. 추가로 젊은 성인은 노인보다 보통 더 큰 관절가동범위를 보인다.

환자의 순수한 관절가동범위를 평가하는 것 이외에도, 목뼈의 오른쪽과 왼쪽의 가동범위를 비교하는 것이 중요하다. 이것은 이마면에서 가쪽굽힘과 수평면에서 돌림을 대상으로도 수행하여야 한다. 만약 한쪽의 가동범위가 감소되었다면, 다른 쪽이 건강하다고 가정하고, 치료사는 환자에게 정상 관절가동범위를 설명하고 저가동성이 있는 쪽에 가동범위를 회복하기 위하여 치료목적을 결정할 수 있다. **주의:** 환자의 다른 쪽이 항상 건강한 것은 아니다; 이것은 보통 환자의 과거력을 평가함으로써 결정할 수 있다.

능동관절가동범위, 수동관절가동범위, 그리고 도수저항은 환자의 목을 평가할 때 매우 적합한 기술이다. 이 기술들은 도수치료사와 운동치료사가 환자에게 조언을 해야 하는 일반적인 근골격계 질환인 좌상, 염좌, 경련된 근육을 평가한다.

촉진 (Palpation)

도수치료사에게 평가절차보다 더 중요한 것은 없으며, 촉진도 근육뼈대계 평가로 통합되어야 한다. **촉진**(palpation)은 보통 손가락 끝을 이용한 촉각을 통하여 환자의 뼈와 연부조직에 관한 신체 평가를 포함한다.

뼈의 표지에 대한 촉진은 방사선 사진으로 판단할 수 있는 뼈대계 구조의 손상을 결정하는데 중요하다. 목에서, 환자의 목앞굽이의 각을 평가하기 위하여 가시돌기에 대한 느낌은 중요하다. 만성 자세와 신체 외상 때문에, 정상적인 앞굽이는 종종 감사되고 상실되며 또는 비가역적 손상을 야기한다. C2와 C7의 가시돌기는 바로 누운자세에서 쉽게 촉진된다. 그러나 정상 목굽이가 있을 때 C3부터 C6까지의 가시돌기는 촉진하기 어렵다(그림 3-4A). C3-C6가시돌기가 쉽게 촉진되면 목굽이가 감소되었다는 뜻이다(그림 3-4B).

목뼈 굽이 평가 이후, 연부조직 촉진을 한다. 연부조직을 촉진할 때 조직의 질을 평가할 수 있다. 평가하는 조직이 근육이면, 단단하거나 부드러운지 살펴본다. 단단한(과도한 수축) 근육은 딱딱한 느낌이다; 느슨하고 이완된 근육은 부드럽다. 근육이 딱딱하면, 전체 근육이 딱딱한가? 또는 근육 안에 단단한 작은 노트 또는 띠가 있는가? 작은 노트(knots)는 근막통증유발점이며, 띠는 보통 전체적으로 수축하거나 신장으로 당겨지는 것의 근육섬유 다발을 말한다. 띠는 보통 단단하며, 기타줄 소리 같이 탕하고 울린다.

근육 조직, 다른 연부조직 또는 뼈를 평가하든, 촉진은 가장 큰 일반적인 정보를 제공할 수 있다. 촉진을 할 때 부종과 온감이 느껴지면, 조직에 염증을 뜻한다; 연부조직 안이 두껍고 밀도가 증가되었다면 조직 안에 섬유성 유착이 발생되었다는 것이다. 또한 관절의 ROM에 끝느낌을 촉진하는 것이 중요하다. 목관절의 **끝느낌**(end-feel)은 수동 ROM의 끝에서 발생하고 작고 건강하게 되튀는 느낌이어야 한다. 끝느낌이 단단하면, 퇴행성관절염(DJD; arthritic)의 뼈가시를 뜻하며, 아마도 경련된 근육이나 연부조직 유착이 있을 것이다.

촉진을 하기 전에 건강력과 ROM 검사는 종종 촉진할 때 주

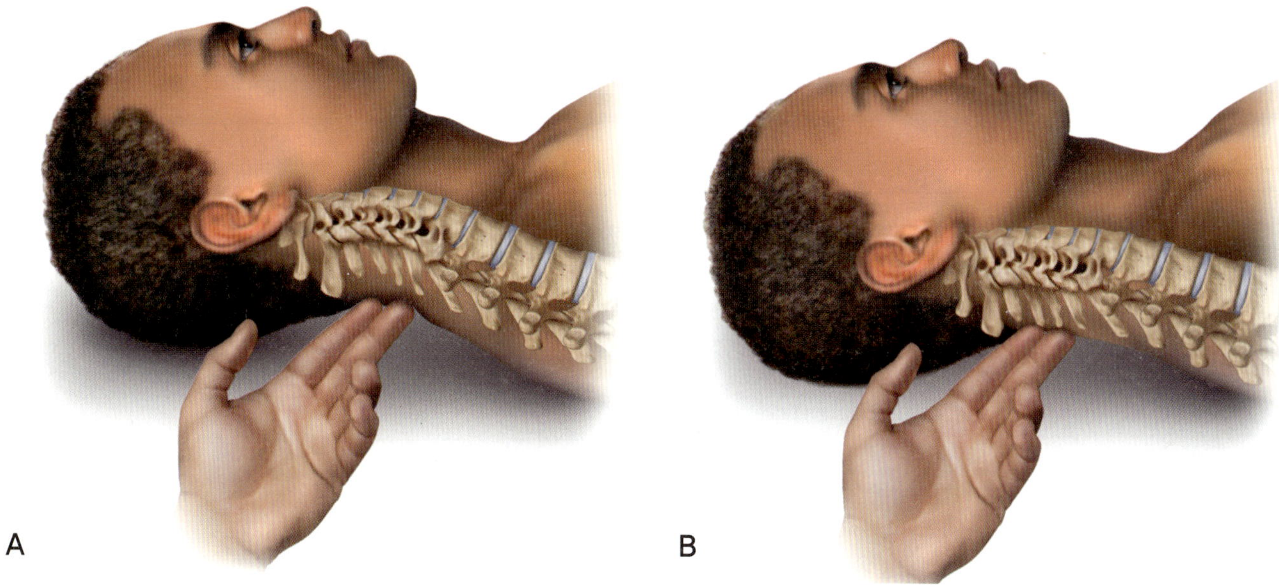

그림 3-4 바로 누운자세에서 목의 가시돌기 촉진. **(A)** 목이 정상적인 앞굽이를 보이고 있기 때문에 C3에서 C6까지 가시돌기는 촉진하기가 어렵다. **(B)** 모든 목뼈가시돌기는 목굽이가 감소(저앞굽이)되었기 때문에 쉽게 촉진된다.

의집중을 하는 것에 대하여 치료사에게 주어야 한다. 촉진은 치료사가 평가절차의 이른 시기에 수행하는 임상적 인상을 확인하거나 배제할 수 있다.

관절놀이 평가(Joint Play Assessment)

관절놀이 평가(joint play assessment)는 수동 ROM 평가에 초점을 둔 특별한 유형 중 하나이다. 일정한 방향으로 목 전체를 움직이거나 신장하는 것 대신에, 움직임은 한 마디관절수준에서 실시된다. 이것은 문제가 존재하는 부위를 좁혀나갈 수 있기 때문에 중요하다. 예를 들면, 치료사는 수동적으로 오른쪽 가쪽굽힘을 할 때 움직임이 감소되었다면, 움직임이 감소되었다는 정보는 단지 저가동성이 있다는 것과 감소된 방향을 알 뿐이다. 이것은 목의 전체 관절이 감소된 방향으로 저가동성을 보이는 것인지 저가동성이 단지 한 관절 또는 몇 개의 관절에서만 나타나는 것인지 알 수 없다. 관절놀이 평가는 이런 점을 가능하게 한다.

실제로, 목 전체가 정상 관절각도를 보일 때도, 오른쪽 가쪽굽힘 수동 ROM 동안 목 안에서 저가동성 관절이 있을 수 있다. 한 마디의 수준(one segmental level)이 저가동성이라서 충분한 움직임을 생산하지 못하면, 인접한 다른 관절에서 과가동성으로 보상작용을 한다. 목뼈의 저가동성과 과가동성이 존재하기 때문에 전체 목의 대동작 ROM은 이것이 가능하게 한다. 따라서 단지 특정 한 마디의 건강을 결정하기 위한 방법은 관절놀이 평가를 실시하는 것이다.

관절놀이 평가는 관절가동술과 유사하게 수행된다(관절가동술 수행법에 더 자세한 설명은 제10장을 참조). 치료사는 목뼈를 한 손으로 관절돌기를 고정하고, 아래 목뼈에 상대적으로 즉각적으로 위쪽으로 움직인다.(움직이는 관절은 고정된 관절 위쪽에 위치하는 것을 목과 함께 움직이게 한다.) (그림 3-5). 이 과정은 두 척추 사이에 위치한 한 마디관절수준에서 움직임을

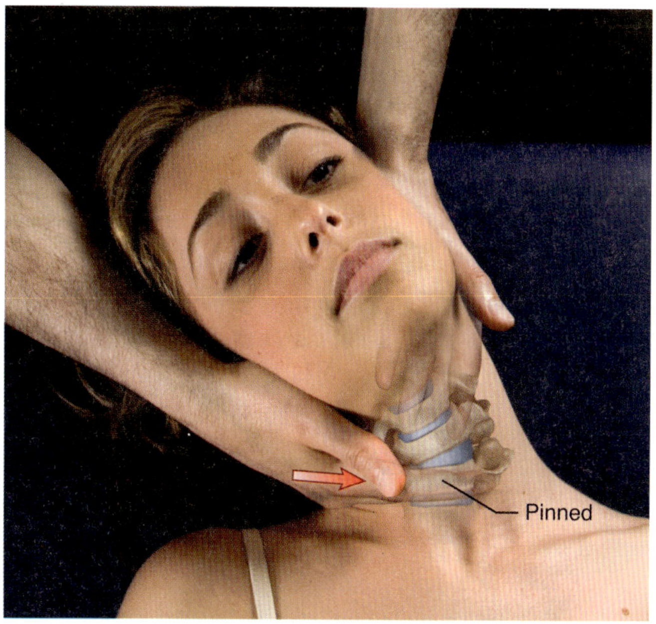

그림 3-5 목의 오른쪽 가쪽굽힘 관절놀이검사. 한 척추뼈는 고정하고, 바로 위에 있는 척추뼈는 고정된 뼈에 대하여 오른쪽 가쪽굽힘한다. 관절놀이는 척추 마디의 수준에서 연부조직을 평가하는 유일한 방법이다. (대상자는 Muscolino JE. 목의 관절가동술. *MTJ.* Fall 2007:169-172. 사진 Yanik Chauvin.)

분리하는 것으로, 관절수준의 끝느낌으로 치료사가 특별하게 평가할 수 있도록 한다. 목뼈의 각 관절수준에서 관절놀이평가를 수행함으로써, 전체 목뼈에서 저가동성 관절과 과가동성 관절을 평가할 수 있고, 그에 적합한 치료법을 결정할 수 있다. 관절놀이검사는 **운동촉진**(motion palpation)이라고도 한다.

3.4 치료 전문가 Tip

관절놀이 평가(Joint Play Assessment)

관절가동술처럼 관절놀이 평가는 수동 관절가동범위의 끝에서 환자의 관절을 가져가서 수행하는 것으로 부드럽게 적용하고, 안정된 힘을 이용하여 바람직한 방향으로 관절을 더 신장한다. 관절놀이 평가를 위하여 적용하는 힘은 부드럽고 안정적이어야 하며 너무 강해서는 안 된다. 관절놀이 평가와 관절가동술은 빠르고 갑작스런 밀치기는 포함되어서는 안 된다. 관절놀이의 범위에서 빠른 밀치기는 카이로프랙틱 또는 접골치료에서 사용되며 도수치료사는 법적으로 수행할 수 없다.

관절놀이/관절가동술의 적용 이전에, 치료사의 전문적인 소견에서 수행하는 것은 매우 중요하다. 치료사의 전문범위 안에서 관절놀이/관절가동술의 윤리적 또는 법적 적용에 대하여 의심이 된다면, 그 지역의 허가사항, 치료사의 자격, 치료사의 전문분야를 확인해야 한다.

특별한 평가검사 (Special Assessment Tests)

부분 염좌, 좌상 및 경련이 이미 설명한 절차들을 이용하여 정확하게 평가될 수 있을지라도, 목의 몇몇 질환들은 특별한 평가검사로 알려진 특별한 절차에 대한 지식을 요구한다. 각각의 **특별한 평가검사**(special assessment tests)는 한 특정한 질환 또는 질환의 특별한 유형에 대한 가능한 증상들에 대하여 가시적인 정보를 제공한다. 목뼈에 대한 대부분 빈번히 사용되는 특별한 평가검사를 글상자 3.2에서 설명하고 있다.

구멍압박검사 〔스펄링(Spurling) 검사〕

비디오 - 교재와 함께 제공되는 DVD 또는 본 출판사 홈페이지 thePoint를 통해서 구멍압박검사에 대한 비디오를 시청한다.

구멍압박검사(foraminal compression test)는 **스펄링검사**(spurling test)라고도 한다. 이 검사는 목뼈의 척추사이구멍을 압박하는 것이다. 치료사는 손가락을 겹쳐서 환자의 머리 위에

글상자 3.2

특별한 평가검사

- 공간-점유 손상검사
  - 구멍압박검사(스펄링검사)
  - 기침검사
  - 발살바기법
  - 신연검사
  - 슬럼프 검사
- 가슴문증후군검사
  - 에드손검사
  - 이든검사
  - 라이트검사
  - 팔신경얼기 긴장검사(BTPTT)
- 척추동맥 역량검사(VACT)

글상자 3.2에 특수검사의 일반적인 사용은 다음과 같다:

- 구멍압박검사, 기침검사, 발살바기법과 신연검사는 목뼈의 공간-점유성 손상을 평가하는데 사용한다. 이 검사는 종종 퇴행성관절염(DJD)으로 인한 뼈가시와 병적(팽윤, 돌출된) 디스크 평가하는데 사용되고, 이 4가지 검사는 부종 또는 종양을 평가하는데도 사용할 수 있다.
- 에드손검사, 이든검사, 라이트검사, 그리고 BPTT검사는 가슴문증후군(TOS)을 평가하는데 사용한다.
- 슬럼프검사는 목뼈의 공간-점유성 손상과 가슴문증후군을 평가하는데 모두 사용할 수 있다.
- VACT는 윗목을 돌림하고 폄하여 안전하게 평가하여야 한다.

놓고 천천히 아래로 부드럽고 중등도 되는 압을 가한다. 압은 보통 5~10초간 유지하며 천천히 이완한다.

이 검사는 다른 자세에서 환자의 머리 위에 제공할 수 있다. 첫째, 검사는 중립위치에서 환자의 머리 위에 수행한다(그림 3-6A). 압은 바로 아래로 주어야 한다. 압을 증가하고 평가 절차의 민감성을 증가시키기 위하여, 검사는 환자의 머리를 펴고 한 쪽으로 가쪽 굽힘하고 같은 쪽으로 돌리고 반복 실시한다.(가쪽굽힘과 돌림은 공간 손상이 의심되는 쪽으로 실시한다.) 압은 바로 아래쪽으로 제공하거나 약간 뒤-가쪽으로 실시하여 환자가 가쪽굽힘하도록 할 수 있다(그림 3-6B). 이런 자세에서 실시하는 검사를 종종 **최대구멍압박**(maximal foraminal compression)이라고 한다. 이 자세는 추가로 한쪽에 구멍압박을 증가시키지만, 다른 쪽은 감소시키기 때문에, 최대구멍압박검사는 환자 신체의 다른 쪽에서 반복할 필요가 있다.

척추사이구멍의 압박은 척수에서 나오는 척수신경이 지나가

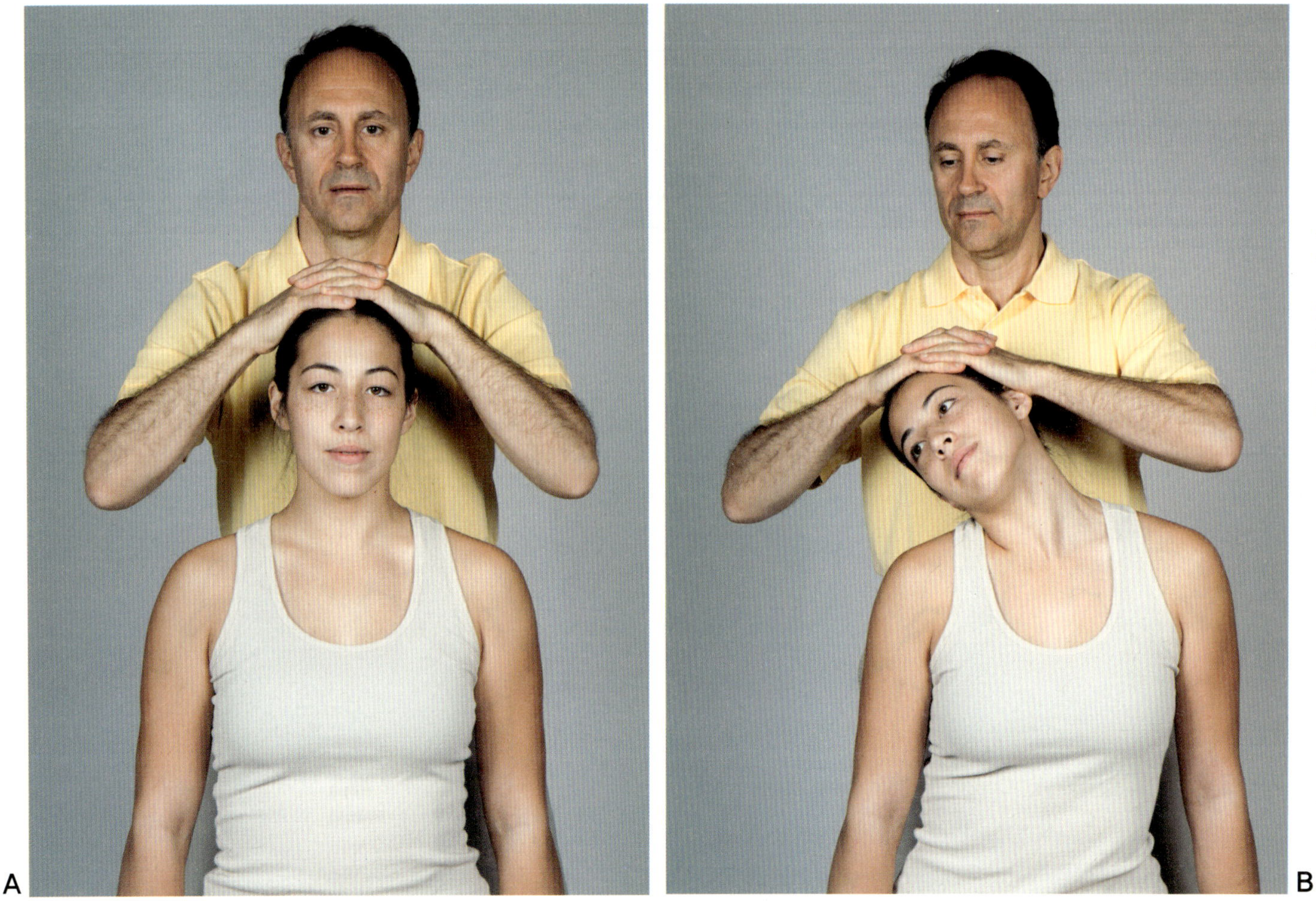

그림 3-6 구멍압박검사. (A) 환자는 머리와 목을 중립위치에 놓고 치료사는 환자의 머리를 아래로 가압한다. (B) 환자의 오른쪽에 적용하는 최대 구멍압박검사. 압은 바로 아래쪽 또는 아래-약간 뒤가쪽으로 줄 수 있다. 주의: 구멍압박 및 최대 구엄압박 검사를 수행할 때, 압은 천천히 점진적으로 증가시키는 것이 중요하다.

는 구멍을 감소시킨다. 환자가 한쪽 공간 손상으로 이미 목 척수신경의 압을 경험하고 있으면, 이 검사는 척수신경에 추가적인 압을 주기 때문에 증상을 증가시키거나 재출현시킬 수 있다. 대부분 팔로 내려가는 몇몇의 감각장애를 호소한다. 예를 들면, 환자는 찌르는 통증 또는 타는 통증, 저린감 또는 압박감을 팔, 아래팔, 그리고 손에서 느낄 수 있다. 건강한 사람은 이 검사에서 음성반응이 나타난다.

팔의 연관 징후들은 구멍압박검사에서 양성으로 진단한다; 증상이 한쪽 팔에서만 출현하면 한쪽 공간점유 손상이 있는 곳이다. 목뼈를 가압할 때 대부분의 목뼈 관련 질환이 약간의 목 통증과 불편함을 야기할 수 있기 때문에, 목의 통증 또는 불편함의 출현은 구멍압박검사의 양성을 의미하는 것은 아니다. 양성 구멍압박검사는 공간점유 손상을 의미하며, 가장 일반적인 질환은 병적 디스크 또는 중등도 이상의 퇴행성관절염(DJD)이다. 음성 구멍압박검사는 중등도 이상의 퇴행성관절염과 병적 디스크는 없다는 뜻이며, 적어도 중등도 이상의 주목할만한 손상된 디스크도 존재하지 않는다는 뜻이다. (경증 팽윤 또는 돌출된 디스크는 검사결과 음성으로 나올 수 있으며 특히, 간단한 검사에서는 음성으로 나올 확률이 크다.)

3.5 치료 전문가 Tip

양성구멍압박검사 (Positive Foraminal Compression Test)

양성구멍압박검사를 받은 환자는 의사의 진단을 받아야 한다. 환자가 미리 의사의 진단을 받지 않았다면, 치료사는 의뢰서를 제공해야 한다. 치료사는 이 환자의 치료를 계속할 수 있으나, 팔에 증상을 증가시키는 도수적 압박과 환자의 자세를 제공하는 것을 피하는 것이 중요하다.

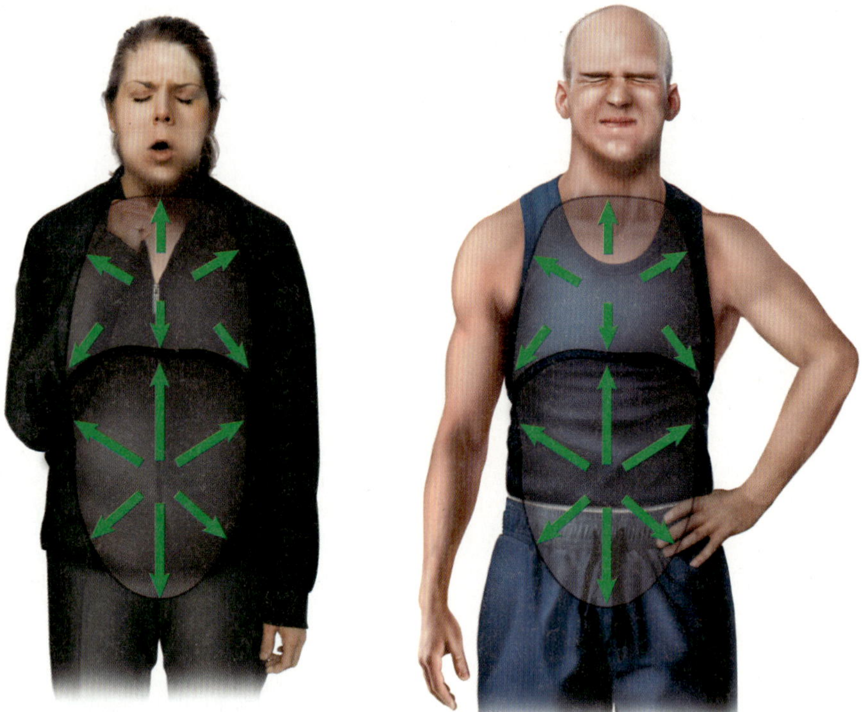
A B

그림 3-7 기침검사와 발살바기법. **(A)** 기침검사에서, 환자에게 강제적으로 기침을 하라고 지시한다. **(B)** 발살바기법에서, 환자는 숨을 깊게 들이마시고 그대로 유지하고 대장이 움직이는 것처럼 끌어내린다.

기침검사와 발살바기법(Cough and Valsalva Maneuver)

기침검사(cough test)와 **발살바기법/검사**(Valsalva maneuver/test)는 모두 **내장압력**(intrathecal pressure)을 증가시키기 위해 설계되었고, 척수에 제공되는 압력과 척추사이구멍에 있는 척수신경에 주어지는 압력을 증가시키도록 설계되었다. 이 기전은 큰구멍압박검사와 동일하다; 이 신경구조의 압박 증가는 공간점유성손상이 있는 환자의 팔 증상의 주요 원인이다. 그러나 큰구멍압박검사만이 목뼈의 압력을 증가시키고, 기침검사와 발살바기법은 전체 척추뼈에 압력을 증가시키는 원인이 된다. 따라서, 허리뼈의 병적 디스크질환과 후기 DJD를 평가할 수 있다(환자가 다리에서도 관련 징후를 경험한다면).

기침검사는 환자를 앉은 상태(선 자세)에서 힘있게 기침하라고 해서 수행한다(그림 3-7A). 발살바기법은 환자에게 앉은 자세(또는 선 자세)에서 숨을 깊게 들이마시고 내장을 아래로 움직이는 것처럼 배의 아래 쪽으로 공기를 내려서 그대로 유지하도록 하여서 검사한다(그림 3-7B). 환자에게 가능한 곤란스러운 일을 피하고 편안함을 유지할 수 있도록, 발살바기법을 검사할 때는 환자와 눈을 마주쳐서는 안 된다. 이런 경우, 구멍압박검사와 마찬가지로, 목의 국소통증이 양성반응이 아니다. 양성반응은 팔로(또는 허리뼈의 공간-점유성 손상에서는 다리로) 내려가는 연관증상이 출현한다.

3.6 치료 전문가 Tip

발살바기법(Valsalva Maneuver)

발살바기법 수행은 심장과 뇌로 흘러가는 혈류량을 일시적으로 감소시켜서 환자의 어지럼증과 심지어 기절시키는 방법이다. 또한 발살바기법이 완료되면 심장으로 들어가는 혈류량을 갑자기 증가시키는 것이다. 이 방법은 심장에 좌상을 증가되는 원인이 되며 심장이 약한 환자는 위험할 수 있다. (선천적인 심장질환 또는 다른 말기 심장질환)

신연검사(Distraction Test)

비디오 - 교재와 함께 제공되는 DVD 또는 본 출판사 홈페이지 thePoint를 통해서 신연검사에 대한 비디오를 시청한다.

신연검사(distraction test)는 효과적인 역-구멍압박검사이다. 구멍압박검사는 치료사가 환자의 머리를 아래로 밀어서 척추사이구멍을 압박하는 검사이며, 신연검사는 치료사가 환자의 머리를 들어 올려서(신연/견인) 목뼈에 압력을 감소시키는 검사이다. 이 검사를 수행하기 위해, 환자는 의자에 앉고 치료사는 한 손으로 환자의 뒤통수와 다른 한 손으로 환자의 이마를 잡은 후에 머리를 들어 올려서 척추사이구멍이 벌어지도록 한다(그림 3-8). 환자가 바로 누운자세에서도 수행할 수 있다.

신연검사 동안에 환자의 팔에 감각 관련 증상이 감소하거나 사라진다면 양성으로 판정한다. 신연검사는 척추사이구멍 안

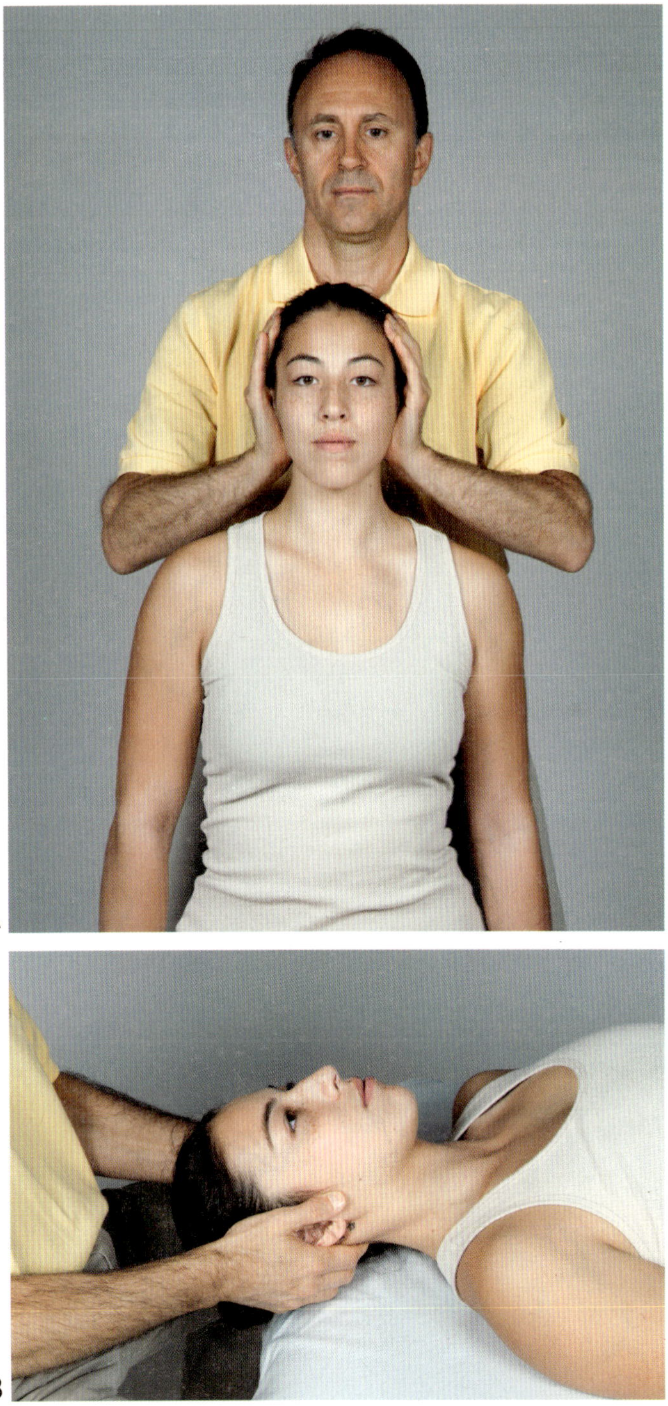

그림 3-8 목뼈 신연검사. **(A)** 치료사는 환자의 뒤통수와 이마/마루엽을 들어 올려서, 목뼈를 신연/견인하고, 척추사이구멍을 열어준다. **(B)** 바로 누운자세에서 환자의 신연검사.

에 척수신경을 압박하는 병적 디스크 또는 후기 퇴행성관절질환(골관절염) 같은 공간점유성 손상이 있는 환자에서 양성일 것이다. 척수신경을 압박하는 양이 감소하여 환자의 증상이 감소한다면, 공간점유성 손상으로 인한 척수신경 압박이 증상의 원인인 것이다.

3.7 치료 전문가 Tip

신연검사와 턱관절증후군

신연검사를 수행할 때, 치료사의 손은 환자의 뒤통수와 이마가 아니라 환자의 뒤통수와 아래턱에 놓는다. 그러나 아래턱을 위로 올릴 때 턱관절에 압력이 가해지기 때문에 턱관절증후군을 가지고 있는 환자에게는 금기가 된다.

슬럼프검사(Slump Test)

비디오 - 교재와 함께 제공되는 DVD 또는 본 출판사 홈페이지 thePoint를 통해서 슬럼프검사에 대한 비디오를 시청한다.

슬럼프검사(slump test)는 전체 척수신경과 팔다리 말초신경에 긴장을 주는 검사이다. 따라서 이 검사는 목뼈와 허리뼈의 공간점유성 손상뿐만 아니라, 가슴문증후군(TOS)을 평가할 수 있다. 이 검사가 허리뼈의 병적 질환과 좌골신경통을 평가하는데 가장 효과적인 방법이긴하지만, 목뼈의 공간점유성손상과 가슴문증후군을 평가하는데도 유용하다.

슬럼프검사는 당기는 힘을 이용하여 척수와 척수신경에 긴장을 증가시키는 것이다. 공간점유성 손상이 이미 신경계 구조물을 압박하고 있다면, 슬럼프검사를 할 때 척수신경은 공간점유성 손상으로 갇혀 있을 것이다. 팔에 감각관련 증상은 공간점유성 손상과 가슴문증후군에서 양성으로 나타난다. (다리에 감각증상이 있다면, 허리뼈 공간점유성손상이다.) 다른 특수검사가 그러하듯이, 국소 목 (또는 허리) 통증은 검사결과 양성을 의미하지는 않는다.

슬럼프검사는 척수와 척수신경에 가해진 긴장을 추가하기 위하여 몇 가지 순차적인 단계로 수행된다. 운동은 능동 또는 수동적으로 수행될 것이다.

1. 환자는 의자에 앉고 손은 등 뒤로 깍지를 낀다(그림 3-9A). 등 뒤에 깍지 낀 손은 팔신경얼기에 긴장을 증가시켜서 가슴문증후군 평가를 한다.
2. 다음, 환자에게 등뼈와 허리뼈를 앞으로 숙이라고 부탁한다(그림 3-9B).
3. 환자에게 목과 머리를 굽히라고 한다(그림 3-9C).
4. 치료사는 환자의 머리와 목을 눌러서 목/머리 굽힘을 증가시킨다(그림 3-9D). 척추뼈의 굽힘은 척수를 신장시키고 팔신경얼기의 긴장을 증가시킨다.
5. 그런 다음 환자의 무릎관절을 완전히 펴라고 한다(그림 3-9E).
6. 끝으로, 발을 발등쪽으로 굽히라고 한다(그림 3-9F). 다리의 이런 동작은 척추를 더 신장시키고 궁둥신경을 신장시킨다.

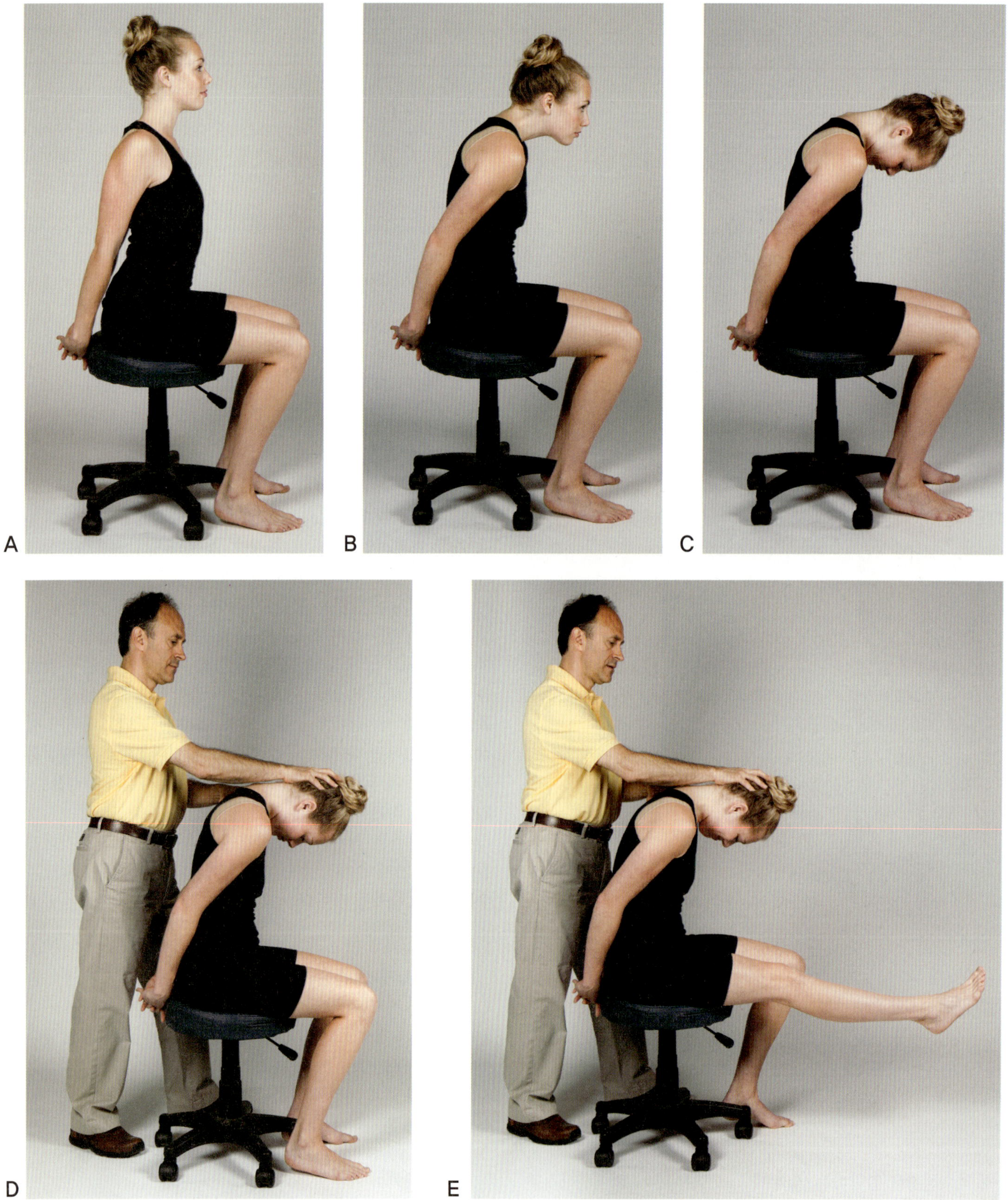

그림 3-9 압박검사. 압박검사는 몇 가지 일련의 단계로 구성되어 있다. **(A)** 환자는 의자에 앉은 후 손은 등뒤로 깍지를 낀다. **(B)** 환자는 몸을 앞으로 굽혀서 등뼈와 허리뼈를 구부정하게 한다. **(C)** 환자는 목과 머리를 구부린다. **(D)** 치료사는 환자의 목/머리 굽힘을 더해준다. **(E)** 환자는 무릎을 편다. *(계속)*

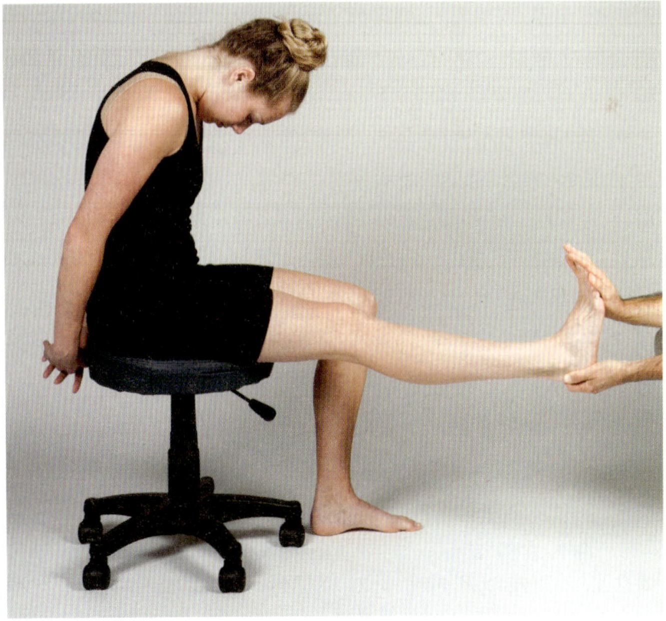

F

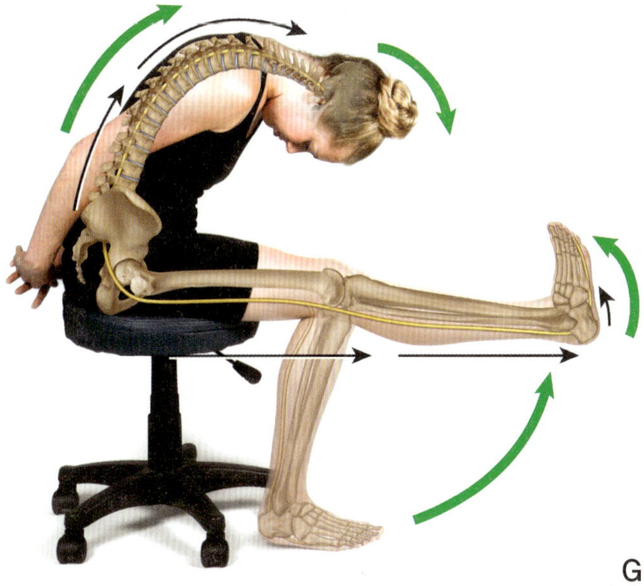

G

그림 3-9 *(계속)* **(F)** 환자는 발을 발등굽힘한다. **(G)** 이 그림은 압력검사의 생체역학을 보여주는데, 척수와 척수신경에 가해지는 신장/긴장을 강조하고 있다.

그림 3-9는 신경구조에 가해지는 이 모든 단계의 긴장을 합하여 도식화한 것이다. 슬럼프검사가 척수와 척수신경을 너무 긴장시키기 때문에, 이 검사는 보통 건강한 사람도 이 검사 동안에 약간의 통증과 불편함을 느낄 수 있다. 따라서 이 검사를 할 때 검사결과 양성이라는 것은 이 검사 동안에 팔이나 다리에서 이전에 경험했던 높은 수준의 통증이 다시 재현될 때를 말한다.

에드손검사 (Adson's Test)

비디오 - 교재와 함께 제공되는 DVD 또는 본 출판사 홈페이지 thePoint를 통해서 TOS검사에 대한 비디오를 시청한다.

에드손검사(Adson's test)는 가슴문증후군(TOS)의 하나인 앞목갈비근증후군을 평가하기 위하여 개발되었다. 앞목갈비근증후군은 앞목갈비근과 중간목갈비근이 단단해서 나타나는 신경혈관성 포착증후군 중 하나로서, 그 근육들 사이를 지나가는 팔신경얼기와 빗장밑동맥을 압박하는 원인이 된다. 에드손검사는 치료사는 환자에게 한쪽으로 목을 돌리라고 지시하고, 반대쪽으로 목을 굽힌 후에, 목의 척추관절을 펴라고 지시한다(앞목갈비근과 중간목갈비근의 작용과 반대 동작이다). 이때 치료사는 노동맥에서 맥박을 촉진한다(그림 3-10).

노동맥 맥박의 강도가 약하면, 목갈비근 사이에서 빗장밑동맥이 압박된다는 뜻으로 검사결과는 양성이다. 빗장밑동맥의 압박은 팔신경얼기의 압박을 검사하는 방법 중 하나인데, 빗장밑동맥이 압박되면 그 다음 팔신경얼기도 압박될 것으로 간주할 수 있다. 검사를 하는 동안 환자가 팔에서 통증, 저림감 또는

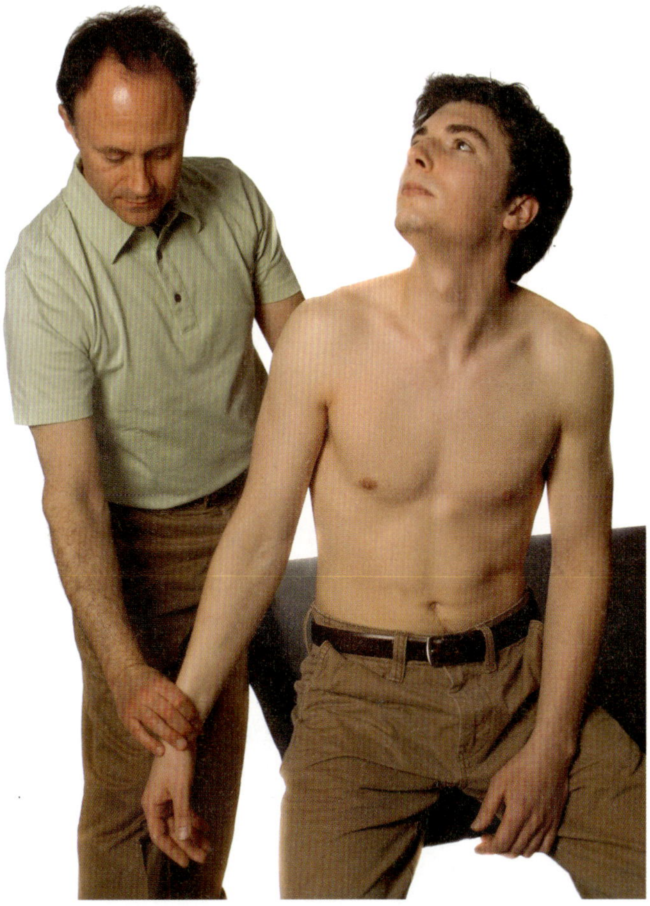

그림 3-10 에드손검사. 치료사가 환자의 노동맥 맥박을 촉진하고 있는 동안, 환자는 목을 한쪽으로 돌린 후에 반대쪽으로 가쪽굽힘을 하고 머리와 목을 편다.
(Muscolino JE의 승인 후 게재. Freedom from thoracic outlet syndrome. *MTJ*. Winter 2006: 171-174. 사진 Yanik Chauvin).

압통과 같은 감각관련 증상들을 경험한다면, 이것은 앞목갈비근과 중간목갈비근 사이에 팔신경얼기의 직접적인 압박을 뜻하는 것으로 검사소견은 양성이다. 목의 국소통증은 검사소견상 양성이 아니다.

양성검사를 유발하기 위하여, 환자에게 숨을 깊게 들이마시고 그대로 유지하라고 지시할 수 있다. 목갈비근은 들숨근이기 때문에, 이때 이 근육들이 수축하여 긴장이 증가하고, 그 사이를 지나가는 신경혈관성 구조를 압박할 가능성이 증가한다.

이든검사 (Eden's Test)

이든검사(Eden's test)는 가슴문증후군(TOS)의 4가지 유형 가운데 다른 하나인 갈비빗장증후군(costoclavicular syndrome)을 평가하기 위해 개발된 것이다. 갈비빗장증후군은 1번 갈비뼈와 빗장뼈 사이에 갈비빗장공간이 감소되어 발생하는 신경혈관 포착성증후군 중 하나이다. 이든검사는 빗장뼈와 1번 갈비뼈를 동시에 들어 올려서 공간을 감소시키고, 그 공간을 지나가는 팔신경얼기와 빗장밑동맥, 빗장밑정맥을 압박한다. 이든검사는 환자의 노동맥 맥박을 촉진하면서, 치료사는 환자에게 군인이 차렷하고 있는 자세처럼 가슴을 내밀고 팔이음뼈를 뒤쪽으로 당기라고 지시한다(그림 3-11). 가슴 내밀기는 1번 갈비뼈를 앞으로 가져가고, 팔이음뼈 뒤로 당기기는 빗장뼈를 뒤로 가져가기 때문에 갈비뼈와 빗장뼈 사이의 공간이 감소하게 된다. 이든검사는 **밀러터리 브레이스 검사**(military brace test)라고도 한다.

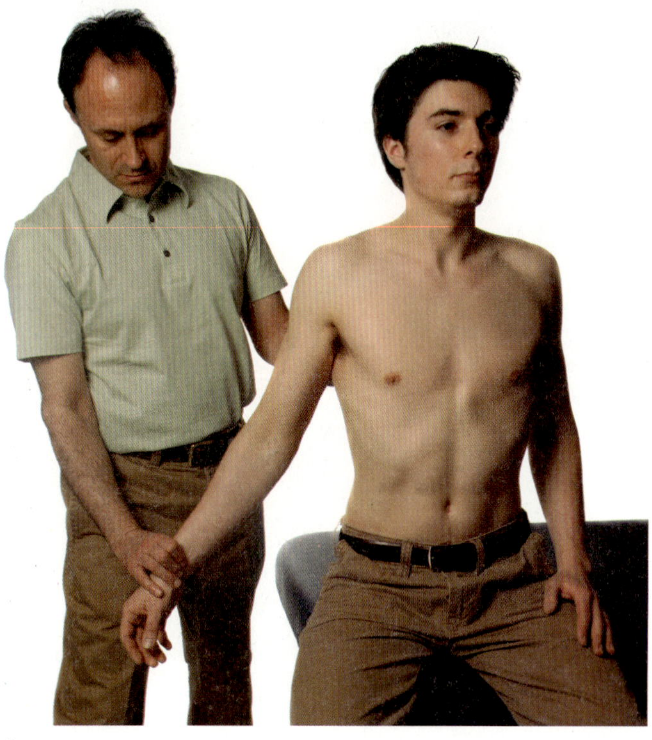

그림 3-11 이든검사. 치료사가 노동맥 맥박을 촉진하는 동안, 환자는 마치 군인이 차렷 자세에서 서있는 것처럼 가슴은 내밀고 어깨는 등 뒤로 당기도록 한다.

(Muscolino JE의 승인 후 게재. Freedom from thoracic outlet syndrome. *MTJ.* Winter 2006: 171-174. 사진 Yanik Chauvin).

이 검사의 양성 반응은 노동맥 맥박의 강도가 약해지는 것이고(속도는 변함 없고), 갈비빗장공간에서 빗장밑동맥이 압박된다는 것이다. 빗장밑동맥이 압박되면, 팔신경얼기도 압박될 것으로 가정할 수 있다. 따라서 에드손검사와 마찬가지로 빗장밑동맥 압박은 팔신경얼기 압박을 검사하기 위해서도 사용된다. 이 검사를 하는 동안에 환자가 팔에서 통증, 저린감 또는 압통과 같은 감각신경 관련 증상들을 호소한다면, 이것은 갈비빗장공간 안에 있는 팔신경얼기가 직접적으로 압박하는 것으로, 검사 소견상 양성이다. 목이나 가슴의 국소통증은 양성소견이 아니다.

양성검사를 유발하기 위하여, 환자에게 숨을 깊게 들이마시고 그대로 유지하라고 지시한다. 이것은 1번 갈비뼈를 빗장뼈 쪽으로 가깝게 움직이게 하기 때문에, 갈비빗장공간을 감소시키고, 결과적으로 팔신경얼기와 빗장밑동맥, 빗장밑정맥을 압박할 가능성이 증가한다.

라이트검사 (Wright's Test)

라이트검사(Wright's test)는 가슴문증후군의 4가지 유형 가운데 또 다른 하나인 작은가슴근증후군을 평가하기 위하여 개발된 것이다. 작은가슴근증후군은 작은가슴근이 단단해져서 발생하는 신경혈관성 포착증후군으로서, 신장하면 단단한 근육이 당겨져서 작은가슴근과 가슴우리 사이를 지나가는 팔신경얼기, 빗장밑동맥, 빗장밑정맥을 압박하는 원인이 된다. 라이트검사는 치료사는 환자의 노동맥 맥박을 촉진하면서, 환자에게 팔을 뒤쪽으로 벌림과 폄하라고 지시한다(그림 3-12A).

양성검사는 노동맥 맥박의 강도(속도가 아니라)가 약해지는 것으로, 작은가슴근과 가슴우리(늑곽, rib cage) 사이에 있는 빗장밑동맥을 압박하는 것이다. 빗장밑동맥이 압박된다는 것은 팔신경얼기도 압박될 가능성이 있다는 것이다. 따라서 앞에서 서술했던 것처럼, 빗장밑동맥의 압박은 팔신경얼기 압박을 지적하는 것이다. 검사를 하는 동안 환자가 팔에서 통증, 저림, 또는 압통과 같은 감각신경 관련 증상을 호소한다면, 작은가슴근과 가슴우리 사이의 팔신경얼기를 직접적으로 압박하는 것으로, 검사 소견상 양성이다. 목과 가슴의 국소 통증은 양성이 아니다.

양성검사를 유발하기 위하여, 환자에게 숨을 깊이 들이마시고 그대로 유지하라고 지시한다. 이것은 2가지 가능성에서 압력을 증가시킨다. 들숨은 작은가슴근에 가까이 가슴우리를 들어올린다. 또한 작은가슴근은 들숨근이기 때문에, 수축할 때 작은가슴근과 가슴우리 사이의 신경혈관성 구조를 압박할 것이다.

라이트검사의 대체 자세는 환자의 팔을 이마면에 대하여 90° 굽히고, 팔꿈관절에서 아래팔을 굽히는 것이다(그림 3-

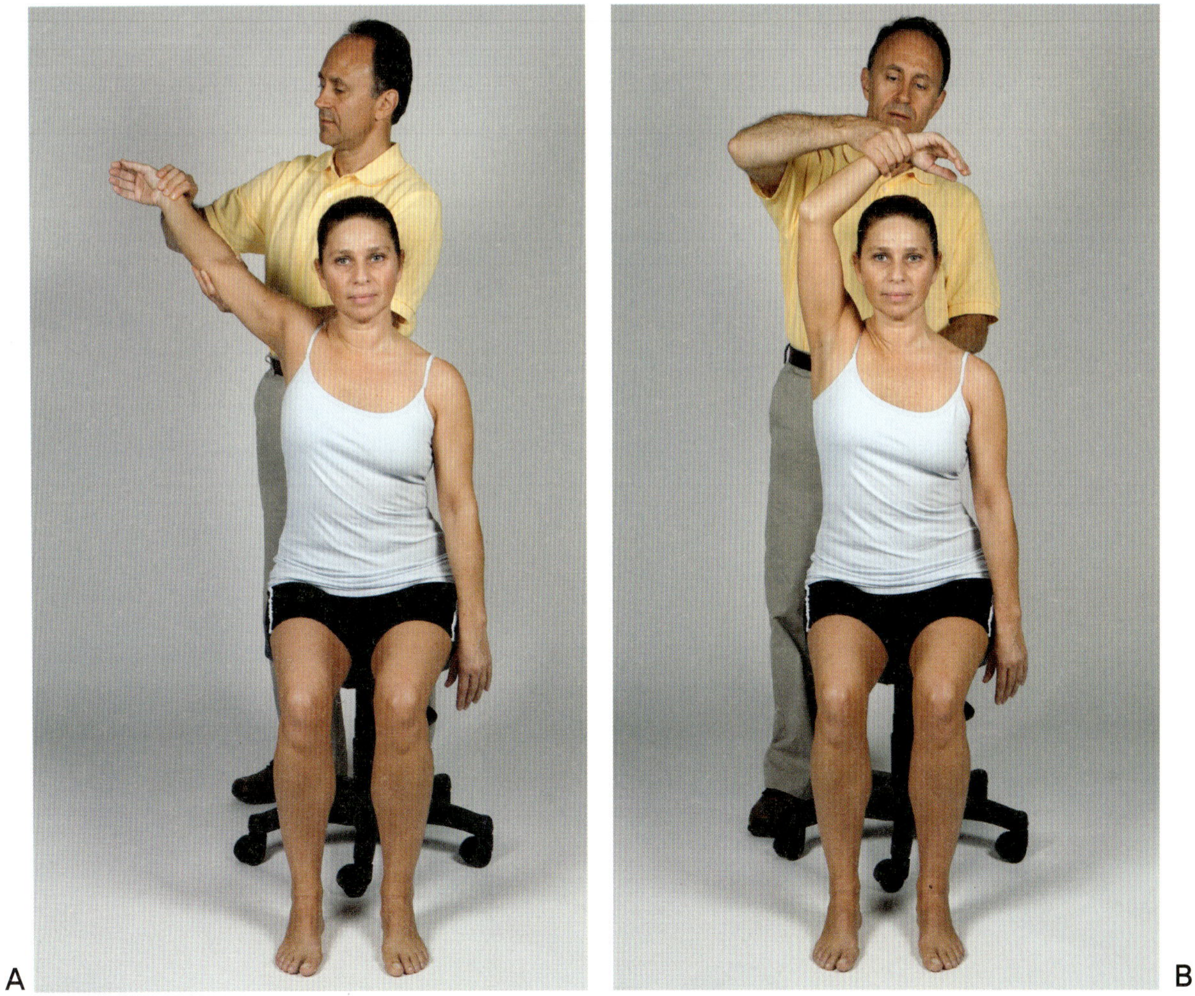

그림 3-12 라이트검사. (A) 치료사가 노동맥 맥박을 촉진하는 동안 환자는 팔을 벌리고 편다. (B) 라이트검사의 대체 자세. 치료사가 노동맥 맥박을 촉진하는 동안, 환자는 팔을 벌림하고 아래팔을 굽힘한다.

12B). 이 자세는 작은가슴근 주변이 단단해져서 팔신경얼기와 빗장밑동맥, 빗장밑정맥을 압박할 수 있다. 동일한 판정 기준으로 양성을 결정할 수 있다.

> **3.8 치료 전문가 Tip**
>
> **목뼈갈비증후군 평가(Cervical Rib Syndrome)**
>
> 가슴문증후군(TOS)의 3번째 유형인 목뼈갈비증후군은 정형외과적 평가로 확실히 평가할 수 없다. 목뼈갈비는 보통 방사선촬영으로 진단된다.

팔신경얼기 긴장검사 (Brachial Plexus Tension Test)

팔신경얼기 긴장검사(BPTT)는 실제로 일련의 검사과정으로, 팔신경얼기의 주요 신경을 평가하기 위하여 개발된 것이다. 3가지 원리의 BPTT는 정중신경, 노신경과 자신경을 평가하는 것이다. 가슴문증후군으로 인하여 이 신경들 중 하나 이상 압박된다면, 감각신경 관련 증상은 팔에서 발생해야 한다. 이것은 양성으로 판단한다.

다음은 3개의 주요 신경의 검사법을 간략하게 서술한 것이다. 각 검사에서 환자는 팔이음뼈는 내림하고, 팔은 어깨관절에서 벌림 그리고 목은 반대로 가쪽 굽힘한다.

- 정중신경검사. 팔굽관절 폄, 아래팔 뒤침, 손목관절과 손가락관절 폄(그림 3-13A).
- 노신경검사. 팔꿉관절 폄, 아래팔 엎침, 손가락관절 굽힘(그림 3-13B).
- 자신경검사. 팔꿉관절 굽힘, 아래팔 뒤침, 손 폄, 손목관절 노쪽치우침, 손가락관절 폄(그림 3-13C).

각각의 BPTT검사는 팔신경얼기의 3개 주요신경 가운데 한 신경을 우선적으로 최대로 신장하는 자세이다. 팔신경얼기의 말초신경의 각각의 위치를 잘 알고 있으면, 각각의 BPTT 자세

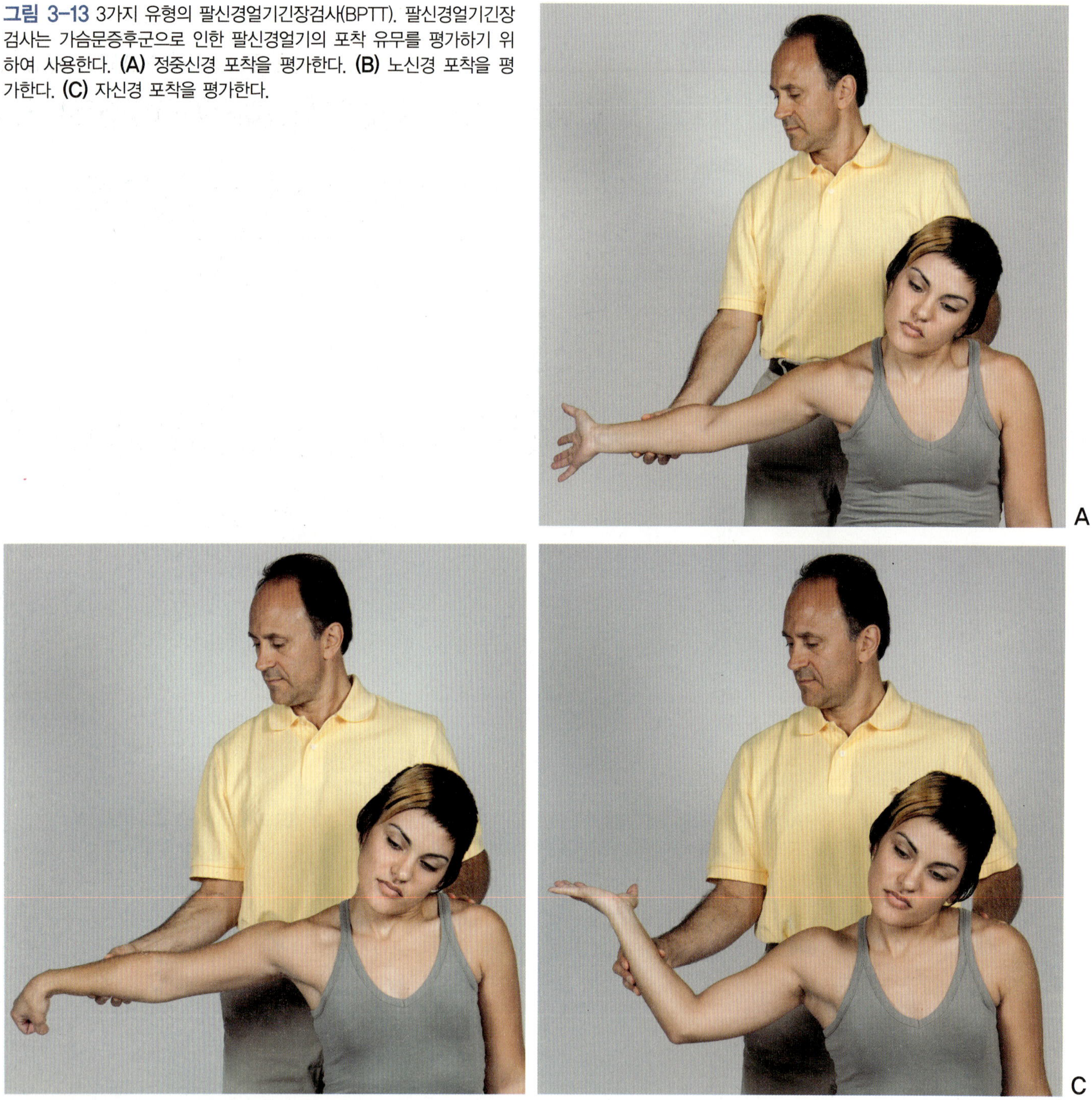

그림 3-13 3가지 유형의 팔신경얼기긴장검사(BPTT). 팔신경얼기긴장검사는 가슴문증후군으로 인한 팔신경얼기의 포착 유무를 평가하기 위하여 사용한다. **(A)** 정중신경 포착을 평가한다. **(B)** 노신경 포착을 평가한다. **(C)** 자신경 포착을 평가한다.

> **3.9 치료 전문가 Tip**
>
> **팔신경얼기 긴장검사와 팔이음뼈 내림 (Brachial Plexus Tension Test and Shoulder Girdle Depression)**
>
> 치료사가 환자의 팔을 벌릴 때, 특히 팔이음뼈의 내림을 유지하기 위하여 아래로 압을 유지하는 것이 중요하다. 그렇지 않으면 긴장이 신경으로부터 제거되어 평가검사가 비효율적이다.

는 기억하기 보다 생각해 낼 수 있을 것이다.

- 정중신경. 정중신경은 팔꿉관절, 손목관절, 그리고 손가락관절을 앞으로 가로지르기 때문에, 이 관절을 펴면, 정중신경이 신장된다; 정중신경은 안쪽에서 아래팔로 내려가기 때문에 아래팔 뒤침으로 신장을 증가시킬 수 있다. 정중신경은 겨드랑이를 지나가기 때문에 팔이음뼈 내림과 팔 벌림을 하면 신장된다. 또한 옆 목을 지나가기 때문에, 목을 반대쪽으로 가쪽굽힘하면 더 신장된다.

- 노신경. 노신경은 팔꿉관절을 앞으로 가로지르기 때문에, 팔꿉관절 폄하면 신장된다; 손목관절을 뒤쪽-노쪽으로 가로지르기 때문에, 손목관절을 자쪽치우침하면 손목관절이 신장된다; 손가락은 뒤쪽으로 지나가기 때문에, 손가락을 굽힘하면 신장된다; 아래팔은 가쪽으로 지나가기 때문에, 아래팔 엎침하면 신장된다. 노신경을 겨드랑이를 지나가기 때문에, 팔이음뼈 내림과 팔 벌림을 하면 신장된다. 이 신경은 목의 옆을 지나가기 때문에 반대방향으로 목을 가쪽굽힘하면 더 신장된다.
- 자신경. 자신경은 팔꿉관절의 뒤를 지나가기 때문에, 팔꿉관절 굽힘을 할 때 신장된다; 손목관절은 앞쪽과 자쪽으로 지나가기 때문에, 손목관절 폄과 노쪽치우침을 하면 신장된다; 손가락관절은 앞으로 지나가기 때문에, 손가락 폄하면 신장된다; 아래팔은 안쪽으로 지나가기 때문에 아래팔 뒤침을 하면 신장된다. 자신경은 겨드랑이 안을 지나가는 자신경은 팔이음뼈 내림과 팔 벌림하면 신장된다. 이 신경은 옆목을 지나가기 때문에 반대방향으로 목을 가쪽굽힘하면 더 신장된다.

척추동맥 역량검사(Vertebral Artery Competency Test)

비디오 - 교재와 함께 제공되는 DVD 또는 본 출판사 홈페이지 thePoint를 통해서 척추동맥 역량검사에 대한 비디오를 시청한다.

척추동맥 역량검사(vertebral artery competency test; VACT)는 윗목에서 척추동맥을 지나가는 혈류량의 적격성을 평가하기 위하여 개발되었다. 이 검사는 목(특히, 윗목)의 신장법 또는 관절가동술을 할 때 중요하다. 검사는 환자는 앉은 자세에서 목과 머리는 한쪽으로 돌림한 후 머리와 목을 반대쪽 어깨로 내린다(한쪽 돌림, 반대쪽 가쪽굽힘, 그리고 폄); 환자는 한 점을 선택한 후 시선을 고정하다. 이 자세를 약 30초간 유지한다(그림 3-14). 이 자세에서 검사를 끝낸 후에 반대쪽에서 검사를 반복한다.

VACT를 위한 자세는 대부분의 근골격계질환에서 불편할 수 있다; 그러나 국소 목통증과 팔의 감각신경 관련 증상은 양성 징후를 뜻하지 않는다. 검사를 하는 동안 양성인 환자는 어지럼증, 가벼운 두통, 이명, 오심, 그리고 안구진탕(안구가 앞뒤로 돌진)과 같은 신경학적 증상이 출현한다. 이러한 증상이 나타나면, 그 자세를 취한지 30초가 지나지 않았어도 검사는 즉시 중단한다.

이 검사를 위한 자세는 본질적으로 한쪽 척추동맥의 혈류량을 감소시킨다. 건강한 사람은 다른 쪽의 척추동맥이 뇌의 뒤쪽으로 혈액공급을 계속하기 때문에 증상이 나타나지 않는다. 그러나 다른 척추동맥이 동맥경화증으로 인하여 폐쇄되었다면, 뇌는 혈액을 전달하지 못하여 증상이 발생할 것이다.

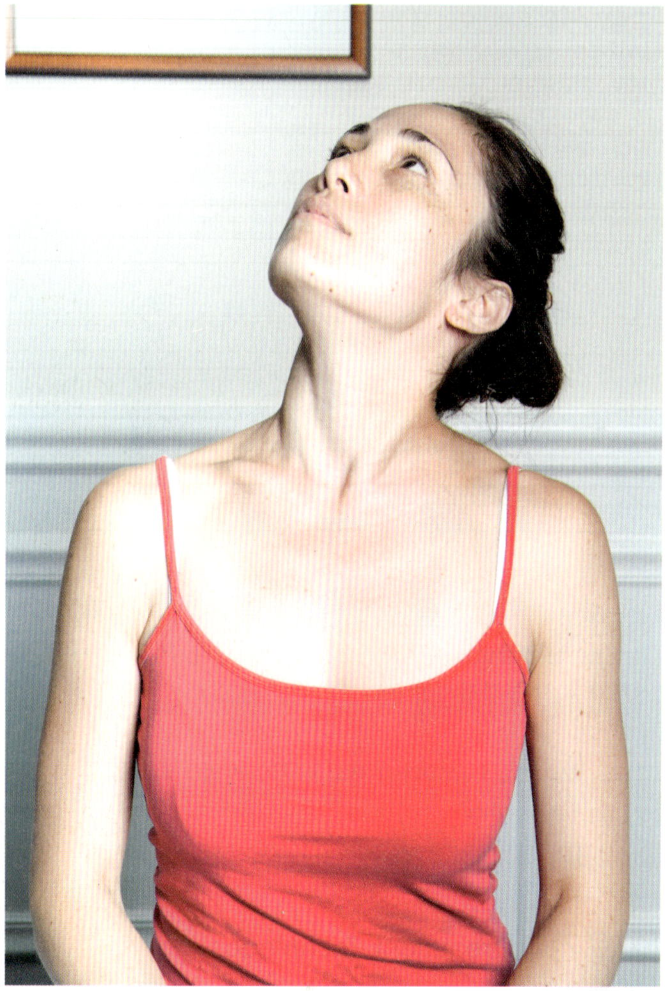

그림 3-14 척추동맥 역량검사. VACT는 척추동맥을 통해 뇌의 뒤쪽으로 흐르는 혈류량의 수행능력을 평가한다. 치료사는 환자에게 한쪽으로 목을 돌림한 후에 반대쪽으로 가쪽굽힘하고 펴라고 지시한다. (Joseph E. Muscolino 제공. Yanik Chauvin 사진.)

양쪽 어디서든 검사가 양성이면, 환자를 치료할 때 이 자세를 만들어서는 안 되는데 특히, 돌린 쪽으로 펴는 것을 피해야 한다. 동맥질환과 뇌졸중 위험이 있는 노인은 이런 문제가 더 심각할 수 있다.

3.10 치료 전문가 Tip

척추동맥 역량검사 (Vertebral Artery Competency Test)

VACT의 타당성에 대해서는 의견이 분분하다. 그러나 대체 검사방법이 없다. 그리고 척추동맥 폐색을 놓치면 가능한 최악의 결과 때문에, 목 치료를 할 때 모든 환자에게 아직도 이 검사를 수행하며, 윗목의 신장과 관절가동술도 함께 수행될 것이다.

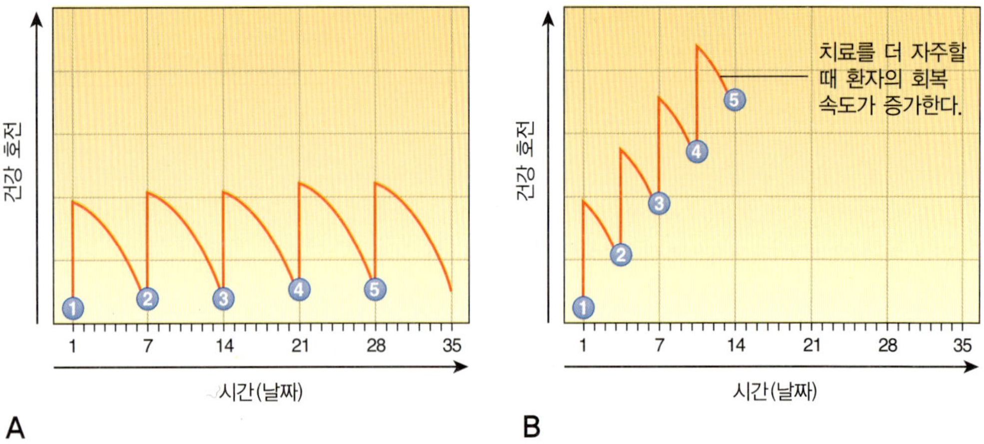

그림 3-15 치료빈도의 영향. **(A)** 주당 1회 치료. **(B)** 주 2회 치료. 치료를 더 자주할 때 환자의 회복속도가 증가한 것에 주의한다. 파란 원 안의 숫자가 치료 횟수이다. (Muscolino JE 승인. Treatment planning and client education. *MTJ.* Winter 2010:91-95.)

치료전략 / TREATMENT STRATEGY

건강력과 신체평가 검사를 마친 후에, **치료전략**(treatment strategy)을 세워야 한다. 이것은 환자를 위한 **치료계획**(treatment plan)을 수립하는 것을 포함한다. 치료계획은 다음 3가지 원칙을 결정해야 한다.

1. 각각의 치료 횟수마다 수행되는 치료기법
2. 주당 치료 횟수
3. 환자의 가정프로그램

치료기법(Treatment Techniques)

질환의 병리역학은 치료의 목적을 결정한 후, 사용하게 될 치료기법을 결정하게 한다. 대부분의 목 질환은 연부조직이 단단하여(과긴장 근육과 근막유착), 연부조직을 느슨하게 하는 것이 치료의 주요 목적이다. 대부분의 질환은 관절 기능부전을 포함하는 저가동성을 보이기 때문에, 관절가동술이 목적이 된다. 환자의 근골격계 질환을 개선하기 위해서는 이런 점 모두를 치료해야 한다.

본 교재에서 설명하는 치료기법은 단단한 근육과 다른 단단한 연부조직뿐만 아니라, 관절 기능부전 저가동성을 치료하기 위하여 개발된 것이다. 이 기법들은 환자의 조직을 준비운동한 후에 적용하는 것이 가장 효과적이다. 가장 효과적인 접근법은 치료계획 안에 다양한 기법을 결합하는 것이다. (새로운 기법을 적용하기 전에 치료사는 전문성을 확인해야 한다.)

치료빈도(Frequency of Sessions)

치료기법을 선택한 후, 다음 단계는 최적의 치료빈도를 결정하는 것이다. 즉, 이것은 환경에 의존한다. 환자가 기본적으로 건강하고 단순히 좋은 건강상태를 유지하기를 원한다면, 치료빈도는 환자의 생활습관이나 건강에 따라서 주 1회에서 월 1회 5 정도로 다양할 수 있다. 그러나 환자가 근골격계 질환으로 치료가 필요하다면, 신체재활을 위한 치료빈도는 주 2회~3회 필요하다. 신체재활은 일반적으로 물리치료, 카이로프랙틱, 근력강화훈련, 그리고 스포츠훈련을 말하며, 도수치료도 효과적이다.

치료는 회마다 이전 치료시간에 효과적이었다면 그 이후에도 포함되어야 한다. 치료수행은 근 수축을 위한 조직의 상태와 신경유형을 신체적으로 변화시킨다. 치료시간 이후에 시간이 흐르면 이런 변화는 점차적으로 사라지고, 신체는 병적 상태의 유형으로 되돌아간다. 따라서 치료시간 사이를 너무 길면, 성공적인 치료효과가 나타나기 전에 환자는 기능부전으로 역행한다. 따라서 효과적인 치료를 위하여, 바람직한 치료효과가 나타날 때까지 2~3일 이상 치료간격을 띄어서는 안 된다(그림 3-15). 비록 환자와 단단히 약속을 해도 가장 효과적인 시간과 비용효율적 접근법이다.

가정관리(Home Advice)

가정 내에서 운동에 관하여 매우 효과적인 운동은 자세훈련, 수치료(온습포와 냉찜질), 신장법, 그리고 근력강화훈련(환자가 정확히 훈련할 수 있다고 판단된다면) 등이 추천된다. 환자와

3.11 치료 전문가 Tip

가정관리 프로그램 제공(Giving Home Advice)

환자의 가정관리를 할 때 과도한 운동은 피하는 것이 최선이다. 대부분의 환자들이 3가지 이하의 신장을 추천받을 때 치료사가 4 가지 신장을 추천한다면, 그것은 과도한 것이다. 일반적으로 역치가 4 또는 10인지 아닌지, 가정관리에 대한 최선의 규칙은 환자가 수행할 수 있는 한 많이 하는 것이다. 정확한 양은 자기-규율과 열의에 대한 환자의 수준에 따라서 다양할 것이다.

자신의 치료계획을 함께 수립하는 것이 매우 도움이 된다. 환자가 1회에 1시간씩, 주 3회 방문한다 할지라도, 환자에게 주 165시간을 자신을 위해서 사용할 수 있다. 환자가 가정이나 직장에서 바람직하지 않은 자세나 활동을 한다면, 이것은 보조하는 치료사의 능력을 쉽게 압도할 수 있다. 환자는 치료계획의 목적을 수립하기 위한 시간으로 사용하고 회복이 더 빠르게 진행할 수 있다. 가정관리에 관한 더 자세한 설명은 제11장을 참조한다.

특정 질환에 관한 평가와 치료 / ASSESSMENT AND TREATMENT OF SPECIFIC CONDITIONS

2장에서 도수치료사가 치료하게 되는 목 관련 근골격계 질환을 설명하였다. 본 단원에서는 이러한 근골격계 질환을 평가하기 위하여 도수치료사에게 유용한 정형외과적 평가검사를 어떻게 수행하는지를 소개하고 설명하는 것이다. 본 교재의 2단원는 이런 질환을 치료하는데 사용될 수 있는 고급치료기법을 수행하는 방법에 관하여 설명하고 있다. 다음은 질환과 관련하여 평가 절차와 상응하는 치료법을 간략하게 설명한 것이다.

과긴장근육(Hypertonic Musculature)

단단한 근육은 환자를 수동관절가동범위를 측정함으로써 평가할 수 있다. 관절가동범위가 제한된다면, 움직임에 대한 대항근이 단단한 것이다. 관절가동범위를 제한하는 조직이 단단한 근육만은 아니다. 능동 또는 수동 관절가동범위가 제한된다면 언제든지, 관절의 반대쪽에 단단한 조직이 운동을 제한할 수 있으며, 인대와 관절주머니가 이에 포함된다.

단단한 조직은 능동 근육긴장의 증가로 인한 것이든 유착으로 인한 것이든, 단단한 근육과 다른 연부조직을 느슨하게 하는데 도움이 되는 도수치료사에게 유용한 치료방법은 연부조직 마사지에서 수치료, 신장법과 관절가동술까지 다양하다.

관절 기능부전(Joint Dysfunction)

관절 기능부전은 움직임 촉진으로 알려진 관절놀이 평가로 알 수 있다.

특정 한 마디의 척추관절에서 저가동성이 관찰되었다면, 유일한 효과적인 치료법이 관절가동술을 수행하는 것이다. 환자가 과가동성을 보이면, 도수치료사가 제공하는 모든 치료는 운동성을 감소시키는 것이 아니라, 증가시키는 것이 목표이기 때문에, 도수치료사가 직접 도움을 줄 수 있는 것은 거의 없다. 그러나 관절의 과가동성이 인접한 관절의 저가동성을 보상하기 위한 것이라면, 인접한 저가동성 관절이 움직이게 되면, 과가동성은 완화하게 될 것이다. **주의:** 과가동성 관절 주변의 근력강화운동이 도움이 된다. 치료사의 관점에서 근력강화가 이루어진다면, 적용이 필요하다.

염좌와 좌상(Sprains and Strains)

염좌 또는 좌상은 능동 ROM, 수동 ROM, 그리고 도수저항을 사용하여 평가할 수 있다. 급성 염좌나 좌상을 치료하기 위한 일반적인 치료법을 설명하는데 사용하는 단축어는 RICE(휴식, rest; 냉찜질, ice; 압박, compression; 올림, elevation)이다. RICE는 조직에 염증이 존재하는 동안은 계속 적용해야 한다. 이것은 수일, 수주 또는 수개월 이상 지속된다—냉찜질의 적용은 자세한 설명을 따르지는 않는다. 염증이 존재하면 냉찜질이 적절하다.

만성 염좌를 위한 치료는 과도한 운동을 보상하기 위하여 단단해진 근육에 맞게 조정한다. 단단한 근육을 보통 통증을 야기하기 때문에 치료가 필요하다. 이 단단한 근육들은 종종 통증을 야기하여 치료를 요구한다. 또한 염좌를 치료하기 위한 최선의 장기적인 접근법은 그 부위의 근육을 강화시키는 것이다. 더 강한 근육은 신장된 인대의 안정성 손실을 보상할 수 있고 통증성 근육경련을 예방한다.

만성 좌상을 위한 치료는 환자가 과긴장성을 가지고 있다면, 근육을 느슨하게 하여 추가적으로 발생할 수 있는 유착형성을 예방하거나 감소시켜야 한다. 이런 이유 때문에, 유착이 좌상된 근육조직에서 치료되고 조직통합이 이루어지고 나면, 근육의 단단함을 최소하기 하고 추가적인 유착 형성을 예방하기 위하여 연부조직에 마사지와 신장을 시작하는 것이 중요하다. 조직이 통합되었는지 아닌지 의심된다면, 의사의 진단을 받아야 한다.

병적 디스크(Pathologic Disc)

돌출과 파열 같은 병적 목디스크 질환의 평가는 자기공명영상촬영(MRI) 또는 컴퓨터단층(CT)촬영으로 확실하게 할 수 있다. 그러나 구멍압박검사, 기침검사, 발살바기법, 신연검사, 그리고 슬럼프검사도 사용할 수 있다. 비록 이 검사들은 자가공명촬영만큼 정확하지는 않지만, 보통 중등도 이상의 병적 디스크를 정확하게 평가하는데 효율적이다. 목디스크 돌출 또는 파열이 중등도 이상이면, 거의 모든 평가결과가 양성일 것이다. 그러나 가벼운 증상은 대부분의 검사결과 음성일 것이다. 환자가 병적 디스크 돌출 또는 파열이 있는지에 관한 질문은 확실한 진단을 위하여 의사에게 환자를 의뢰하는 것이 현명하다.

목디스크 환자의 치료는 척추원반의 압력을 증가시킬 수 있는 방법은 돌출 또는 파열의 크기를 증가시키기 때문에 금기해야 한다. 척추에 강한 압박은 피해야 하며, 환자 목뼈의 모든 운동은 주의해서 수행되어야 한다. 디스크 질환이 뒤-가쪽에 있으며, 대부분 디스크 질환이 발생하고 환자는 목과 머리를 펴서는 안 되며, 질환이 발생한 쪽으로 가쪽굽힘을 해서도 안 된다. 디스크 질환이 뒤쪽에서 중간부위에 있으면, 폄해야 한다. 디스크 손상과 관련된 증상을 증가시키는 모든 동작이 금기가 되어야 한다.

도수치료에 관한 주요 초점은 척추원반을 둘러싸고 있는 근육이 척추원반에 대한 압박을 증가시키고 질환을 야기할 수 있기 때문에 이 근육들을 느슨하게 하는 것이다. 일반적으로 스웨디쉬 스트로크는 척추관절을 실제로 움직이기 위해 디스크에 스트레스를 주지 않기 위해 큰 압을 가하지 않는다. 신장법과 관절가동술에 포함된 움직이기 때문에 이 치료법은 디스크질환이 있는 관절이나 근처에서는 피해야 한다. 목뼈 견인/신연은 신중하게 수행된다면 적응증이며 척추원반 압력을 경감시키는데 유익할 수 있다.

퇴행성관절질환 (Degenerative Joint Disease)

의사들은 자기공명영상촬영(MRI)이나 컴퓨터단층촬영(CT)과 같은 방사선 검사를 통해서 퇴행성관절질환을 평가한다. 주목할 만한 퇴행성관절질환을 제외하고는 도수적으로 평가하기는 어렵다. 이런 경우, 촉진은 면관절의 바깥쪽 모서리 주변에 표면으로 위치하는 뼈가시를 감지할 수 있다. 후기 퇴행성관절질환은 손상된 관절의 움직임을 방해할 것이며, 수동 관절가동범위는 감소되고 움직임에서 단단한 끝느낌이 일반적으로 느껴질 것이다.

도수치료사는 퇴행성관절염의 뼈가시에 직접적으로 영향을 줄 수 있는 치료법을 가지고 있지는 않다. 그러나 도수치료는 간접적으로는 매우 중요한 치료방법이다. 퇴행성관절염의 원칙적 원인은 관절에 신체적 부하이며, 신체적 부하의 한 요소가 관절의 가로지르는 단단한 근육으로 인한 압박력이다. 도수치료가 단단한 근육을 이완시킨다면, 관절에 가해지는 신체적 부하가 감소되며, 궁극적으로 증상의 진행비율이 감소될 것이다. 따라서 도수치료는 증상을 치료하지는 못해도 진행속도를 완화시킬 수 있다.

퇴행성관절염이 진행되어 환자가 인접한 조직을 자극하여 염증을 일으키는 뼈가시를 가지고 있다면, 냉치료(얼음 적용)를 사용한다. 뼈가시가 척수신경을 누르면, 압을 증가시키는 자세조절/신장법/관절가동술은 피해야 한다.

가슴문증후군 (Thoracic Outlet Syndrome)

가슴문증후군은 다양한 유형은 에드손검사, 이든검사, 라이트검사, 그리고 팔신경얼기긴장검사(BPTT)뿐만 아니라, 작은가슴근, 목갈비근과 다른 근육들을 촉진하여서 평가한다. 가슴문증후군은 어깨관절을 둥글게 구부린 자세에서 발생하기 때문에 환자들에게 가정관리프로그램을 제공하는 것이 특히 중요하다. 위쪽 등뼈의 적절한 자세를 환자에게 교육시키는 것도 매우 중요하다. 환자의 가정관리에 대한 더 자세한 설명은 제11장을 참조한다.

앞목갈비근은 이든검사뿐만 아니라, 앞목갈비근과 중간목갈비근을 촉진하여서 평가한다. 도수치료사의 역학은 목갈비근을 이완시키는 것이다. 이 경우 열치료, 마사지, 그리고 신장을 사용하여 치료한다.

갈비빗장뼈증후군은 이든검사뿐만 아니라, 가슴근, 목갈비근, 그리고 빗장밑근을 촉진해서 평가한다. 도수치료사는 빗장뼈와 1번 갈비뼈에 관여하는 단단한 근육을 이완시킨다. 열치료, 마사지, 그리고 신장법을 사용하여 치료하며, 어깨뼈의 내밈근 근력강화운동도 중요하다.

작은가슴근증후군은 라이트검사뿐만 아니라, 작은가슴근의 촉진으로 평가한다. 도수치료사는 작은가슴근을 이완시키며, 열치료, 마사지와 신장법을 사용하여 치료한다. 어깨뼈 내밈근의 근력강화운동도 중요하다.

저-앞굽이 목뼈와 앞머리자세 (Hypolordotic Cervical Curve and Forward Head Posture)

의사는 방사선 촬영으로 목뼈의 저-앞굽이를 평가할지라도, 목뼈의 자세검사와 촉진에 의해서도 저-앞굽이 목뼈와 앞머리자세는 쉽게 평가할 수 있다.

저-앞굽이 목뼈가 채찍질손상과 같은 신체적 외상으로부터 발생한 급성 근육경련으로 야기된 이차적인 증상일 때, 마사지치료사는 경련된 근육을 이완시키고, 정상적으로 근육이 척추뼈 위에서 작용할 수 있도록 한다. 경련된 근육을 이완시키는 것은 정상 굽이로 되돌아가기를 희망하는 것이다. 그러나 목뼈 저앞굽이가 만성적인 나쁜 자세로 발생했다면, 약간은 개선될지라도, 연부조직에 제공하는 마사지는 정상적인 앞굽이를 회복하는데 효과적이지 못하다.

치료는 머리 내밈근 긴장 감소시키기, 단단한 목 폄근, 특히 앞쪽으로 머리 자세를 유지할 때 지속적으로 등척성 수축을 하고 있는 위쪽 목의 폄근의 통증 이완 및 억제 등에 중점을 둔다. 치료는 열치료, 마사지 그리고 신장법으로 구성되어야 한다. 만성적으로 단단한 근육은 목의 관절가동범위를 제한하기 때문에, 목뼈의 관절가동술은 효과적일 것이다. 물론, 목뼈가 저앞굽이되어 있으면, 머리의 불균형된 자세를 유지하기 위하여 폄근은 과용으로 단단해질 것이다. 따라서 저앞굽이(저전만) 목뼈가 수정되지 않는다면, 목뼈 폄근은 근본적으로 치료가 필요할 것이다.

목굽이의 감소는 구부려진/내민 자세에서 목과 머리를 앞으로 놓은 자세로 오래 지속해서 발생하기 때문에, 환자에게 가정관리프로그램을 제공하는 것은 매우 중요하다. 치료사는 환자에게 목의 적절한 자세를 교육시켜야 한다. 가정관리프로그램에 관한 더 자세한 설명은 제11장을 참조한다.

긴장성 두통(Tension Headaches)

긴장성 두통은 건강력과 목과 머리 뒤쪽 근육(뒤통수근육 포함하여)을 촉진하여서 평가한다. 또한 앞머리자세와 같은 단단한 근육의 원인을 평가하는 것이 유용하다.

긴장성 두통의 치료는 목의 단단한 근육, 보통 단단한 뒤쪽 폄근을 이완하는 것이다. 열치료, 마사지 스트로크, 그리고 신장법을 이용한다. 관절 기능부전 저가동성이 단단한 근육과 공존하면, 관절을 평가해야 한다. 저가동성이 있다면 관절가동술을 수행하여야 한다.

큰뒤통수신경통(Greater Occipital Neuralgia)

큰뒤통수신경통(대후두신경통)을 정확히 평가하는 방법은 없다. 윗등세모근, 머리반가시근, 아랫머리빗근의 촉진을 수행해야 한다. 큰뒤통수신경통의 가능한 검사방법은 위등세모근을 통하여 큰뒤통수신경이 지배하는 부위에 압을 적용하는 것으로, 압력은 뒤통수 쪽으로 저림감과 연관통을 야기한다. 그러나 이 삼삭신경 관련 증상은 목의 근막동증유발점으로도 발생할 가능성이 있다.

큰뒤통수신경통의 치료는 신경을 포착하고 있는 머리반가시근과 위등세모근을 이완하는 것이다. 머리반가시근의 포착은 마사지 스트로크 특히, 깊은 압을 적용하는 것이 최선의 방법이다. 열치료와 신장은 목의 근육을 이완하는데 도움이 된다.

단원 요약 / CHAPTER SUMMARY

"진단없는 치료는 없다"는 것이 의학분야의 금언이다. 유사하게 정형외과적 도수치료 분야에서, 평가가 우선적으로 이루어지고 치료를 해야 한다. 이 장은 환자의 질병을 평가하는데 도수치료사가 수행할 수 있는 정형외과적 평가검사를 소개하고 있다. 물론 이 검사 방법들은 모든 증상을 평가하는데는 한계가 있다. 이 검사를 수행한 후에 아직도 환자의 증상이 의심스럽다면 정확한 진단/평가를 위하여 의사에게 의뢰하여야 한다. 치료사는 정확한 평가와 환자의 질환에 관한 병적기전에 관한 근본적인 이해를 한 후에, 안전하고 효과적인 치료를 결정하고 수행하여야 한다.

복습문제

객관식

1. 작용근에 염좌가 아닌 좌상이 발생하였다면 검사를 할 때 예상되는 반응과 적절히 짝지어진 것은 무엇입니까?

   A. 능동 ROM에 통증 및 수동 ROM에 통증
   B. 능동 ROM에 통증 및 수동 ROM에 통증 없음
   C. 능동 ROM에 통증 없음 및 수동 ROM에 통증
   D. 능동 ROM에 통증 없음 및 수동 ROM에 통증 없음

2. 가슴문증후군 환자를 대상으로 관련된 신경을 압박을 평가하는 최선의 평가검사는 다음 중 무엇입니까?

   A. BPTT
   B. 라이트검사
   C. 에드손검사
   D. 발살바기법

3. 다음 평가검사 중에서 환자 머리의 폄과 돌림의 안전성을 평가하는 것은 무엇입니까?

   A. 밀러터리 브레이스 검사
   B. 슬럼프 검사
   C. 스펄링검사(압박검사)
   D. VACT

4. 목뼈의 운동 촉진이 최선의 검사방법인 증상은 다음 중 무엇입니까?

   A. 긴장성 두통
   B. 가슴문증후군
   C. 관절 기능부전
   D. 목뼈좌상

5. 공간-점유성 손상을 평가할 목적으로 피부내 압을 증가시키는 검사법은 다음 중 무엇입니까?

   A. 발살바기법
   B. 신연검사
   C. 구멍압박검사
   D. 이든검사

참/거짓

1. _____ 능동 관절가동범위 검사에서 통증이 유발된다면 환자는 좌상을 입은 것이다.
2. _____ 돌출된 디스크는 공간-점유성 손상이다.
3. _____ 통증은 징후이다.
4. _____ 환자의 병적 근골격계 증후군을 치료할 때, 주 1회의 치료빈도가 적당하다.
5. _____ 발살바기법, 구멍압박검사, 그리고 기침검사는 추간판탈출증을 평가할 때 모두 사용한다.

단답형

1. 목뼈의 공간-점유성손상을 평가할 때 팔의 증상을 감소시키는 검사법은 무엇입니까?

   ____

2. 목뼈갈비증후군을 평가하는 최선의 방법은 무엇입니까?

   ____

3. 에드손검사로 평가할 수 있는 질환은 무엇입니까?

   ____

4. 압박검사를 할 때 환자의 발은 어떤 방향으로 움직입니까?

   ____

일치문제

1. 작은가슴근증후군	____	라이트검사
2. 공간-점유성손상	____	이든검사
3. 좌상	____	수동 ROM
4. 앞목갈비근증후군	____	에드손검사
5. 저-앞굽이 목뼈	____	구멍압박검사
6. 갈비빗장뼈증후군	____	자세평가

복습문제에 대한 정답은 267쪽에 있습니다.

단원 2
고급치료기법

CHAPTER 제 4 장

뒷목의 깊은조직에 대한 신체 역학

Body Mechanics for Deep tissue Work to the Posterior Neck

개요 / Chapter outline

학습목표 / Objectives

본 단원을 학습한 후에 학생들은 다음을 할 수 있다:

1. 깊은조직 압을 적용하는 기전을 설명한다.
2. 깊은조직을 치료할 때 생산되는 내적 힘과 외적 힘의 역할을 토론한다.
3. 뒷목의 깊은조직 치료를 위한 일반적인 프로토콜에 대한 개요를 설명한다.
4. 치료사의 앉은 자세와 환자의 위치가 왜 중요한지 설명한다.
5. 치료하는 손과 고정하는 손의 역할을 설명한다.
6. 깊은조직을 치료 수행할 때 마사지 스크로크를 적용한 척추 배열이 왜 중요한지 설명한다.
7. 깊은조직을 치료할 때 환자와 의사소통이 중요한 이유를 설명한다.
8. 깊은조직 치료할 때 냉찜질에 관한 가능한 역할을 설명한다.
9. 목의 깊은조직을 치료하는 동안 환자를 위한 호흡법을 설명한다.
10. 적절한 신체 역학과 함께 지속적인 압박에서 깊은스크로킹마사지까지 어떻게 진행하는지 설명한다.
11. 4장의 핵심 용어를 설명하고, 뒷목의 깊은조직 치료와 어떤 관계가 있는지 설명한다.
12. 이 장에서 설명하는 4가지 치료절차를 이용해서 환자의 목에서 깊은압을 수행한다.

핵심 용어 / Key Terms

깊은압(deep pressure)
깊은스트로크마사지(deep stroking massage)
깊은압 적용하기(deep tissue work)
외적힘(external generation of force)
내적힘(internal generation of force)
허혈성 압박(ischemic compression)
근막통증유발점(myofascial TrP)
고정손(stabilization hand)
쌓여진관절(stacked joints)
지속적인 압박(sustained compression)
목표근육(target musculature)
치료손(treatment hand)
통증유발점(trigger point; TrP)

서론 / INTRODUCTION

웨스턴 마사지 기법은 연부조직, 보통 근육과 근막조직에 신체적으로 압을 가하는 힘을 안내하는 한 유형이다. 환자 조직에 신체적으로 적용하는 압의 목적은 많다. 체액 국소순환에 변화, 신경고유수용성 되먹임, 근막유착에 신체적 중단 등이 그 목적이다. 적용하는 압은 매우 가벼운 압으로부터 매우 깊은 압까지 가능하다. **깊은압**(deep pressure/deep tissue work)을 원하는 사람은 없다; 확실히, 가벼운 압을 선호한다. 그러나 깊은압이 바람직하거나 필요할 때, 치료사의 신체를 이용하여 가장 적은 양의 노력과 신체적 부하를 이용하여 깊은압을 적용하는 것이 중요하다. 필수적으로, 4장은 힘들게 마사지하는 것 대신에 영리하게 마사지하는 적절한 신체역학을 어떻게 적용하는지에 관해 배울 것이다. 4장에서 설명하는 신체역학은 모든 도수치료 마사지에 적용할 수 있다.

주의: 본 교재에서는 *deep pressure*와 *deep tissue work*를 동의어로 사용한다. 그러나 특징이 있다. 깊은조직에 적용하는 deep tissue work는 목표 구조를 치료하는 것이다. Deep pressure는 그렇지 않다; 이것은 깊거나 얕은 근육에 적용될 수 있다. 그러나 깊은조직에 일반적으로 더 깊은압이 요구되기 때문에, 본 교재는 이 용어들을 교환가능하게 사용한다.

글상자 4.1

깊은마사지를 위한 신체 역학

다음은 본 단원에서 설명하는 깊은 마사지를 제공하기 위한 신체 역학이다:

1. 목의 바닥
2. 아래 목
3. 윗목
4. 뒤통수밑 부위

기전 / MECHANISM

뒷목에 있는 근육을 위한 깊은압을 적용하는 효과적인 생체역학은 생체역학적 원리가 신체의 기본법칙을 따르기 때문에, 신체 어떤 부위를 위한 깊은압을 적용할 때 생체역학적 원리와 지침을 설명한다. 생성한 압은 환자의 조직 안에서 힘을 생산하는 것이다. 힘은 2가지 방법으로 생성될 것이다: 외적으로 또는 내적으로. **외적힘**(external generation of force)은 체중을 이용하여 중력의 힘으로부터 생성된다. **내적힘**(internal generation of force)은 근육의 수축으로 생산된다.

주의: 본 교재의 기법과 자기관리 단원들(제4장–12장)에서, 초록색 화살표는 움직임, 빨간색 화살표는 고정, 그리고 검은색 화살표는 정적으로 유지되는 자세를 뜻하는 것이다.

4.1 치료 전문가 Tip

스트로크와 기법(Strokes and Techniques)

4장은 특정 한 마사지 스트로크 (예: 압박법 또는 에플루라지) 또는 독점기법을 추천하지 않는다. 모든 스트로크와 모든 기법은 가치가 있다. 유사하게, 한 스트로크나 기법은 마법의 탄환이 아니다. 만약 그렇다면, 모든 사람은 그 스트로크 또는 기법만으로 치료받을 것이고 다른 것은 존재하지 않을 것이다. 도수치료사가 수행하는 학습은 치료대에 누워있는 환자 욕구에 기초하여 환자에게 적용할 스트로크를 선택하는 방법을 포함한다. 엄밀히 설명서에 입각한 기법은 추천되지 않는다. 이 책의 목표는 신체의 해부학, 생리학과 운동역학에 대한 근본적인 이해뿐만 아니라, 이 책의 단원 1에서 설명하고 있는 환자의 질환에 관한 병리역학에 관한 평가와 이해를 바탕으로 비판적인 사고를 심어주는 것이다. 또 다른 목표는 이 책의 단원 2에서 설명하고 있는 고급기법을 효과적이고 적절하게 적용하는 것이다.

외적으로, 중력은 체중을 생성하는 신체에 많이 적용한다. 우리는 우리의 체중이 환자가 간단히 배우는 환자의 조직 안으로 압을 생성하는 장점을 만들 수 있다. 이 방법으로 만들어진 압은 치료사의 신체적인 노력을 요구하지 않기 때문에 실제로 하고 싶은 대로 할 수 있다. 그러므로, 가능하면 언제든지 사용하여야 한다. 우리의 체중심은 가장 크고 신체에서 대부분을 차지하기 때문에, 환자를 치료할 때 우리의 접촉을 지지하는 자세가 필요하다.

도수치료사는 가능하면 중력과 체중을 통하여 많은 힘을 생산하고, 추가적으로 근육을 수축하여 내적인 힘을 생산한다. 이것은 치료사에 노력을 요구하고 피곤하게 한다. 피로와 신체 손상을 최소화하기 위하여, 가능하면 항상 가장 큰 근육을 사용하는 것이 중요하다. 특히 깊은압을 할 때 중요하다. 근육이 클수록 신체의 몸쪽에 주로 위치한다.

기법 개요 / OVERVIEW OF TECHNIQUE

목에 깊은압을 *과학적으로* 적용하려면 가능하면 언제든지 신체의 법칙을 따르고 치료사의 체중이나 더 큰 근육의 수축을 사용한다. 이러한 지침을 어떻게 적용하는 것이 정확한 방법인지가 바로 *예술*이다. 다음은 환자의 뒷목에 적용하는 깊은압에 관한 개요이다. 예를 들면, 마사지를 적용할 **목표 근육**(target musculature)이 오른쪽 목의 중심부인 고리판에 누워 있는 근육이다.

Video *뒷목 깊은압 비디오는 첨부된 DVD 또는 thePoint 웹사이트를 참고하세요.*

시작 자세:

- 환자를 바로 눕고, 치료사는 환자의 머리 쪽에 앉고, 환자의 머리는 오른쪽으로 돌린다.
- **치료손**(treatment hand)은 오른손이며, 환자의 목 오른쪽에 놓는다.
- **고정손**(stabilization hand)은 왼손이며, 환자의 왼쪽에 놓는다.
- 치료사는 오른쪽 팔꿈치를 구부려서 몸통에 붙이고 환자를 밀 때 치료손을 통해서 체중중심을 사용한다.
- 치료사의 왼손은 환자의 머리와 목을 고정하고 지지하는데 사용한다(그림 4-1).

1 단계: 환자의 머리와 목을 지지하고 돌린다:

- 치료사의 왼손으로 고정을 한 후에 환자의 목을 반대쪽으로 약 30°-45°을 회전한다.

2 단계: 치료손 접촉:

- 치료사는 엄지를 환자의 오른쪽 척추뼈고리판 위의 근육에 놓는다(그림 4-3).
- 치료손의 다른 접촉법은 76쪽의 그림 4-4A와 B에서 설명하고 있다.

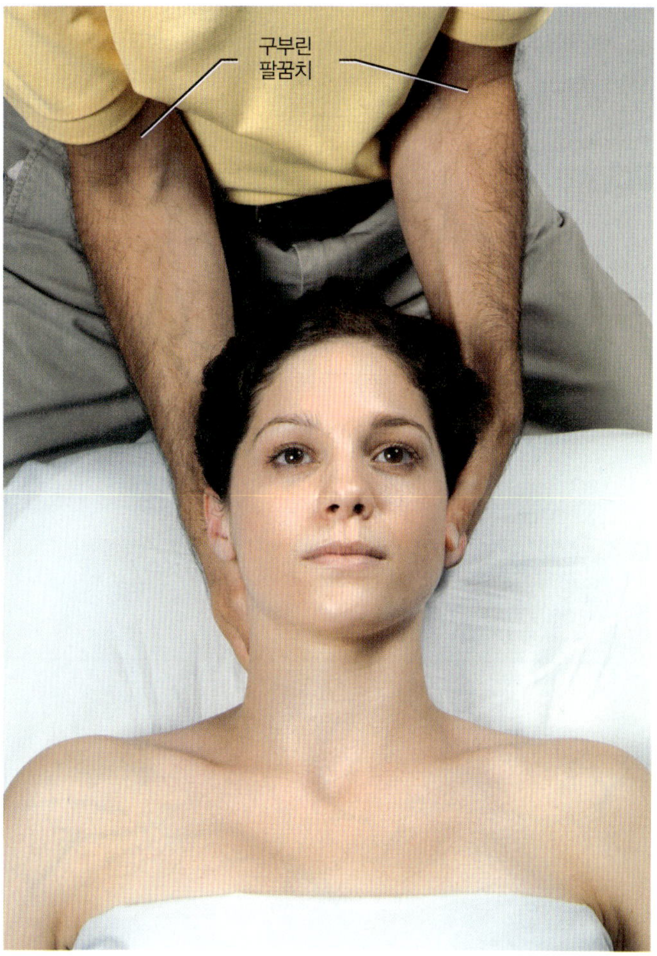

그림 4-1 목의 오른쪽에 깊은 마사지를 제공하기 위한 시작자세.

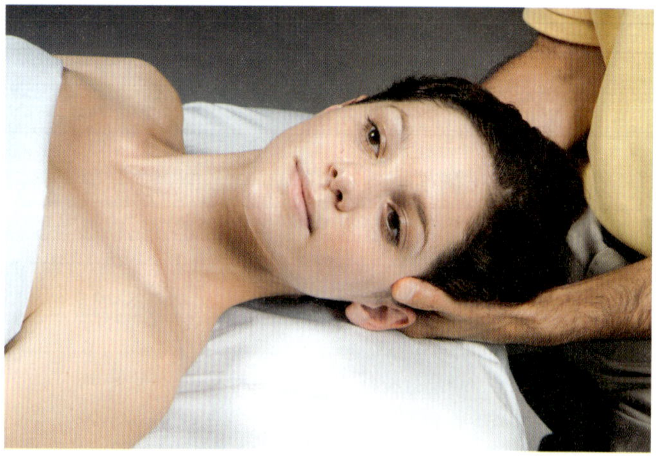

그림 4-2 머리와 목을 회전하면서 지지하기. 환자의 머리와 목을 왼쪽으로 회전하면 오른쪽에서 뒷근육에 더 쉽게 접근할 수 있다.

3 단계: 환자 목과 머리를 고정한다:

- 환자의 머리와 목을 치료사의 왼손으로 완전히 고정하는 것이 중요하다.
- 환자의 머리와 목이 돌지 않고 완전히 치료사 손에 놓이면, 치료사는 환자의 목을 움직일 수 있고, 이때 치료사가 환자에게 가하는 힘도 감소할 것이다.

4 단계: 압을 적용한다:

- 치료사의 오른손 엄지를 이용하여 환자의 근육을 밀면서 깊은압을 적용한다.
- 치료사는 환자의 목 가장자리에서 수직 방향으로 압을 적용하면서 환자의 조직을 천천히 내려가도록 하는 것이 중요하다.
- 이 압을 위한 움직임은 치료사의 체중심을 이용한다(76쪽, 그림 4-5 참고).

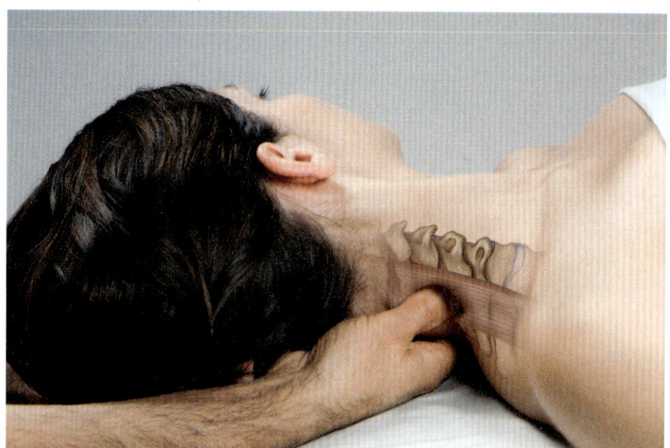

그림 4-3 치료손 접촉. 이 사진은 치료손 접촉을 위해 엄지를 사용하는 것을 표현한 것이다.

4.1 실기 적용

환자의 엎드린 자세 또는 옆으로 누운 자세 (Positioning the Client Prone or Side-lying)

4장은 환자가 바로 누운자세일 때 뒷목 마사지를 적용하는 방법을 설명하였다. 그러나 엎드린 자세와 옆으로 누운 자세도 치료사가 마사지를 적용하기 위하여 자신이 체중을 이용할 수 있는 자세이기 때문에 매우 효과적으로 마사지를 적용할 수 있다.

엎드린 환자의 중간목과 윗목에 마사지를 적용할 때, 치료사는 치료대 옆에 서서 위에서 환자의 목을 따라서 마사지를 직접적으로 적용하고 조직에 깊숙이 적용할 수 있다(그림 A). 환자의 얼굴에 직접적으로 적용하는 것은 피한다. 또한 목에 다소의 신장/견인력을 생성한다. 이 자세는 특히 환자에게 치료사가 수직으로 압을 적용하기 쉽기 때문에 윗목과 뒤통수밑 부위에 치료를 할 때 효과적이다. 또한 엎드린 자세에서 윗목과 중간목의 마사지는 목을 구부릴 때보다 펴진 상태의 환자를 마사지할 때 논리적으로 선호된다. 엎드린 자세에서 스트로크는 아래에서 위로 적용할 수 있기 때문에 머리카락을 잡아당기는 경우는 없다; 바로 누운자세에서 스트로크는 위에서 아래로 적용하기 때문에 머리칼을 당기게 된다. 엎드린 자세의 환자에게 목의 바닥과 윗몸통을 치료하는 것은 조직에 수직으로 마사지를 적용하기 위하여 치료대 머리쪽에 서는 것이 최선이다(그림 B). 또한 팔꿉관절을 이용한 마사지는 엎드린 환자에게 적용할 수 있는데 치료사가 환자에게 적은 힘으로도 충분히 큰 힘을 적용할 수 있기 때문이다(그림 C).

또한 옆으로 누운 자세는 목을 치료할 때 매우 효과적이고 효과적인 가로 스트로크뿐만 아니라, 가로 교차섬유 스트로크도 가능하게 한다. 옆으로 누운 자세의 환자에게 마사지를 적용할 때 환자의 목 가로돌기에서 너무 앞쪽으로 깊은 마사지를 적용하여서는 안 된다. 옆으로 누운 자세에서 엄지 손으로 접촉할 때, 치료대 머리쪽에 서서 위쪽에서 아래쪽으로 스트로크를 적용한다. 치료사의 손이 환자의 목 앞쪽으로 놓여 앞쪽 목을 누르는 것을 주의해야 한다; 이런 위험은 손가락을 구부려

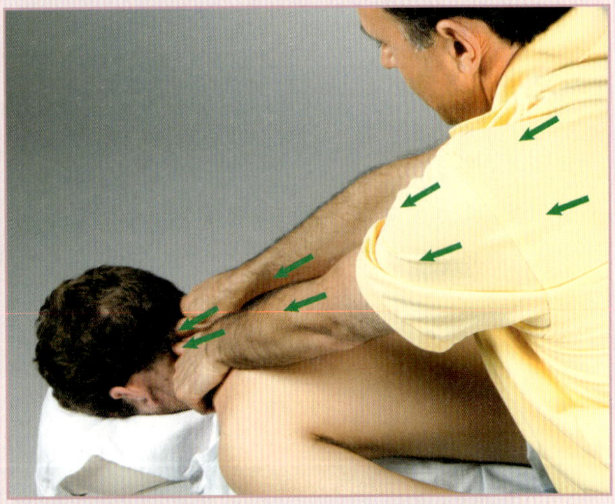
A

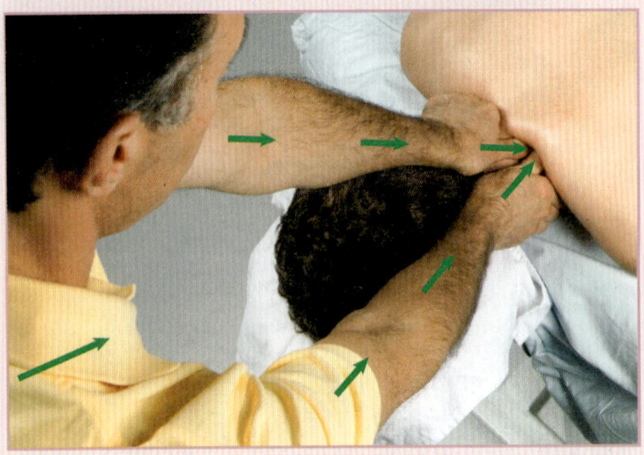
B

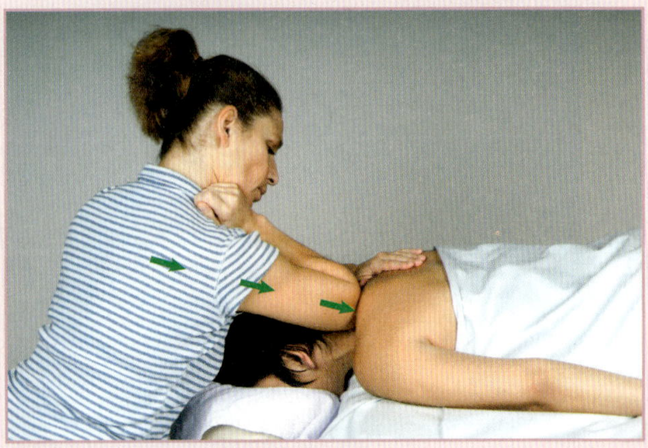
C

엎드린 자세와 옆으로 누운 자세. A, B, 그리고 C는 엎드린 자세에서 적용하는 치료법을 보여준다. **(A)** 윗목 치료하기. **(B)** 목의 바닥/위쪽 몸통 치료하기. **(C)** 팔꿉관절을 이용하기.

(계속)

4.1 실기 적용 *계속*

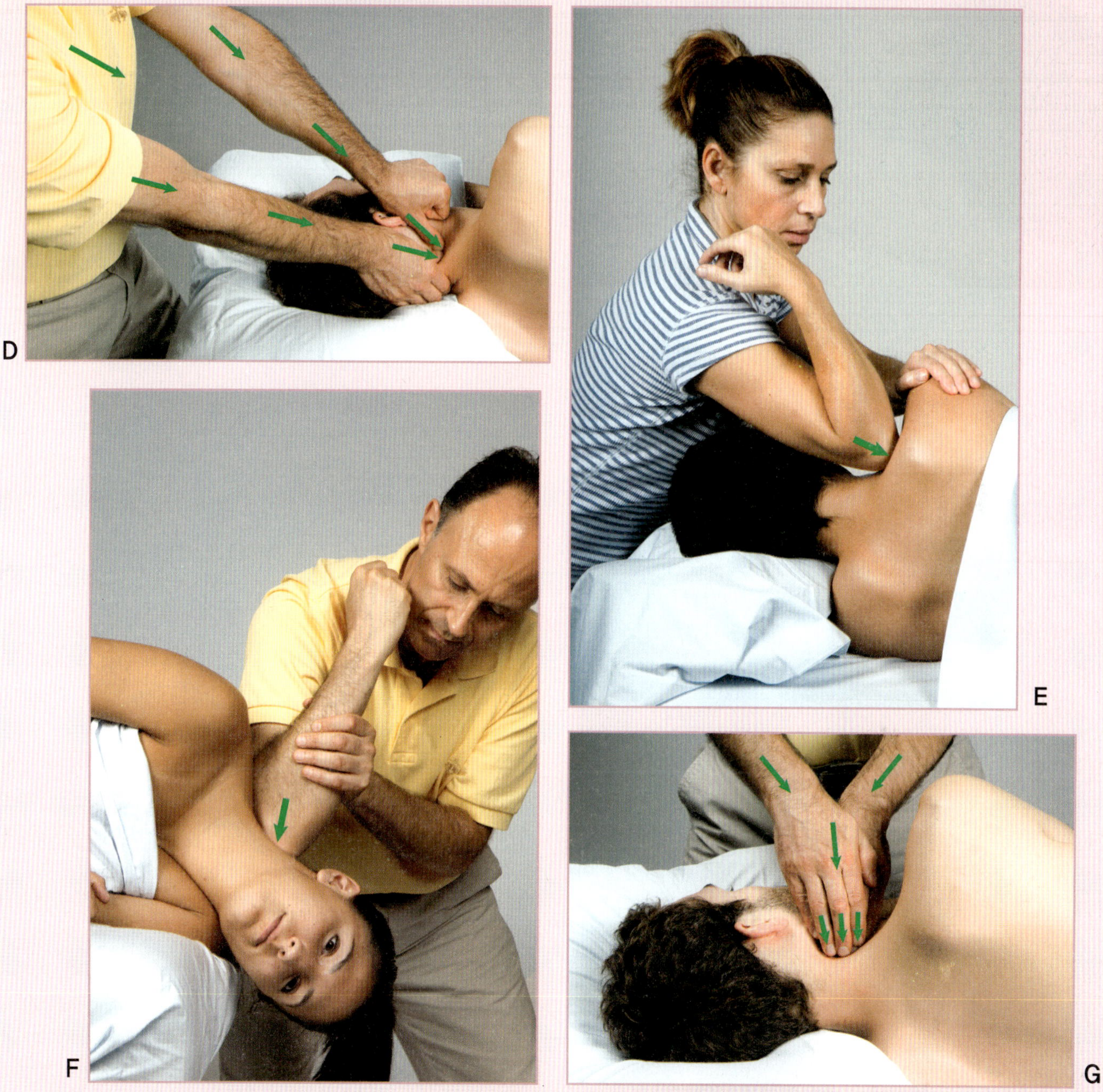

(계속), D부터 F까지는 옆으로 누운 자세에서 적용하는 치료법을 보여준다. **(D)** 엄지를 이용한 근육의 길이를 따라서 수직으로 마시지 적용하기. **(E,F)** 팔꿉관절을 이용한 치료. **(F)** 환자의 목을 신장한 상태에서 마시지 적용하기. **(G)** 손가락으로 근육을 가로질러 수평으로 마사지 적용하기.

서 피하는 것이 한 가지 방법이다(그림 D). 또한 치료사의 팔꿉관절 크기가 환자의 치료부위 크기에 적합하다면, 이 부위에 팔꿉관절로 치료하는 것이 적절하다(그림 E); 다시, 스트로크는 환자의 목을 따라서 수직으로 적용해야 한다. 또한 옆으로 누운 자세는 환자의 근육을 가로질러 수평으로 문지르기(friction)에 매우 효율적이다. 환자의 옆에 바로 선다; 구부린 손가락으로 환자의 반대쪽 신체 근육을 잡는다. 그런 다음 등을 기울이고, 치료사의 체중을 손가락을 통하여 환자의 근육 위로 전달한다(그림 F). 모두 옆에서 치료하기 때문에, 척추의 가로돌기에 너무 큰 압을 적용하지 않도록 주의해야 한다.

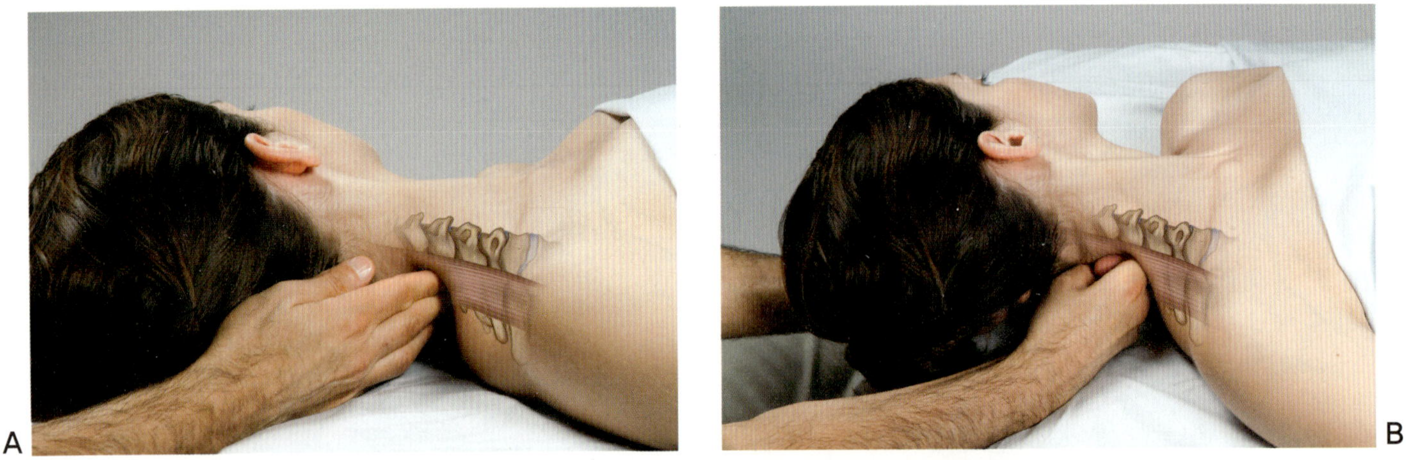

그림 4-4 치료손 접촉 부위 변경. (A) 검지와 중지의 바닥. (B) 주먹(knuckles).

기법 수행 / PERFORMING THE TECHNIQUE

1. 환자의 자세

전형적으로, 환자는 치료대의 중앙에 바로 누운자세를 취한다. 그러나 이 자세는 효과적인 신체 역학을 위해서 최선의 위치는 아니다. 치료사가 활동하기에는 환자가 치료대의 가장자리에 위치하는 것이 더 좋은데, 오른쪽 목에 마사지를 적용하려면 환자는 치료대의 오른쪽 가장자리에 위치하는 것이다. 이것은 치료사가 기대는 것을 방지하고, 치료사의 등과 어깨에 주어지는 부하를 감소시킬 수 있다. 또한 환자를 치료사의 체중심에 가까이 하여서 더 효율적으로 치료사의 체중과 더 큰 근육을 이용할 수 있다.

또한 치료대의 머리쪽으로부터 가까이 또는 멀리 환자를 이용하는게 도움이 된다. 일반적으로 환자는 치료대의 머리쪽에 가까이 위치하는 것이 바람직하며, 치료사와 환자가 가까워야만 치료사가 앞으로 기대지 않고 치료를 적용한다. 그러나 환자가 치료대의 다리쪽에 가까이 위치하면 치료사가 팔꿈치를 치료대에 지지하고 아래팔을 고정한 상태에서 환자의 목을 누를 수 있다. 그림 4-6은 치료대에 누워 있는 환자의 모습이다.

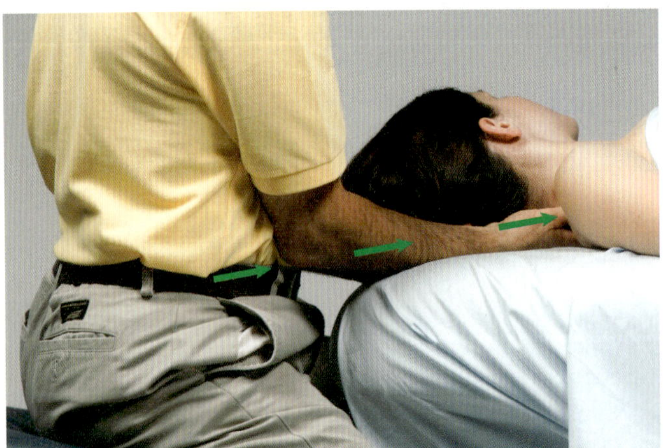

그림 4-5 압 적용하기. 치료사의 엄지패드부위를 천천히 환자의 근육으로 밀어넣는다. 압은 척추를 바로 세우고 골반으로 앞쪽 기울임시켜서 잠김자세를 유지하면서, 치료사의 중심을 이용한다.

2. 치료사의 앉은 자세 수정

환자가 바로 누운자세에서 목을 치료할 때, 치료사는 치료대의 머리쪽에서 중간쯤에 앉는 것이 일반적이다. 그러나 이것은 치료사의 체중심이 위치하기 어렵기 때문에, 효율적인 인체역학을 허용하지 않는다. 치료사의 중심선에 위치하기 위하여, 치료사의 몸통 힘살과 치료손의 아래팔은 한 선 위에 있어야 한다. 바람직한 치료사의 위치는 치료사가 앉은 곳에 몸의 체중심을 놓는 것이다.

압은 환자의 목에 90°(수직으로) 제공하는 것이 가장 효율적이다. 따라서 환자의 어깨관절의 끝에서 치료를 할 때, 치료사는 치료대의 머리쪽에서 가운데에 가깝게 앉아야 하며, 마사지를 할 때는 약간 옆으로 이동해야 한다. 그러나 환자의 목을 더 위로 올려야하기 때문에 치료사는 치료대 가장자리에 의자를 놓고 움직이는 것이 좋다. 치료사가 옆으로 얼마나 멀리 앉는지는 환자의 목을 얼마나 들어 올리느냐에 따라 결정한다. 그림 4-7은 환자의 목을 치료할 때 가장 적절한 치료사의 앉은 위치를 보여준다. 환자의 목을 치료할 때 바퀴달린 의자를 사용하면 치료사가 쉽게 앉은 자세를 이동 할 수 있다(78쪽, 그림 4-8)(치료 전문가 Tip 4.2 참조).

3. 지지하고 있는 환자 머리를 회전하기

치료사의 왼손이 고정손이다. 치료손으로 압을 제공할 때, 환자의 머리를 지지하면서 환자의 머리와 목을 고정하는 역할

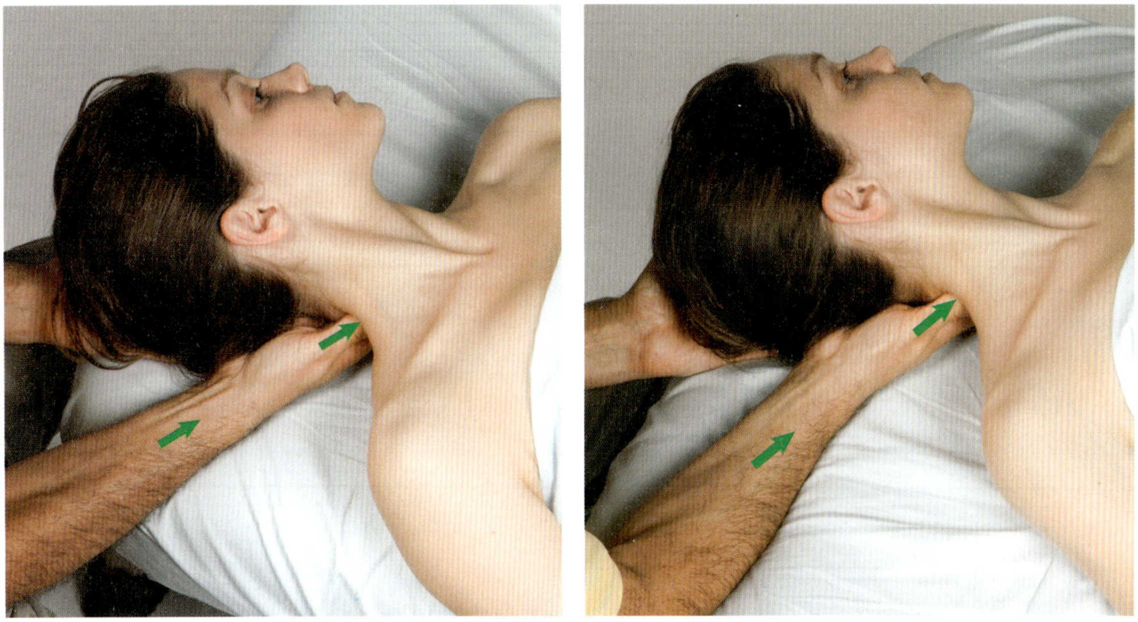

그림 4-6 치료대 위에 있는 환자의 2가지 위치. **(A)** 환자는 치료대의 안쪽에 누우면 치료사가 압을 가할 때 신체중심을 사용할 수 있다. **(B)** 환자가 치료사로부터 멀리 있으면, 환자의 목을 누를 때 환자를 더 잘 고정하기 위하여 치료대에 아래팔을 올려놓을 수 있다.

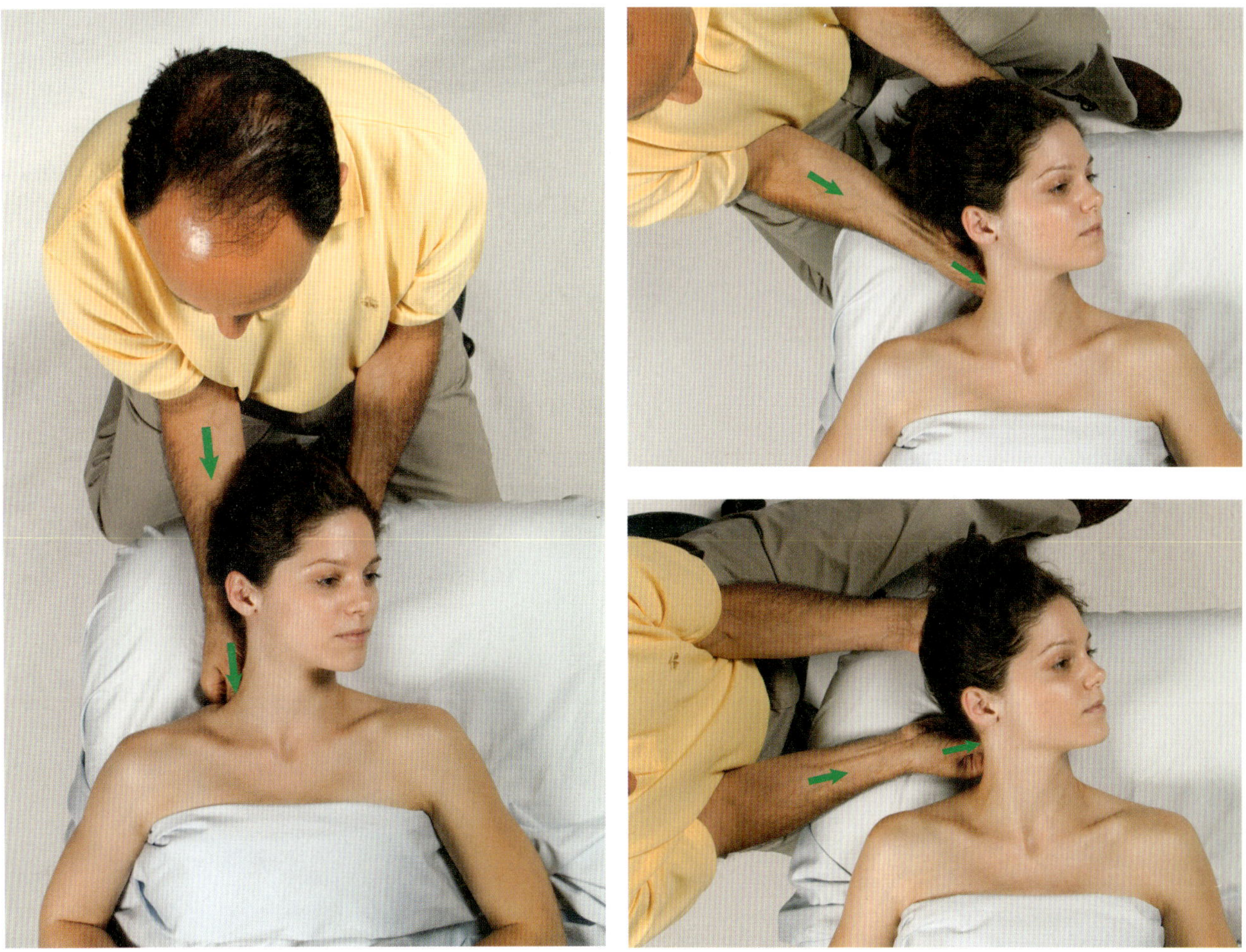

그림 4-7 치료사의 바람직한 앉은 자세. 치료를 적용하는 환자의 목에 따라서 치료사의 앉은 위치는 달라진다. **(A)** 환자 목의 아래 부분을 치료하기. **(B)** 환자 목의 중간을 치료하기. **(C)** 환자 윗목을 치료하기.

4.2 치료 전문가 Tip

의자 선택(Choosing the Stool)

환자의 치료 부위가 바뀔 때마다 치료사의 앉은 위치도 달라져야 하기 때문에, 바퀴달린 의자에 앉는 것이 도움이 된다; 바퀴달린 의자는 치료사가 치료대 주변을 자유롭게 움직일 수 있도록 한다. 그러나 바퀴달린 의자의 단점은 치료사가 환자를 누를 때, 적절하게 고정되지 않으면, 의자의 가동성 때문에 환자에게 압이 전달되지 않고 치료사가 움직이게 된다. 바퀴달린 의자를 사용할 때, 한쪽 바퀴는 쉽게 잠기거나 풀리는 것을 쓰거나 다리를 바닥에 닿게 놓고 의자를 잘 고정하도록 하여야 한다(그림 4-8).

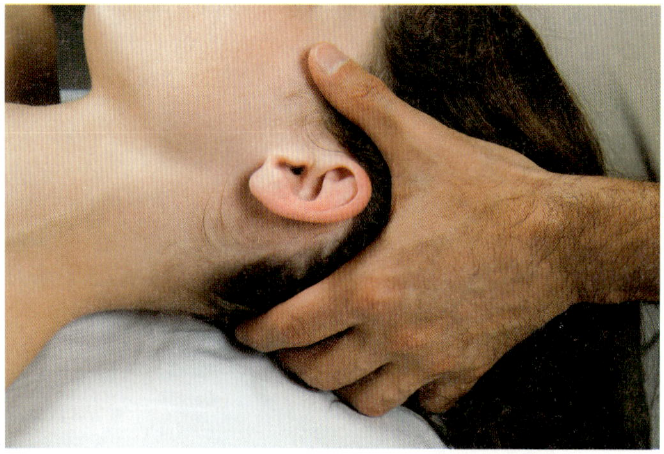

그림 4-9 고정손 위치. 치료사의 고정손은 환자의 머리를 편안하고 안전하게 유지하여야 한다.

을 한다. 환자의 목을 반대쪽으로 회전하는 것은 측면에서 치료를 적용하는 뒤쪽 근육에 쉽게 접근할 수 있도록 한다. 환자의 머리는 편안하고도 단단히 지지하는 것이 매우 중요하다. 치료사가 환자의 머리를 잡고 있을 때 환자가 불편함을 느끼면, 치료할 때 환자가 이완할 수 없을 것이다. 치료사는 가능하면 손과 손가락의 바닥을 많이 환자의 머리에 접촉하여 고정하는 것이 중요하다. 치료사가 잡고 있는 손을 구부리면, 환자가 불편함을 느끼기 때문에 피해야 한다(그림 4-9).

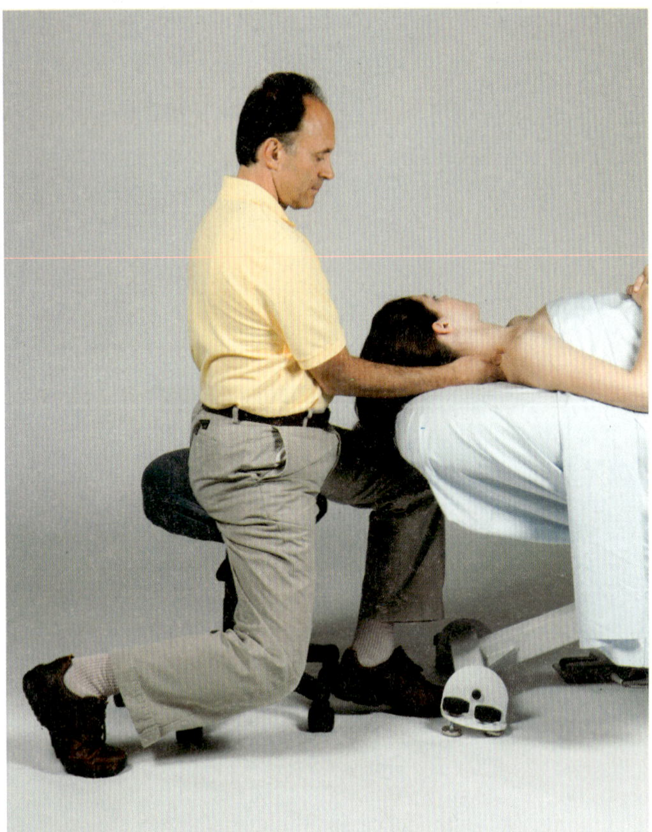

그림 4-8 바퀴달린 의자에 앉아서 치료를 할 때, 치료사는 자신의 발을 사용하여 자신의 신체와 의자를 고정할 수 있다.

4. 치료적 접촉의 선택

바로 누운자세의 환자의 뒷목을 치료할 때, 치료손의 바람직한 접촉은 엄지패드부위(엄지손가락 밑에서 손바닥둔덕 사이의 융기부위)이다. 엄지를 손바닥에 붙이고 환자의 목 아래에 다른 손가락을 놓은 후에 엄지의 끝이 환자의 목에 닿을 때까지 손을 밀어서 환자의 목을 감싼다(그림 4-10). 치료사의 엄지 끝이 아닌 엄지패드부위를 환자의 목에 닿도록 하는 것이 중요하다. 치료사의 엄지 끝으로 가압을 하면 환자가 불편해 할 수 있고, 특히 깊은 압을 제공할 때는 더욱 그러하다. 치료사의 엄지로 환자의 조직을 최선으로 접촉하기 위하여, 엄지를 약간 신

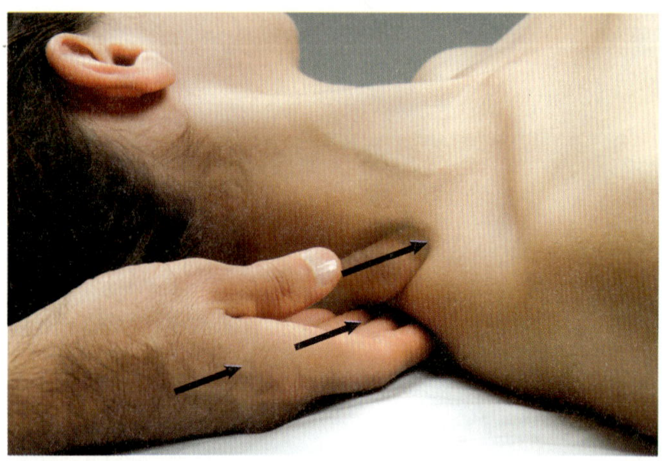

그림 4-10 치료손의 바람직한 접촉. 바로 누운 환자의 뒷목을 치료할 때, 치료사는 엄지패드부위가 환자의 목 뒤 근육에 닿도록 환자의 목 아래로 손가락을 밀어 넣는다.

전하면 목과 손바닥이 자연스럽게 닿는다. 그러나 너무 신진하면 과도한 압을 줄 수 있으므로 주의해야 한다.

환자의 목에 손가락을 닿기는 하나, 엄지를 사용하는 것이 가장 바람직하다. 엄지의 손가락사이관절이 젖혀져 있는 환자는 문제가 있다(그림 4-11A). 치료사의 엄지가 약간 젖혀져 있으면, 치료사는 엄지를 사용하여 치료를 할 수 있을 것이다. 또한 손가락사이관절이 젖힘되지 않도록 보호대를 착용할 수 있다(그림 4-11B). 그러나 치료사의 손이 과도하게 젖혀지면, 목에 깊은압을 적용하기 위하여 다른 부위를 이용해야 할 필요가 있다(그림 4-4를 참조).

5. 쌓여진(stacking) 팔 관절들

쌓여진 관절(stacked joints)은 일직선 안에 배열되어 있다; 즉, 관절이 펴져 있다. 이것은 근력 손실 없이 팔을 통해서 신체 중심으로부터 힘을 환자에게 전달할 수 있다는 것이다. 바로 누운 환자의 목에 치료를 적용할 때, 치료사의 손목관절은 반드시 펴져 있어야 한다. 치료사과 엄지로 환자를 접촉한다면, 엄지까지 펴져 있어야 한다; 치료사가 손가락 패드부위로 접촉을 하면, 치료사 손가락관절도 펴져 있어야 한다. **주의:** 앉은 자세에서 치료를 적용할 때, 보통 환자로부터 멀리 떨어져 앉아야 하기 때문에 팔꿉관절은 펴지 못한다.

4.3 치료 전문가 Tip

치료손 접촉 변경하기

완벽한 신체 역학 일지라도 마사지를 할 때 치료사의 몸에 가해지는 모든 신체적인 부하를 배제하지는 못한다. 바람직한 신체역학은 단지 부하를 최소화하는 것이다. 치료사 신체 중에서 보통 가장 큰 신체적 부하를 직면하게 되는 부위는 치료손 접촉부위이다. 이런 이유로, 마사지를 할 때, 1회 치료 동안에 사용하게 되는 신체 부위를 변경하는 것이 바람직하다. 엄지 사용이 어떤 이유에서 제한된다면, 바로 누운 환자를 치료할 때, 신체의 다른 부위를 이용하여 치료하고, 엄지의 사용을 배제하여야 한다. 물론, 단순히 엄지를 사용할 수 없으면 가능한 부위로 변경하면 된다.

6. 스트로크와 치료사 체중심 배열

치료대에 환자가 위치하고 치료사가 앉은 자세를 조정할 때는 치료사의 체중심을 스트로크에 배열하는 것이 중요하다. 치료사의 체중심에 팔꿉관절이 위치하도록 어깨관절을 가쪽돌림한다. 치료사는 체중심 안에 팔꿉관절을 놓고 위앞엉덩뼈가시

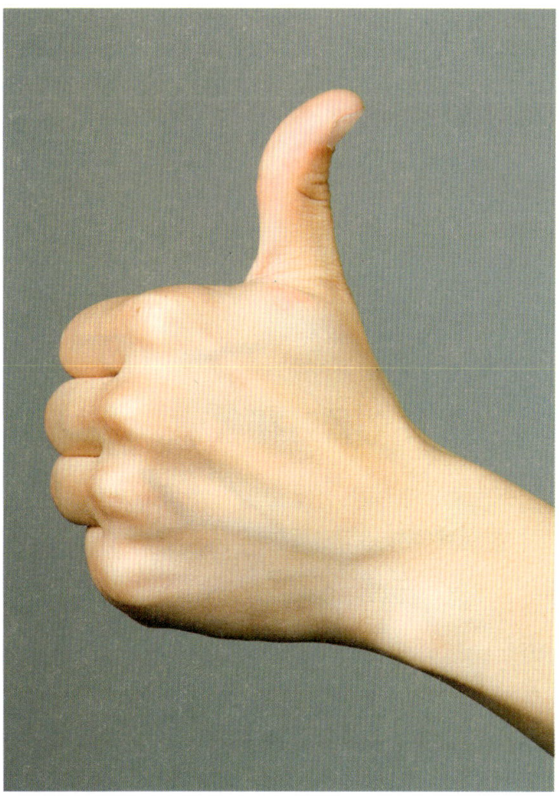

A

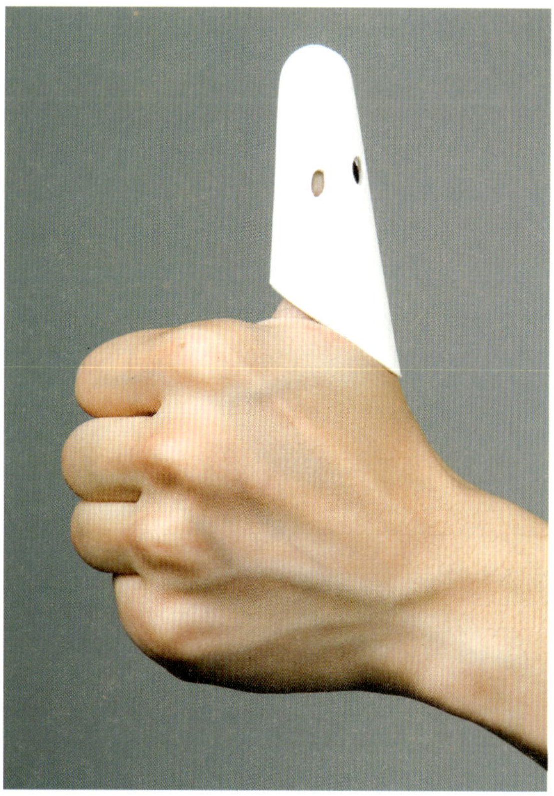

B

그림 4-11 엄지의 손가락사이관절. **(A)** 엄지의 손가락사이관절에 젖힘. **(B)** 엄지의 손가락사이관절을 지지하기 위해 착용한 보조기.

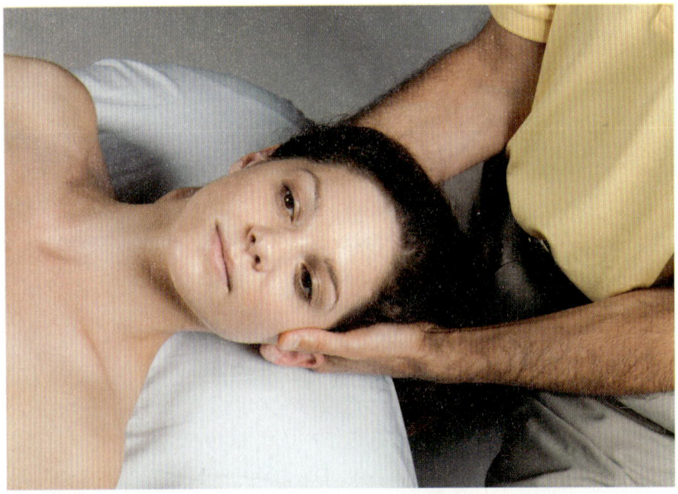

A

고정손 자세 변경. 치료사가 환자의 목에서 다른 부위를 치료하기 위하여 앉은 자세를 변경하는 것처럼, 그림에서 치료사의 고정손 위치의 차이를 주목하라. (A) 치료사가 치료대의 머리 쪽에 앉은 때 고정손의 위치. (B) 치료사가 고정손의 위치는 변경하지 않은 채 치료대의 옆쪽으로 옮겨 앉을 때 고정손과 손목관절의 자세; 손목관절이 과도하게 굽혀진다. (C) 치료사는 손목관절에 압력을 이완하기 위하여 고정손의 위치를 변경해야 한다.

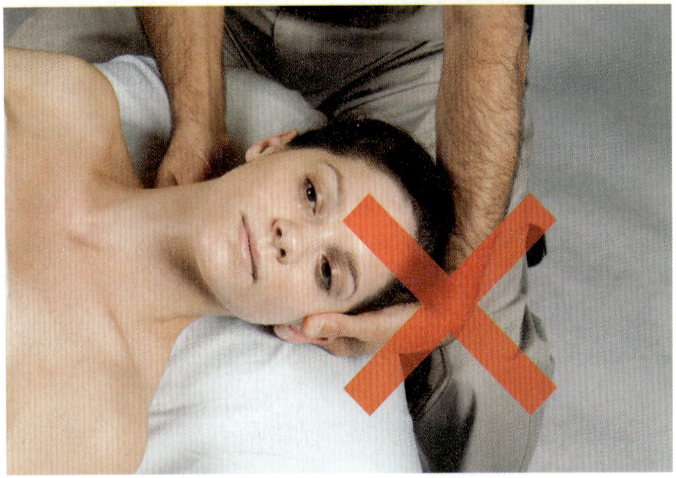

B

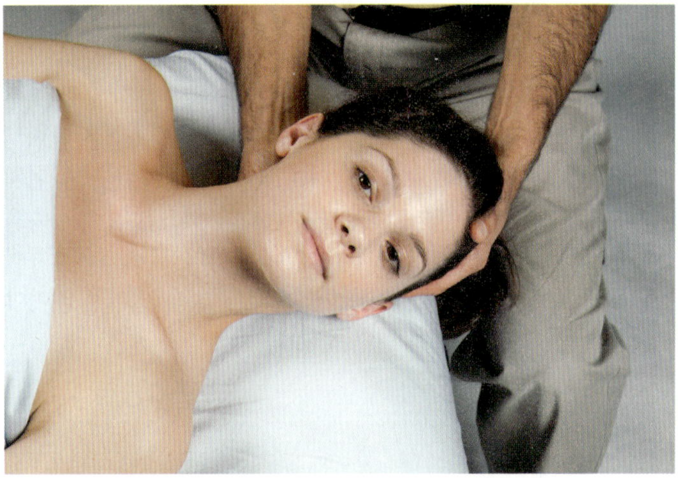

C

위의 그림에서 보이는 것처럼, 환자의 머리와 목을 지지하고 고정할 때, 환자의 턱관절에 어떤 압도 주어서는 안 되고 접촉해서도 안 되므로 주의해야 한다. 환자의 편안함을 위하여, 귀 위를 컵모양으로 잡아서도 안 되므로 주의해야 한다. 당신이 앉는 위치를 변경할 때, 환자의 머리를 고정하는 손의 위치를 변경하여 당신이 편안하게 치료할 수 있도록 하는 것도 중요하다. 당신이 치료대의 머리 쪽에 앉아서 환자를 치료한 후에 치료대의 옆쪽으로 옮겨 앉는다면, 환자의 머리 주변을 고정하는 손도 머리의 더 위쪽을 잡기 위하여 적당히 옮길 필요가 있다; 그렇지 않으면, 당신의 손목관절은 과도하게 굽혀질 것이고 시간이 지나면 손상될 것이다.

안쪽에 놓이게 한다(그림 4-12A). 스트로크를 할 때, 어떤 움직임이든 치료사의 골반을 움직여서 아래팔로 전달되도록 한다. 이 방법에서, 치료사의 체중심과 아래팔은 하나의 고정된 단위로, 치료사의 골반을 소량 움직이면 아래팔도 동일한 양만큼 환자에게 접근한다(그림 4-12B). 치료사의 체중심과 스트로크를 일직선으로 만들기 위하여, 시각적으로 가상의 선을 그리고 그 선에서 스트로크를 아래팔를 통하여 전단하도록 한다(그림 4-12C). 치료사의 중심선 상에서 스트로크를 하면, 치료사는 스트로크에 사용하는 힘을 엄지, 손, 아래팔, 또는 어깨관절과 같은 더 작은 근육 대신에 체중심에 있는 더 큰 근육과 체중을 이용하여 생산할 수 있다.

7. 체중심 기울이기

스트로크과 같은 선에 중심이 위치하면, 치료사는 척추를 약간 편 상태에서 골반을 앞쪽으로 기울여서 중심을 환자에게 기울이면서 깊은압을 가할 수 있다(그림 4-13). 바로 누운 환자에게 치료를 할 때 환자에게 기울여서 치료사의 중심을 이용하는 것은 하나의 기법이다. 앉은 자세에서 기울이기는 거의 수평으로 앞쪽 그리고 약간 아래쪽으로 움직이는 것이다. 치료사는 골반을 엉덩관절로 고정하고 몸통을 앞쪽으로 유지하여서 척추를 약간 편 상태로 유지한다. 펜싱선수가 칼을 앞으로 찌르는 동작을 상상하면 적절한 신체 역학을 상상할 수 있을 것이다(그림 4-14) (치료 전문가 Tip 4.4 참조).

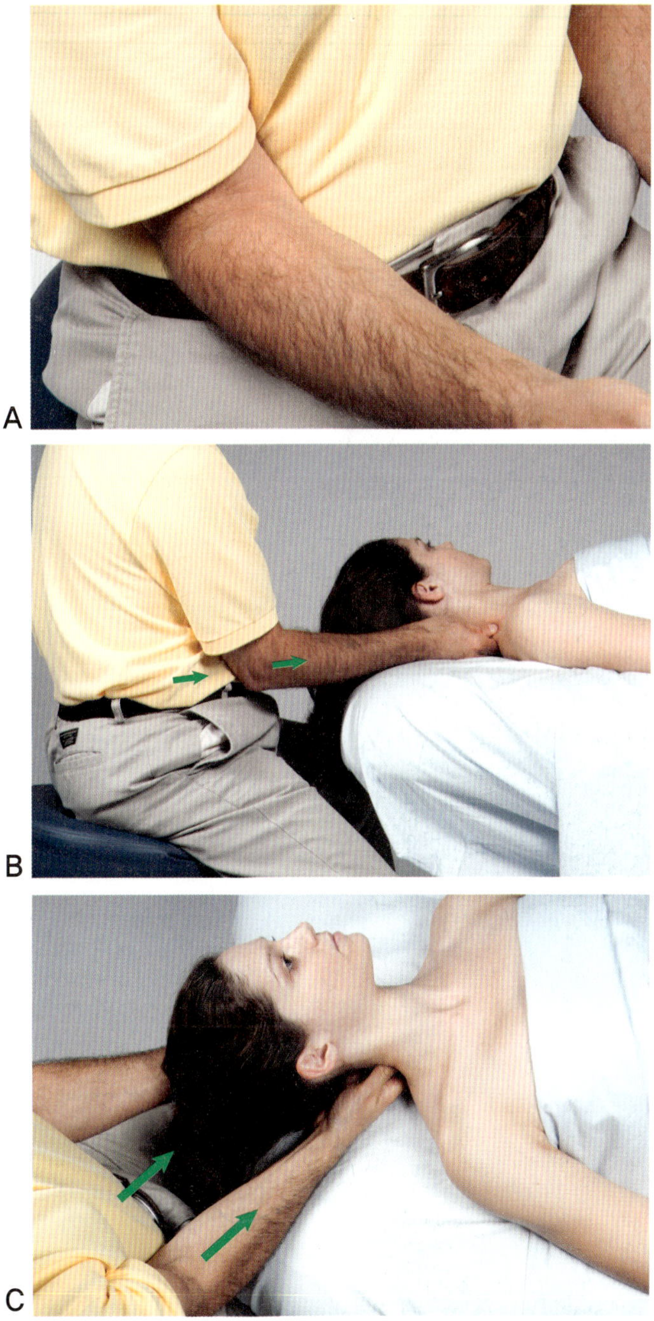

그림 4-12 팔꿉관절을 밀어넣고, 스트로크를 체중심에서 배열. **(A)** 치료사의 아래팔은 앞위엉덩뼈가시의 안쪽으로 팔꿉관절을 밀어넣어서 보조한다. **(B)** 스트로크를 적용할 때, 무슨 동작을 하든 상관없이 골반은 치료손의 아래팔로 힘을 전달해야 한다. **(C)** 스트로크와 신체 중심의 배열은 치료사의 중심으로 똑바르게 놓고 아래팔을 비교한다.

치료사의 팔꿉관절을 굽히지 않고 골반을 환자 쪽으로 기울여서 잠그는 것은 매우 중요하다(그림 4-15). 치료사 팔꿉관절이 굽혀진 상태에서 앞으로 기울이면, 치료사의 중심에서 발생하는 힘은 팔꿉관절에서 사라지고, 치료사는 환자에게 깊은압을 제공하지 못할 것이다.

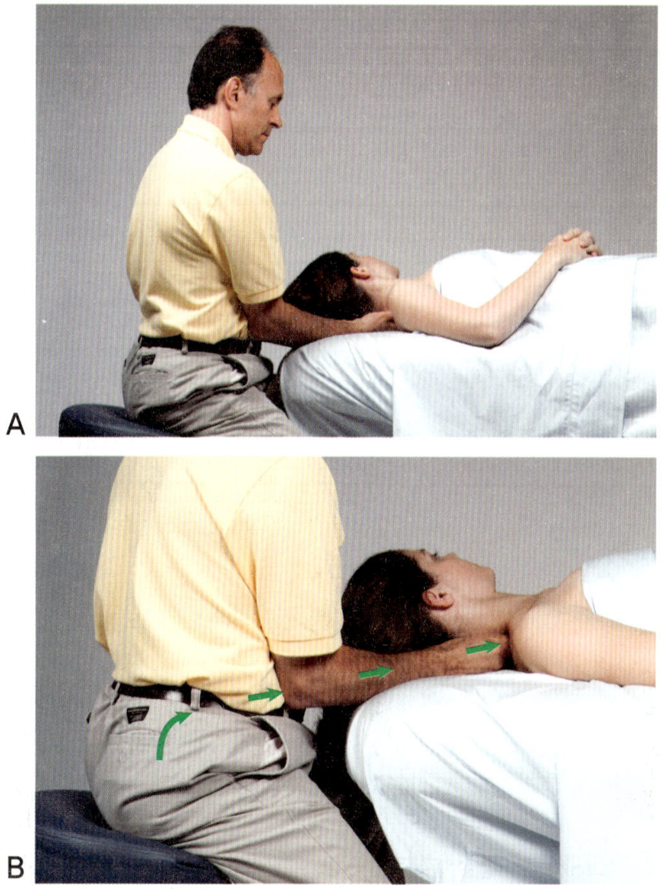

그림 4-13 가압하기 위하여 골반을 잠금. **(A)** 시작자세. **(B)** 치료사는 골반을 앞쪽으로 잠금하여 환자에게 압을 적용하기 위하여 기댄다(골반의 앞쪽 기울임).

8. 더 큰 근육 사용하기

치료사가 중심을 환자에게 기울이는 것은 자신의 체중을 기울이고 근육을 수축하는 것이다. 수축하여 사용할 근육을 선택할 때, 더 작고 먼쪽에 있는 근육보다 더 크고 강한 몸쪽 근육을

4.4 치료 전문가 Tip

펜싱런지자세(Lunging With a Sword)

신체 역학의 일반적인 오류는 치료사를 향하여 골반을 앞쪽으로 기울일 때, 앞쪽으로 쓸어지듯이 쏠리는 치료사에 관한 것이다. 또한 보통 치료사의 손을 구부릴 때 팔꿉관절이 포함되어서는 안 된다. 골반을 앞쪽으로 적절하게 잠김할 수 있도록 돕기 위하여, 치료사가 펜싱을 하고 칼을 앞으로 찌는 것처럼 하는 것이 도움이 될 것이다. 칼을 앞으로 찌를 때, 골반은 앞으로 움직이기 때문에 거의 완전하게 수평이 된다(그림 4-14 참조). 바로 선 자세에서는 이렇게 연습을 한다: 골반이 중립위치라고 느껴지면, 앉은 자세에서 환자를 치료할 때도 이 동작을 시행한다.

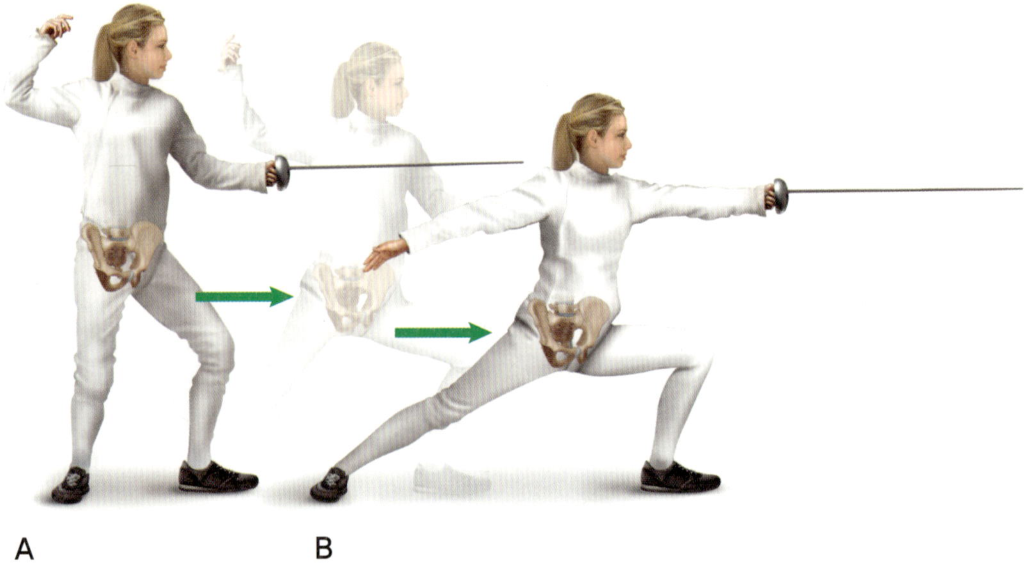

그림 4-14. 펜싱할 때 찌르는 모습. 앉은 자세에서 체중심을 기울이는 신체 역학에 대한 이해를 돕기 위하여, 그림은 골반을 앞쪽으로 향하게 하고 지르기를 하는 것이다. 펜싱은 A그림에서 B그림으로 펜싱선수가 찌르기를 할 때, 골반은 앞쪽을 향하도록 한다.

선택하는 것이 치료사의 노력을 감소시킨다. 크기와 근력을 상승시키기 위하여, 사용되는 근육은 엄지/손가락, 손목관절, 팔꿉관절과 노자관절, 어깨관절, 팔이음뼈복합체, 그리고 마지막으로 몸통과 골반의 신체 중심 근육을 사용하는 것이다. 더 크고 몸쪽 근육을 선택하는 것은 치료사의 피로와 손상 가능성을 감소시킬 것이다.

또한 다리 근육은 환자 목에 치료를 적용할 때 사용하기에 크고, 힘있고, 효과적이다. 치료사는 발을 뒤에 놓고 발목관절 발바닥굽힘, 무릎관절 폄, 그리고 엉덩관절 폄으로 바닥(floor)을 밀면서 환자에게 힘을 전달한다(그림 4-16).

그림 4-15 팔꿉관절이 굽혀지면 안 된다. **(A)** 시작자세. (B) 체중심으로 기댄 후에 팔꿉관절의 자세. 환자의 목에 압을 적용하기 위하여 치료사가 앞으로 기댈 때 팔꿉관절을 굽혀서는 안 된다. **(C)** 신체 중심을 기울이고 있을 때 팔꿉관절을 더 구부리는 일반적인 생체역학적 오류.

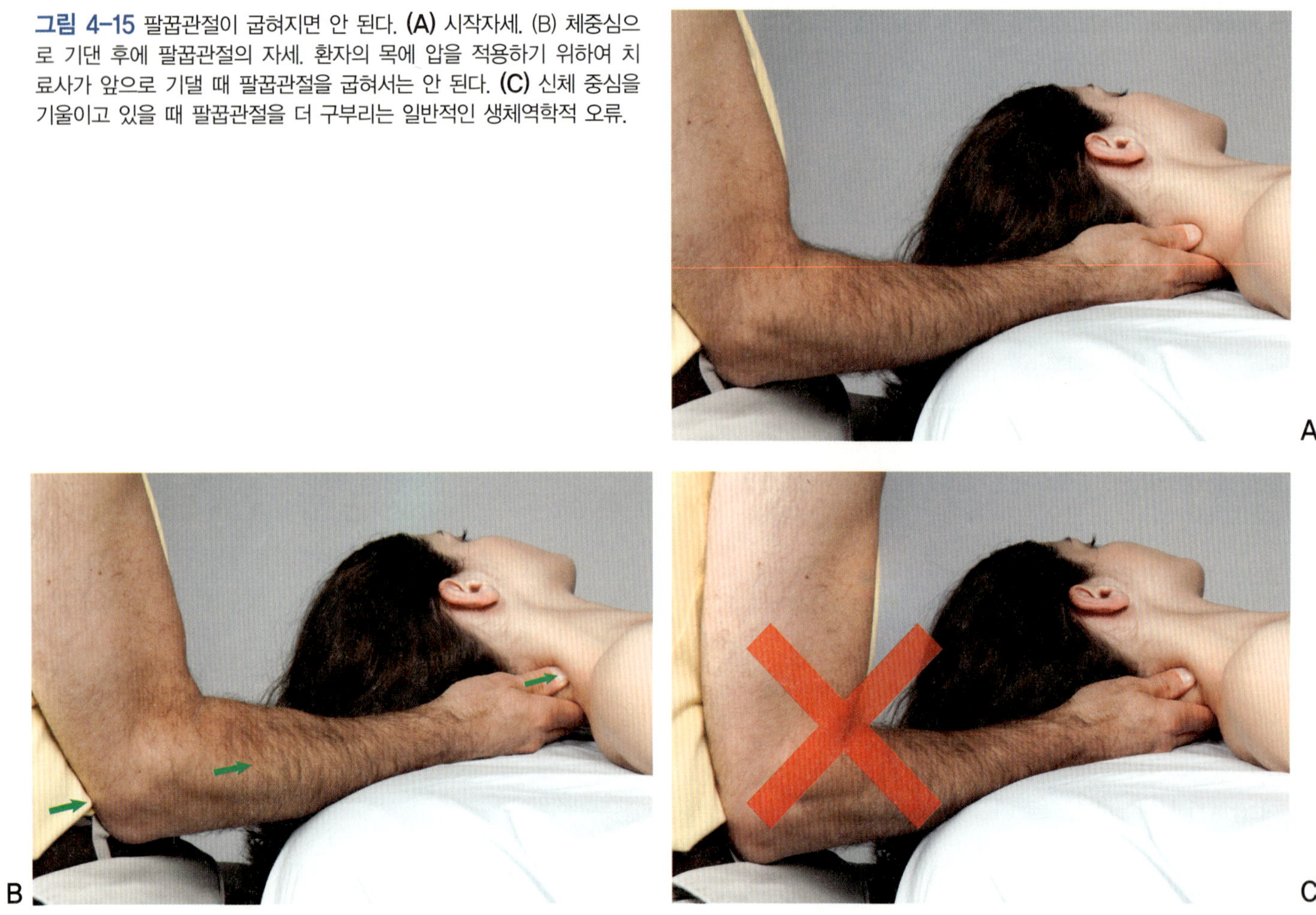

4.5 치료 전문가 Tip

치료사의 팔꿉관절을 주목한다

환자가 바로 누운자세에서 목을 치료할 때, 치료사의 치료손 쪽 팔꿉관절은 치료사의 신체중심 안으로 밀어 넣고, 치료사의 몸통으로 팔을 껴안는 동작을 하는 것이 바람직하다. 이 자세에서, 팔꿉관절은 굽히면 안 된다. 그러므로 치료사는 신체중심을 기울여서 환자의 목에 가압하고, 팔꿉관절은 고정하여서 더 이상 굽히지 않는 것이 중요하다(그림 4-15 참조). 신체중심을 기울이는 목적은 아래팔과 치료손의 접촉을 통하여 환자에게 체중의 힘을 전달하기 위함이다. 치료사가 매우 적은 각도일지라도 팔꿉관절을 더 구부리게 되면, 치료사는 신체중심의 힘을 일부 또는 전부 상실하게 될 것이다. 이것은 치료사가 바로 누운자세의 환자 목을 치료할 때 가장 흔하게 나타나는 신체 역학 오류이며, 환자가 압을 느끼지 않을 때까지 신체중심을 기울여야 하는 이유를 이해하지 못하는 많은 치료사는 좌절한다.

9. 수직으로 가압하기

이전에 언급했던 것처럼, 최대 압은 치료사가 치료하는 환자의 목에 수직으로 전달될 대 가능하다. 최대 압을 적용하기 위하여 치료사의 위치가 중요하다는 것은 이미 설명하였다. 수직으로 치료를 적용하기 위하여 환자의 목을 4개 부위로 구분한다: 목의 바닥, 아래 목, 위 목, 뒤통수 아래부분(그림 4-17). 이 4 개의 부위에 가상 선을 그리고 그 선에 수직으로 화살표처럼 적용한다. 이 화살표는 힘의 수직선을 표현한 것으로 환자의 목에 치료를 적용할 때 매우 효과적이다.

10. 환자 고정

깊은압을 적용할 때 치료사는 고정손을 이용하여 치료손을 어떻게 누르는지가 중요하다. 환자의 머리와 목이 치료사 손 위에서 잘 고정되지 않으면, 목에 적용하는 압은 환자의 머리와 목을 밀 때 사라질 것이다. 치료사의 고정손은 완벽하게 고정하여야 하고 치료손이 환자의 머리와 목을 움직이게 해서는 안 된다.

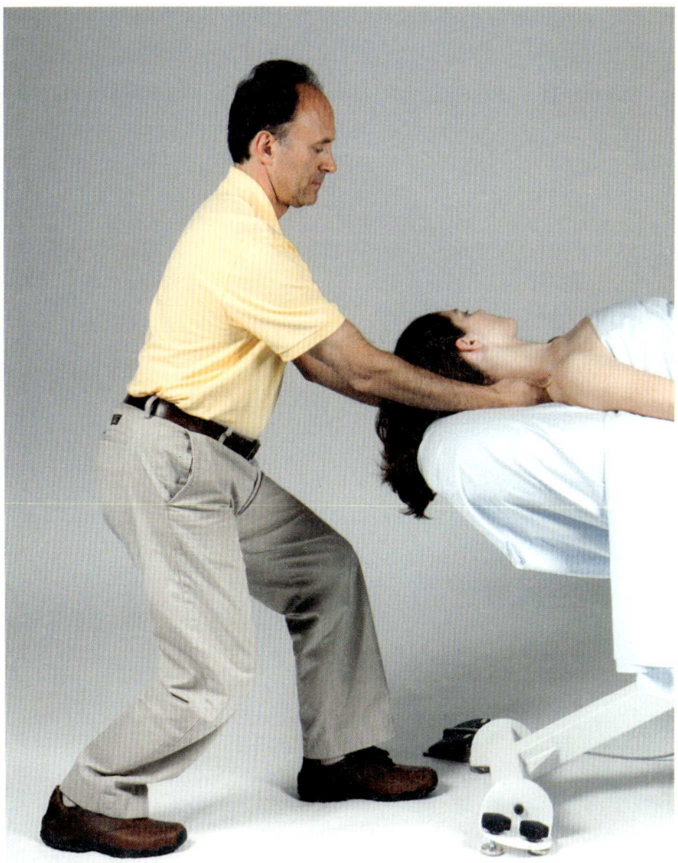
A

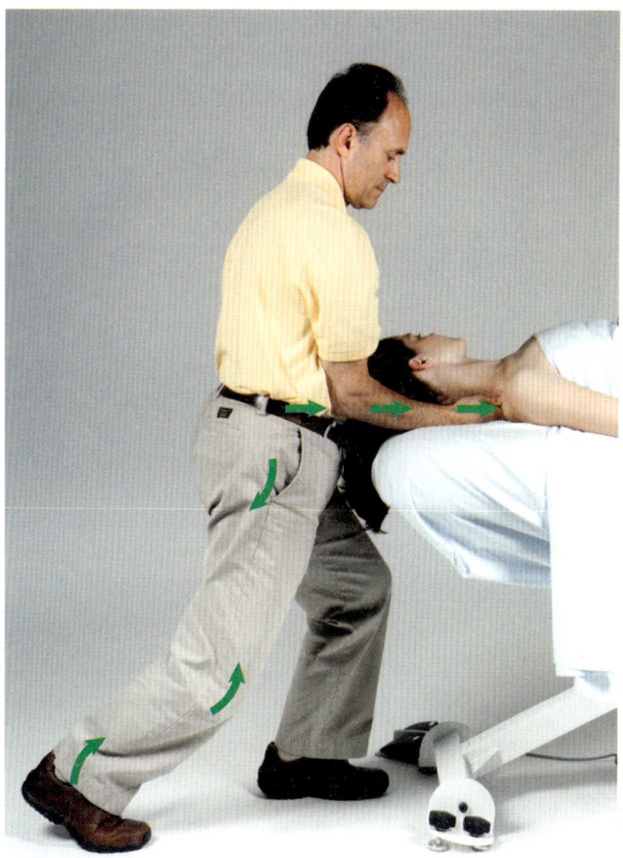
B

그림 4-16 압을 생산하기 위하여 더 큰 근육 사용하기. 바닥을 발로 밀면, 다리의 힘 있는 발목관절 발바닥굽힘근, 무릎관절 폄근, 그리고 엉덩관절 폄근은 신체의 체중심에서 생산하는 힘을 증가시킬 수 있다. **(A)** 시작자세. **(B)** 밀기.

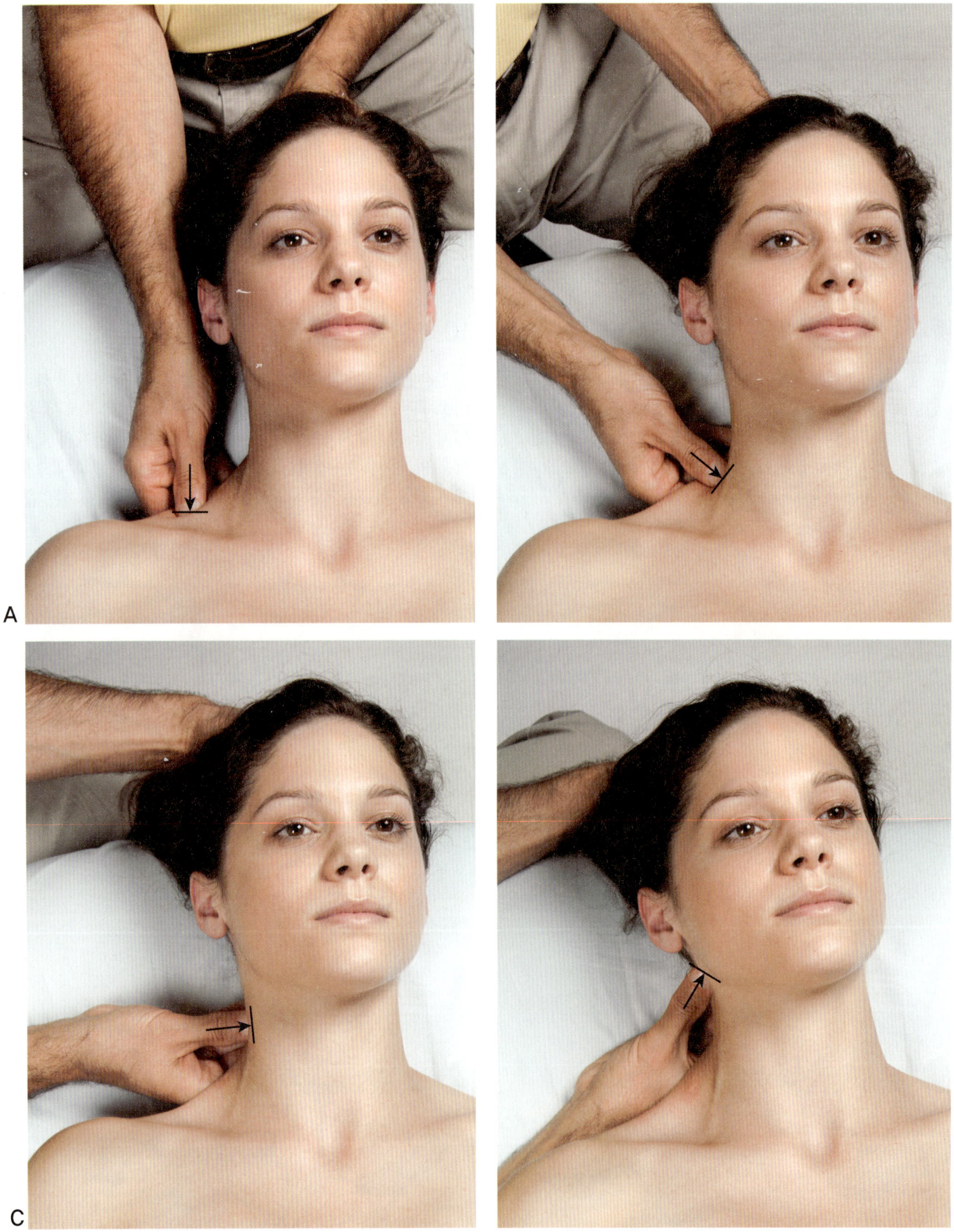

그림 4-17 수직으로 가압하기. 선은 목의 윤곽이다. 치료사는 항상 아래팔과 치료손 접촉이 거의 직각에서 이 윤곽을 만나도록 한다. **(A)** 목의 바닥/윗목 치료하기. **(B)** 아랫목 치료하기. **(C)** 뒤통수밑 부위 치료하기.

4.6 치료 전문가 Tip

양손을 치료손으로 사용하기(Using Both Hands as Treatment Hands)

고정손의 역할은 치료손이 환자 목에 압을 적용할 때 환자의 머리와 목이 움직이지 않도록 하는 것이다. 그러나 고정손은 치료손이 환자 조직에 마사지를 적용할 때 치료손에 스트로크로 압을 실제로 추가하는 것은 가능하다(아래 그림 참조). 이런 방법에서, 치료손과 고정손은 치료를 적용할 때 힘과 효율성을 증가시키기 위하여 각각 서로 협력하여 사용할 수 있다. 흥미롭게, 고정손은 치료손 접촉으로 환자의 머리와 목이 움직임에 동원되며 목에 관절가동술과 유사하게 깊은조직 스트로크를 시작한다(10장을 참조).

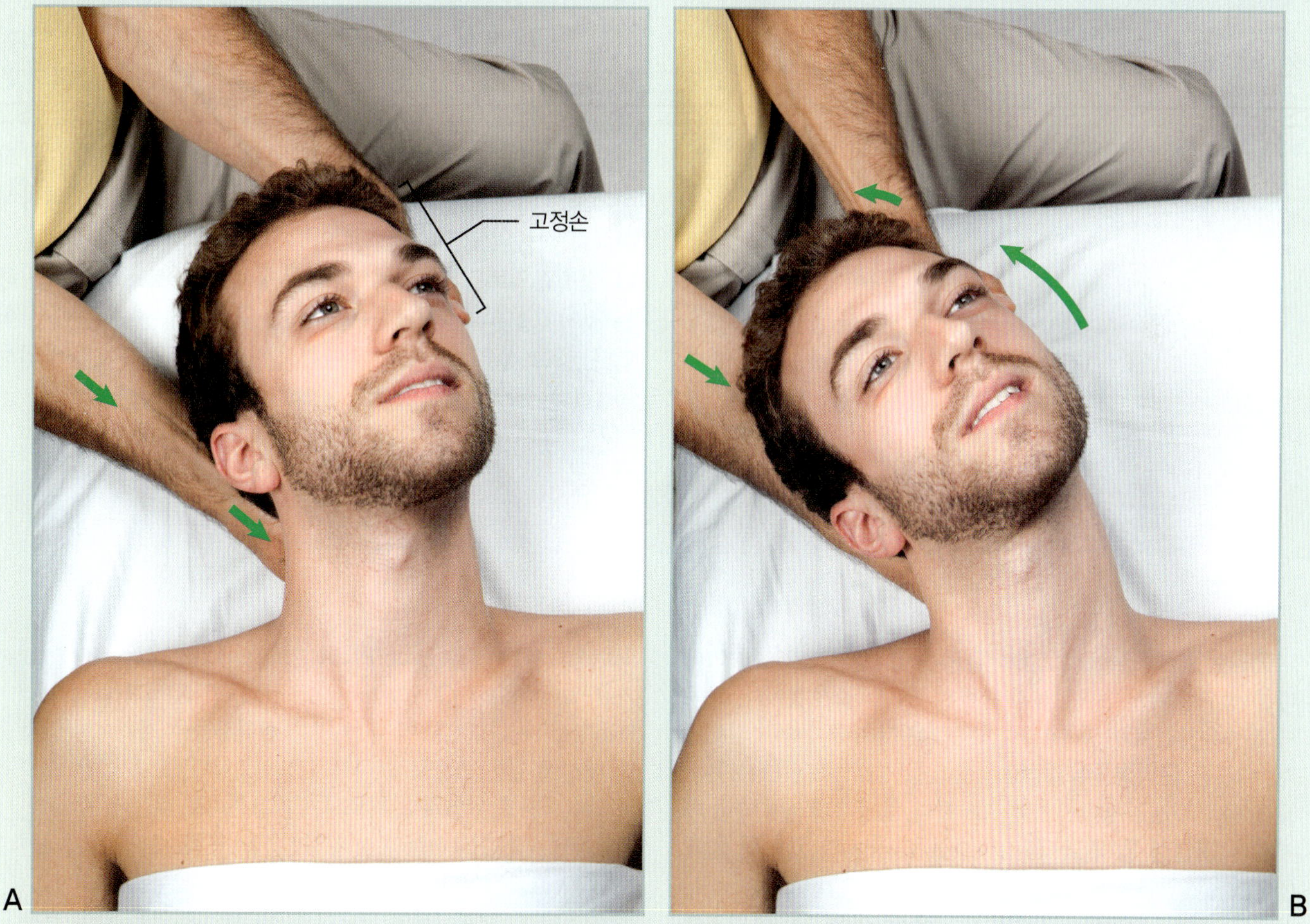

고정손은 가압을 조절할 수 있다. **(A)** 치료손이 접촉면 위에 환자 목을 고정하기 위하여 고정손은 고정된 채 멈춘다. **(B)** 고정손은 환자 목을 가쪽 굽힘하고, 치료손의 접촉을 가능하게 하고 가압을 조절할 수 있다.

11. 조직 이완하기(Engaging)

깊은압은 환자의 조직을 이완해야만 한다. 이것은 치료사가 자신의 압에 대하여 저항을 느낄 때까지 누를 필요가 있다는 것을 의미한다. 저항을 느끼면, 더 큰 압을 치료하고 있는 깊은 조직에 적용해야 할 필요가 있다. 환자의 내성 안에서 유지하여야 하고 천천히 증가시켜야 한다. 깊은 조직을 성공적으로 치료하기 위해서, 종종 깊은조직 층에 전달되도록 치료사는 충분한 힘을 적용해야 할 필요가 있다.

12. 환자 호흡에 중점두기

치료를 할 때 환자가 자신의 호흡에 중점을 두는 것은 치료에 도움이 될 수 있다. 환자에게 완전히 들이 마시고 이완하면서 내쉴 때 천천히 환자의 조직을 안으로 가압한다. 매우 깊은 조직에 치료가 필요하면, 이 절차를 2–3회 반복하고 치료를 적용한다.

4.7 치료 전문가 Tip

마사지 깊이 (Depth of Work)

깊은조직 마사지의 깊이는 항상 환자의 내구성 범위 내에서 이다. 환자의 내성을 넘어선 깊이는 전혀 이득이 없다. 내성을 넘어선 깊이까지 마사지를 하면, 환자는 통증에 대한 반응이나 통증에 대한 선행으로 치료사가 치료를 할 때 목 근육이 단단해 질 것이다. 마사지의 원칙적인 목적 중 하나는 근육의 긴장을 감소시키는 것이기 때문에, 깊은 마사지의 목적은 목표근육의 단단함을 감소시키는 것이다. 더욱이, 깊은 마사지는 갑작스럽게 적용해서는 안 된다. 오히려, 환자는 항상 가벼운 준비운동을 하고 깊은 마사지를 적용하기 전에 중등도 깊이의 마사지를 적용한다. 이 경우라도, 환자의 목에 깊은 마사지를 적용할 때는 천천히 부드럽게 적용하는 것이 중요하다. 환자가 적절한 준비운동을 하고 깊은 마사지를 적당하게 적용할 때, 환자는 매우 강한 마사지에도 편안함을 느낀다.

13. 지속적인 압박에서 깊은 스트로크 마사지로 전이

다음의 모든 지침서는 환자의 뒷목에 지속적인 압을 적용할 때 치료사의 신체 역학을 완전하게 하는 방법이다. 치료기법의 선택으로 지속적인 압을 언급하는 것은 의미가 없다. 단순히 어떻게 치료사의 신체 역학을 적용하는 것이 바람직한지 배우는 것이 더 쉽다. 정적인 한 위치에서 지속적인 압을 **깊은 스트로크 마사지**(deep stroking massage)로 전환하기 위하여, 치료사의 압은 한 점에서 다른 점으로 이동하고 이런 과정 동안에 적절한 신체 역학을 유지하며 치료접촉을 초기점에서 인접한 부위로 이동하는 것은 중요하다. 이 운동은 엄지나 손가락의 움직임으로 발생하는 것은 아니다. 오히려 치료사의 골반을 잠김하고 척추를 앞쪽으로 펴서 신체 중심으로 발생하는 것이다. 직선으로 쌓여진 관절과 함께, 골반 움직임은 환자의 목을 따라서 치료적 접촉의 움직임으로 전이될 것이다. 그러나 치료사의 초기 접촉면으로부터 시작하기 때문에 짧은 스트로크를 유지하는 것이 중요하며, 적절한 신체 역학을 유지하는 것은 매우 어렵다. 짧고 깊은 스트로크를 최적의 신체 역학을 유지하기 위하여 1인치–2인치 사이의 거리를 두고 목에 적용하도록 한다.

4.2 실기 적용

근막통증유발점 치료하기 (Treating Myofascial Trigger Points)

통증유발점(trigger point; TrP)은 먼 부위까지 통증이나 다른 징후를 야기하는 압통과 관련된 작은 국소부위이다. 근육에 통증유발점이 발생하면, 관련된 작은 부위에 수축이 일어난다; 이것은 **근막통증유발점**(myofascial TrP) 또는 다른 용어로 근육노트(*muscle knot*)라고도 한다. 통증유발점에 대한 마사지는 **허혈성 압박**(ischemic compression)과 **지속적 압박**(sustained compression)으로 알려진 기법을 전형적으로 사용한다. 허혈성 압박과 지속적 압박에서, 압은 통증유발점에 직접 적용하고 보통 10초 동안 지속적으로 유지한다(일반적으로 지속적 압박보다 허혈성 압박이 더 큰 압을 적용한다). 그러나 최근에 통증유발점(TrP) (including Simons, *Travell, and Simons in Myofascial Pain and Dysfunction: The Trigger Point Manual* [Williams & Wilkins 1999] and davies in The *Trigger Point Therapy Workbook: Your Self-treatment Guide for Pain Relief* [New Harbinger Publications, 2004])에 대한 많은 권위자들은 지속적인 압박법 대신에 깊은 스트로크 마사지를 선호한다. 보통 깊은 스트로크는 환자도 편안하고 치료사가 적용하기도 쉬울 뿐 아니라, 통증유발점을 치료하는데 필수적인 국소동맥순환을 증가시키는데 더 효과적이다. 스트로크는 약 1인치 또는 2인치의 길이로 적용하며, 보통 1분에 30~60회 반복한다. 압은 깊이 적용해야 하나, 통증유발점 위에 지속적으로 유지되지 않기 때문에, 보통 환자에 의해 더 낮은 내성이 된다. 치료사가 통증유발점을 치료하기 위하여 깊은 스트로크 마사지를 적용하지 않으면, 이 접근법은 지속적인 압박법과 비교하여 어떤 결과를 내는지 알아볼 때 사용한다.

치료절차

깊은조직 마사지 절차 / DEEP TISSUE WORK ROUTINES

목에 도수치료를 적용하는 방법은 한 가지 이상이다. 치료사는 환자의 욕구에 기초하여 치료법을 선택하거나, 환자의 신체를 자세한 내용을 포함하여 마사지의 일환으로 전체 목에 깊은압을 적용할 수 있다. 두 경우 모두에서, 더 깊은압을 위하여 환자가 준비하도록 치료 강도를 처음에는 약하게 시작하여 증등도로 증가시키면서 깊은압을 계속해서 적용한다. 항상 환자의 근육 안으로 천천히 압이 스며들듯이 수행한다는 점을 기억한다.

목에 깊은압을 적용할 때 신체역학을 증명할 수 있는 4가지 치료절차가 있다. 목을 치료할 때 어디서든 시작하는 치료절차는 아니지만, 일반적으로 목의 바닥부위에서 목 근육이 더 큰 아래쪽 부착점에서 시작하는 것이 바람직하다(어깨부위/위쪽 몸통의 끝). 4가지 치료절차는 목의 오른쪽에서 치료를 하며 목의 바닥에서 더 낮은 부위에서부터 뒤통수 부위에서 더 높은 부위까지 적용한다. 왼쪽은 치료사 손의 역할을 바꾸어서 바람직한 방법으로 적용하는 것이다.

4.8 치료 전문가 Tip

환자 의사소통(Client Communication)

치료사가 적절한 마사지 깊이를 결정하는 최선의 방법은 마사지를 적용할 때 환자 조직의 반응이다. 치료사는 치료손의 손가락 바닥으로 환자의 반응을 느낄 수 있다. 이와 관련하여, 마사지는 상호교환적이다; 치료사는 환자에게 압을 적용하고 그 압에 대한 환자의 반응을 지속적으로 모니터링한다. 또한 마사지를 할 때 깊이에 대하여 환자에게 질문하여 점검하는 것이 가장 중요하다. 치료사가 환자의 조직에서 나타나는 반응이 편안하다고 느낄지라도, 환자의 욕망과 욕구를 파악하는 방법은 직접적인 의사소통이 중요하다. 환자가 안심하고 이완을 느끼는 것은 더 깊은 마사지를 적용할 때 특히 중요한 도움이 된다. 마사지에 대하여 환자에게 질문을 할 때, "마사지가 어떻습니까?" 처럼 단순하게 질문해서는 안 된다. 이것은 많은 환자가 마사지에 편안하지 못했을 것이라는 치료사 자신의 마사지를 비평하는 시선으로 환자에게 질문을 하는 것이다. "더 힘있게 또는 힘을 줄여서 마사지할까요?" 라고 질문하는 것이 더욱 바람직하다. 구체적으로 치료사가 하는 마사지에 대하여 환자가 변화를 요청하게 할 수 있으며, 환자가 적당하다고 말 할 수 있는 기회를 줄 수도 있다. 이것은 더 정직하고 정확한 반응을 유도해낼 수 있고 환자가 마사지를 즐길 수 있도록 할 수 있다.

치료절차 4-1: 목의 바닥(Base of the neck)

시작자세:

- 환자는 치료대의 오른쪽과 치료대의 머리쪽 끝에서 바로 누운자세를 취한다.
- 치료사는 치료대의 머리쪽에서 약간 오른쪽으로 앉는다 (그림 4-18A).

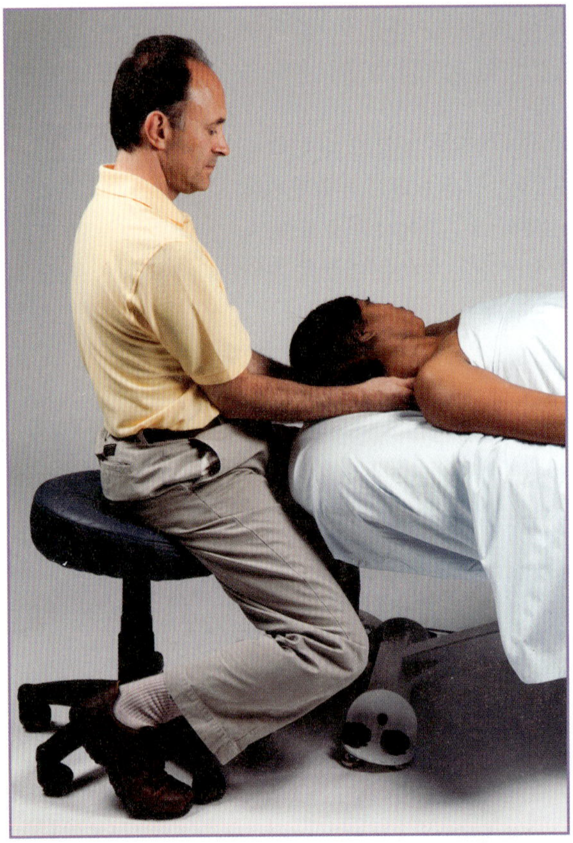

그림 4-18A

1 단계: 환자의 머리와 목을 회전하면서 지지하기:

- 환자의 머리와 목을 왼쪽으로 회전하고 치료사의 왼손으로 환자의 머리를 고정한다; 치료사의 고정손은 환자의 귀 주변을 감싼다(그림 4-18B).

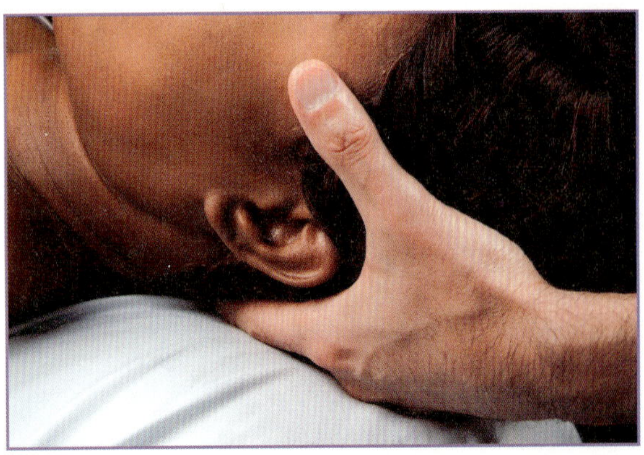

그림 4-18B

2 단계: 치료손을 접촉한다:

- 치료사의 오른손이 치료손이다. 치료사는 오른쪽 팔꿉관절을 굽혀서 체중심에 붙이고, 손가락을 환자의 몸통 위쪽으로 밀어 넣어서 목의 바닥에 엄지의 패드(손바닥둔덕과 엄지손가락 사이 융기부위)부위가 닿도록 척추뼈고리를 향하여 뒤쪽으로 놓는다.
- 치료사의 엄지와 아래팔은 치료사가 접촉할 환자의 목에 수직으로 놓는다(그림 4-18C).
- 또한, 치료사는 신체중심으로 스트로크를 적용한다; 치료사의 중심과 아래팔은 한 선에 위치하여야 한다.

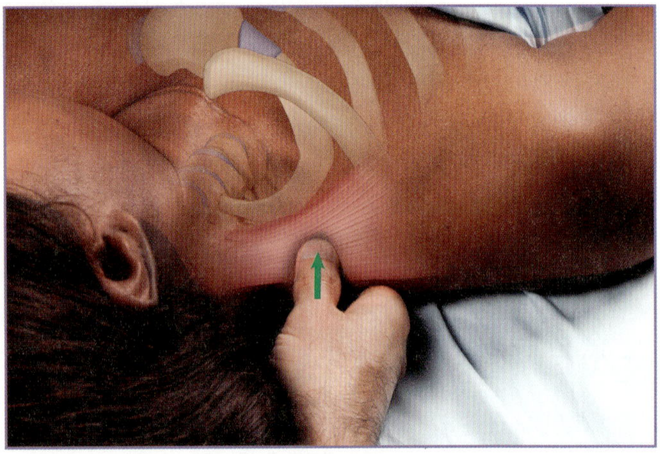

그림 4-18C

3 단계: 환자의 목과 머리를 고정한다:

- 치료사의 왼손으로 환자의 머리와 목을 완전히 고정한다.

4 단계: 가압하기

- 치료사는 골반을 앞으로 잠금자세를 취한 후에 오른쪽 엄지를 이용하여 목의 바닥에서 환자의 척추뼈고리에서 근육을 천천히 누른다.
- 치료사는 왼손으로 환자의 머리를 고정하고, 오른손 엄지패드부위로 환자의 목을 당기는 압을 증가시킨다.

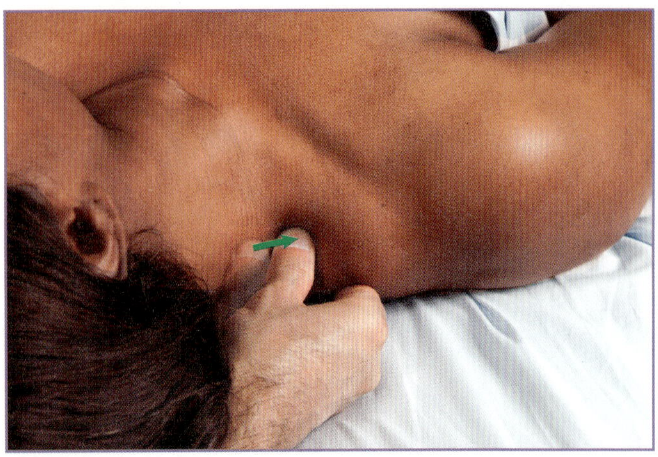

그림 4-19A

- 앞쪽으로 잠김을 유지하고 깊은 스트로크를 환자의 안쪽 근육에서 가쪽근육으로 약 1인치-3인치 간격으로 적용한다(그림 4-19A).

반복 적용:

- 이 스트로크를 같은 위치에서 2회-3회 반복한다.
- 환자의 어깨끝을 약간 가쪽으로 움직이고 유사한 방법으로 약 3회-4회 깊은 스트로크를 수행한다.
- 위등세모근의 앞쪽 가장자리까지 약간씩 가쪽으로 이동하면서 3회-4회 스트로크를 반복한다(그림 4-19B).
- 뒤쪽 척추뼈고리로 다시 돌아와서 전체 치료과정을 반복하는데 적용하는 압의 깊이는 증가시킨다.

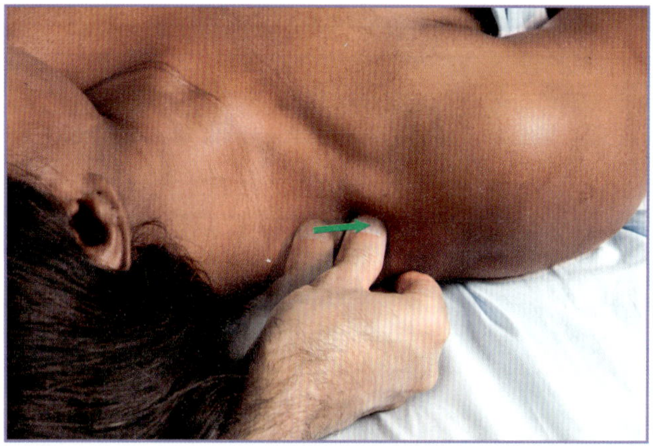

그림 4-19B

치료절차 4-2: 아랫목 (Lower neck)

시작자세:

- 아랫목 치료를 위한 시작자세는 목의 바닥부위 치료와 동일하다. 환자는 치료대의 오른쪽에서 머리쪽으로 가깝게 바로 누운자세를 취한다.
- 차이점은 치료사가 환자의 아랫목에 직각으로 접촉할 수 있도록 치료대 가쪽에 앉아야 한다. 치료사는 고정손을 환자의 머리끝을 향하여 약간 미끄러지는데 치료사의 손목관절이 과도하게 굽혀지면 불편하다(그림 4-20A).

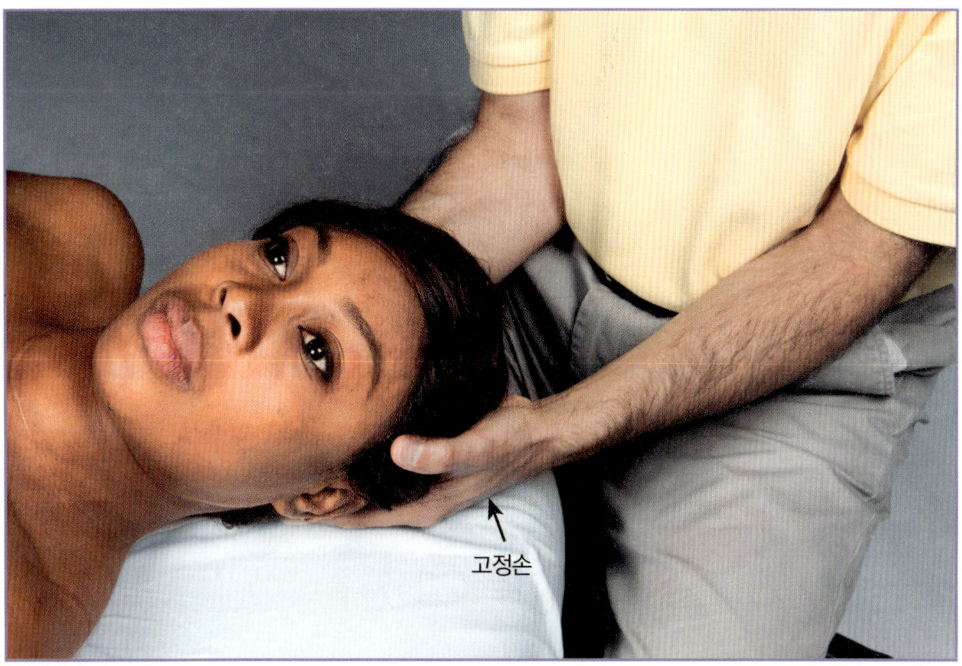

그림 4-20A

1 단계: 환자의 머리와 목을 회전하고 지지한다:

- 환자의 머리와 목은 왼쪽으로 회전하고 머리는 치료사의 왼손으로 귀주변을 오므려잡고 고정한다.

2 단계: 치료손은 접촉한다:

- 치료사의 오른손이 치료손이다. 치료사의 오른쪽 팔꿉관절을 체중심에 밀어넣고, 손가락은 엄지패드부위가 환자의 목 아래 척추뼈고리의 근육에 닿을 때까지 환자의 목 아래로 밀어넣는다.
- 치료사의 엄지와 아래팔은 치료사가 접촉하는 환자의 목에 대하여 수직으로 놓는다(그림 4-20B).
- 또한 치료사의 중심에 스트로크를 배열한다; 치료사의 배꼽을 치료사의 아래팔과 일직선상에 놓는다.

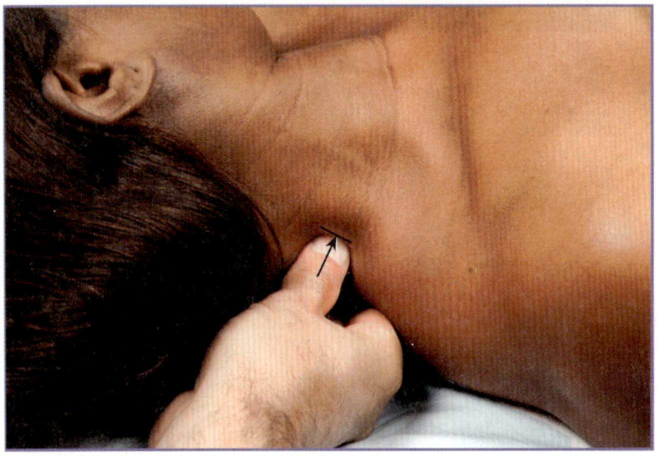

그림 4-20B

3 단계: 환자의 목과 머리를 고정한다:

- 치료사의 왼손은 환자의 머리와 목을 완전히 고정한다.

4 단계: 압을 적용한다:

- 치료사는 골반으로 앞쪽으로 잠김상태를 만들고 오른손 엄지를 아랫목의 척추뼈고리에 있는 근육으로 천천히 민다.
- 치료사의 오른손 엄지패드부위가 접촉하는 쪽으로 환자의 머리를 당기는 압을 증가시키고 왼손으로 고정을 한다.
- 앞쪽으로 잠김상태를 유지하면서, 위에서 아래로 환자의 근육을 따라서 약 1인치-2인치 간격으로 깊은 스트로크를 적용한다(그림 4-21A).

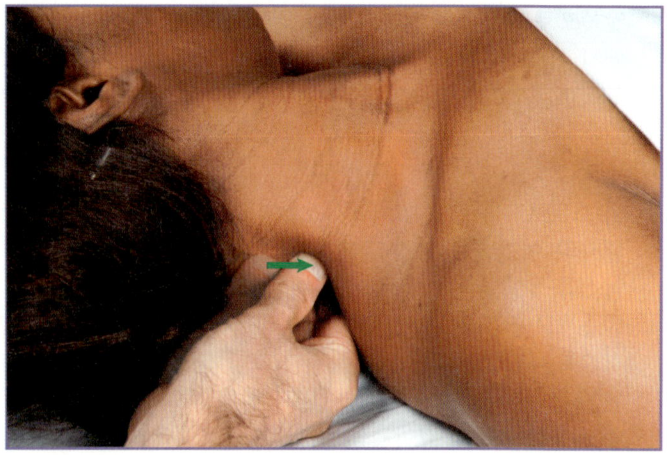

그림 4-21A

반복 적용:

- 앞에서 설명한 치료절차를 따라서, 치료사가 환자의 척추 가로돌기에 도달할 때까지 환자의 목에서 점점 더 앞쪽으로 이동하면서 3회-4회 스트로크를 반복한다(그림 4-21B).
- 가로돌기에 도달하면 압을 감소시켜야 한다.
- 스트로크 압을 증가시키면서 2회씩 반복한다.

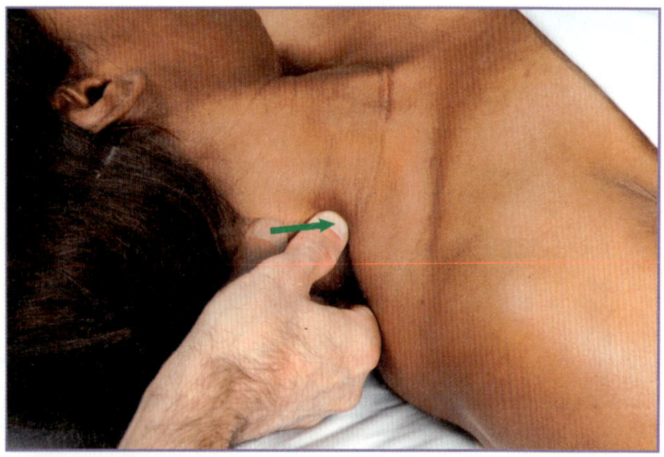

그림 4-21B

4.3 실기 적용

압의 깊이를 증가시키기 위해 냉찜질하기(Icing to Increase Depth of Pressure)

치료사는 깊은 마사지가 통증을 야기하고 그 반응으로 환자의 근육이 단단해지는 것을 원하지 않는다. 그러나 환자의 근육이 매우 부드러우면, 치료사가 바람직한 변화와 개선에 영향을 줄 수 있는 충분히 깊은 마사지를 적용하지 못한다. 이런 경우에는, 통증 부위에 냉찜질을 적용하면 통증 없이 치료사가 적용할 수 있는 것보다 더 깊게 마시지를 적용할 수 있도록 도움이 될 것이다. 때로는, 치료 후 통증과 부종의 가능성을 감소시키기 위하여 깊은 마사지를 적용한 후에 냉찜질을 하는 것이 바람직하다(**주의:** 냉찜질 적용에 대한 더 자세한 사항은 제11장을 참조).

치료절차 4-3: 윗목 (Upper neck)

시작자세:

- 윗목 치료를 위한 시작자세는 목의 바닥부위와 아래 목의 치료와 동일하다. 환자는 치료대의 오른쪽에서 머리쪽으로 가깝게 바로 누운자세를 취한다.
- 그러나 윗목이기 때문에, 치료사는 환자의 목에 직각으로 접촉할 수 있도록 치료사는 항상 치료대 옆쪽에 앉아야 한다. 치료사의 고정손은 환자의 머리끝을 향하도록 하고, 손목관절을 편안하게 하여서 환자의 머리와 목을 지지하고 고정한다(그림 4-22A).

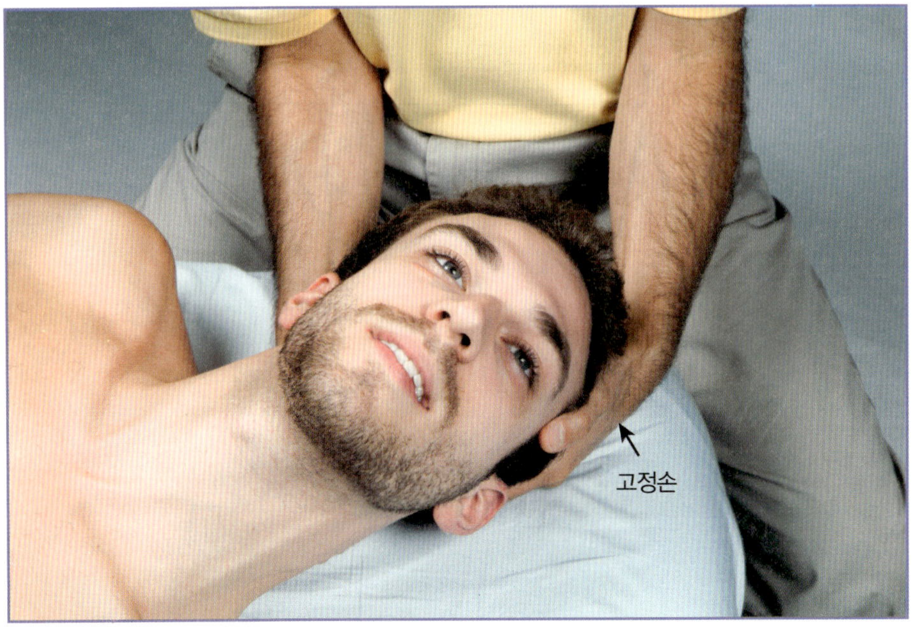

그림 4-22A

1 단계: 환자의 머리와 목을 회전하면서 지지한다:

- 환자의 머리와 목은 왼쪽으로 회전하고 머리는 치료사의 왼손(고정손)에 놓으며, 치료사의 고정손은 환자의 귀 위에 놓는다.

2 단계: 치료손을 접촉한다:

- 치료사의 오른손이 치료손이다. 치료사는 오른쪽 팔꿉관절을 신체중심 쪽으로 밀어놓고, 손가락을 환자의 머리와 목 아래로 밀어서, 엄지패드부위가 환자의 윗목 척추뼈고리의 근육에 닿도록 한다.
- 치료사의 엄지와 아래팔은 환자의 목에 수직으로 닿도록 놓는다(그림 4-22B).
- 치료사는 신체중심과 스트로크를 한 선상에 놓는다; 치료사의 배꼽은 아래팔과 같은 선상(또는 매우 가깝고 나란하게)에 위치하여야 한다.

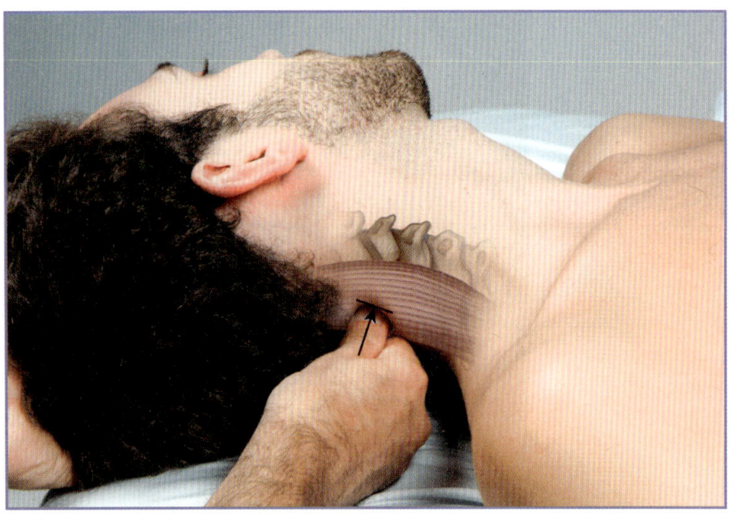
그림 4-22B

3 단계: 환자의 목과 머리를 고정한다:

- 치료사는 왼손으로 환자의 머리와 윗목을 완전히 고정한다.

4 단계: 압을 적용한다:

- 치료사는 골반을 앞쪽으로 잠김하여 놓고 오른손 엄지를 환자의 윗목의 척추뼈고리에 있는 근육 위에 놓고 천천히 누른다.
- 치료사는 왼손으로 환자의 머리를 고정하고, 오른손으로 환자의 목을 천천히 당기면서 압을 증가시킨다.
- 골반을 앞쪽으로 잠금상태를 지속하고, 위에서 아래로 환자의 근육을 따라서 약 1인치-2인치 간격으로 깊은 스트로크를 제공한다(그림 4-23A).

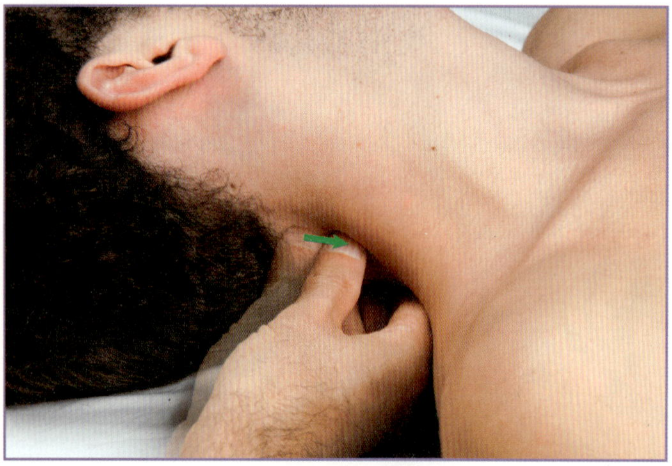

그림 4-23A

반복 적용:

- 앞에서 언급한 것처럼, 환자의 척추 가로돌기에 도달할 때까지 약간씩 앞으로 움직이면서 3회-4회 스트로크를 반복한다.
- 가로돌기에 도달하면 적용하는 압을 감소시킨다(그림 4-23B).
- 스트로크의 압을 점진적으로 증가시키면서 이 프로토콜을 2회 반복한다.

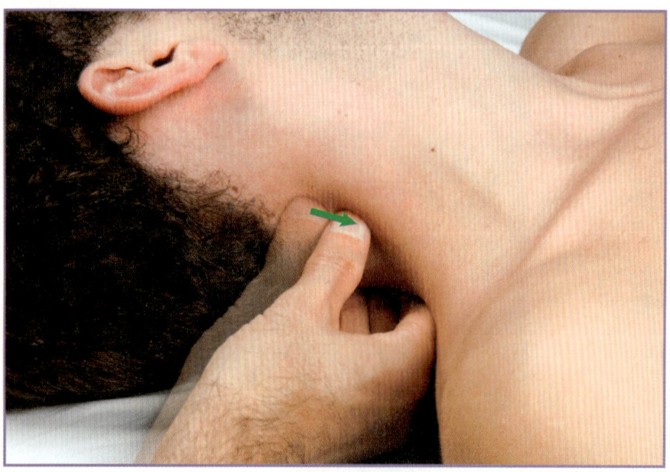

그림 4-23B

치료절차 4-4: 뒤통수 영역(Suboccipital region)

시작자세:

- 앞에서 설명한 시작자세와 동일한 자세를 취한다. 환자는 치료대의 오른쪽에 머리쪽으로 가깝게 바로 누운자세를 취한다.
- 치료사는 발끝이 치료대의 가장자리를 향하도록 하고, 뒤통수부위에서 아래쪽으로 중심에서 약간 가쪽인 환자의 목 끝을 잡는다. 치료사는 손목관절에 과도한 압이 주어지지 않도록 고정손의 위치를 변경하여야 한다(그림 4-24A).

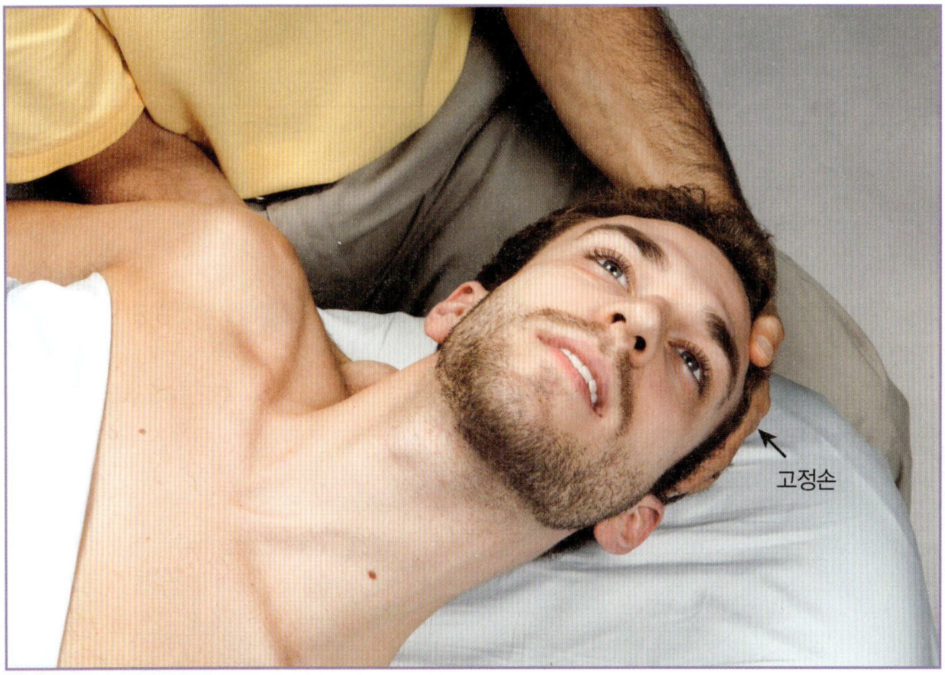

그림 4-24A

- 치료사는 치료손과 아래팔이 수직으로 환자의 뒤통수부위에 접근할 수 있도록, 종종 치료사의 어깨 아래에 아래팔을 놓을 필요가 있다(그림 4-24B).

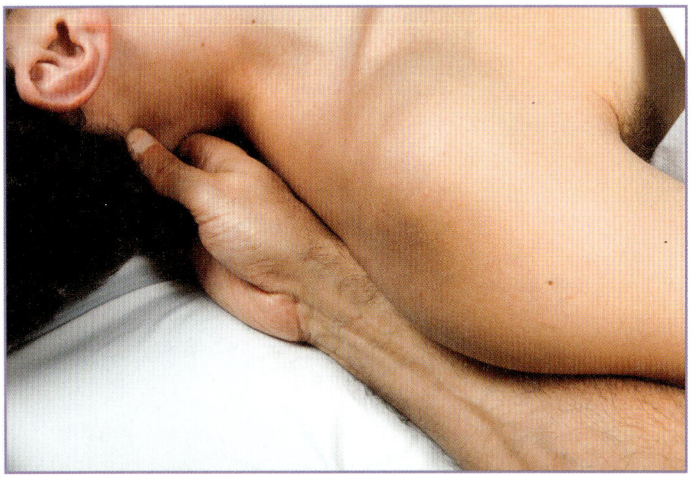

그림 4-24B

1 단계: 환자의 머리와 목을 회전하면서 지지한다.

- 환자의 머리와 목은 왼쪽으로 회전하고 머리는 치료사의 왼손(고정)에 놓는다; 치료사의 고정손은 환자의 머리 끝에서 가까이 귀 바로 위에 놓아야 한다.

2 단계: 치료손을 접촉한다:

- 오른손이 치료손이다. 오른쪽 팔꿉관절을 신체중심에 놓고, 치료사는 뒤통수융기 바로 아래 근육에 엄지패드부위가 닿을 때까지 환자의 머리 아래로 손을 밀어넣는다.
- 치료사의 엄지와 아래팔은 환자의 목의 접촉부위에 수직으로 놓아야 한다(그림 4-24C).
- 또한 치료사의 신체중심과 스트로크는 일직선상에 있어야 한다; 치료사의 배꼽은 아래팔과 같은 선상(또는 매우 가깝고 나란하게)에 위치하여야 한다.

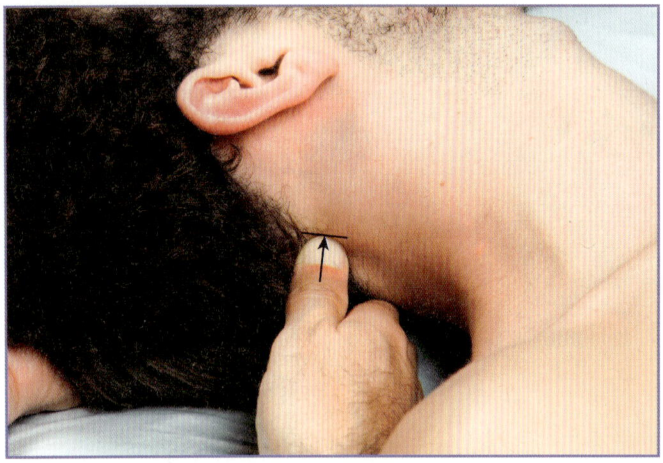

그림 4-24C

3 단계: 환자 머리를 고정한다:

- 치료사의 왼손으로 환자의 머리를 완전히 고정한다.

4 단계: 가압하기:

- 치료사는 골반을 앞쪽으로 잠김자세를 유지하면서, 뒤통수융기 바로 아래 고리의 뒤결절 가까이 척추뼈고리 위에 있는 뒤통수밑 부위의 근육을 천천히 누른다.
- 그러나 이전의 치료절차처럼 척추를 따라 아래쪽으로 직접적인 스트로크를 적용하는 대신에, 뒤통수융기의 바로 아래에서 평행으로 안쪽에서 가쪽으로 압을 적용한다(그림 4-25A).
- 치료사의 오른손 엄지패드부위로 환자의 목을 누르기 위해 고정손을 이용하여 압을 증가시킬 수 있다.
- 치료사는 골반을 앞쪽으로 잠김상태를 유지하면서, 안쪽에서 가쪽으로 환자의 근육을 따라서 깊은 스트로크를 적용한다.

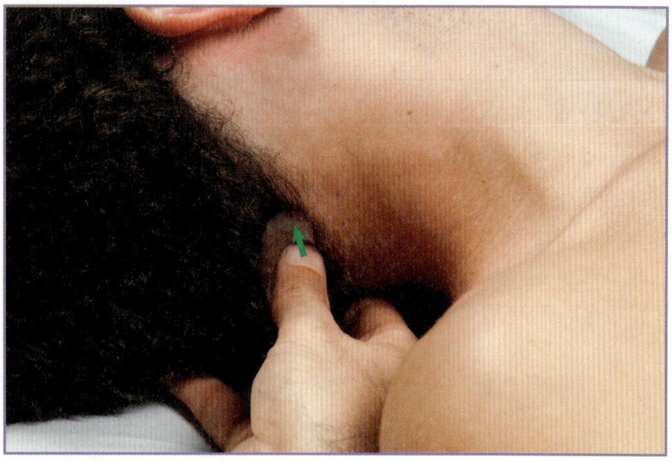

그림 4-25A

반복 적용:

- 이 스트로크를 2회-3회 반복한다.
- 뒤통수융기의 중간에서 가쪽 가장자리까지 전체 뒤통수밑 구획을 치료한다(그림 4-25B). 치료사는 1인치-2인치 정도의 짧은 스트로크 또는 더 긴 스트로크를 할 수 있다.
- 이 프로토콜은 치료사의 스트로크 압을 증가시키면서 2회 반복한다.

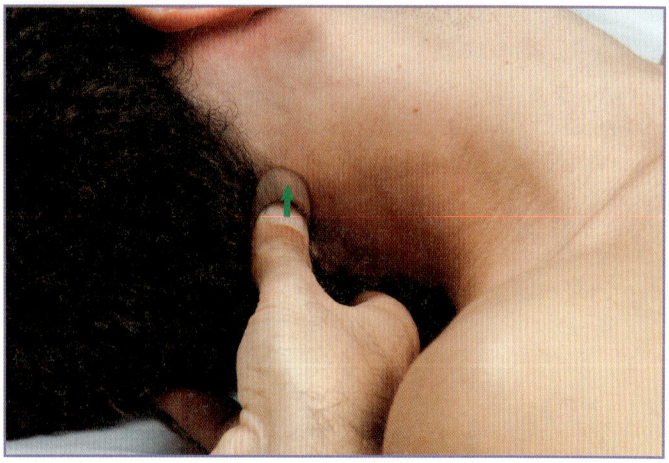

그림 4-25B

목의 뒤통수밑 구획에 마사지를 적용할 때, 뒤통수밑 신경과 큰뒤통수신경, 척추동맥이 위치하는 구획이기 때문에, 마사지 압을 적용할 때 주의해야 한다. 이 부위에 관한 해부학적인 더 자세한 설명은 제1장을 참조한다. 또한 당신의 엄지패드부위로 환자의 목을 누르기 위하여 당신의 고정손을 사용한다면 환자의 머리가 과도하게 펴지지 않도록 주의하는 것도 중요하다.

4.4 실기 적용

깊은마사지에 신장 추가하기 (Adding a Stretch to Deep Tissue Work)

본 단원에서 소개하는 대부분의 치료는 가쪽굽힘에 대하여 중간 위치에 있든지 또는 작용하는 쪽, 근육이 짧아지는 그리고 길어지는 쪽으로 가쪽굽힘을 하든지 환자의 목에 깊은 마사지를 적용하는 것이다. 그러나 신장을 하는 동안 근육에 마사지를 하는 것이 유익할 수 있다. 이렇게 하면, 환자의 목은 반대쪽으로 가쪽굽힘한다. 신장하는 근육에 마사지 적용이점은 더 얕은 근육에 더 강도 있는 마사지를 적용할 수 있다는 것이다. 짧아진 근육에 적용하는 마사지의 이점은 더 얕은 근육을 이완하여 더 깊은 근육에 더 잘 접근할 수 있다는 것이다.

요약 / CHAPTER SUMMARY

4장은 가능한 적은 노력으로 환자의 목근육에 치료를 적용하기 위한 신체역학을 설명하고 있다. 깊은압을 적용할 때, 적절한 신체역학은 환자를 위한 효과적인 치료를 촉진할 뿐만 아니라, 치료사의 몸에 신체적 부하도 감소시킨다. 깊은압은 치료사의 신체중심과 스트로크의 힘이 일직선상에 있는 자세이다. 치료사는 팔꿉관절을 앞위엉덩뼈가시로 밀어넣고 손목관절과 엄지를 나란히 놓은 후에 아래팔을 골반으로 잠금상태로 만들어서 아래팔을 통하여 환자의 목으로 압을 전달한다. 환자의 머리와 목이 치료사의 손으로 잘 고정되면, 적은 노력으로도 압을 제공할 수 있다. 치료사는 힘들게 치료하는 것이 아니라, 현명하게 치료할 수 있다.

사례연구

크리스틴(CHRISTIAN)

■ 병력과 평가검사

새로운 환자인 Christian Froehlich는 40세로 목통증으로 치료실을 방문하였다. 그는 수 주 전부터 목에서 지속적인 둔한 통증을 느끼며 전혀 개선되지 않는다고 하였다. 그는 목의 운동성에 제한은 없었지만, 근육이 단단한 것을 느낄 수 있다. 환자는 사소한 외상은 있었지만, 그것이 목통증 발병과 연관된 것으로 보이지는 않는다. 그는 오른쪽 목 중간에서 불편함을 느끼고 때때로 이 통증은 머리 오른쪽으로 연관통을 보이고, 머리 뒤에서 귀쪽까지 통증이 느껴진다. 그는 수 년 동안 목통증이 있었으며, 이런 통증은 보통 사무실에서 업무를 할 때 나타났다.
그는 컴퓨터 작업을 하며, 하루에 전화를 받는 시간이 길었다.

특히, 통증이 심했던 최근 몇 년 동안, 그는 정형외과 전문의 진찰을 받았고 자기공명촬영을 통해 경미하거나 중등도의 추간판탈출을 C5-C6 수준의 왼쪽에서 발견하였다. 그의 목통증은 1년에 약 1회-2회로 나타났다. 보통 그는 정형외과 전문의로부터 처방받은 항염증제와 근육이완제를 복용하였다. 그러나 근육이완제를 복용하면 업무에 집중할 수 없어서, 투약이 아닌 방법으로 단단한 목 근육과 통증을 이완시키길 원한다.

치료사의 평가는 그의 목의 운동성 제한이 없다 이다. 그의 발살바기법과 기침검사는 음성이었으나, 척추구멍압박검사는 양성이다. 그는 국소 목통증이나 머리로 가는 연관통은 없었으나 왼쪽 검지에 경미한 따끔거림을 느낀다(평가절차의 재검토는 제3장을 참조).

촉진검사에서 환자의 양쪽 전체 목이 단단하다면 왼쪽보다 오른쪽이 더 긴장되었을 것이다. 최악의 통증유발점은 환자의 목 오른쪽 중간 부위에 위치하고 목의 중간에 매우 가까울 것이다. 통증유발점은 등세모근 위에 위치하지만, 등세모근보다 더 깊게 느껴질 수 있다. 이 통증유발점을 압박하면 목 통증이 재현될뿐만 아니라, 환자의 머리에 특징적인 연관통이 발생할 것이다.

■ 질문을 통한 사고:

1. 깊은마사지가 인정적으로 당신의 치료계획에 포함됩니까? 그렇다면 이유는 무엇입니까? 아니라면 그 이유는 무엇입니까?
2. 깊은마사지가 효과적이라면, 환자에게 안전합니까? 그렇다면 당신은 환자에게 안전하게 적용할 수 있습니까?
3. 깊은마사지를 수행한다면, 한 근육 또는 근육군에 적용합니까? 이유가 무엇입니까?

질문을 통한 사고와 치료전략에 대한 답변은 267쪽에 있습니다.

복습문제

객관식

1. 바로 누운자세에서 환자의 고리판에 위치한 근육에 더 잘 접근할 수 있는 방법은 무엇입니까?
   A. 동측 돌림
   B. 같은쪽으로 가쪽굽힘
   C. 반대쪽으로 돌림
   D. 반대쪽으로 가쪽굽힘

2. 바로 누운자세에서 환자의 뒷목에 마사지를 적용할 때, 체중심으로부터 스트로크의 힘을 발생시킬 때 사용하는 관절은 무엇인가?
   A. 골반의 앞쪽 기울임
   B. 척추의 돌림
   C. 척추의 굽힘
   D. 골반의 뒤쪽 기울임

3. 바로 누운자세에서 뒷목에 마사지를 적용할 때 치료사가 앉은 자세에 대한 설명으로 바른 것은?
   A. 목의 시작 부위에 마사지를 할 때, 치료대의 가쪽에 앉아야 한다.
   B. 환자의 뒤통수에 마사지를 적용할 때, 치료대 머리쪽에 앉아야 한다.
   C. 환자의 뒤통수밑에 마사지를 적용할 때, 치료대의 가쪽에 앉아야 한다.
   D. 항상 치료대의 가쪽에 앉는다.

4. 근막통증유발점을 치료하는 가장 효과적인 기법으로 추천되는 것은 무엇인가?
   A. 허혈성 압박
   B. 가벼운 정적 촉진
   C. 깊은 스트로크 마사지
   D. 지속적인 압박

5. 환자의 목에 깊은 마사지를 적용할 때, 치료사 고정손의 역할에 관하여 바르게 설명한 것은?
   A. 환자의 귀 위에 컵모양으로 놓는다.
   B. 치료적 접촉으로 환자의 목을 당김으로 스트로크의 힘을 증가시키는데 사용할 수 있다.
   C. 치료 스트로크로서 같은 방향으로 환자의 목을 움직인다.
   D. 동측 회전으로 환자의 목을 지지하는데 사용한다.

참/거짓

1. ____ 생체역학적으로, 힘을 생산하기 위하여, 더 작고 먼쪽에 있는 근육보다 더 크고 몸쪽의 근육을 이용하는 것이 바람직하다.
2. ____ 치료사의 중심은 스트로크 힘의 선(line)에 수직으로 적용해야 한다.
3. ____ 치료사는 환자의 목을 치료할 때 항상 치료대의 머리쪽 중심에 앉아야 한다.
4. ____환자가 바로 누운자세에서 환자의 뒷목에 오른쪽에 깊은 마사지를 적용할 때, 오른손이 치료손이다.
5. ____ 환자에게 기댈 때, 치료사의 팔꿉관절은 스트로크를 수행할 때 더 기울여야 한다.

단답형

1. 마사지를 할 때 환자의 목 중심에 대하여 힘의 방향은 몇 도이어야 합니까?
   ____
2. 깊은마사지를 적용할 때 치료사의 체중심을 사용하기 위하여 팔꿉관절의 위치는 어디입니까?
   ____
3. 스트로크 선을 넘어서 치료사의 체중심을 어떻게 적용할 수 있습니까?
   ____
4. "압은 어떻게 적용합니까?"의 질문은 어떻게 하면 더 적절할까요?
   ____

일치 문제

1. 근수축
2. 해부학적 자세에서 손목관절
3. 팔꿉관절 접어넣기
4. 뒤통수밑 부위 마사지하기
5. 중력
6. 목 아래쪽 마사지하기

____ 치료사는 치료대의 머리쪽에 앉는다.
____ 스트로크 넘어서 체중심 기울이기
____ 치료사는 치료대의 옆에 앉는다.
____ 쌓여진(stacked)
____ 힘의 내적 생산
____ 힘의 외적 생산

복습문제에 대한 정답은 268쪽에 있습니다.

CHAPTER 제 5 장

앞목 마사지하기

Massaging the Anterior Neck

개요 / Chapter outline

학습목표 / Objectives

본 단원을 학습한 후에 학생들은 다음을 할 수 있다:

1. 앞목의 평가와 마사지가 왜 중요한지 설명한다.
2. 앞목의 마사지를 위한 일반적인 프로토콜의 개요를 단계별로 서술한다.
3. 앞목 마사지를 할 때, 치료손과 고정손의 역할을 설명한다.
4. 앞목 마사지를 할 때, 환자의 호흡법을 설명한다.
5. 앞목 마사지를 할 때, 환자의 위치를 설명한다.
6. 앞목 마사지를 할 때, 주의사항을 설명한다.
7. 앞목에 마사지할 때, 특별한 주의사항 및 금기 부위를 서술한다.
8. 목동맥팽대반사를 설명한다.
9. 목빗근이 앞목의 다른 근육의 위치를 파악하는데 인체표식으로 어떻게 이용되는지 설명한다.
10. 본 장의 핵심 용어들을 정의하고 앞목 마사지와의 관련성을 설명한다.
11. 본 장에서 설명하고 있는 4개의 근육군을 치료하기 위하여 앞목 마사지를 수행한다.

핵심 용어 / Key Terms

앞목갈비근증후군(anterior scalene syndrome)
팔신경얼기(brachial plexus)
목동맥팽대반사(carotid sinus reflex)
온목동맥(common carotid artery)
갈비빗장증후군(costoclavicular syndrome)
기침반사(cough reflex)
목의 뒤삼각(posterior triangle of the neck)
빗장밑동맥(subclavian artery)
가슴문증후군(thoracic outlet syndrome)
채찍질손상(whiplash)

서론 / INTRODUCTION

대부분의 마사지사는 앞목에 치료적 마사지 적용을 불편하게 느끼기 때문에, 본 교재는 앞목 마사지하기를 한 단원으로 분리하여 설명하고 있다. 대부분 뒷목 마사지에 집중되며, 기껏해야 앞목 마사지는 흉내를 내는 정도이다. 이것은 3가지 이유가 있다. 첫째, 앞목은 뒷목에 비하여 두꺼운 근육층을 가지고 있지 않다. 둘째, 앞목근육은 뒷목근육에 비하여 자세유지에 덜 이용되기 때문에, 쉽게 증후군을 야기하지 않는다. 셋째, 앞목은 매우 민감하고 약한 구조로 구성되어 있기 때문에 치료사들은 이 부위를 치료하는 것을 두려워 한다; 앞목에 적용하는 마사지는 치료적 의미가 미비하다. 앞목은 뒷목을 마사지할 때 사용하는 깊은 마사지를 잘 이겨내는 경우가 드물지만, 조직을 치료하기 위해서는 충분한 압을 적용하는 것이 중요하다.

앞목에 조심스럽게 반응을 보이는 이런 경향은 앞목이 채찍질손상과 갑자기 목이 뒤쪽으로 펴질 때 종종 손상되기 때문에 문제가 된다. 더욱이, 최근 강조되는 중심 근력강화는 복근운동을 할 때 목이 자세를 유지하기 때문에 앞목 근육의 단단함을 야기한다. 이런 이유로, 본 교재는 한 단원에서 앞목의 근육을 마사지하는 법을 다루고 있다.

주의: 본 교재의 기법과 자기관리 단원들(제4장–12장)에서, 초록색 화살표는 움직임, 빨간색 화살표는 고정, 그리고 검은색 화살표는 정적으로 유지되는 자세를 뜻하는 것이다.

글상자 5.1

앞목 마사지 치료절차

본 단원에서 설명하는 앞목 마사지는 다음과 같다:

1. 목빗근(sternocleidomastoid; SCM)
2. 목갈비근육군(scalene group)
3. 목긴근과 머리긴근(longus colli and longus capitis)
4. 목뿔근육군(hyoid group)

5.1 치료 전문가 Tip

환자와 의사소통

앞목은 신체적으로 민감하고 종종 감정적으로도 민감하다. 따라서 앞목을 마사지할 때 환자와의 대화에 추가적인 집중을 하는 것이 중요하다. 신체적으로, 마사지를 할 때 주의해야 하는 많은 부드러운 근육이 앞목에 위치한다. 감정적으로 앞목은 질식이나 목졸림 등의 신체적 폭행을 경험한 여성 환자에게 특히, 손상되기 쉬운 부위이다. 앞목을 마사지 하기 전에, 치료사는 자신이 적용할 마사지가 무엇인지 설명하고, 환자가 불편하거나 치료를 그만두기를 원하면 치료사에게 알려달라고 부탁해야 한다. 따라서 천천히 그리고 주의깊게 마사지를 하고, 몇 초 단위로 환자의 편안함 정도를 점검해야 한다.

글상자 5.2

채찍질손상(Whiplash Injury)

채찍질손상은 머리가 한 방향으로 힘차게 굽혀졌다가 반대 방향으로 굽혀지는 것이다. 채찍질손상이 발생하면, 갑작스럽고 힘있게 신장되는 목 근육은 양 방향으로 손상될 수 있다. 신장이 한쪽 방향으로 과도하게 발생하면, 관절의 다른 방향의 위치하는 근육은 과도하게 신장되고 열상이 발생할 수 있다(즉, 근육 좌상). 그러나, 신장이 관절가동범위 내에서 과하지 않으면, 근육은 갑작스럽고 힘있는 신장이 근방추반사를 유발하기 때문에 근육에 경련이 발생한다(근방추반사의 재검토를 위하여 제2장을 참조). 신장으로 인한 목의 채찍질손상은 앞목의 좌상과 근육경련을 야기할 수 있다.

기법 개요 / OVERVIEW OF TECHNIQUE

앞목 마사지는 치료사가 마사지를 하는 근육의 위치가 편안하고 가까이에 위치한 약한 근육에 관한 주의사항을 인식하고 있으면, 어렵지 않다. 치료사의 마사지가 안전하고 효과적이기 위해서는 해부학적 구역을 능수능란하게 인지하면 가능한 일이다. 따라서 앞목을 치료하기 전에, 제1장에 기술되어 있는 앞목의 해부학적 지식을 재검토해야 한다.

다음의 기법을 위한 빠른 고찰을 위하여 앞목의 근육을 4개의 근육과 근육군으로 구분할 수 있다:

1. 목빗근(SCM)
2. 목갈비근육군
3. 척추앞에 위치한 목긴근/머리긴근
4. 목뿔근육군

5장에서 설명하는 앞목 마사지는 3단계로 구성되어 있는데, (1) 시작자세, (2) 단단한 근육 찾기 (3) 기법 수행이다. 다음은 오른쪽 목빗근에 적용하는 앞목 마사지의 개요이다(그림 5-1).

시작자세:

- 환자는 바로 눕는다.
- 치료사는 치료대의 머리쪽에 앉는다. 오른쪽 목빗근에 마사지를 적용하기 위하여, 치료대의 오른쪽을 향하여 앉는다.
- 치료사의 왼손은 환자의 머리와 목을 단단하게 고정하기 위하여 환자의 머리 왼쪽에 놓는다(그림 5-2).

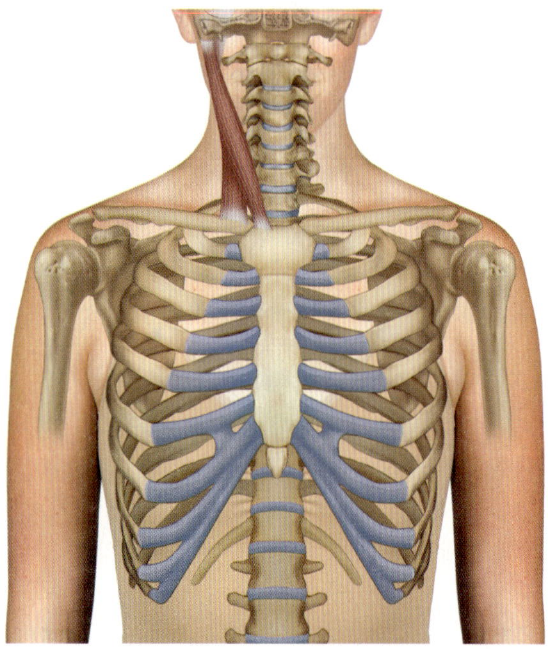

그림 5-1 오른쪽 목빗근(SCM)의 앞쪽면.

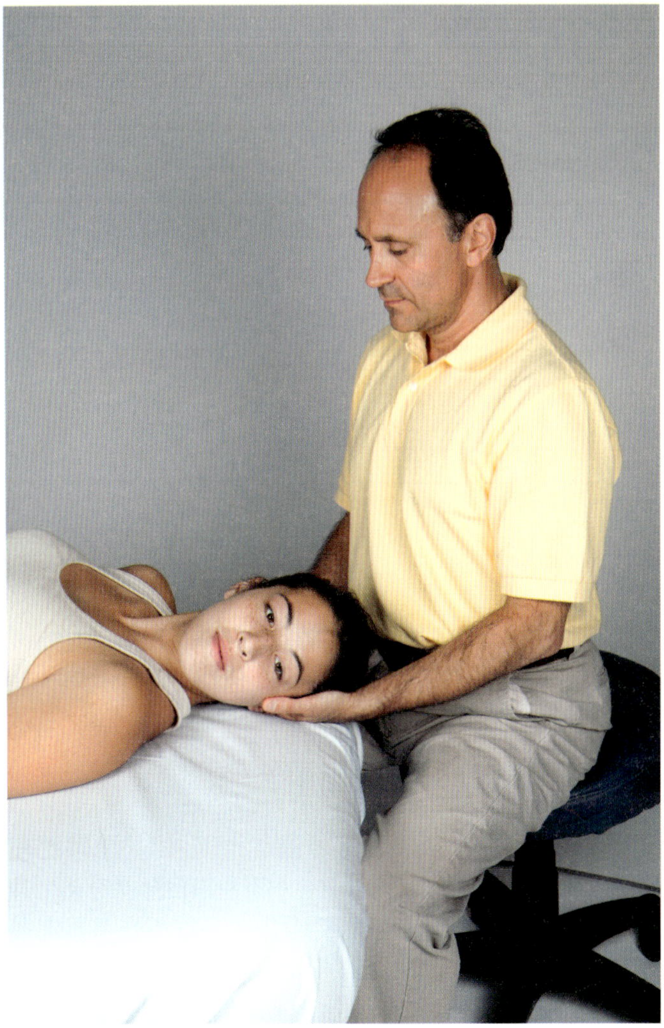

그림 5–2 시작자세.

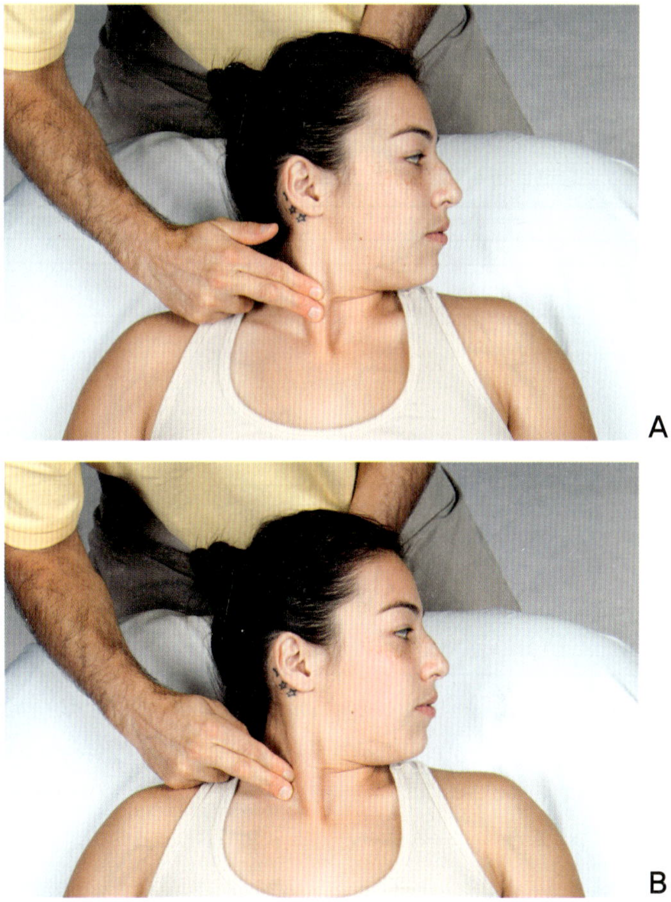

그림 5–3 목표근육 찾기. (A) 목빗근의 복장뼈머리. (B) 목빗근의 빗장뼈머리.

1 단계: 단단한 근육 찾기:

- 오른쪽 목빗근을 찾기 위하여, 환자에게 왼쪽으로 목을 회전하라고 지시한 다음, 능동적으로 머리와 목을 굽힘하도록 한다.
- 목빗근이 수축하는 것을 볼 수 있을 것이다. 아래 목에서 복장뼈머리 가쪽으로 빗장뼈머리를 촉진한다(그림 5–3).

2 단계: 기법 수행:

- 오른쪽 목빗근을 촉진하고 환자에게 머리와 목을 치료대 위에서 이완하고 휴식을 취하라고 한다.
- 오른손은 목빗근을 마사지하는 치료손이다; 오른쪽 목빗근에 손가락을 놓는다.
- 오른쪽 목빗근을 마사지한다. 근육의 반응에 의존하여 스트로크의 유형을 다양하게 적용할 수 있다.
- 목빗근을 마사지하는 가장 일반적인 방법은 목으로부터 내려가면서 손가락으로 주무르는 것이다(그림 5–4A).
- 목빗근에 압박성 스트로크(즉, 깊은 스트로크마사지, 깊은 횡단마찰, 지속적인 압박)를 사용하면(그림 5–4B), 치료사는 가로돌기와 온목동맥을 주의해야 한다.
- 이는곳인 복장뼈/빗장뼈에서부터 닿는곳 관자뼈/뒤통수뼈까지 마사지한다.

근육은 일반적으로 조직에 적용하는 압력을 함께 받는다. 마사지를 목빗근(SCM)에 적용한다면, 매우 뾰족한 가로돌기가 놓여있고, 혈압을 떨어뜨리는 **목동맥팽대반사(common carotid artery)***를 유발할 수 있는 신장수용기를 가지고 있는* **온목동맥(carotid sinus reflex)***의 주변이기 때문에 주의하여 적용해야 한다. 목빗근(SCM)을 안전하게 눌렀다고 인정이 되면, 목동맥팽대반사를 유발하는 것은 혈압을 낮출 수 있다; 양쪽 목빗근(SCMs)을 동시에 누르면 반사의 강도가 두 배가 될 수 있다는 것을 염두에 두어야 한다. 따라서 목빗근에 집기 스트로크는 목에서 멀리 목빗근(SCM)을 들어 올리고, 손가락으로 짜듯이 적용한다.*

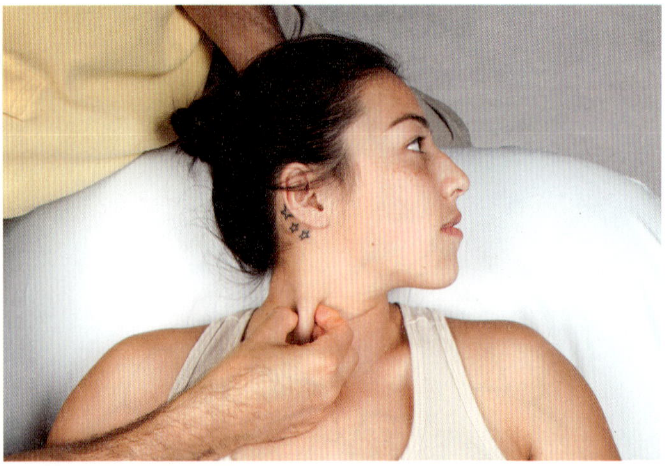

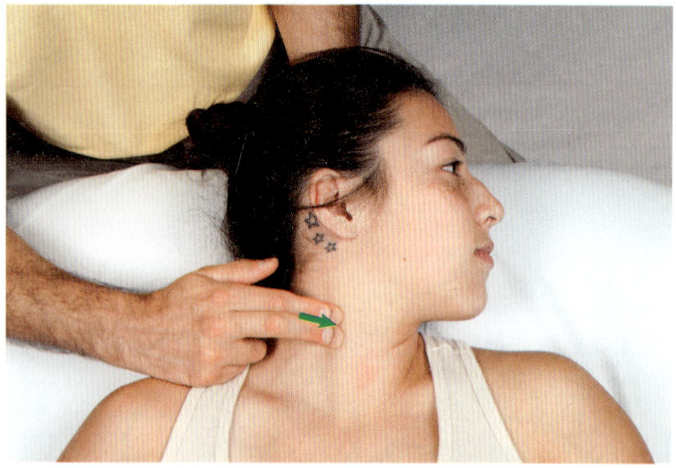

그림 5-4 기법 수행. (A) 목빗근 집기. (B) 목빗근을 가로질러 스트로크.

기법 수행 / PERFORMING THE TECHNIQUE

앞목을 마사지할 때, 다음의 지침서를 항상 마음 속에 염두해 두는 것이 중요하다. 앞목을 마사지하는 특별한 측면에서 각 지점은 관리한다. 이 지침서를 이해하고 적용하는 것은 앞목을 안전하고 효과적으로 치료하는데 도움이 된다.

5.1 머리 지지

환자가 바로 누울 때, 머리는 보통 치료대에서 휴식을 취하면 잘 고정된다. 그러나 치료사의 왼손으로 환자의 머리를 고정하는 것이 더 바람직하다. 치료사는 환자를 고정할 때 환자가 충분히 안전하다고 느낄 수 있도록 확고해야 하며 목 근육을 완전히 이완할 수 있을 뿐만 아니라, 환자가 편안하다고 느낀다. 치료사는 가능한 넓은 부위를 손으로 고정하여 치료사의 손으로 주는 압이 골고루 분포하도록 한다. 치료사는 손가락으로 환자를 꼬집지 않도록 한다. 더욱이 환자가 매우 불편해 할 수 있기 때문에, 환자의 귀 뒤쪽으로 컵모양으로 잡지 말고 턱관절을 압박해서도 안 된다(그림 5-5).

5.2 인체표식으로서 목빗근

약한 구조물의 접근하기 때문에 특히, 마사지를 적용하는 목표 근육의 정확한 위치가 중요하다. 이것은 뛰어난 촉진평가 기법을 필요로 한다. 본 단원에서 각각의 근육을 위한 특별한 촉진 프로토콜을 설명하고는 있지만, 목갈비근과 목긴근/머리긴근을 촉진하고 마사지하기 위한 인체표식으로 사용하기 때문에 목빗근을 찾는 것은 중요하다(그림 5-6).

5.3 손가락패드부위 사용하기

손가락패드부위는 매우 민감하기 때문에 앞목을 위한 치료

그림 5-5 고정손 접촉. 치료사는 환자의 목을 고정하고 지지하기 위하여 고정손으로 단단하지만 편안하게 접촉을 한다. 압은 손가락 바닥과 손바닥을 통해서 골고루 펴서 전달한다.

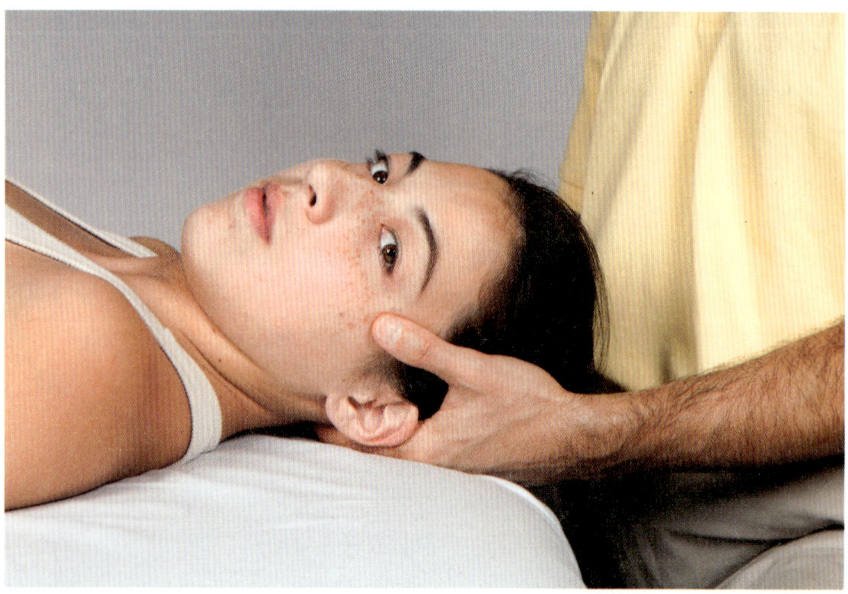

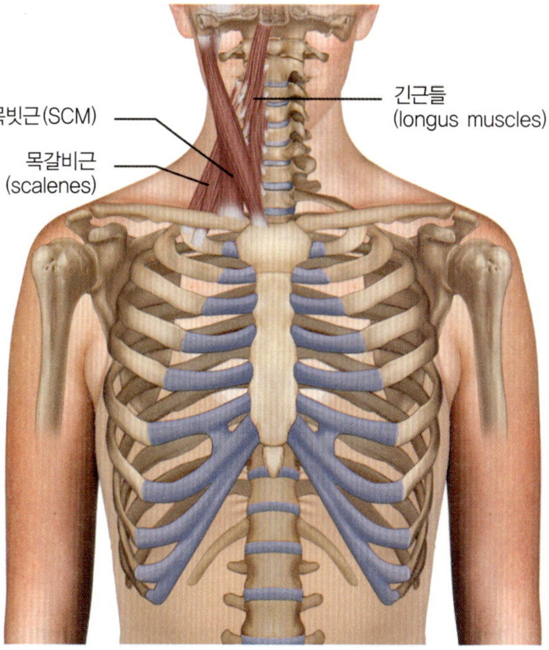

그림 5-6 인체표식으로서 목빗근(앞면). 목빗근은 목갈비근과 목긴근/머리긴근을 찾기 위한 인체표식으로서 사용될 수 있다. 목갈비근은 바로 가쪽에 목긴근은 바로 안쪽에 위치한다.

적 접촉(contact)으로는 최선이다. 주로 검지와 중지의 패드 부위를 사용해야 한다(그림 5-7).

5.4 스트로크의 방향과 횟수

앞목 마사지를 위한 스트로크는 한 가지만 적합하거나 요구되는 방향이 없기 때문에 스트로크는 가로와 세로로 적용될 수 있다. 세로 스트로크는 근막통증유발점을 치료하는데 더 효과적이며, 가로 스트로크는 근막의 유착을 치료하는데 더 효과적이다. 두 방향을 함께 적용하는 것이 추천된다. 그러나 항상 치료사가 적용하는 스트로크의 방법은 치료사의 필요에 따라 결정하는 것이 최선이다.

목빗근을 마사지할 때, 자주 근육을 압박하는 스트로크는 피하는 것이 좋으며, 손가락 사이로 근육을 주무르는 것이 바람직하다. 이것은 압박이 앞목의 중간 부위에 있는 목빗근의 깊은 곳을 지나가는 온목동맥으로 전달되는 것을 피하기 위함이다.

전형적으로 목표 근육에 적용하는 스트로크의 횟수는 3회에서 10회이다. 스트로크의 방향과 함께 횟수는 환자의 필요에 기초하여 결정하는 것이 최선이다.

5.5 호흡법(Breathing Protocol)

앞목을 마사지할 때 반드시 사용해야 하는 호흡법은 없다. 그러나 앞목을 치료하는 것은 민감하기 때문에, 보통 환자에게 숨을 들이쉬고 마사지하는 동안, 천천히 숨을 내쉬라고 지시하는 것이 바람직하다. 이 호흡법은 보통 환자가 이완되어 앞목에 더 깊게 마사지를 적용할 수 있도록 한다.

5.2 치료 전문가 Tip

적절한 신체 역학(Proper Body Mechanics)

앞목 근육에 깊은 마사지를 적용하는 것은 드문 일이기 때문에, 적절한 신체 역학은 다른 신체보다 결정적으로 중요하지 않다. 그러나 적절한 신체 역학은 마사지 효과를 최적으로 하고, 신체 스트레스와 손상의 위험을 감소시키며 좋은 습관을 강조한다. 스트로크를 적용하는 선 안에 신체중심이 위치하는 것을 기억하고, 치료사는 신체중심과 아래팔을 통해서 적용하는 스트로크가 한 선 위에 있도록 시각적으로 선을 그리고 배열을 점검한다. 적절한 신체 역학을 사용하고 신체중심을 사용하는데 더 자세한 설명은 제4장에서 설명한다.

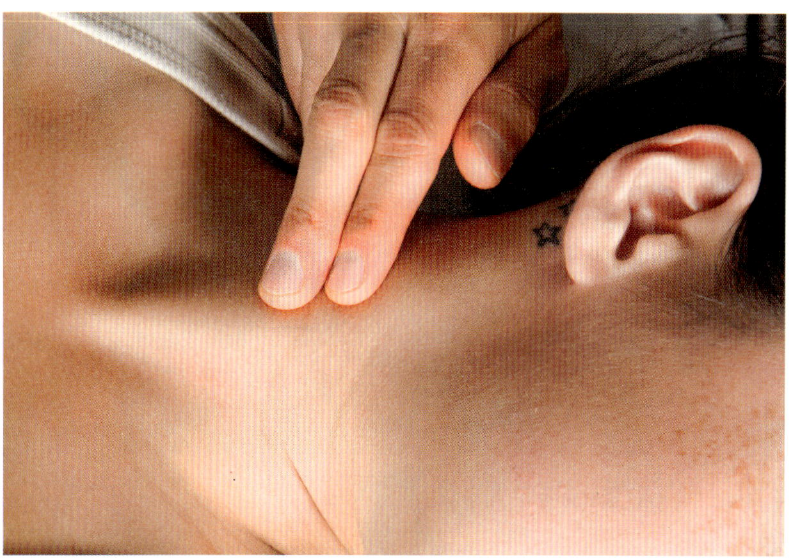

그림 5-7 치료손 접촉. 검지와 중지의 패드부위는 치료손의 민감하고 효율적인 접촉을 제공한다.

치료절차

첨부된 DVD와 thePoint 웹사이트를 통해서 마사지 기법을 참고한다.

앞목 마사지 치료절차 / ANTERIOR NECK MASSAGE ROUTINES

다음 치료절차는 앞목 근육에 연부조직 마사지를 적용하는 것이다. 목빗근에서 시작한다; 목빗근을 인체표식으로 사용하여 첫 번째로 치료할 목갈비근을 찾아서 치료하고, 목긴근과 머리긴근을 치료한다. 마지막은 목뿔근육군을 치료하는 것이다. 각각의 근육에서, 오른쪽 마사지를 보여주는 것이다. 왼쪽을 마사지하기 위해서, 치료대의 머리쪽에서 왼쪽에 앉고 치료손과 고정손을 변경한다. 이 근육에 대한 개별적인 도식화와 이는곳과 닿는곳 그리고 동작에 관한 정보는 제1장에서 제공한다.

5.1 실기 적용

옆으로 누운 자세와 앉은 자세(Side-Lying and Seated Positions)

5장의 치료는 환자가 가장 편안하게 생각하는 자세가 바로 누운자세이기 때문에, 바로 누운자세에서 앞목에 마사지를 적용하는 치료법을 설명하고 있다. 그러나, 환자는 치료대의 옆쪽에서 치료를 적용할 수 있도록 옆으로 누운 자세를 취할 수 있다. 환자가 바로 눕거나 옆으로 누운 자세를 취할 때, 치료대는 환자의 머리와 목을 고정할 수 있다. 또 다른 자세는 앉은 자세이며, 이것은 목갈비근, 목긴근과 머리긴근을 평가하는데 효과적이다. 이 자세에서, 치료사가 고정과 지지를 제공하여야 한다. 그러므로 치료사는 고정손으로 환자의 머리와 목을 고정하는 것이 매우 중요하다(아래 그림을 참조).

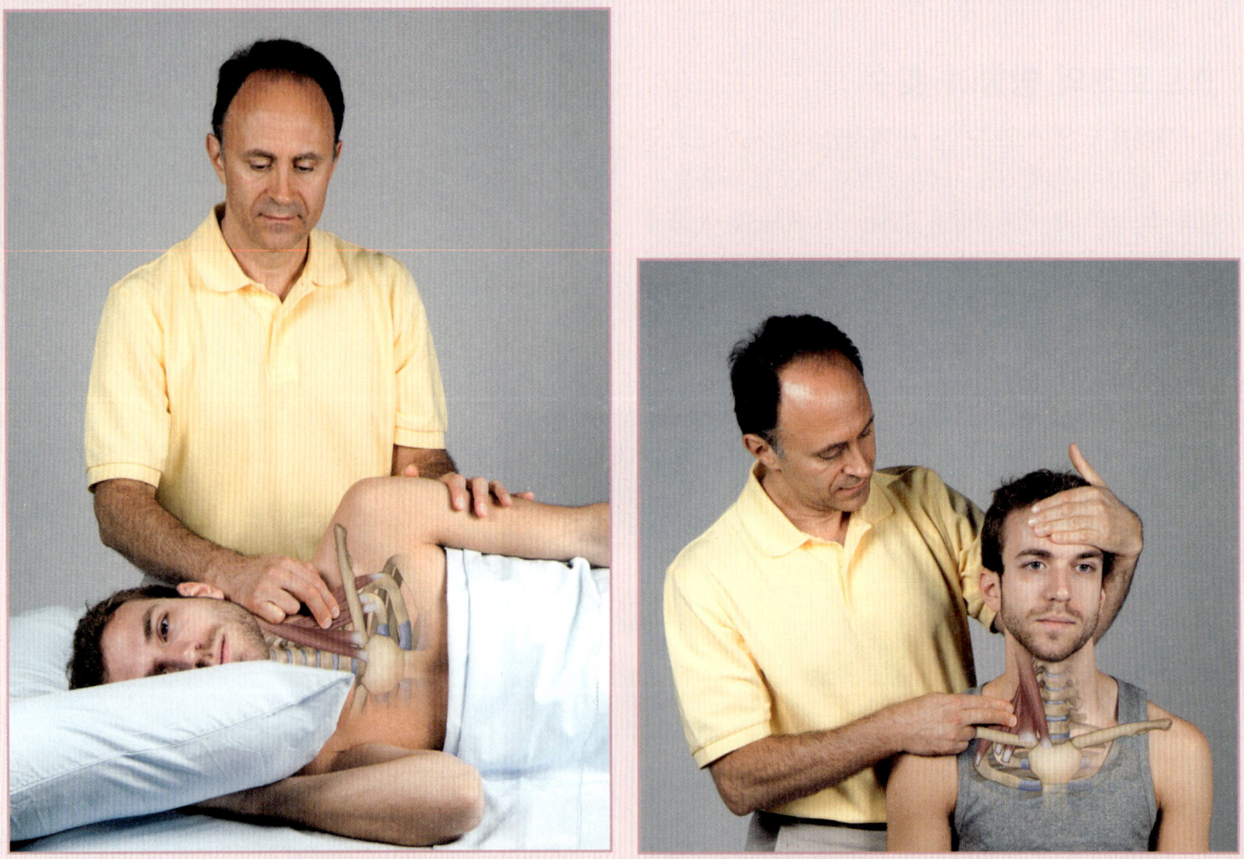

A B

앞목 마사지를 위한 환자 자세 선택. (A) 옆으로 누운 자세 (B) 앉은 자세.

치료절차 5-1: 목빗근(Sternocleidomastoid)

모든 앞목근육 가운데 목빗근이 가장 빈번히 치료 대상이 된다. 목빗근은 복장뼈와 빗장뼈 아래에서 시작하여 관자뼈와 뒤통수뼈 위쪽인 꼭지돌기에서 끝난다. 오른쪽 목빗근의 마사지는 본 단원의 도입부에서 기법에 관한 개요를 통하여 설명하였다(그림 5-1~5-4을 참조). 왼쪽 목빗근을 위해서 치료대 왼쪽에서 치료손과 고정손을 변경하여서 치료한다.

치료절차 5-2: 목갈비근육군(Scalene group)

3개의 목갈비근(앞, 중간, 그리고 뒤)이 **목의 뒤삼각**(posterior triangle of the neck)이라고 불리는 앞가쪽 목에 위치한다. 뒤삼각은 앞-안쪽에 목빗근, 뒤-가쪽에 위등세모근과 아래에 빗장뼈로 구성되어 있다(11쪽의 그림 1-12를 참고). 목갈비근은 1번과 2번 갈비뼈에서 시작하여 목뼈의 가로돌기 앞결절에서 끝난다(그림 5-8).

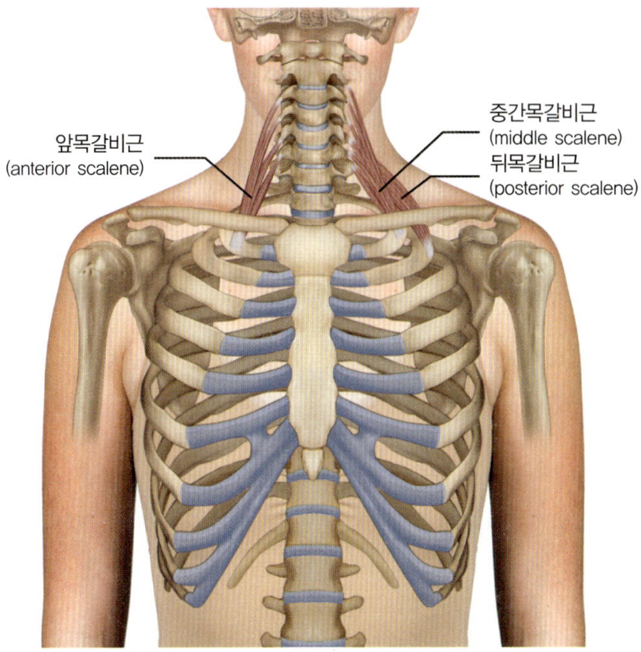

그림 5-8 목갈비근의 앞면. 앞목갈비근은 환자의 오른쪽을 보여준다. 중간목갈비근과 뒤목갈비근은 환자의 왼쪽을 보여준다.

시작자세:

- 환자는 바로 누운자세를 취한다.
- 치료사는 치료할 신체 쪽에서 치료대의 머리 쪽에 앉는다.
- 치료사는 왼손으로 환자의 머리를 지지하고 고정한다.

1 단계: 목표근육 찾기

- 목갈비근은 인체표식인 목빗근을 사용하여 찾는다.
- 목빗근을 찾고 기법에 관한 개요 부분(그림 5-1~그림 5-4 참고)을 설명한 후에 목빗근의 빗장뼈머리의 가쪽면을 찾는다(그림 5-9A). 빗장뼈머리는 복장뼈머리 보다 눈에 띄지 않지만, 치료사는 빗장뼈머리를 찾아야 한다.
- 목빗근의 빗장뼈머리 바로 뒤에서 목갈비근을 찾을 수 있다(그림 5-9B).

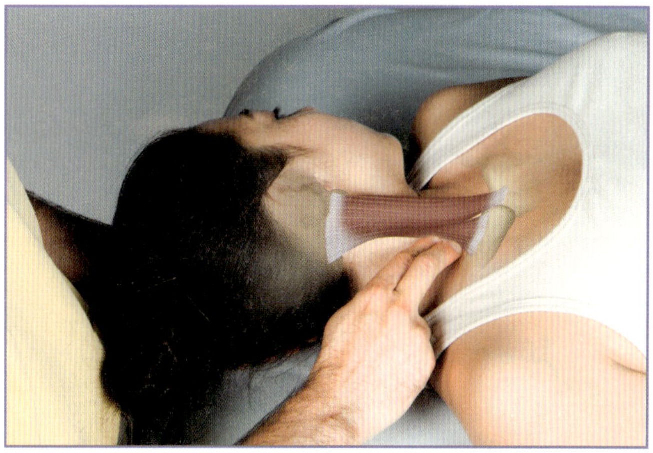

그림 5-9A

5.3 치료 전문가 Tip

가슴문증후군(Thoracic Outlet Syndrome)

가슴문증후군(thoracic outlet syndrome)은 목과 윗몸통의 신경혈관성압박질환이다. 단단한 목갈비근은 보통 2가지 유형의 가슴문증후군과 관련되어 있다: **앞목갈비근증후군**(anterior scalene syndrome)과 **갈비빗장증후군**(costoclavicular syndrome). 앞목갈비근증후군은 단단한 앞목갈비근과 중간목갈비근 사이에서 발생한 신경혈관성 압박이 원인이다. 가슴빗장증후군은 앞목갈비근, 중간목갈비근과 뒤목갈비근이 단단하여 1번 갈비뼈를 위쪽으로 당기면 빗장뼈와 1번 갈비뼈 사이에서 신경혈관성압박이 발생할 수 있다. 가슴문증후군을 팔에서 감각증후군(즉, 통증이나 저림감)의 원인이 되기 때문에, 팔에 관련 증후군이 나타나는 환자는 주의깊게 목갈비근을 평가하여야 한다. 가슴문증후군에 대한 자세한 설명은 제2장을 참조한다.

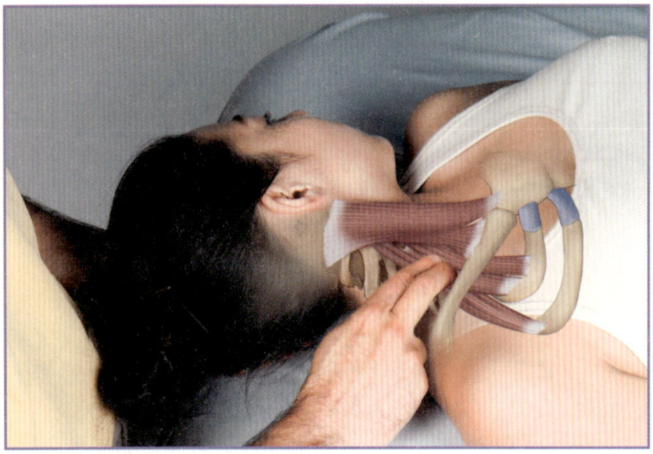

그림 5-9B

2 단계: 기법 수행:

- 환자가 불편해하기 때문에, 손가락끝이 아닌 편평한 손가락 패드부위를 사용하는 것이 중요하다.
- 목빗근의 가쪽에서 시작하여 위-중간에서 아래-가쪽으로 목갈비근 섬유를 따라서 중등도의 압을 적용한다 (그림 5-10A).

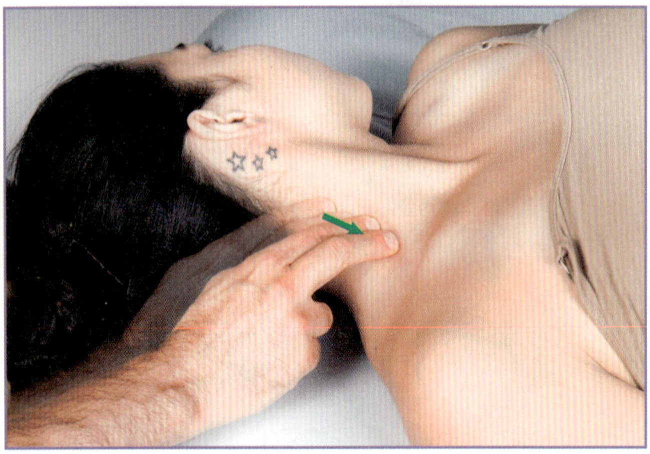

그림 5-10A

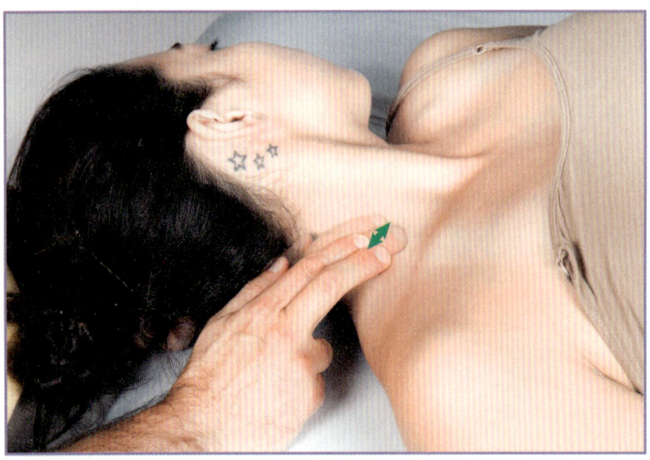

그림 5-10B

- 목의 뒤삼각을 채우고 있는 목갈비근 전체에 이 스트로크를 반복한다.
- 이 기법을 적용하고 바로 근섬유를 가로질러서 마사지를 적용한다(그림 5-10B).
- 목빗근에서 깊은 마사지: 앞목갈비근의 약간 또는 대부분뿐만 아니라, 중간목갈비근과 뒤목갈비근의 닿는곳인 가로돌기는 목빗근보다 깊은 곳에 위치한다. 목빗근의 깊은 곳에 위치한 목갈비근을 평가하고 치료하기 위해서 가쪽굽힘으로 환자의 머리와 목을 가져와서 목빗근을 이완해야 한다 (그림 5-11A).

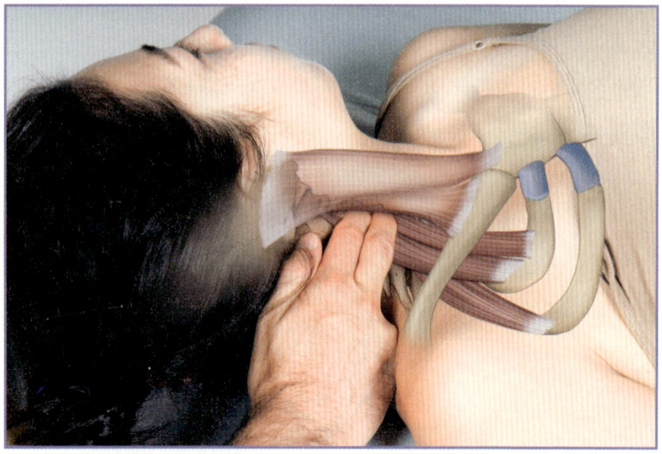

그림 5-11A

- 빗장뼈 깊은 마사지: 1번과 2번 갈비뼈 쪽으로 달리는 목갈비근섬유는 빗장뼈 깊은 곳에 위치하며 주로 접근하기가 어렵다. 근육의 뒤쪽으로 치료사의 손가락 패드부위를 놓고 빗장뼈의 뒤쪽으로 뻗어서 가능한 한 멀리 근섬유에 마사지한다. 환자 머리를 수동적으로 굽히고 지지하는 것 또는 환자의 목을 같은 쪽으로 가쪽굽힘하는 것은 이 섬유를 더 쉽게 접근하도록 도와준다(그림 5-11B).

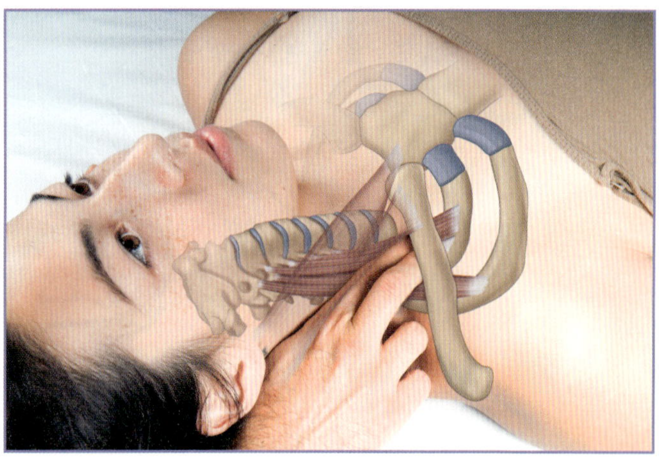

그림 5-11B

*오른쪽 그림에서 보이는 것처럼, **팔신경얼기(brachial plexus)**와 **빗장밑동맥(subclavian artery)**은 앞목갈비근과 중간목갈비근 사이에 위치하며 목의 뒤삼각 안으로 내려가고, 빗장뼈와 1번 갈비뼈사이를 지나간다. 운동은 이 구조들에 직접 가하거나 손상시키는 것을 피하도록 주의한다. 이 구조물들은 작은 신발끈 크기 정도이며 아래-가쪽으로 내려가고 있기 때문에 촉진이 가능하다. 동맥을 촉진하면, 손가락 아래에서 맥박을 느낄 수 있을 것이다. 신경을 촉진하면, 환자는 같은 쪽으로 내려가는 팔에서 통증이나 저림감을 느낄 수 있다. 치료사는 이 구조물들을 발견하면, 촉진하는 손가락을 약간 움직여서 피해야 한다.*

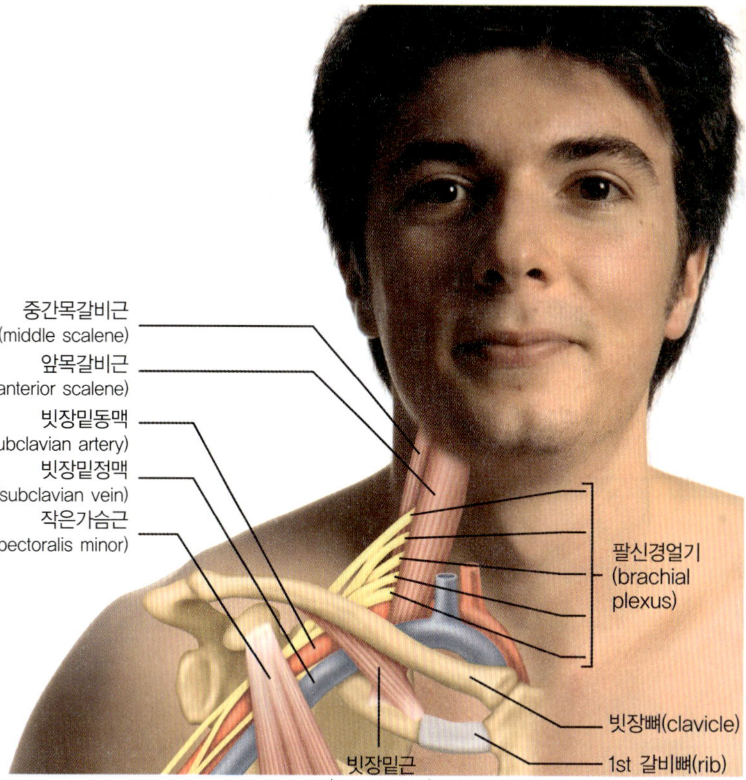

앞목에 대한 팔신경얼기와 빗장밑동맥. (Reproduced with permission from Muscolino JE. Freedom from thoracic outlet syndrome. *MTJ*. Winter 2006:171–174. Photography by Yanik Chauvin.)

치료절차 5-3. 목긴근과 머리긴근(Longus colli and longus capitis)

목긴근과 머리긴근을 평가하거나 마사지하는 것은 드문 일이다. 이것은 목뼈의 자세 안정근으로써 이 근육들은 기능적으로 중요하고, 목이 힘차게 뒤쪽으로 펴되는 채찍질손상과 같은 이유로 이 근육은 종종 단단해지기 때문에 불행한 일이다. 긴근은 T4와 뒤통수뼈 사이의 척추 앞에 붙어 있다(그림 5-12).

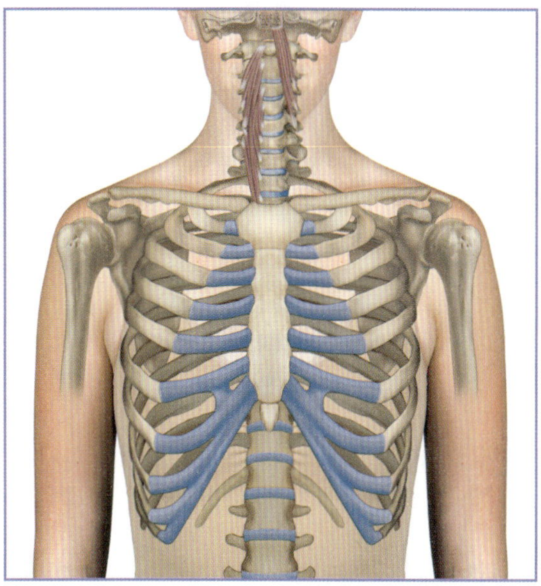

그림 5-12 목긴근과 머리긴근의 앞면. 목긴근은 환자의 오른쪽을 보여주고, 머리긴근은 환자의 왼쪽을 보여준다.

시작자세:

- 환자는 바로 누운자세를 취한다.
- 치료사는 마사지하고자 하는 쪽의 치료대 머리쪽에 앉는다.
- 치료사의 왼손은 환자의 머리 유지와 지지하는 고정손이다.

1 단계: 목표근육 찾기:

- 긴근은 인체표식인 목빗근을 이용하여 찾는다(그림 5-1에서 그림 5-4를 참고).
- 목빗근의 복장뼈머리 안쪽 면을 찾은 후에(그림 5-13A), 바로 안쪽을 누르면, 긴근을 찾을 수 있다(그림 5-13B).
- 긴근에 직접 접근하고 촉진하기 위해, 환자에게 호흡을 시킨다; 환자가 숨을 내쉴 때, 천천히 뒤쪽-약간 안쪽 방향으로 앞목을 누르면서 천천히 척추 쪽으로 가까이 간다(그림 5-13C).
- 긴근이 목뼈의 앞쪽 몸통과 가로돌기에 위치할지라도, 매우 깊이 위치하지 않는다. 그러나 이 부위를 마사지하는 경우는 드물며 수많은 민감한 구조들이 있기 때문에, 환자들은 민감해지고 이 부위가 손상될 것이라고 느끼기 때문에 압은 매우 천천히 점진적으로 적용해야 한다.

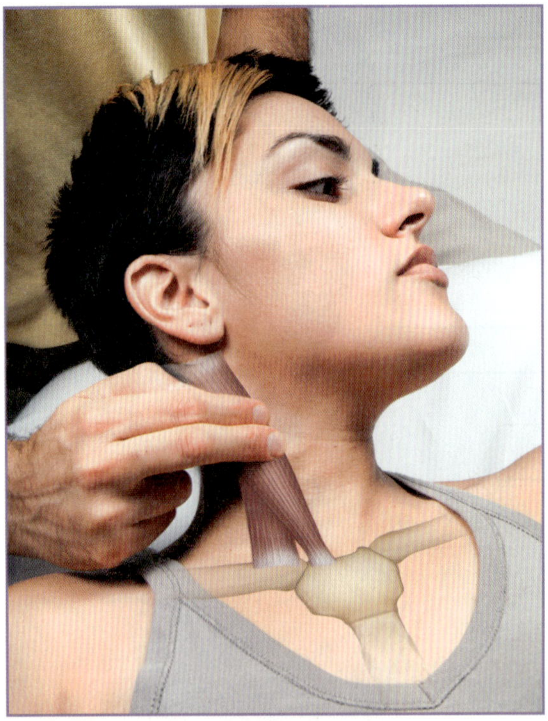

그림 5-13A

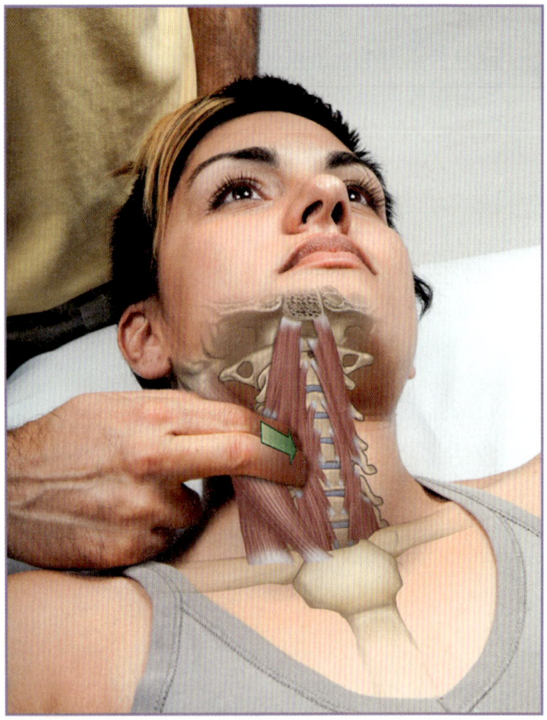

그림 5-13C

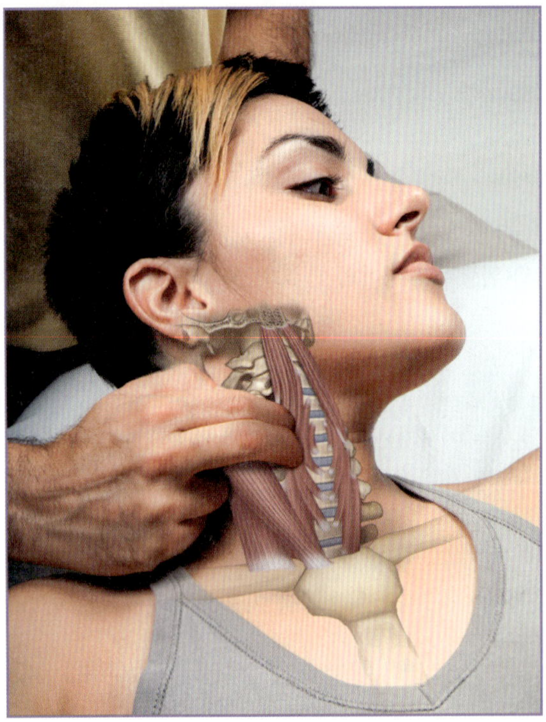

그림 5-13B

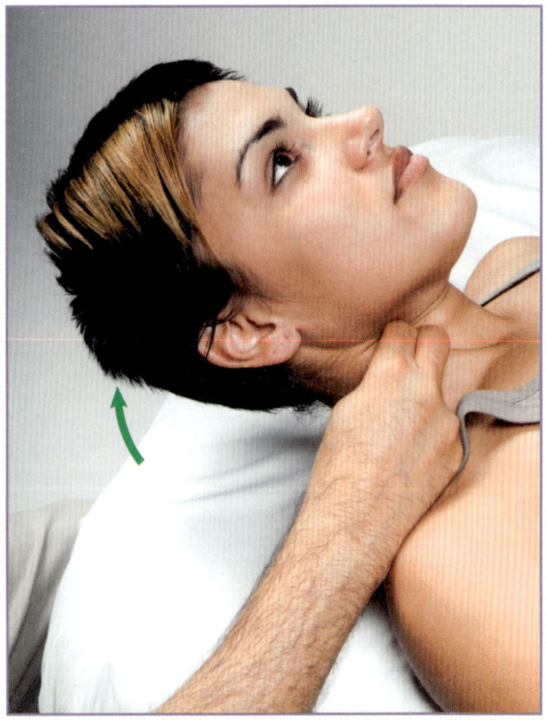

그림 5-13D

- 목긴근과 머리긴근은 척추 위에 직접 누워있기 때문에, 보통 치료사는 척추체의 앞쪽이 단단하다고 느낄 수 있어서 그 근육들에 도달하는 것이 어렵지 않다.
- 긴근을 확인하기 위하여, 환자에게 중력에 대항하여 머리를 굽히도록 지시한다(그림 5-13D). 이것은 긴근을 찾을 수 있도록 할 것이고, 치료사는 긴근을 잡은 것을 느낄 것이다.

2 단계: 기법 수행:

- 긴근에 손을 놓았다고 확신이 들 때, 치료사는 수직으로 달리고 있는 근육 위에 짧게 세로로 스트로크를 적용할 수 있다(그림 5-14). 근육을 가로지르는 가볍게치기(strumming)도 수행할 수 있다.

■ 긴근은 목뼈 전체를 따라서 부착되어 있고, 일단 치료를 시작하면 긴근은 가능한 한 멀리 위쪽에서 마사시를 시작하고, 가능한 한 멀리 아래쪽으로 마사지를 적용한다.
■ 가슴안에서 맨밑의 섬유에 도달하기와 뒤통수 및 목뼈 위쪽에서 맨 위의 섬유에 도달하는 것은 불가능하다.

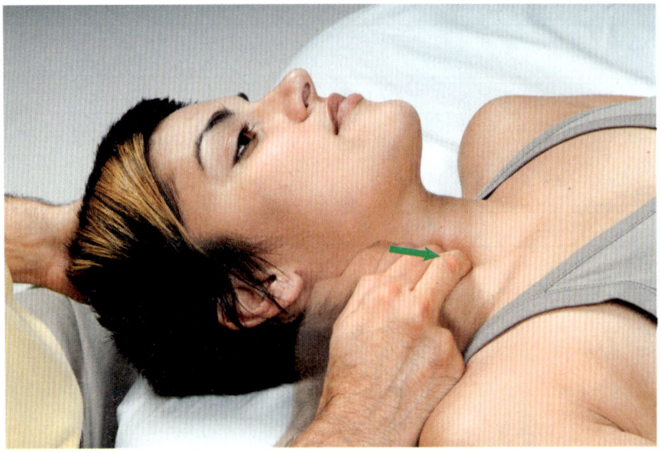

그림 5-14

긴근 주변에는 수많은 약하고 민감한 구조물들이 놓여 있다. 그 중 하나는 온목동맥으로 보통 근육의 가쪽에 위치한다. 긴근을 평가하고 치료하기 위하여 환자의 목을 누를 때, 온목동맥의 맥박이 느껴지면, 촉진하는 손가락의 위치나 방향을 약간 조절하거나 부드럽게 놓아준다.

또한 기도는 긴근의 힘살 안쪽 가까이에 위치한다. 어떤 치료사는 목뼈의 목긴근에 더 쉽게 접근하기 위하여 몸의 다른 쪽으로 기도를 부드럽게 이동시키는 것을 좋아한다. 다른 치료사들은 기도에 압박을 피하기 위하여 긴근에 가볍게 마사지하기를 선호한다. 어떤 방법이든 종종 기도를 촉진하거나 압박하면 불수의적으로 **기침반사(cough reflex)** *를 유발할 수 있다는 것을 명심한다.*

끝으로, 긴근이 부착된 가로돌기는 뾰족하고, 이 부위가 눌리면 통증을 야기할 수 있다. 긴근이 있는 척추체에 중등도의 깊은압을 적용할지라도, 가로돌기 부착점을 마사지할 때는 압의 깊이를 감소시켜야 한다.

치료절차 5-4: 목뿔근(Syoids)

앞목에는 8개의 작고 얇은 목뿔근이 위치한다. 4개의 목뿔아래근육은 목뿔뼈의 아래에 위치하고, 4개의 목뿔위근육은 목뿔뼈의 위에 위치한다(그림 5-15). 이 근육들은 기능적으로 혀의 움직임에 관여하고 삼키기, 턱 내리기, 목 굽힘, 그리고 목의 안정화에 관여한다. 이 근육들이 일반적으로 손상되지 않을지라도, 이 근육들은 때때로 과용으로 인해서 단단해지고 통증이 발생한다. 이것은 특히 가수와 금관악기와 목관악기 연주자에서 발생한다.

목뿔아래근육은 얕고 작기 때문에 그리고 수많은 민감한 구조들 위에 누워있기 때문에, 깊은 마사지는 사용해서는 안 된

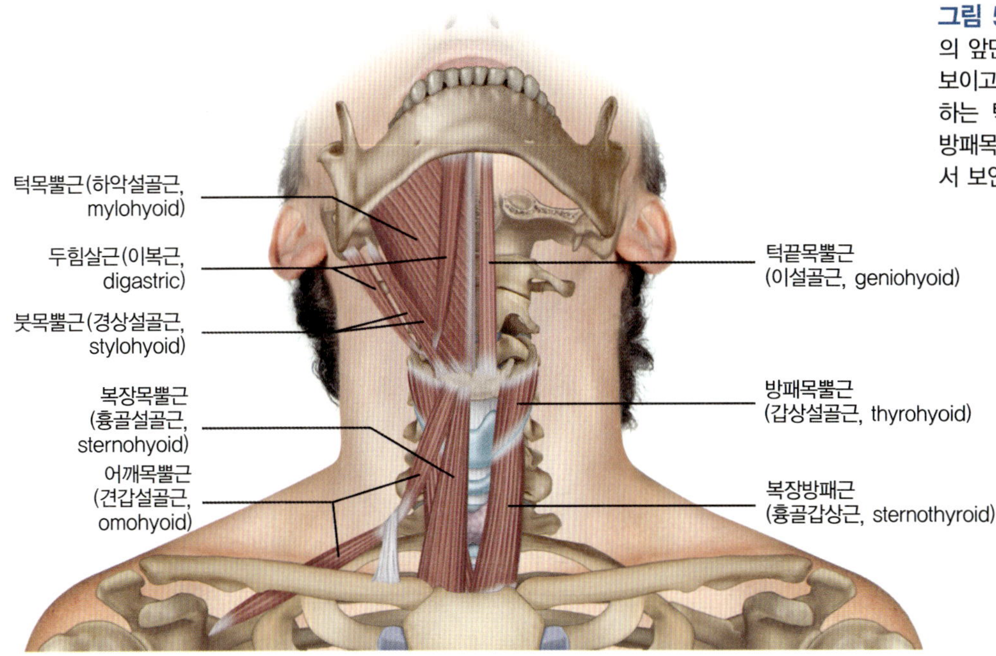

그림 5-15 머리를 편 상태에서 목뿔근육군의 앞면. 8개의 목뿔근을 환자의 오른쪽에서 보이고 있는데, 턱목뿔근의 깊은 곳에 위치하는 턱끝목뿔근을 제외하고는 복장방패근, 방패목뿔근과 턱끝목뿔근은 환자의 왼쪽에서 보인다.

다. 때때로 더 깊은압은 목뿔위근육에 적용할 수 있지만, 작고 얇은 근육에 매우 깊은압은 보통 적용하지 않는다. 약간의 세로 스트로크의 적용이 이득이 있을지라도, 가로마찰이 가장 효과적이다.

시작자세:

- 환자를 바로 누운자세를 취한다.
- 치료사는 마사지를 적용하고자 하는 쪽에서 치료대의 머리쪽에 앉는다.
- 치료사의 왼손은 환자의 머리를 유지와 지지하는 고정손이다.

1 단계: 목표근육 찾기

- 모든 목뿔근은 아래턱을 부드럽게 내릴 때 환자에게 저항을 줌으로써 수축을 조장할 수 있다.
- 수축시킬 때, 대부분의 목뿔아래근은 목뿔뼈와 복장뼈사이에서 촉진할 수 있고; 대부분의 목뿔위근은 목뿔뼈와 아래턱 사이에서 촉진할 수 있다.
- 목뿔위근과 두힘살근의 뒤쪽 힘살은 목뿔뼈와 관자뼈의 꼭지돌기 사이에서 촉진된다; 어깨목뿔근의 아래쪽 힘살은 목의 뒤삼각에서 촉진되며, 목갈비근의 위쪽으로 대각선 방향으로 놓여있다.

2 단계: 기법 수행:

- 복장뼈에서 목뿔뼈까지 부드럽게 세로방향으로 스트로크를 적용하면서 목뿔아래근에 마사지를 시작한다(그림 5-16A).

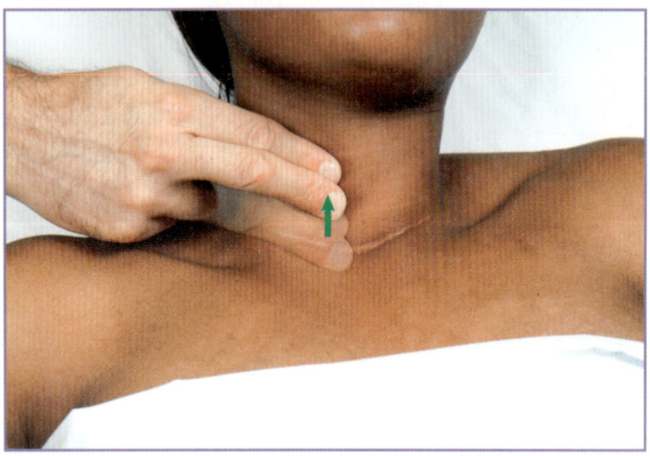

그림 5-16A

- 다시 이 근육에 부드럽고 짧으며 가로로 마찰하는 스트로크를 적용한다. 이 스트로크는 복장뼈에서 시작한다; 목뿔뼈에 도달할 때까지 계속한다(그림 5-16B).
- 다음 분절로 이동하기 전에 각각 스트로크를 3회 반복한다.

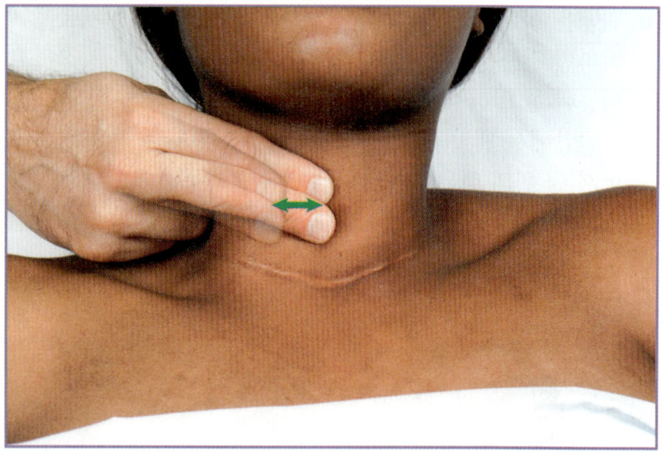

그림 5-16B

- 유사한 방식으로 목뿔위근도 마사지를 하는데, 목뿔뼈에서 아래턱까지 약간의 세로 스트로크로 시작한다(그림 5-17A).

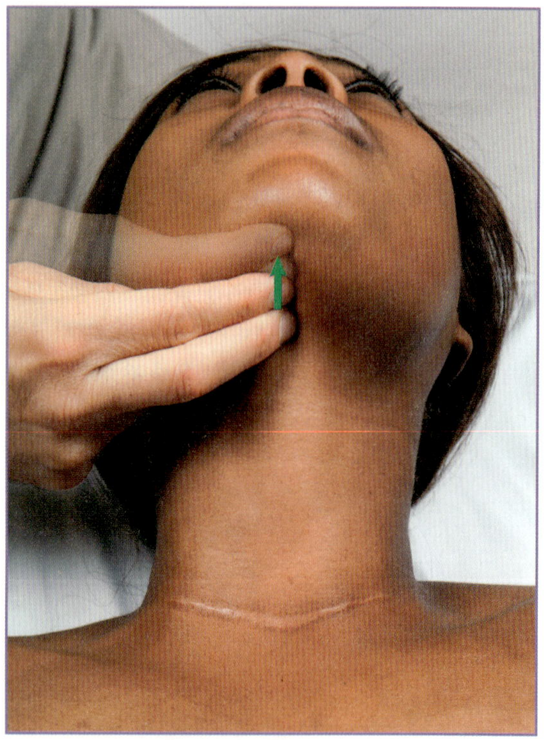

그림 5-17A

- 다시 이 근육에 일련의 짧은 가로 마찰 스트로크를 적용한다. 이 스트로크는 목뿔뼈에 시작하고 아래턱으로 진행한다(그림 5-17B).
- 필요하면 더 깊은 마사지를 목뿔위근에 적용할 수 있다.
- 붓목뿔근, 두힘살근의 뒤쪽 힘살(목뿔뼈와 관자뼈 꼭지돌기 사이의 더 가쪽에 위치)(그림 5-18A) 그리고 어깨목뿔근의 아래 힘살(목의 뒤삼각에 위치)(그림 5-18B)을 마사지할

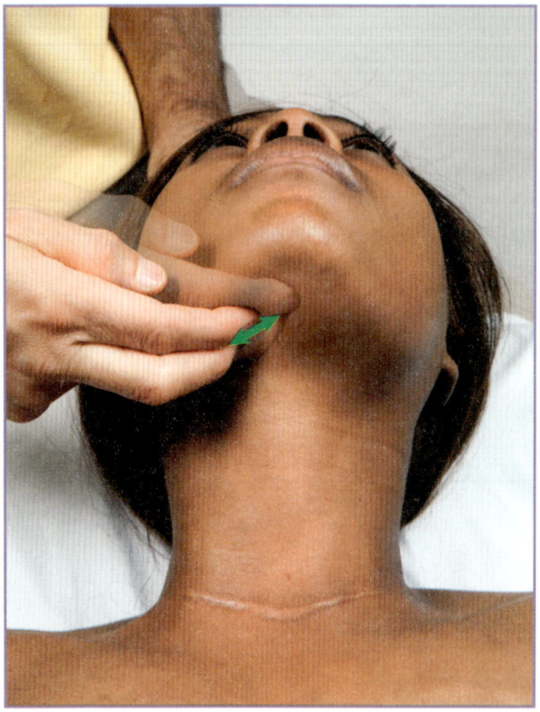

그림 5-17B

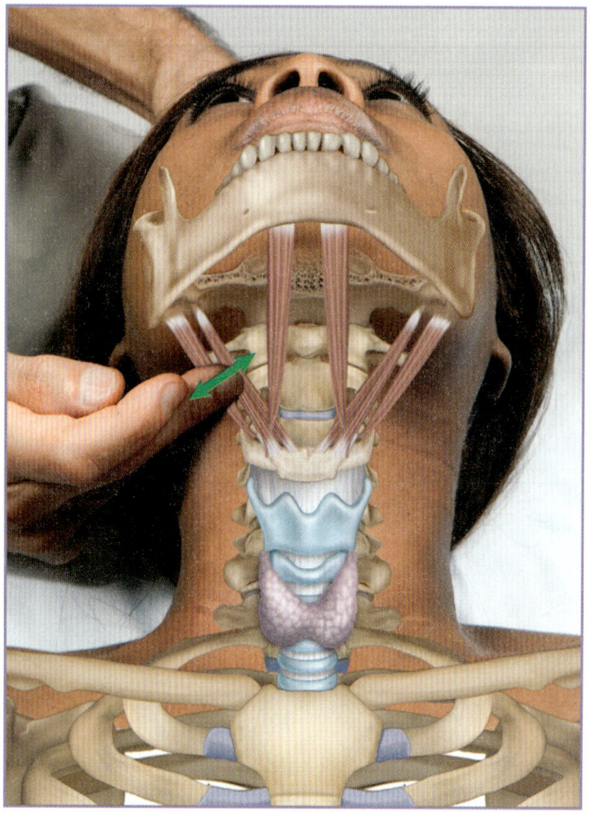

그림 5-18A

때, 중심선에 위치한 다른 목뿔근을 위한 방법과 같은 절차를 따른다.

- 스트로크의 깊이와 횟수는 필요에 따라 조절하고, 이것은 근육의 마사지 필요에 따라 결정한다.

수많은 섬세하고 민감한 구조들이 목뿔아래근의 깊은 곳이나 주변에 위치하기 때문에, 목뿔아래근 마사지는 주의해야 한다. 이 구조물들은 갑상연골과 윤상연골, 기관, 갑상선, 온목동맥과 목정맥, 목뿔뼈, 그리고 관자뼈의 붓돌기이다(제1장 목의 해부학을 참조). 추가로 팔신경얼기와 빗장밑동맥은 어깨목뿔근의 아래쪽 힘살 깊은 곳과 주변에 위치한다. 이 구조물들을 접근하기 때문에, 부드러운 중등도 압을 사용하고 환자가 편안해 하는지 점검하는 것이 중요하다.

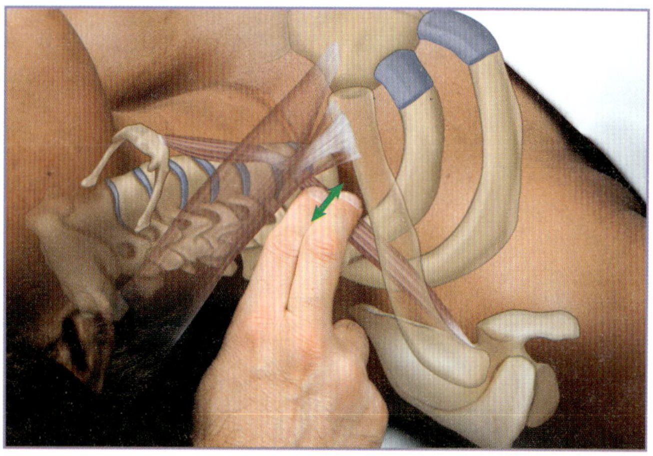

그림 5-18B

요약 / CHAPTER SUMMARY

앞목 근육의 손상과 과용은 환자에게 통증을 야기하고 불편함을 야기할 수 있기 때문에 평가와 치료가 필요하다. 따라서 앞목에 적용하는 마사지는 환자에게 매우 강력하고 유익하다. 목의 검사는 앞목 근육을 평가 없이는 완전한 것이 아니다. 앞목에 마사지를 적용하는 것이 뒷목에 적용하는 것보다 더 주의를 요한다고 할지라도, 치료사가 마사지를 적용할 시기와 앞목에 관한 해부학적 이해가 바탕이 된다면 안전하고 효과적으로 마사지를 적용할 수 있을 것이다. 앞목에는 매우 깊은 압을 적용하는 것은 부적절하지만, 중등도의 압은 수많은 근육에 주의 깊고 안전하게 적용할 수 있다. 일반적으로 앞목에 마사지를 적용하지 않는 치료사를 위하여, 본 단원은 그들의 치료 레퍼토리에 이 기법들이 포함될 수 있도록 정보를 제공하고 있다.

사례연구

마이크(MIKE)

■ **병력과 평가검사:**

Mike Fred는 28세로 목에 염증이 있는 것 같다고 설명하면서 목의 앞-오른쪽에서 만성적인 둔한 통증을 호소하면 당신의 클리닉에 찾아왔다. 그는 현재 3개월 이상 이 문제로 고통받고 있고, 내과뿐만 아니라, 정형외과 그리고 목 전문의의 진료를 받았다. 목의 방사선 검사, 자기공명영상촬영, 혈액검사와 반복 인후배양검사 모두 음성으로 나타났다. 그는 아무런 문제가 없는 것으로 전해들었고 치료에서 배제되었다. 그러나 그의 증상을 계속되었다. 그는 의학적인 방법을 모두 검증받았기 때문에 마지막으로 당신을 찾아왔다.

그는 통증이 매우 점진적으로 시작되고, 꾸준히 증가되며 얼마나 자주 어떤 강도로 통증을 느끼는지 설명하였다. 처음에는, 통증이 약하고 때때로 통증을 느꼈는데, 현재는 통증이 계속되며 상당한 강도로 지속된다고 하였다. 특히 삼키기를 할 때 날카로운 통증이 나타난다. 다른 증상은 없었다.

병력은 목에 관련된 문제점은 없었던 것으로 조사되었다. 그는 10대에 자동차사고를 경험한 적이 있으며, 증상은 없었다고 한다. 그는 이 문제점이 시작할 때 발생된 어떤 촉진성 외상 또는 손상은 없었다고 기억한다. 단지 그가 기억하는 통증이 발현할 때 쯤에서 그의 생활에 변화는 헬스클럽에 가입하여, 수년동안 운동을 하지 않아 몸 상태가 나쁜 시기에 운동을 시작하였다고 한다. 헬스클럽에서, 그는 유산소운동과 약간의 저항운동을 실시하였고, 또한 복근 근력강화를 위한 중심운동에 중점을 두었다.

당신의 평가는 그의 목뼈는 통증없는 전-관절가동범위를 보였다. 병적 디스크 또는 다른 공간-점유성 질환에 대한 모든 정형외과적 절차는 음성이었으며, 가슴문증후군과 척추동맥검사(평가절차에 관한 고찰은 제3장을 참조)를 위한 모든 평가절차에서 음성이었다. Mike는 오른쪽 뒷목 근육에 중등도 이상의 단단함을 가지고 있었지만, 그 부위에 압을 적용했을 때 그의 특징적인 문제점인 통증을 유발되지 않았다. 앞쪽으로, 그의 목빗근(SCM), 목갈비근과 목뿔근은 정상이었으나, 오른쪽 목긴근은 단단했으며 촉진을 하면 통증이 유발되었다. 더욱이 목긴근을 누르면 그가 경험해오던 것과 같은 통증이 나타났다.

■ **질문을 통해 생각하기:**

1. Mike에 대한 당신의 치료계획에 앞목의 마사지가 포함될 수 있습니까? 그렇다면 이유는? 아니라면 이유는?
2. 앞목 마사지가 가치있다면 그에게 안전하게 적용할 수 있습니까? 그렇다면 어떤 방법으로 마사지할 것입니까?
3. 앞목 마사지를 수행한다면, 특별한 기법이 있습니까? 그리고 당신은 왜 그 방법을 선택했습니까?

질문을 통해 생각하기에 대답하고 268쪽에 있는 이 환자를 위한 치료전략을 참조한다.

복습문제

객관식

1. 집게 쥐기 니딩(pincer grip kneding)는 보통 앞목의 어떤 근육에 사용하는가?
   - A. 목갈비근
   - B. 목뿔아래근
   - C. 목빗근
   - D. 목긴근

2. 앞목근육에 마사지를 적용할 때 환자를 위해 선호되는 호흡법은 무엇입니까?
   - A. 내쉬기
   - B. 들이쉬기
   - C. 호흡 멈추기
   - D. 위 방법 모두 아님: 선호되는 호흡법은 없다.

3. 다음 중 목의 뒤삼각에서 찾을 수 있는 근육은 무엇입니까?
   - A. 중간목갈비근
   - B. 목빗근
   - C. 목긴근
   - D. 복장목뿔근

4. 다음 중 긴근을 찾는 최선의 방법은 무엇입니까?
   - A. 목빗근의 복장뼈머리에서 바로 가쪽
   - B. 목빗근의 빗장뼈머리에서 바로 가쪽
   - C. 목빗근의 복장뼈머리에서 바로 안쪽
   - D. 목빗근의 빗장뼈머리에서 바로 안쪽

5. 모든 목뿔근을 촉진하려면 관절은 어떤 동작을 취하는 것이 가장 바람직합니까?
   - A. 목뿔뼈 내림
   - B. 아래턱 내림
   - C. 목뿔뼈 올림
   - D. 목 폄

참/거짓

1. ______ 앞목갈비근은 목빗근의 깊은 곳에 있다.
2. ______ 검지와 중지의 손가락 끝은 목갈비근의 마사지할 때 선호되는 치료손의 부위이다.
3. ______ 모든 긴근은 마사지를 위해 접근할 수 있다.
4. ______ 온목동맥은 목빗근의 깊은 곳에 위치한다.

단답형

1. 목빗근의 빗장뼈머리 바로 가쪽에 위치하는 근육군은 무엇입니까?

   ____

2. 앞목근육에 손상을 유발할 수 있는 채찍질손상은 어떤 유형입니까?

   ____

3. 목빗근의 복장뼈머리 바로 안쪽에 위치하는 근육군은 무엇입니까?

   ____

4. 자세성 안정근으로 중요한 역할을 하는 앞목에 위치하는 근육은 무엇입니까?

   ____

일치 문제

1. 팔신경얼기 압박	______	목동맥팽대반사
2. 온목동맥 압박	______	목빗근
3. 목의 뒤삼각의 뒷면	______	기침반사
4. 기관지 압박	______	등세모근
5. 목의 뒤삼각의 앞면	______	가슴문증후군
6. 가로돌기에 부착	______	목갈비근

복습문제에 대한 정답은 269쪽이 있습니다.

CHAPTER 제 6 장

다면적 신장법
Multiplane Stretching

개요 / Chapter outline

학습목표 / Objectives

본 단원을 학습한 후에 학생들은 다음을 할 수 있다:

1. 왜 다면적 신장법으로 명명되었는지를 설명할 수 있다.
2. 왜 다면적 신장법이 효과적인지를 설명할 수 있다.
3. 정적과 동적 신장법을 비교하고 대조할 수 있다.
4. 근육의 다면적 신장법을 생각하지 않고, 어떻게 추론하는지를 설명할 수 있다.
5. 환자의 목을 신장할 때 당신의 체중심(core)을 어떻게 사용할지 설명할 수 있다.
6. 다면적 신장법의 기전을 단계적으로 설명할 수 있다.
7. 신장법을 수행할 때 너무 빠르거나 너무 과하게 밀어서 수행하지 않는 이유를 설명할 수 있다.
8. 치료하는 손과 고정하는 손의 역할을 설명할 수 있다.
9. 다면적 신장법을 하는 동안 환자를 위해 사용할 수 있는 호흡법을 설명할 수 있다.
10. 신장을 목적으로 한 근육의 효과적인 신장을 위하여, 다른 근육을 어떻게 느슨하게 하는지를 설명할 수 있다.
11. 이 장에서 각각의 핵심용어의 정의를 내릴 수 있으며, 다면적 신장법과 관련성을 설명할 수 있다.
12. 이 장에서 설명한 각각의 근육의 다면적 신장법을 수행할 수 있다.

핵심 용어 / Key Terms

보조적 신장법(assisted stretching)
전통적 신장법(classic stretching)
동적 신장법(dynamic stretching)
근육의 기능적 단위(functional group of muscles)
긴장 선상(line of tension)
다면-두상면 신장(multi-cardinal plane stretch)
다면적 신장법(multiplane stretching)
근방추 반사(muscle spindle reflex)
돌림의 조기설정(presetting the rotation)
고정 손(stabilization hand)
정적 신장법(static stretching)
신장반사(stretch reflex)
신장법(stretching)
신장하는 손(stretching hand)
목표 근육(target muscle)
목표 조직(target tissue)
치료하는 손(treatment hand)
비보조적 신장법(unassisted stretching)

서론 / INTRODUCTION

한 방향의 관절 움직임이 발생하기 위해서는 다른 방향에 있는 관절의 연부조직이 늘어나야 한다. 이러한 연부조직이 단단(tight)하거나 늘어나지 않게 된다면, 관절의 적절한 가동범위에 제한을 만들며, 관절 가동성에 소실의 결과를 가져온다. 이러한 연부조직은 근육, 인대, 관절낭, 다른 조직의 근막(fascial)과 피부가 될 수 있다. 단단하게 된 연부조직은 치료적 **신장법**(stretching)으로 효과적인 치료가 되며, 단단해진 조직의 길이를 확보해주는 목적의 치료적 도구로 사용될 수 있다.

목 부위의 신장법을 시행할 때, 환자의 목 움직임을 하나의 두상면 또는 다면적 두상면 안에서 움직임을 함으로서 시행할 수 있다(치료면에 대한 복습, 1장 참조). 예를 들면, 환자의 목이 굽힘으로 앞쪽으로 움직이면, 신장은 한 방향으로 이루어진다: 시상면. 환자의 목이 굽힘으로 앞쪼으로 움직이는 대신에 오른쪽 또는 왼쪽 외측 굽힘을 하게 되면, 신장은 사선으로 움

주의: 본 교재의 기법과 자기-관리 단원들(제4장-12장)에서, 녹색 화살표는 움직임, 빨간색 화살표는 고정, 그리고 검정색 화살표는 정적으로 있는 위치를 말한다.

글상자 6.1

다면적 신장법의 치료절차

이 장에서 다루는 다면적 신장법의 치료절차는 다음과 같다:

1. 등세모근 위섬유
2. 머리 널판근과 목 널판근
3. 어깨 올림근
4. 머리 반가시근
5. 뒤통수밑근육군
6. 목빗근
7. 목 갈비근육군
8. 긴목근과 긴머리근

직이며, 두 개의 면에서 신장이 발생한다: 시상면과 관상면. 신장이 두 개 또는 세 개의 기본면으로 이루어지면, 이를 **다면적 신장법**(multiplane stretching)이라고 한다. 다면적 신장법의 장점은 목표하는 근육의 좀 더 특수하고 좀 더 효과적으로 신장을 할 수 있게 한다.

기전 / MECHANISM

신장의 필요한 기전은 간단하다. 신체가 한 방향으로 움직이면, 다른 관절의 **긴장 선 상**(line of tension)의 위치한 근육을 신장하게 한다. 예를 들면, 목이 앞쪽으로 움직이면, 뒤쪽에 있는 조직이 신장된다. 그러므로, 신장의 움직임 방향은 어떠한 근육을 신장하는지를 결정하게 한다. 이러한 것은 근육을 쉽게 신장하게 하며, 동작의 반대방향으로 적용하면 된다(즉, 치료사는 길항적 동작을 한다). 예를 들면, 근육이 목의 굽힘근이면 신장은 목을 폄으로서 시행된다. 오른쪽 돌림근이라면, 왼쪽 돌림을 시행한다. 근육의 신장은 암기할 필요가 없다. 대신에, 근육의 동작을 알고 있다면, 추론해서 신장할 수 있다.

기능적 단위의 신장법 (Stretching Functional Groups)

대부분의 치료사는 환자의 목 부위를 신장할 때 시상면에서 앞쪽으로의 굽힘 또는 뒤쪽으로의 폄, 관상면에서의 왼쪽 또는 오른쪽의 외측 굽힘, 또는 수평면에서의 왼쪽 또는 오른쪽으로 돌림과 같은 한 면에서 움직이므로 시행한다. 앞서 언급하였듯이, 목표하는 근육이 신장되려면 어떤 근육이든지 길항근 방향의 동작으로 신장하면 된다.

그러나, 환자를 두상면에서 움직임을 시행할 경우, 특정한 목표 근육 한 개만 신장되지 않으며, 전체 근육의 기능적 단위가 신장이 된다. **근육의 기능적 단위**(functional group of muscles)는 같은 관절 동작을 수행하는 근육을 모두 포함한다. 예를 들면, 목을 시상면에서 앞쪽으로 굽힘을 하게 된다면, 목의 폄 근육의 기능적 단위가 신장된다. 비슷한 원리로, 목을 오른쪽 외측 굽힘을 신장하게 되면, 왼쪽 굽힘 근육의 기능적 단위가 신장된다. 그러므로, 시상면에서 신장을 하게 되면, 전체 근육의 기능적 단위가 효과적으로 신장되게 된다. 그러나, 근육의 기능적 단위 내에서 특정한 근육을 분리하여 신장하는데 효과적이지 않다. 이러한 것을 수행하기 위해서, 치료사는 다면적 신장법을 수행할 필요가 있다.

글상자 6.2

전통적 정적 신장법과 동적 신장법 (Classic Static Stretching Versus Dynamic Stretching)

전통적 신장법(classic stretching)은 비보조적 또는 보조적인 방법으로 환자의 신체부분이 목표로 하는 조직이 늘어나는 위치로 움직이게 한다. 이 위치에서, 환자의 신체부위는 정적으로 일정 기간을 신장위치로 하게 한다. 일반적으로 신장을 하고 유지하는 시간은 10~30초이며, 3번 반복을 하게 한다. 이 신장 위치는 정적으로 하기 때문에 이러한 신장기법을 **정적 신장법**(static stretching)이라고 불린다.

최근에, 많은 정보들이 정적인 상태에서 동적인 상태의 신장 기법의 변화를 보여주고 있다. **동적 신장법**(dynamic stretching)은 환자가 능동적으로 신체부위를 움직이고, 신체 부위 근육을 사용하여 신장을 하게 한다. 그 다음에 정적으로 유지하는 대신에 환자는 시작자세로 되돌아가거나 신장자세를 1~3초간 유지하는 동작을 시행하게 한다. 각각의 신장 반복을 몇 초간 유지하고, 가능하다면 환자는 더 많은 반복을 할 수 있다. 일반적으로 8~10번 정도 할 수 있다. 동적 신장법의 장법은 목표한 조직을 효과적으로 신장할 뿐만 아니라, 조직의 준비과정을 도움될 수 있다. 신장하는 부위의 혈액 순환 증진과 관절의 윤활작용, 동작을 수행하는데 있어서 신경학적 조절의 개선과 근력강화를 신장한 위치에서 사용할 수 있다. 동적 신장은 많은 이유로 빠른 신장법으로 추천되어지고 있다. 또 다른 장점은 동적 신장이 끝난 후에 바로 다른 근력강화 방법과 병합하여 사용할 수 있다. 하지만, 전통적 정적 신장은 실제 단단해진 연부조직의 긴장도 수준의 변화를 주고, 지속적인 신장이 필요하다고 한다.

글상자 6.3

신장 용어(Stretching Terms)

환자의 연부조직을 신장할 때, 신장은 보조적 또는 비보조적으로 한다. **비보조적 신장**(unassisted stretching)은 환자가 자신의 조직을 신장 위치에 놓고 수행한다(그림 A). **보조적 신장**(assisted stretching)은 치료사가 환자의 움직임을 도와 조직의 신장 위치에 놓게 한다(그림 B). 환자의 신장을 하게 움직이는 손은 **치료하는 손**(treatment hand) 또는 **신장하는 손**(stretching hand); 또 다른 손은 환자의 신체를 휴식상태로 고정해주는 **고정하는 손**(stabilization hand)이라고 한다.

조직이 신장되어야 하는 것을 **목표 조직**(target tissue)이라고 한다. 신장하려는 근육을 **목표 근육**(target muscle)이라고 한다. 모든 단단해진 연부조직을 신장하는 것이 중요하지만(그리고 모든 연부조직은 어떠한 신장을 하더라도 신장됨), 이 장에서는 근육의 신장에 관하여 토론하고 설명하는데 초점을 두었다.

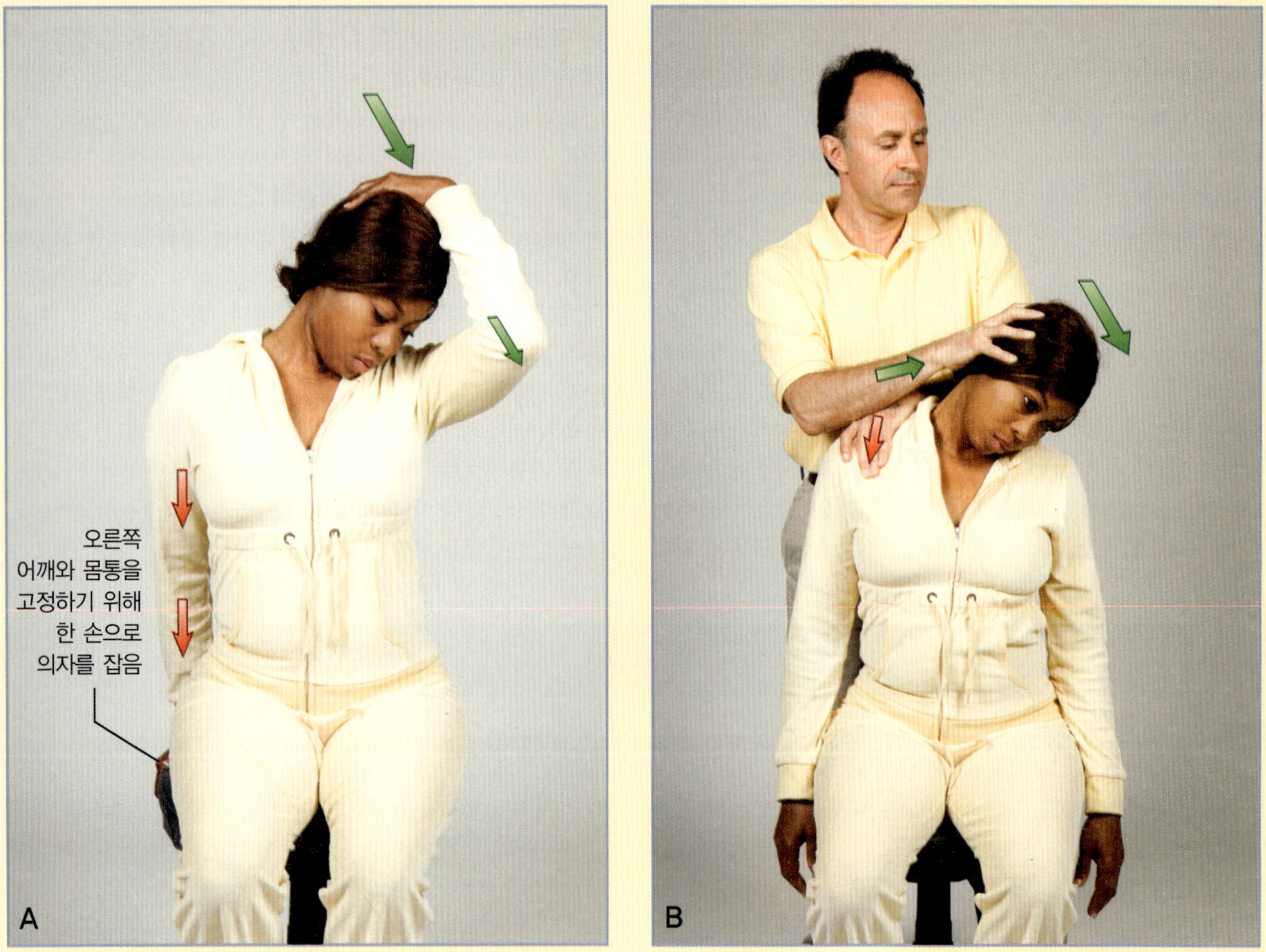

비보조적 그리고 보조적 신장. **(A)** 환자에 의해 수행되는 비보조적 신장. **(B)** 치료사에 의해 수행되는 보조적 신장.

다면적 신장법(Multiplane Stretching)

다면적 신장법은 환자의 목표근육을 한 면에서 포함할 뿐만 아니라, 두 면 또는 세 면을 모두 포함한다. 목표 근육의 한 면 이상을 포함하면, 목표 근육은 최대의 양으로 늘어날 수 있기 때문에 좀 더 특수적이며 효과적인 신장을 얻을 수 있다. 예를 들면, 목표하는 근육이 등세모근의 위섬유이면, 단일 면의 신장은 환자의 머리와 목을 시상면에서 굽힘을 하면서 시행한다.

글상자 6.4

다면-두상면 신장법 (Multi-Cardinal Plane Stretching)

환자 목을 두 개(또는 모든 세 면)의 두상면으로 신장하려고 하면, 실제 움직임 시 한 면에서 하는 것을 주의해야 한다; 한 사선면에서 단순하게 움직이는 것(다면-두상면의 구성요소를 가짐). 신장이 다면적 신장으로 이루어진다고 하면, 실제로 **다면-두상면 신장**이라고 불려야 한다. 모든 다면적 신장법은 이 장에서 설명하였으며, 다면-두상면의 동작을 포함하였다. 그러나, 한 사선면의 동작은 포함하지 않았다. 이러한 이유로 다면-두상면 신장보다는 다면적 신장법(multi-plane stretching)이라 불린다.

이는 오른쪽 등세모근의 위섬유가 폄근이기 때문이다. 또는 환자의 머리와 목을 왼쪽 외측 굽힘을 관상면에서 시행한다. 이것은 오른쪽 등세모근의 위섬유가 오른쪽 외측 굽힘근이기 때문이다. 이러한 단일면의 신장은 오른쪽 등세모근의 위섬유의 신장에서 어느 정도 성공적이지만, 더 효과적인 신장은 환자의 목과 머리를 시상면에서의 굽힘과 관상면에서 왼쪽 외측 굽힘의 조합으로 움직이면서 수행한다. 이러한 신장은 등세모근의 위섬유가 양쪽 면을 지나가기 때문이다.

6.1 치료 전문가 Tip

세 번째 두상면의 동작은?

한 면에서 목표근육을 효과적으로 수축하려면, 다른 면에서의 동작은 최소로 하지 않으면, 신장의 효과성은 좋지 않을 것이다. 오른쪽 등세모근 위섬유를 다시 예를 들면, 오른쪽 등세모근 위섬유는 환자가 굽힘과 왼쪽 외측 굽힘을 하는 시상면과 관상면의 구성요소를 요구하게 된다. 이런 경우, 가로면 구성요소에 대한 신장이 필요하게 될 것인가? 아마도 아닐 것이다. 그러나, 오른쪽 등세모근 위섬유가 가로면의 동작을 하고 있다고 가정한다면, 신장의 효과성을 떨어질 것이다. 예를 들면, 환자를 굽힘과 왼쪽 외측 굽힘으로 신장하는 동안 왼쪽으로 돌림을 한다면, 오른쪽 등세모근 위섬유는 왼쪽 돌림에 의해 느슨해질 것이며(왼쪽 돌림근에 의함), 신장의 효과를 떨어뜨릴 것이다. 이러한 이유로 목표하는 근육을 모든 세 면을 고려하여 신장하지 않으며, 모든 세 면의 두상면의 구성요소 중 목표근육의 동작/신장의 구성요소를 확실하게 고려하고, 이들 근육을 느슨하게 하지 않아야 한다.

오른쪽 등세모근의 위섬유의 다면적 신장은 시상면과 관상면의 요소의 조합된 동작을 가지고 단일면의 굽힘 또는 외측 굽힘의 신장보다 좀 더 효과적이다. 그러나, 오른쪽 등세모근 위섬유는 가로면의 구성요소를 가지고 있기 때문에 좀 더 효과적인 신장을 할 경우 고려해야 한다. 오른쪽 등세모근의 위섬유는 반대쪽 돌림근 즉, 머리와 목의 가로면 상에서 왼쪽 돌림을 한다. 그러므로, 신장의 최대효과를 얻기 위해, 환자의 머리와 목은 굽힘, 왼쪽 외측 굽힘, 그리고 오른쪽 돌림을 조합한 움직임을 해야 한다. 오른쪽 등세모근 위섬유의 모든 반대쪽 구성요소의 움직임을 수행하면 최대의 신장효과를 얻을 수 있다.

기법 개요 / OVERVIEW OF TECHNIQUES

다면적 신장법의 개요는 단순하다. 신장을 목표로 하는 근육이 정해지면, 환자의 목과 머리를 목표 근육 관절 동작의 반대방향으로 쉽게 움직이면 된다. 즉, 길항근 동작으로 움직이면 된다.

다음의 소개하는 다면적 신장법의 개요는 오른쪽 등세모근 위섬유를 신장할 목표로 설명하였다. 보조적인 다면적 신장법으로 치료사의 보조와 함께 환자를 신장하는 것을 설명하였다. 그러나, 치료사의 보조 없이 다면적 신장법을 비보조적인 방법으로 수행할 수도 있다. 비보조적인 다면적 신장법은 11장을 참조한다.

오른쪽 등세모근 위섬유의 다면적 신장법 (Multiplane Stretching of the Right Upper Trapezius)

시작 자세:

- 환자는 바로 누운 자세로 치료대 오른쪽 끝에 위치한다.
- 치료사는 환자 머리쪽에 앉으며, 오른쪽을 향해 위치한다.
- 치료사의 왼손은 치료하는 손이며 환자의 머리 오른쪽에 위치한다.
- 치료사의 오른손은 고정하는 손이며, 환자의 오른쪽 어깨에 위치한다.
- 치료사의 팔꿈치를 치료사 신체 앞쪽에 당겨서, 치료사의 체중심을 손 뒤쪽으로 활용하면서 치료손으로 가압을 한다(그림 6-1).
- 일반적으로 사용하는 다른 두 개의 시작자세:
  - 치료사의 아래팔을 교차하고 치료사의 오른손을 환자의 머리에 위치하고, 치료사의 왼손을 환자의 오른쪽 어깨에 위치하여 고정하는 손으로 사용한다(그림 6-2A). 이 자세의 단점은 치료사의 팔꿈치를 치료사 쪽으로 당길 수 없으며, 치료사가 안정화하여 체중을 이용하기 힘들어 치료사의 어깨 근육이 힘이 많이 발생할 수 있다.

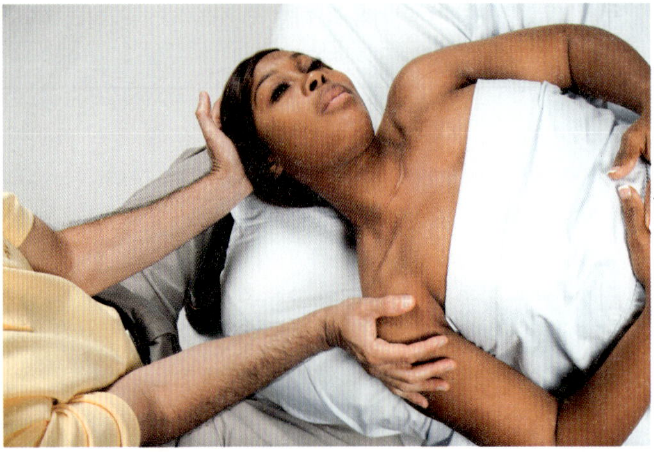

그림 6-1 오른쪽 등세모근 위섬유 신장의 시작 자세. 치료사의 팔꿈치가 체중심(core) 쪽에 정렬할 수 있게 아래팔과 손의 당긴 위치를 주의한다.

6.2 치료 전문가 Tip

치료사의 체중심 이용(Using Your Core)

치료사가 자기의 팔꿈치를 치료사의 몸쪽으로 당기게 되면 처음에는 불편하게 느끼게 된다. 그러나, 약간의 연습을 하면 이 자세는 편안하게 될 것이다. 이 자세의 장점은 치료사의 체중심 근력을 이용하여 환자에게 압박과 신장을 제공할 수 있는 장점을 가지고 있으며, 환자의 몸통과 어깨를 고정하는데 치료사의 어깨 근력을 과하게 사용하지 않는 장점을 가지고 있다. 과체중과 가슴이 큰 여성 치료사의 경우, 치료사 몸쪽으로 완전히 당기는 것이 항상 쉽지 않으며, 이런 경우, 최대한 당겨서 체중심을 이용할 수 있는 것이 더 좋다. 치료사의 양쪽 팔꿈치를 당기기 어렵다면, 한쪽을 당기는 것이 더욱 효율적이다. 일부 환자에서 이런 경우, 치료사는 손이 해당되며; 다른 경우, 고정하는 손이 될 수 있다. 치료사의 어깨를 외측 돌림을 함으로 팔꿈치를 안으로 당길 수 있게 정밀하게 조정할 수 있다. 이 자세는 약간의 연습으로 자연스럽게 수행할 수 있다.

- 또 다른 자세는 교차된 치료사의 아래팔을 환자와 접촉을 하게 한다(그림 6-2B). 장점은 치료사 손이 자연스럽게 환자의 어깨와 몸통을 고정하기 편하게 위치한다. 단점은 신장하는 동안 치료사의 체중심을 사용하기 힘들며, 대부분 치료사의 어깨 근육의 힘을 사용해야 한다.

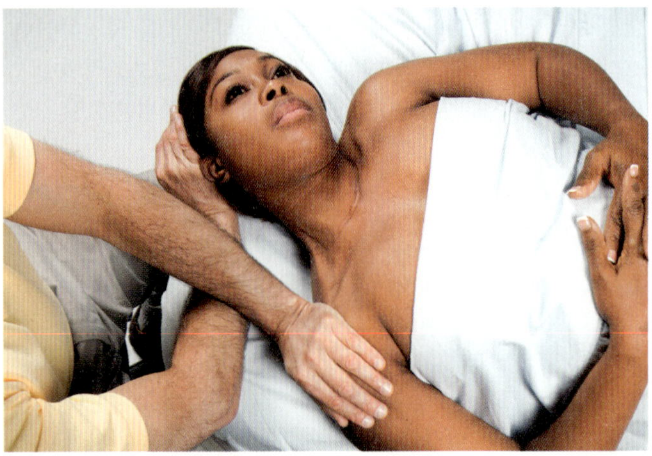

A

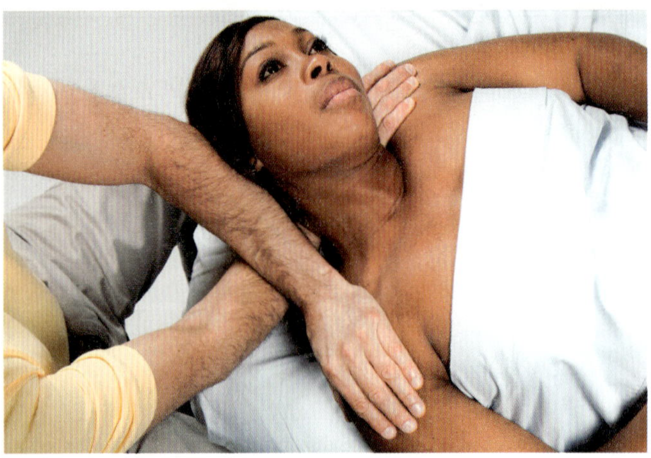

B

그림 6-2 오른쪽 등세모근 위섬유 신장의 다른 자세. (A) 아래팔을 교차시킨 후 손의 접촉. (B) 교차된 아래팔과 아래팔 접촉.

환자의 신장:

- 환자의 머리와 목의 오른쪽으로 동측 돌림함으로 미리 돌림 요소를 설정한다(그림 6-3A).
- 동시에 환자를 치료대에서 떨어지게 굽힘과 반대쪽인 왼쪽 외측 굽힘을 조직의 저항감이 느껴질 때까지 신장한다.
  (주의: 이 동작은 오른쪽 등세모근 위섬유의 움직이는 동작에 반대이기 때문에 선택하였다.)
- 신장의 강도를 증가시키기 위해 좀 더 압박을 더 준다.
- 이 신장을 하는 동안 환자의 오른쪽 어깨는 치료사의 오른손으로 잘 고정해 주어야 한다(그림 6-3B).
- 신장의 자세를 3~30초간 유지한다.
- 이러한 과정을 반복한 후에 환자는 시작자세로 위치하고, 치료사는 몇 초간의 이완 시간을 갖는다.

더 많은 반복:

- 많은 수의 반복을 수행하는 것은 각각의 반복의 신장 시간을 얼마나 오랫동안 시행했는가에 따라 결정된다.
- 치료사가 10~20초 또는 더 이상의 각 신장을 유지한다면, 3번의 반복을 일반적으로 사용한다.
- 치료사의 각 신장시간이 적으면(즉, 2~3초), 더 많은 반복을 수행하며 10번이나 그 이상을 수행한다.

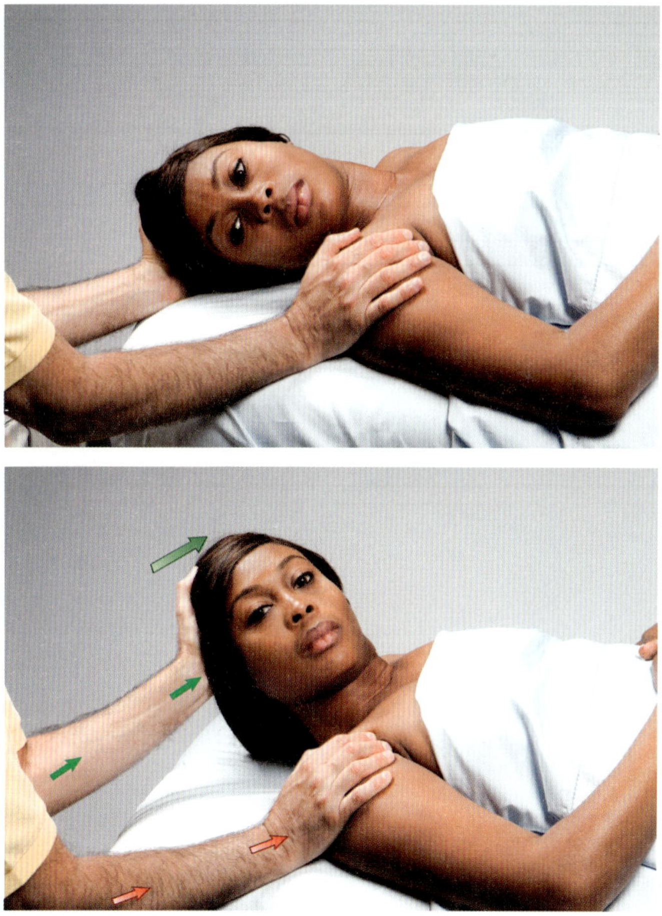

그림 6-3 오른쪽 등세모근 위섬유를 굽힘, 왼쪽 외측 굽힘과 오른쪽 돌림으로 신장한다. **(A)** 돌림 요소를 미리 조정함. **(B)** 환자의 오른쪽 어깨를 고정하고 신장함.

- 모든 임상의 도수 치료는 환자의 조직 반응이 최종 결정 요소가 되며, 신장 프로토콜을 어떻게 운영할 것인가를 결정하게 한다.

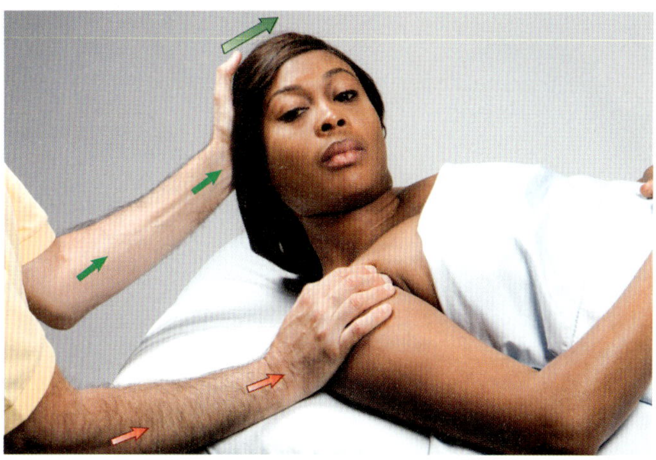

그림 6-4 성공적인 반복을 위하여 오른쪽 등세모근 위섬유는 좀 더 멀리 신장한다.

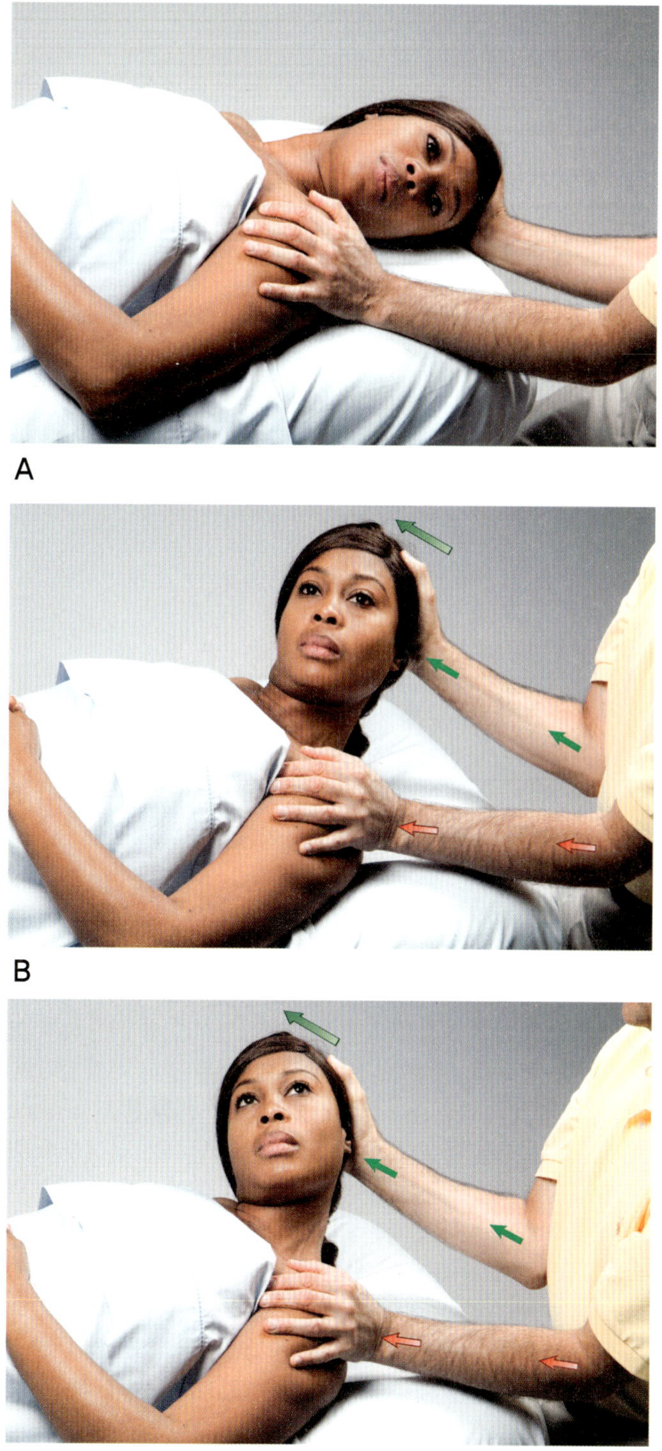

그림 6-5 왼쪽 등세모근 위섬유를 신장한다. **(A)** 시작 자세. **(B)** 첫 번째 반복의 신장 **(C)** 성공적인 반복 동안 좀 더 멀리 신장함.

- 각각의 성공적인 반복은 환자 근육의 신장 범위를 증가시키게 한다(그림 6-4).
- 또 다른 측면에서의 반복: 그림 6-5는 왼쪽의 등세모근 위섬유의 신장을 보여준다.

6.3 치료 전문가 Tip

돌림의 미리조정(Presetting the Rotation)

가로면에서의 돌림을 포함한 다면적 신장을 수행할 때, 미리 조정해 둠으로써 신장의 돌림 요소를 쉽게 수행할 수 있다. **돌림의 미리조정**(presetting the rotation)이란 치료사가 신장을 수행하기 전에 환자의 목을 돌림 위치로 위치하는 것이다. 오른쪽 등세모근 위섬유를 예를 들면, 환자가 실제 신장하기 전에 시작자세를 있을 것이다. 이런 경우 환자의 목을 굽힘과 왼쪽 외측 굽힘과 신장을 하려고 하는 쪽의 오른쪽 돌림으로 머리와 목의 위치를 만들어 놓는 것이다.

기법 수행
/ PERFORMING THE TECHNIQUE

다면적 신장법을 수행할 때, 다음의 가이드라인을 기억하는 것이 중요하다. 다면적 신장법의 특별한 관점을 각각 언급하였으며, 이러한 가이드라인을 적용하고 이해하는 것은 다면적 신장법을 효과적으로 수행하는데 도움이 될 것이다.

6.1 신장: 천천히 그리고 쉽게

환자의 목표근육을 신장할 때 처음 반복 또는 마지막 반복에서 중요한 사항은 신장을 천천히 수행하면서 힘을 사용하지 않는다. 목표근육의 신장이 너무 빠르고, 너무 멀리 신장된다면, **근방추 반사**(muscle spindle reflex) [또한 **신장 반사**(stretch reflex)로 알려짐]가 활성화 된다. 근방추 반사는 신경학적 반사로서 방호적인 기능을 한다. 근육이 너무 빠르거나 너무 멀리 신장하며, 근방추 반사는 직접적으로 근육에 작용하여 방호하기 위한 근육 수축이 발생하여, 과신장되거나 찢어질 수 있다. 이것은 목표하는 근육 경련(spasm)의 원인이 되며, 신장의 목적에 어긋나게 된다. 그러므로, 신장은 항상 환자가 편안해 하는 범위에서 천천히 수행해야 한다. 치료사가 신장할 때 환자의 목표 근육 조직이 주는 저항감을 느끼는 것은 중요하며, 신장에 대한 약간의 압박만 제공해야 한다. 치료사가 많은 반복을 수행하기 때문에 각각의 반복 동안 약간의 양만큼만 신장을 통해 증가시켜, 좀 더 효과적인 신장을 신장기법의 끝에서 얻을 수 있다.

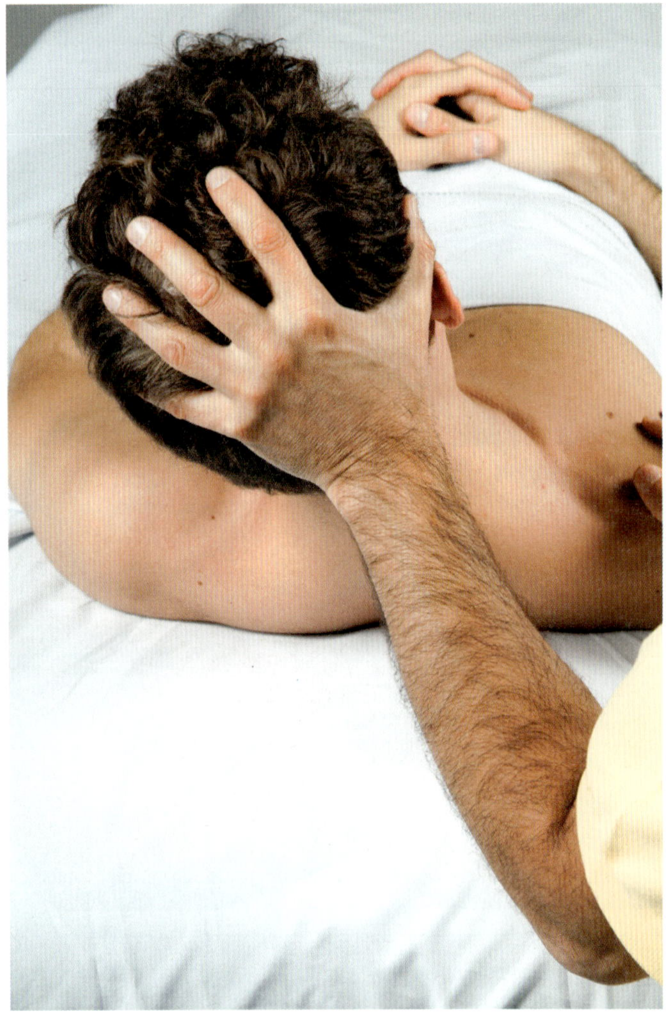

A

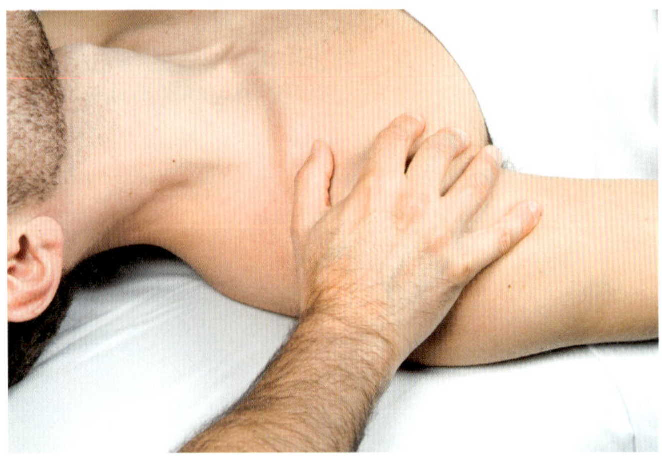

B

그림 6-6 치료하는 손과 고정하는 손의 위치. (A) 치료하는 손. (B) 고정하는 손.

6.2 손 위치: 치료하는 손과 고정하는 손

목의 모든 신장 기법에서 치료하는 손의 위치는 환자를 위해 편안하게 위치해야 하는 것이 중요하다. 이를 위해서, 가능하면 치료사의 손이 넓게 접촉하며, 환자의 머리 움직임에 대한 압을 가능한 고루 분포해야 한다(그림 6-6A).

치료사의 고정하는 손 또한 중요하게 작용한다. 치료사의 고정하는 손을 적절하게 위치하지 않으면, 환자의 어깨와 몸통이 움직이게 되고, 목표하는 근육이 느슨해지고 신장의 효과를 얻지 못할 것이다. 치료사의 고정하는 손의 위치는 환자를 위해 편안하게 위치하고 가능한 넓게 접촉해야 한다(그림 6-6B).

환자의 머리 쪽에 치료사의 손이 위치하게 되면, 귀를 덮지 않도록 하여 환자가 불편한 감을 느끼지 않도록 한다. 또한 과도한 압박이 턱관절에 작용하지 않도록 피한다.

또한 치료하는 손과 고정하는 손의 손목 관절은 편 상태로 유지한다. 치료사 손목의 건강을 위하여 접촉하는 면의 압박의 힘은 손바닥의 뒤쪽(손목 부위)을 이용한다. 손바닥이나 손가락 쪽으로 압박이 이루어진다면, 치료사의 손목은 과하게 폄이 되고(hyperextend) 손상을 줄 수 있다.

6.3 호흡 (Breathing)

다면적 신장법을 수행할 때 환자는 각 반복 전에 편안하게 들숨을 쉬게 하고, 신장하는 동안 날숨을 천천히 쉬게 한다.

6.4 방향 (Direction)

다면적 신장법의 방향은 치료의 효과성과 관련하여 중요한 부분이다. 또한 다면적 신장법의 세면의 근육이 최적의 신장을 성취하고, 효과적인 목적 수행을 위해 환자의 머리와 목을 움직이는 이상적인 방향을 결정하는 것이 중요하다. 다면적 신장법은 목표하는 근육의 반대 작용(길항근)을 수행함으로써 신장되며, 모든 목표하는 근육은 정해진 지식에 따라 다면적 신장법을 수행하고 추론할 수 있다.

6.5 연장 시간과 반복

신장을 유지하고 시간을 얼마만큼 하는가에 대한 것은 논란이 있는 부분이다. 전통적인 정적 신장은 10초에서 2분 또는 그보다 더 많은 시간을 사용한다; 일반적으로 3번을 반복한다. 최근에, 동적 신장법은 신장하고 유지하는 시간을 짧게 하기를 추천하고 있다. 이는 1초에서 3초를 제시하였으며, 많은 반복수(8~10번, 또는 그 이상)를 제시하였다. 환자에게 어느 것이 우수하다고 말할 수 없다. 두 가지 방법 모두 환자에게 효과적이다. 많은 치료사들이 두 가지 방법을 조합하여 사용하고 있으며, 짧은 반복의 수로 시작하여 많은 반복의 수로 마무리 한다.

치료절차

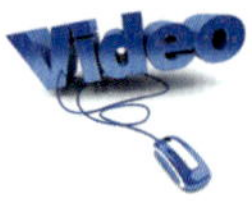

치료절차는 첨부된 DVD 또는 thePoint 웹사이트를 참고하세요.

다면적 신장법의 치료절차 / MULTIPLANE STRETCHING ROUTINES

다음의 치료절차는 목의 큰 근육과 근육군을 위한 다면적 신장법을 묘사하였다. 특정한 언급이 없으면, 모든 신장은 환자가 바로 누운자세에서 수행한다.

치료절차 6-1: 등세모근 위섬유(Upper trapezius)

그림 6-7은 등세모근 위섬유의 양쪽을 보여주고 있다. 다면적 신장법은 환자의 머리와 목을 굽힘, 반대쪽의 외측 굽힘, 그리고 동측 돌림을 동시에 수행함으로서 신장한다. 그러므로, 오른쪽 등세모근 위섬유는 굽힘, 왼쪽 외측 굽힘과 오른쪽 돌림으로 신장한다. 왼쪽 등세모근 위섬유는 굽힘, 오른쪽 외측 굽힘과 왼쪽 돌림으로 신장한다. 오른쪽과 왼쪽 등세모근 위섬유의 다면적 신장법은 기법 개요 부분의 그림 6-1에서 6-5에서 설명하였다.

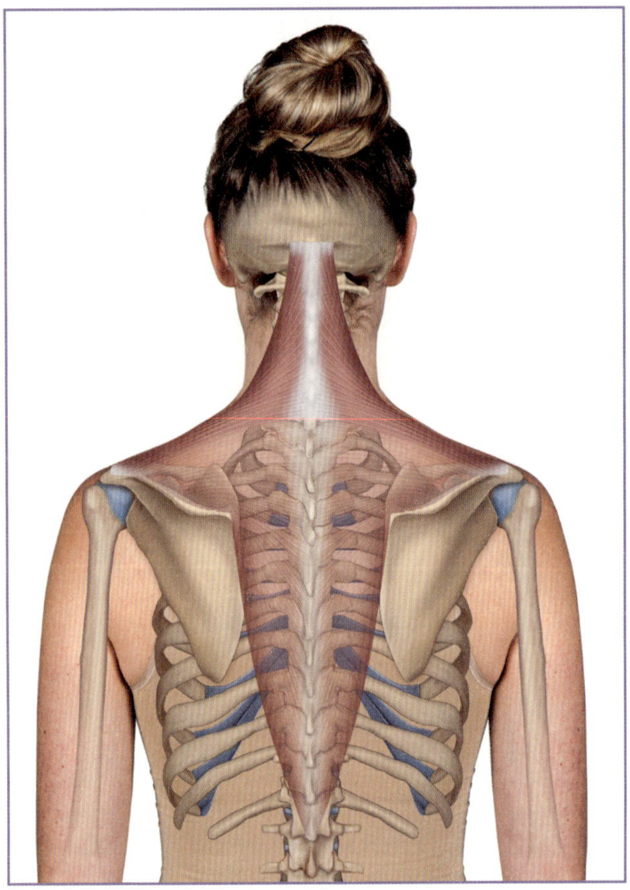

그림 6-7 오른쪽과 왼쪽 등세모근의 뒤쪽 모습(중간과 아래 섬유는 약하게 표시하였음).

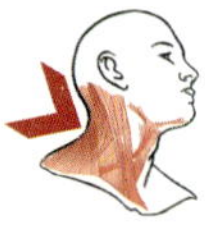

등세모근 위섬유는 머리와 목의 폄, 외측 굽힘과 반대측 돌림을 한다; 또한 어깨뼈를 올리고 뒤당김한다.

6.1 실기 적용

"고정된(stabilized)" 부착부위에서 추가적인 신장

일반적으로 등세모근 위섬유는 환자의 머리와 목을 움직일 때 환자의 어깨는 고정되어야 한다. 그러나, 신장은 어깨를 고정하여 신장할 뿐만 아니라, 아래쪽으로 움직임으로서 신장할 수 있다. 등세모근 위섬유는 어깨/어깨뼈를 올림 작용을 하기 때문에, 어깨/어깨뼈를 아래로 내리게 되면 근육의 신장(그림 참조)을 증가시킬 수 있다. 사실 이 동작은 어깨 올림근을 작용하게 한다.

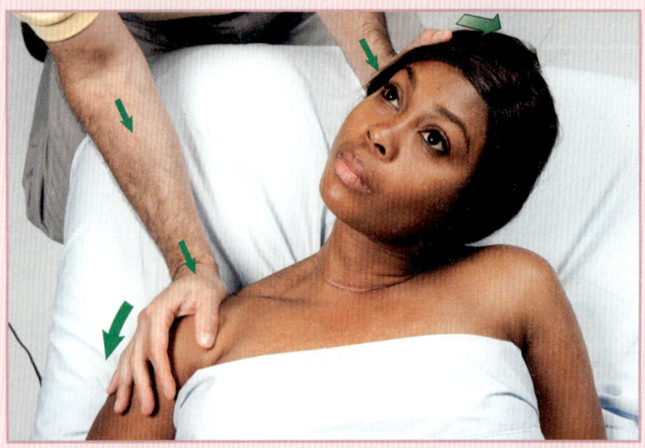

오른쪽 어깨를 내림으로써 오른쪽 등세모근 위섬유의 신장을 증가시킨다.

치료절차 6-2: 머리 널판근과 목 널판근(Splenius capitis and Cervicis)

그림 6-8은 오른쪽 머리 널판근과 왼쪽 목 널판근을 보여주고 있다.

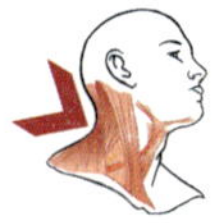

널판근 근육은 머리와 목을 동측으로 돌림하고 폄, 외측 굽힘을 한다.

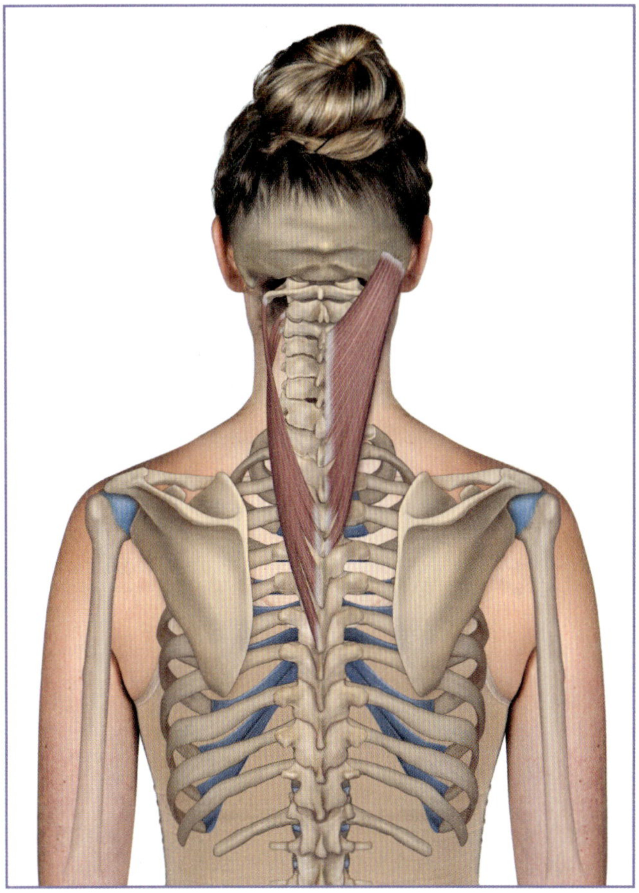

그림 6-8 머리 널판근과 목 널판근의 뒤쪽 모습.

오른쪽 널판근의 다면적 신장법:

- 우선, 환자의 머리와 목을 반대쪽 왼쪽 돌림의 요소를 미리 조정한다.
- 머리와 목을 굽힘과 왼쪽 외측 굽힘으로 신장한다.
- 치료사의 오른손으로 환자의 몸통을 고정한다.
- 그러므로, 오른쪽 널판근은 굽힘, 왼쪽 외측 굽힘과 왼쪽 돌림으로 신장된다(그림 6-9).
- 왼쪽 널판근은 굽힘, 오른쪽 외측 굽힘과 오른쪽 돌림으로 신장한다.

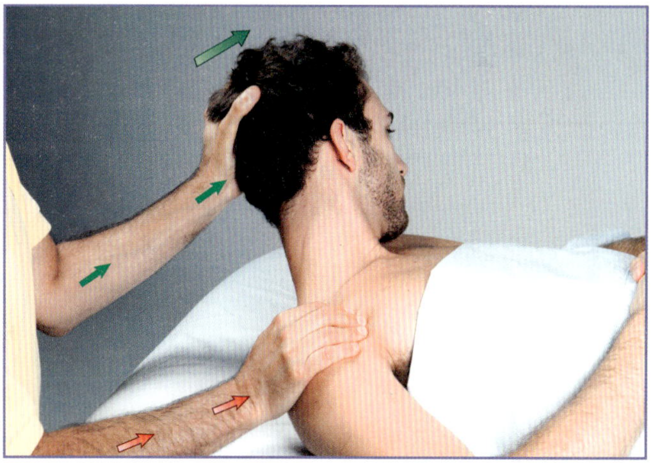

그림 6-9

치료절차 6-3: 어깨 올림근(Levator scapulae)

그림 6-10은 어깨 올림근의 양쪽을 보여주고 있다.

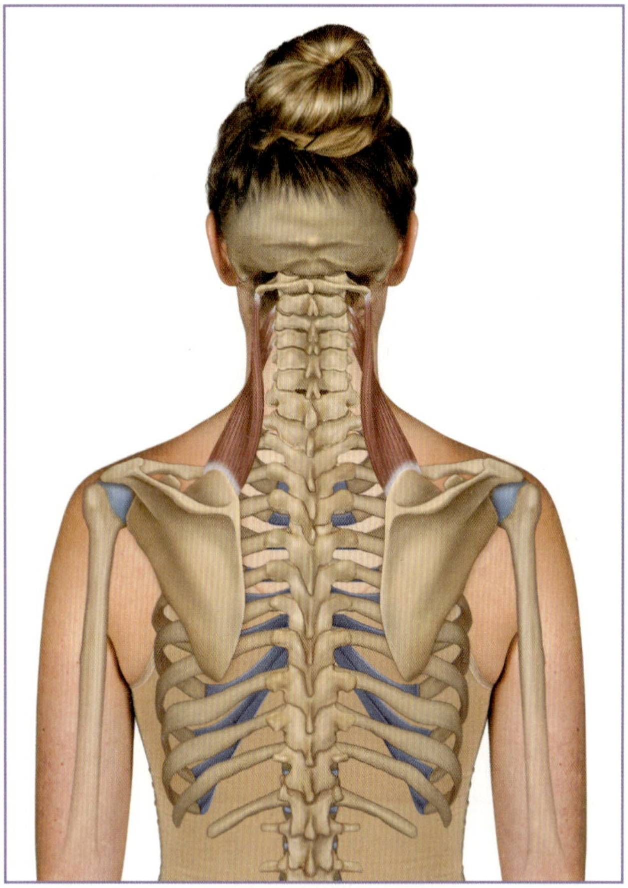

그림 6-10 오른쪽과 왼쪽 어깨 올림근의 뒤쪽 모습.

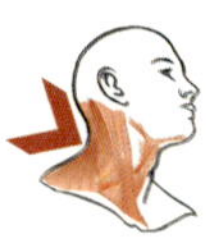

어깨 올림근은 목을 동측으로 돌림하고 외측 굽힘과 폄을 한다: 또한 어깨뼈 올림을 한다.

오른쪽 어깨 올림근의 다면적 신장법:

- 우선, 환자의 목을 반대쪽 돌림인 왼쪽 돌림의 요소를 미리 조정해 둔다.
- 환자의 목을 굽힘하고 왼쪽 외측 굽힘으로 신장한다.
- 환자의 몸통은 치료사의 오른손으로 고정한다.
- 그러므로, 오른쪽 어깨 올림근이 굽힘, 왼쪽 외측 굽힘과 왼쪽 돌림으로 신장된다(그림 6-11).
- 왼쪽 어깨 올림근은 굽힘, 오른쪽 외측 굽힘과 오른쪽 돌림으로 신장한다.

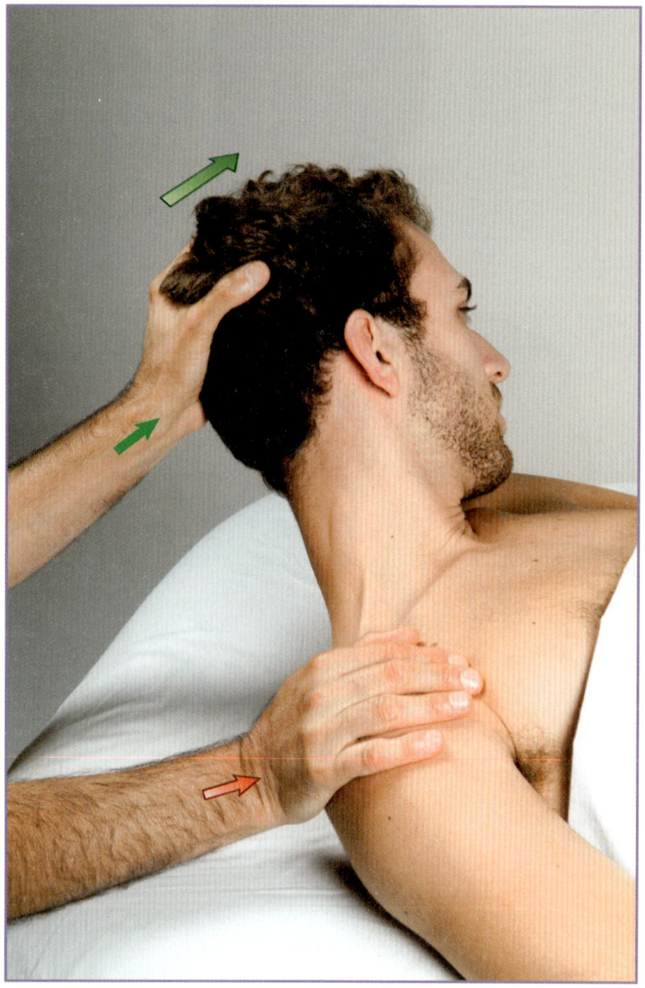

그림 6-11

6.2 실기 적용

널판근과 어깨 올림근 사이의 분별하기 (Discerning Between the Splenius and Levator Scapulae Muscles)

머리널판근, 목널판근과 어깨올림근은 목과/또는 머리에서 폄, 외측 굽힘과 동측 돌림의 같은 동작을 한다. 그러므로 목을 움직임으로써 다면적 신장을 하는 것은 이들 근육을 같이 작용하게 한다: 환자의 목을 반대측 면으로 굽힘과 외측 굽힘, 반대측 돌림으로 움직인다. 널판근 또는 어깨 올림근의 신장을 분리할 수 있는 중요한 요소는 이들 근육의 부착부위의 동작을 알고 있는 것이다. 어깨 올림근의 부착부위는 어깨를 움직이게 한다; 널판근의 부착부위는 척추뼈를 움직이게 한다. 어깨 올림근 신장의 초점을 두기 위해서는 2가지 방법이 있다.

첫 번째는 환자의 어깨를 고정하는 것을 포함한다(그림 A). 두 번째 방법은 첫 번째 보다 효과적이며, 어깨를 신장하는 동안 아래쪽으로 움직이는 것을 포함한다(그림 B). 널판근 근육의 분리된 신장을 위해서는 어깨올림근은 느슨해야 한다. 이는 환자의 어깨를 신장하는 동안 올림으로써 할 수 있다(그림 C). 그러나, 어깨는 움직이게 해야 하며, 환자의 척추뼈는 움직이지 않게 하는 것이 중요하다; 그렇지 않으면, 널판근은 느슨해지며 신장의 효과성이 떨어질 것이다.

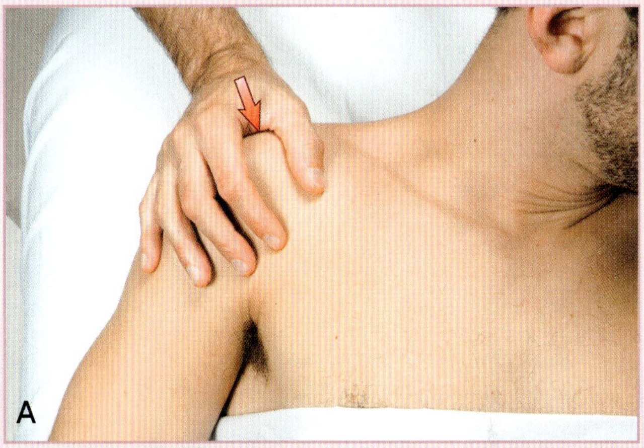

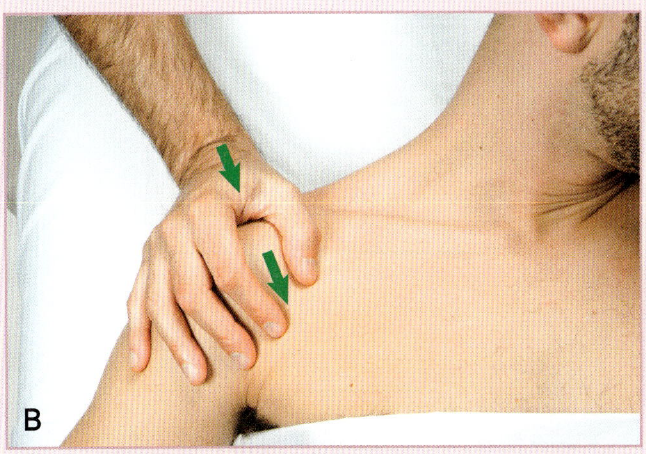

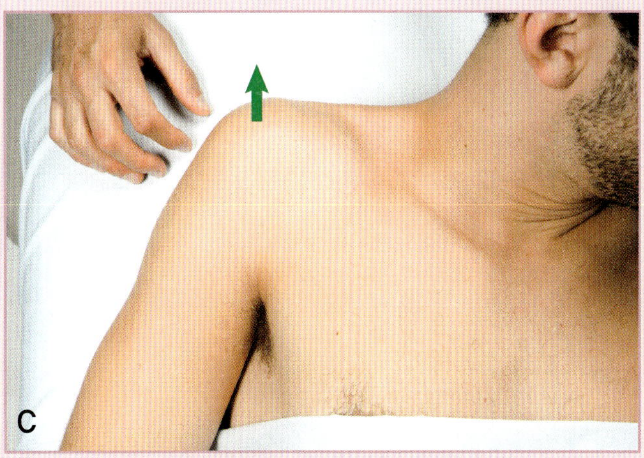

널판근과 어깨 올림근 사이의 분별하기.
(A) 어깨 올림근의 신장에 초점을 두기 위하여 어깨의 고정.
(B) 어깨 올림근의 신장을 좀 더 초점을 두기 위하여 어깨를 내림.
(C) 어깨 올림근의 느슨하게 하기 위하여 올림을 하게 하고 널판근을 분리하여 신장.

치료절차 6-4: 머리 반가시근(Semispinalis capitis)

그림 6-12는 머리 반가시근의 양쪽을 보여주고 있다. 머리 반가시근은 등세모근 심부쪽에 있으며, 대부분의 치료사들에게 등세모근만큼 많이 알려져 있지 않다. 그러나, 대부분 목 뒤쪽의 큰 근육에 속하며, 기능은 상당히 중요하다. 환자가 목 뒤쪽 근육에서 단단함을 호소한다면, 머리 반가시근도 항상 검사를 같이 해야 한다.

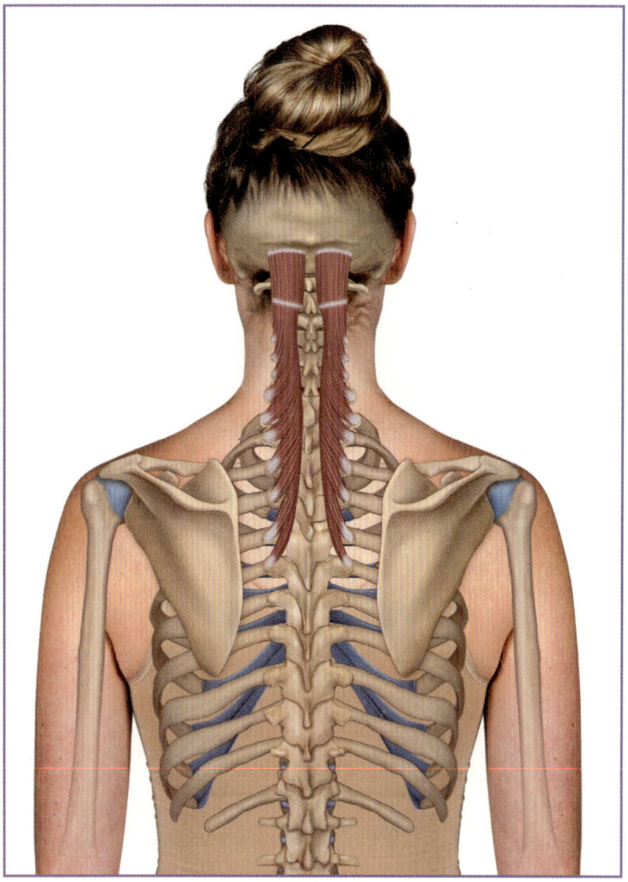

그림 6-12 오른쪽과 왼쪽 머리 반가시근의 뒤쪽 모습.

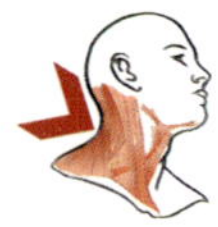

머리 반가시근은 머리와 목을 외측 굽힘과 폄을 하게 한다.

오른쪽 머리 반가시근의 다면적 신장법:

- 환자의 머리와 목을 굽힘과 왼쪽 외측 굽힘으로 신장한다.
- 환자의 몸통은 치료사의 오른손으로 고정한다.
- 그러므로, 오른쪽 머리 반가시근은 굽힘과 왼쪽 외측 굽힘으로 신장된다 (그림 6-13).
- 왼쪽 머리 반가시근은 굽힘과 오른쪽 외측 굽힘으로 신장한다.

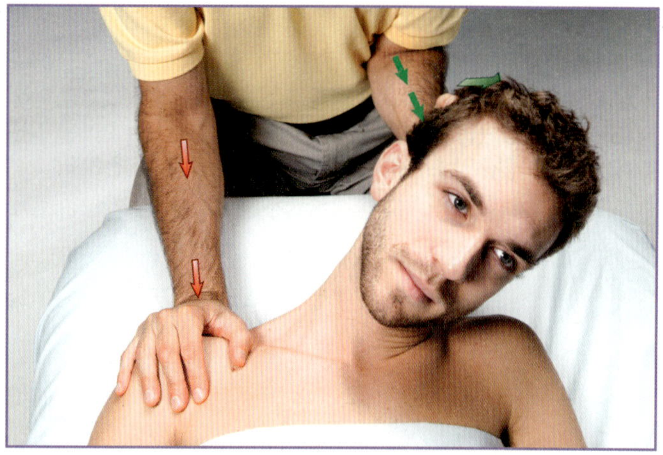

그림 6-13

6.3 실기 적용

머리 반가시근과 돌림(Semispinalis Capitis and Rotation)

머리 반가시근과 관련한 신장을 수행할 때 돌림은 신장을 강화시켜 주지 않는다. 이는 머리 반가시근이 가로면에서 돌림을 하지 않기 때문이다; 머리 반가시근은 폄과 외측 굽힘만을 한다. 그러나, 돌림은 유용하게 작용할 수 있다. 폄과 외측 굽힘을 하는 다른 근육이 단단해지게 되면, 머리 반가시근을 신장하는 능력을 제한하게 한다. 따라서, 이러한 다른 근육을 이완하고 느슨하게 할 필요가 있다. 이를 위해서 환자의 머리와 목을 같은 방향으로 돌림으로서 수행할 수 있다. 예를 들면, 오른쪽 등세모근 위섬유가 단단해져 있다면 오른쪽 머리 반가시근이 신장하는 것을 방해한다. 그렇다면 환자의 머리와 목을 왼쪽으로 돌림을 하면 신장하는 동안 오른쪽 등세모근 위섬유가 느슨하게 된다(왜냐하면 오른쪽 등세모근 위섬유는 왼쪽 돌림근이기 때문). 느슨하게 하기 위해서는 오른쪽 등세모근 위섬유는 머리 반가시근의 신장을 더 이상 지연시키면 안 된다.

치료절차 6-5: 뒤통수밑 근육군(Suboccipital Group)

그림 6-14는 뒤통수밑 근육군을 보여주고 있다. 큰뒤머리곧은근과 작은뒤머리곧은근은 오른쪽을 보여주고 있으며; 아래머리빗근과 위머리빗근은 왼쪽을 보여주고 있다. 이 근육들은 뒤통수의 위쪽에 위치하며, 고리뒤통수관절(atlanto-occipital joint; AOJ)과 고리중쇠관절(atlanto-axial joint; AAJ)을 지나간다. 뒤통수밑 근육의 4개 근육은 독립적인 동작을 하지 않는다; 그러므로 어느 한 개의 근육에 초점을 두려고 한다면, 특수한 다면적 신장법이 요구된다.

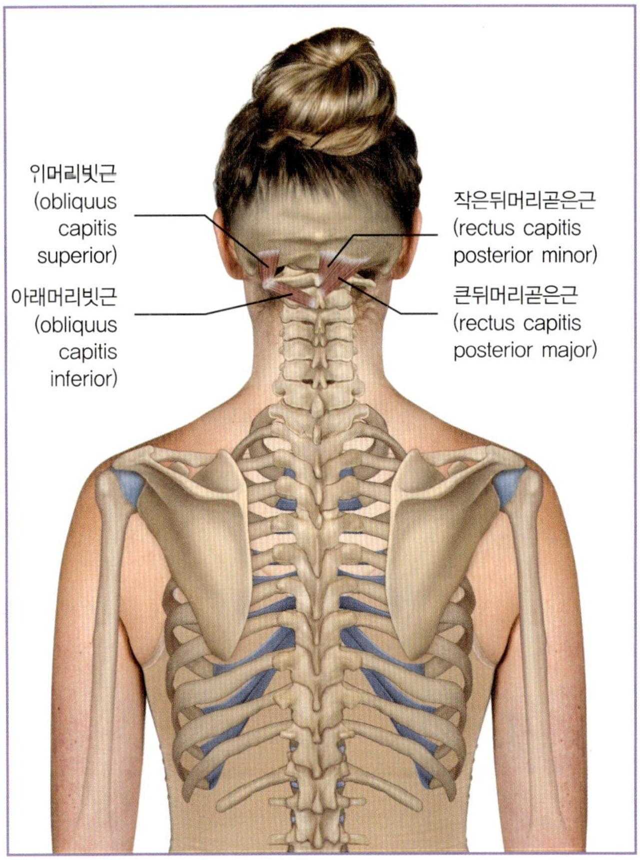

그림 6-14 뒤통수밑 근육군의 뒤쪽 모습.

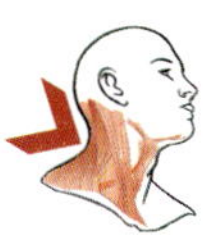

- *큰뒤머리곧은근은 AOJ와 AAJ에서 머리와 고리뼈를 동측으로 돌리고 외측 굽힘과 폄을 한다.*
- *작은뒤머리곧은근은 AOJ에서 머리를 외측으로 굽히고, 폄과 내밈을 한다.*
- *아래머리빗근은 AAJ에서 고리뼈를 동측으로 돌림한다.*
- *위머리빗근은 AOJ에서 머리를 반대측으로 돌리고, 외측 굽힘과 폄, 그리고 내밈을 한다.*

오른쪽 큰뒤머리곧은근의 다면적 신장법:

- 우선, 환자의 머리(그리고 고리뼈)를 왼쪽 돌림인 반대측으로 돌려, 돌림 요소를 우선 조정한다.
- 환자의 머리(그리고 고리뼈)를 굽힘과 왼쪽 외측 굽힘으로 신장한다.
- 신장을 할 때, 머리와 목 위쪽의 동작을 분리하여 사용하는 것이 필요하다. 그러므로 몸통을 고정하는 손으로 사용하지 않는다.
- 그러므로, 오른쪽 큰뒤머리곧은근은 굽힘, 왼쪽 외측 굽힘과 왼쪽 돌림으로 신장된다(그림 6-15).
- 왼쪽 큰뒤머리곧은근은 굽힘, 오른쪽 외측 굽힘과 오른쪽 돌림으로 신장한다.

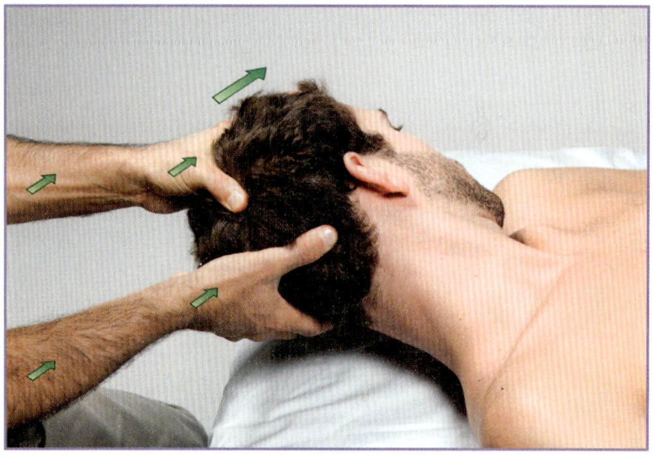

그림 6-15

오른쪽 작은뒤머리곧은근의 다면적 신장법:

- 우선 환자의 턱을 당기게 하고 머리를 뒤당김으로 미리 조정해 둔다.
- 환자의 머리를 굽힘과 왼쪽 외측 굽힘으로 신장한다.
- 치료사의 양쪽 손은 AOJ에서 머리의 분리된 움직임을 사용하기 때문에, 몸통을 고정하는 손으로 사용하지 않는다.
- 그러므로, 오른쪽 작은뒤머리곧은근은 뒤당김, 굽힘과 왼쪽 외측 굽힘으로 신장된다(그림 6-16).
- 왼쪽 작은뒤머리곧은근은 뒤당김, 굽힘과 오른쪽 외측 굽힘으로 신장한다.

오른쪽 아래머리빗근의 다면적 신장법:

- 환자의 머리(그리고 고리뼈)를 치료사의 손으로 반대쪽인 왼쪽 돌림으로 위치한다.
- 고정하는 손은 사용하지 않는다.

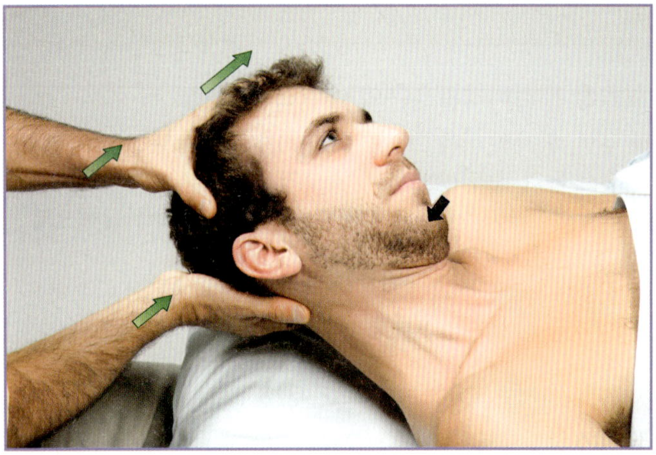

그림 6-16

- 그러므로, 오른쪽 아래머리빗근은 왼쪽으로 돌림으로 신장된다(그림 6-17).
- 왼쪽 아래머리빗근은 오른쪽 돌림으로 신장한다.

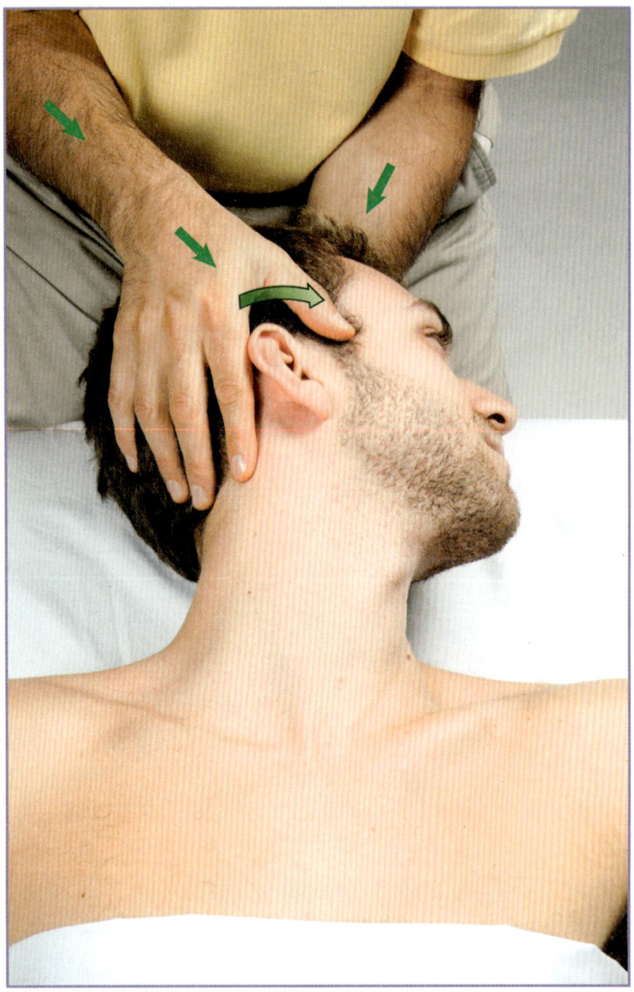

그림 6-17

메모: 아래머리빗근은 고리뼈를 한쪽 면에서만 움직이므로 다면적 신장법으로 신장되지 않는다; 최적 신장을 위해 가로면에서의 동작만 필요하다. 그러므로, 기법은 다면적 신장법이 아니다.

오른쪽 위머리빗근의 다면적 신장법:

- 우선, 환자의 턱을 당김, 그리고 머리를 뒤당김으로 우선 조정해 둔다.
- 그런 다음, 환자의 머리를 오른쪽인 동측 돌림을 함으로써 돌림 요소를 우선 조정해 둔다.
- 마지막으로, 환자의 머리를 굽힘과 왼쪽 외측 굽힘으로 신장한다.
- 환자의 머리를 신장하고 움직이는 동안 치료사의 두 손을 사용하며, 고정하는 손은 사용하지 않는다.
- 그러므로, 오른쪽 위머리빗근은 뒤당김, 굽힘, 왼쪽 외측 굽힘과 오른쪽 돌림으로 신장된다(그림 6-18).
- 왼쪽 위머리빗근은 뒤당김, 굽힘, 오른쪽 외측 굽힘과 왼쪽 돌림으로 신장한다.

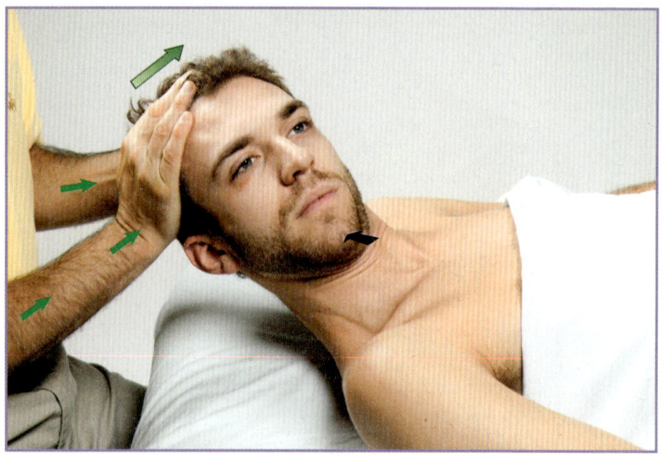

그림 6-18

6.4 치료 전문가 Tip

뒤통수밑을 위한 위쪽 목의 신장

뒤통수밑 근육은 단지 목뼈 위쪽 관절만 지나가게 된다: AOJ와 AAJ. 그러므로, 이러한 근육을 신장할 때 중요한 것은 최대한 목 위쪽의 AOJ와 AAJ의 동작을 분리하여 실시해야 한다.

치료절차 6-6: 목빗근(Sternocleidomastoid; SCM)

그림 6-19는 목빗근(SCM)을 양쪽으로 보여주고 있다.

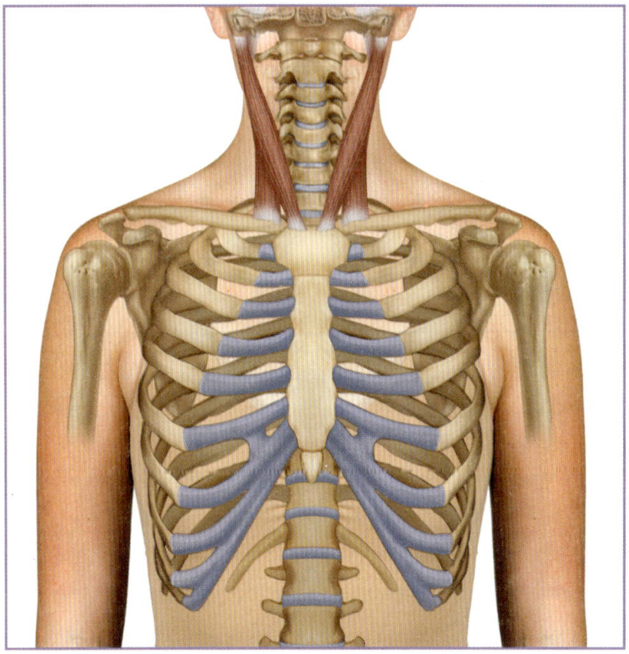

그림 6-19 왼쪽과 오른쪽 목빗근의 앞쪽 모습.

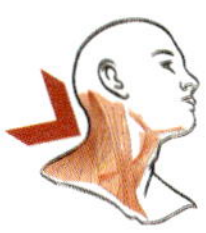

SCM은 머리와 목 윗부분을 펴게 하고, 아랫목을 굽힘하고, 머리와 목 전체를 외측으로 굽힘과 반대측 돌림을 하게 한다.

오른쪽 목빗근의 다면적 신장법:

- 환자를 바로 눕히고, 머리는 치료대 밖으로 위치하게 한다.
- 환자의 머리를 치료사의 두 손으로 편안하게 정밀하게 지지하고, 환자의 턱을 당기고, 머리와 목 윗부분을 굽힌다.
- 그런 다음, 환자의 목 아래 부분이 펴도록 폄 방향으로 움직이고, 머리와 목을 치료대 아래쪽으로 천천히 움직인다.
- 그 다음, 환자의 목과 머리를 오른쪽은 동측 돌림을 한다.
- 그리고, 환자의 머리와 목을 왼쪽 외측 굽힘으로 신장한다.
- 몸통은 치료대로 고정되므로, 고정하는 손은 필요하지 않다.
- 그러므로, 오른쪽 SCM은 턱을 당긴 상태의 목 윗부분의 굽힘, 목 아랫부분의 폄과 목과 머리 전체의 오른쪽 돌림과 왼쪽 외측 굽힘으로 신장된다(그림 6-20).
- 왼쪽 SCM은 턱을 당기고 목 윗부분의 굽힘, 목 아랫부분의 폄과 목과 머리 전체를 왼쪽 돌림과 오른쪽 외측 굽힘으로 신장한다.

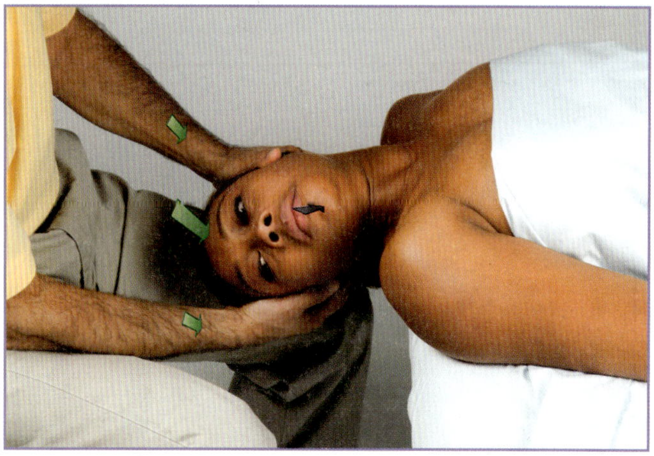

그림 6-20

많은 환자들이 머리와 목이 폄으로 신장할 때 불안감을 느끼게 된다. 따라서, 환자에게 신장하는 동안 어떠한 일이 발생하는지를 설명하는 것이 중요하다. 이 자세에서 일부 환자는 어지러움증을 호소할 수 있으며, 특히 노인에서 발생할 수 있다. 굽힘근을 신장할 때, 환자의 등이 폄으로 되는 것을 주의깊게 관찰해야 한다. 이러한 것은 폄이 돌림과 동반될 때 더 잘 발생할 수 있기 때문이다. 돌림과 동반된 폄을 수행하기 전에 척추 동맥 역량 검사를 수행하여 확인해야 한다(3장 참조).

6.5 치료 전문가 Tip

목빗근의 신장(Stretching the Sternocleidomastoid)

SCM은 목과 머리의 다른 근육인 굽힘근 또는 폄근과 다르기 때문에 신장하는데 매우 도전적인 근육이 된다. SCM은 머리와 목 위쪽을 폄하게 그러나, 목 아래쪽은 굽힘을 하게 한다. 이 근육은 목뼈 관절 위쪽에서 뒤쪽으로 지나가지만, 아래쪽 목뼈 관절에서는 앞쪽으로 지나가기 때문이다(18쪽의 그림 1-22 참조). 환자의 목뼈 곡선 자세가 SCM이 폄근에서 굽힘근으로 어디서 변하는지가 중요하게 되며, 이러한 관절 동작의 변화는 환자별로 각각 다르게 나타난다. SCM을 신장할 경우 아래쪽 목을 펴고, 위쪽 목과 머리를 굽힘하는 협조적인 동작을 최적화해야 한다.

돌림 구성요소와 관련하여 치료사가 돌림 쪽으로 좀 더 신장을 하고자 하면, SCM의 복장뼈 머리부분을 신장해야 하며, 이는 가로면에 위치하기 때문이다. 좀 더 외측 굽힘으로 신장하고자 한다면, SCM을 빗장뼈 머리부분으로 신장하여야 하고, 이는 관상면에 위치하여 있기 때문이다.

치료절차 6-7: 목갈비근육군(Scalene group)

그림 6-21은 목갈비근육군을 보여준다. 앞쪽 목갈비근은 환자의 오른쪽 면에서 보이고; 가운데 그리고 뒤쪽 목갈비근은 환자의 왼쪽에서 보여주고 있다.

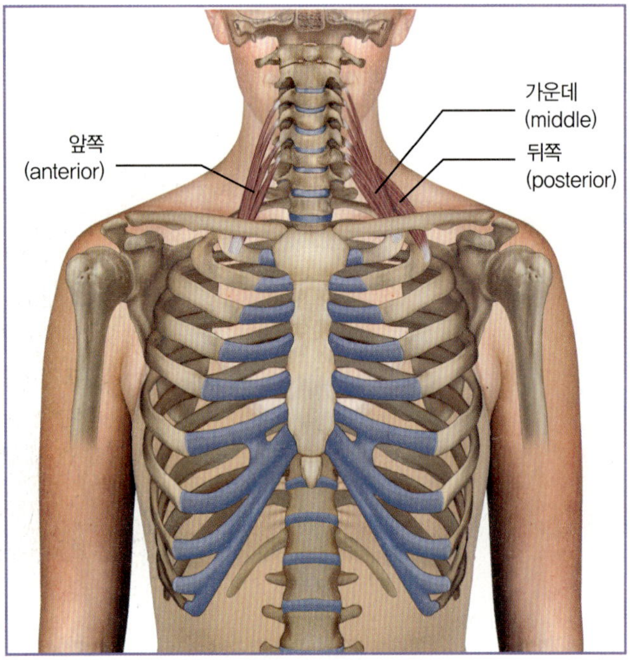

그림 6-21 목갈비근의 앞쪽 모습.

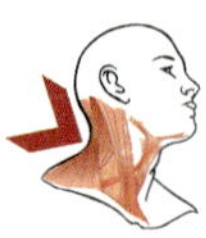

- *앞쪽 목갈비근은 목을 반대쪽으로 돌리고, 외측 굽힘과 굽힘을 한다; 또한 첫 번째 갈비뼈를 올림한다.*
- *가운데 목갈비근은 목을 굽힘과 외측 굽힘하고, 첫 번째 갈비뼈를 올림한다.*
- *뒤쪽 목갈비근은 목을 외측 굽히고, 두 번째 갈비뼈를 올림한다.*

목갈비근군의 세 근육은 각각 서로 다른 동작을 수행한다:

- 앞쪽 목갈비근은 목을 세 면으로 움직이게 한다. 목을 굽힘, 외측 굽힘과 반대측 돌림을 하게 한다.
- 가운데 목갈비근은 목을 시상면과 관상면에서 움직이게 그러나, 가로면에서 움직이게 하지 않는다. 목을 굽힘과 외측 굽힘을 하게 한다.
- 뒤쪽 목갈비근은 목을 관상면에서만 움직이게 하고, 목 아래쪽을 외측 굽힘을 하게 한다.

그러므로, 어느 특정 한 근육에 초점을 두고 신장하려하면, 특수한 신장기법이 요구된다. 앞쪽과 가운데 목갈비근 신장은 환자가 바로 누운 자세에서, 치료대에서 머리는 치료대 밖으로 위치하여 수행한다. 뒤쪽 목갈비근은 환자를 바로 누운 자세에서 치료대에 머리를 두고 수행한다.

오른쪽 앞쪽 목갈비근의 다면적 신장법;

- 환자를 치료대에 바로 누운 자세로 위치하고, 머리는 치료대 밖으로 위치한다.
- 환자의 목을 오른쪽인 동측 돌림요소를 미리 조정해 둔다.
- 그 다음, 환자의 목을 왼쪽 외측 굽힘과 폄 쪽으로 아래로 위치함으로 신장한다.
- 치료사의 양쪽 손은 환자의 머리를 지지하므로, 환자의 몸통을 고정하기 위한 치료사의 손을 필요하지 않는다. 그러나, 치료대에 있는 환자의 몸통은 충분히 고정되는 위치이다.
- 그러므로, 오른쪽 앞쪽 목갈비근은 오른쪽 돌림, 폄과 왼쪽 외측 굽힘으로 신장된다(그림 6-22).
- 왼쪽 앞쪽 목갈비근은 왼쪽 돌림, 폄과 오른쪽 외측 굽힘으로 신장한다.

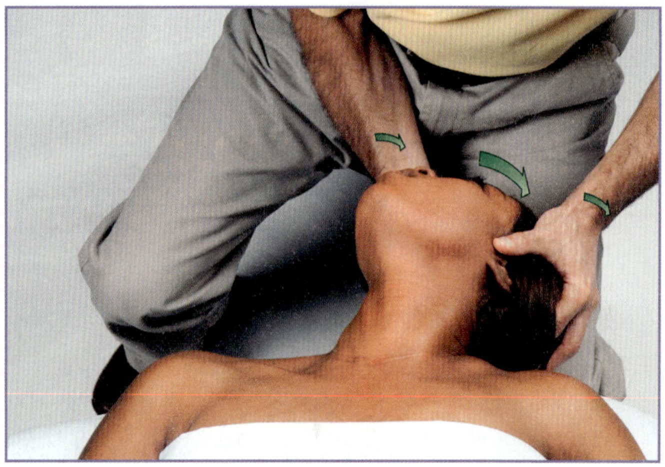

그림 6-22

오른쪽 가운데 목갈비근의 다면적 신장법:

- 환자를 치료대에 바로 누운 자세로 위치하고, 머리는 치료대 밖으로 위치한다.
- 환자의 머리와 목을 치료사의 손으로 지지하는 동안, 환자의 목을 아래쪽 폄과 왼쪽 외측 굽힘으로 조심히 위치한다.
- 앞쪽 목갈비근의 신장과 같이 환자의 몸통은 치료대 위에서 고정된다.
- 그러므로, 오른쪽 가운데 목갈비근은 폄과 왼쪽 외측 굽힘으로 신장된다(그림 6-23).
- 왼쪽 가운데 목갈비근은 폄과 오른쪽 외측 굽힘으로 신장한다.
- **주의**: 돌림이 없기 때문에, 환자의 코 방향은 천장을 향하고 유지해야 한다.

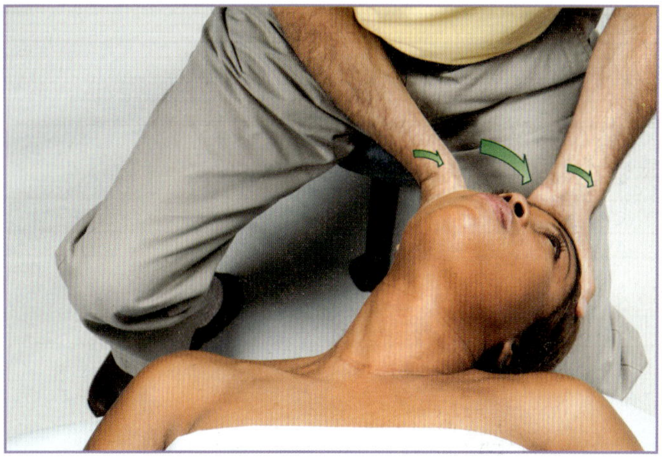

그림 6-23

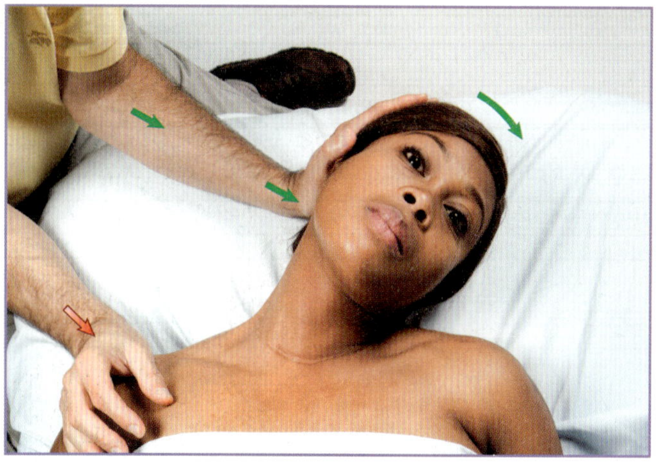

그림 6-24

오른쪽 뒤쪽 목갈비근의 다면적 신장법:

- 환자는 치료대에 머리를 위치하고 바로 누운 자세를 한다.
- 환자의 목을 왼쪽 외측 굽힘으로 신장한다.
- 주위: 뒤쪽 목갈비근은 목 아래쪽을 지나고 움직이므로, 치료사의 신장은 환자의 목 아래쪽에 초점을 두어야 하며, 환자에게 머리와 목 위쪽 아래를 보게 하는 수축을 이용한다.
- 아래쪽 목 신장에 초점을 두고 있기 때문에, 환자의 몸통을 치료사의 오른 손으로 고정하는 것이 특히 중요하다.
- 돌림이 없기 때문에 환자의 코 방향은 천장을 향하고 유지해야 한다.
- 그러므로, 오른쪽 뒤쪽 목갈비근은 왼쪽 외측 굽힘으로 신장된다(그림 6-24).
- 왼쪽 뒤쪽 목갈비근은 오른쪽 외측 굽힘으로 신장한다.

메모: 뒤쪽 목갈비근은 오직 관상면에서만 움직인다; 그러므로, 한 방향의 신장이며, 기술적으로 다면적 신장법으로 보지 않는다.

6.6 치료 전문가 Tip

목갈비근의 신장(Stretching the Scalenes)

중간 목갈비근은 목을 가로면에서 돌림을 하지 않기 때문에 신장할 때 돌림의 요소를 고려하지 않는다. 그러나, 문제가 될 수 있다. 예를 들면, 오른쪽 중간 목갈비근(환자의 목을 반대쪽(왼쪽) 면으로 외측 굽힘과 폄에 의함)을 신장을 하면, 치료사는 목을 신장하는 동안 오른쪽 돌림을 추가함으로, 치료사는 오른쪽 앞쪽 목갈비근에 대한 신장을 증가시킬 수 있다. 오른쪽 앞쪽 목갈비근이 단단해진다면, 신장은 이러한 방법으로 수행하여 오른쪽 중간 목갈비근의 충분한 ROM을 예방하여 효과적인 신장을 할 수 있다. 앞쪽 목갈비근이 충분하게 단단해지면, 오른쪽 돌림은 하지 않으며, 앞쪽 목갈비근이 중간 목갈비근의 신장을 방해하게 된다. 그러므로, 앞쪽 목갈비근이 단단해지고, 중간 목갈비근을 신장하고자 하면, 목의 왼쪽 돌림이 신장하는데 도움을 줄 수 있다. 따라서, 오른쪽 앞쪽 목갈비근을 효과적으로 느슨하게 하고, 신장으로부터 제외시켜 준다. 이 과정으로 좀 더 폄과 왼쪽 외측 굽힘을 하게 하고, 중간 목갈비근이 더 신장되도록 한다.

여기서 목표근육이 어떠한 면에서도 움직이지 않으면, 목표하는 근육의 신장을 막는 다른 근육의 단단해진 부분을 느슨하게 하려고, 동작을 추가하는 것도 생각해 볼 수 있는 부분이다.

이와 비슷하게 뒤쪽 목갈비근은 목을 시상면 또는 가로면에서 움직이지 않기 때문에, 신장하는데 시상면 또는 가로면에서의 동작은 필요하지 않다. 그러나, 환자의 목을 시상면 또는 가로면의 동작으로 움직이게 되면 이완하고 느슨하게 되어(또는 다른 근육들), 뒤쪽 목갈비근의 신장을 방해하지 않는다.

또한, 목갈비근은 들숨을 할 때 첫 번째 갈비뼈와 두 번째 갈비뼈를 들어 올린다. 그 다음, 목갈비근을 최대한으로 신장하기 위해서 치료사가 신장을 수행하는 동안 날숨(갈비뼈를 내리게 함)을 하게 하는 것이 중요한다.

치료절차 6-8: 긴목근과 긴머리근(Longus colli and Capitis)

그림 6-25는 긴목근과 긴머리근을 보여주고 있으며, 목 앞쪽 심부에 위치하고 있다. 긴목근은 환자의 오른쪽 면에서 보여주고 있으며; 긴머리근은 환자의 오른쪽에서 보여주고 있다. 목갈비근의 신장과 같이 이 근육은 환자를 치료대에 바로 눕혀 머리를 치료대 밖에 위치하고 있는 자세에서 가장 잘 신장된다.

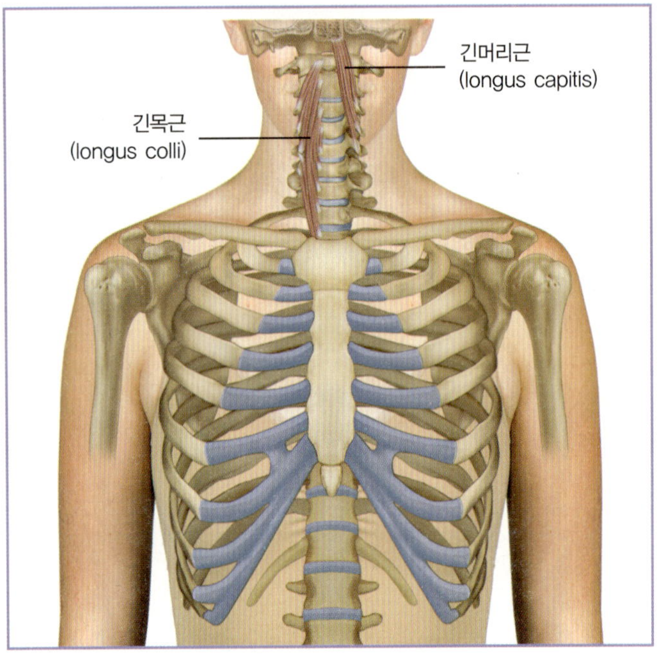

그림 6-25 긴목근과 긴머리근의 앞쪽 모습.

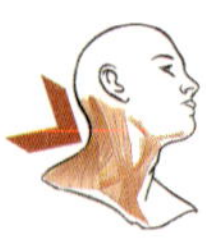

긴목근과 긴머리근은 머리와 목을 굽힘, 외측 굽힘과 반대측 돌림을 한다.

오른쪽 긴근육 단위의 다면적 신장법:

- 환자를 바로 눕히고 머리를 치료대 밖에 위치한다.
- 환자 머리를 치료사 손으로 지지한다.
- 환자 머리와 목을 오른쪽인 동측 돌림으로 미리 조정해 둔다.
- 환자의 머리를 바닥 아래쪽으로 폄 방향으로 내리고, 왼쪽 외측 굽힘으로 신장한다.
- 환자의 몸통은 치료대에 의해 고정된다.
- 그러므로, 오른쪽 긴목근과 긴머리근은 오른쪽 돌림, 폄과 왼쪽 외측 굽힘으로 신장된다(그림 6-26).
- 왼쪽 긴목근과 긴머리근은 왼쪽 돌림, 폄, 그리고 오른쪽 외측 굽힘으로 신장한다.

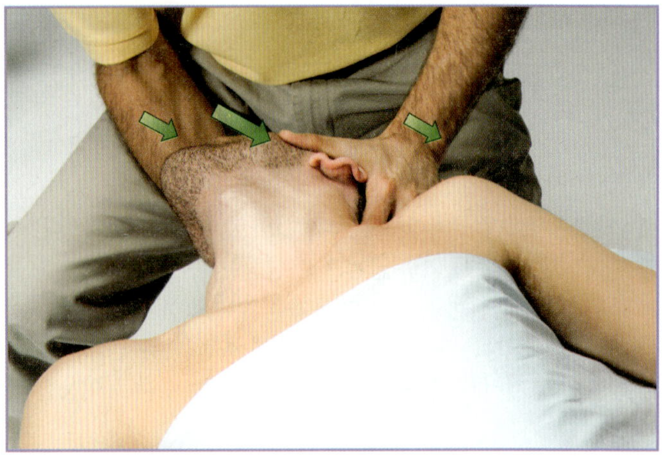

그림 6-26

6.4 실기 적용

목의 폄으로의 신장

동반된 사진은 바로 누운자세에서 치료대 끝에 머리를 위치하고 폄으로서 목의 앞쪽 굽힘근의 신장을 하는 것을 보여준다. 굽힘근은 환자를 앉은 상태에서 폄으로서 신장될 수 있으며, 환자가 치료대 끝에 엎드려 누운자세에서도 실시할 수 있다(엎드려 누운자세에서 목 굽힘근의 신장의 예는 제8장의 그림 8-20에서 8-21과 8-23에서 8-26 참조).

요약
/ CHAPTER SUMMARY

신장은 환자의 단단한 근육과 다른 연부조직이 짧아져 있을 때 사용할 수 있는 유용한 치료적 도구이다. 그러나, 일반적인 신장은 근육의 기능적 단위를 통한 긴장(tension) 선상으로 수행한다. 다면적 신장법은 목표로 하는 근육에 특별하게 신장하려는데 초점을 두고 실시하게 한다. 또한, 동작의 모든 면에서 신장을 함으로써 목표로 하는 근육 신장의 효과성을 최적화할 수 있다. 다면적 신장법을 수행하는 것은 쉽고 간단히 할 수 있다. 환자의 목을 각 근육과 모든 움직이는 동작의 방향의 반대쪽으로 움직임으로써 간단하게 신장할 수 있기 때문이다.

사례연구

샘(SAM)

■ 병력과 검사:

Sam Capra는 새로운 환자로 24세이며, 목의 오른쪽 면에 통증과 뻣뻣함(stiffness)을 호소하며 방문하였다. 환자는 이러한 통증과 뻣뻣함을 3개월 동한 경험하였다고 하였다. 컴퓨터 관련 일을 하기 때문에, 목의 통증은 일을 수행하는데 어려움을 주고 있었다. 환자는 2시간 거리에 위치하지만, 목 문제와 신장법에 숙련성을 가진 당신을 보기 위해 찾아왔다.

환자의 병력을 청취하고, 환자는 10년 전 쯤 자동차 사고를 당했으며, 이로 인해 일시적인 통증과 뻣뻣함이 원인이라고 생각하였다. 처음 증상이 진정된 후에, 목의 통증이 가끔 발생하였으며, 일에서 스트레스와 바쁠 때에는 통증유발점으로 작용하였다. 이러한 일은 1주 또는 2주 정도 지속되었으며, 그런 다음 다시 진정되었지만, 지금의 통증과 뻣뻣함을 좀 더 강하게 나타나며, 없어지지 않았다.

환자의 어머니는 마사지사이다. 어머니로부터 마사지를 받았으며, 초기 도움이 되었던 것처럼 보였지만, 증상의 호전은 일시적이었다. 어머니는 오른쪽 등세모근 위섬유가 단단해지고 통증과 뻣뻣함의 원인이 된다고 하였으며, 그 부위에 마사지를 하였다. 또한 오른쪽 등세모근에 대한 신장을 하도록 하였으며, 집에서 혼자 수행하였다. 어머니는 환자의 왼쪽 손을 사용하여 머리를 당기게 하고, 왼쪽 앞쪽과 아래쪽으로 당기게 하였다. 환자는 이 신장을 하루에 3번씩 규칙적으로 하였으며, 1달 이상을 수행하였다. 환자는 수행을 하는 동안은 좋은 느낌을 받았지만, 효과는 지속되지 않았다고 하였다. 이 시점에서 현재의 통증은 개선되지 않았으며, 매우 실망하였다.

환자의 관절가동범위 검사는 왼쪽 외측 굽힘이 15° 감소하였으며, 오른쪽 돌림은 15° 감소, 굽힘은 10° 감소하고, 왼쪽 돌림은 5° 감소하였다. 왼쪽 외측 굽힘, 오른쪽 돌림, 그리고 굽힘은 즉각적인 통증을 만들어 내었으며, 통증을 경험하고 있다. 왼쪽 돌림은 목의 오른쪽 면의 단단함을 만들어 내지만, 급성이 아니면서 다른 관절가동범위에서 발생하는 통증보다 다른 면의 느낌을 갖고 있다. 폄과 오른쪽 외측 굽힘은 정상범위를 가지고 있다. 추간공 압박공사, 기침 검사 및 발살바기법을 수행하였으며, 모든 검사에서 음성 결과를 가져왔다(제3장의 검사 절차의 개관 참조).

촉진 검사는 오른쪽 등세모근의 단단하고 촉진 시 통증을 확인할 수 있었다. 또한 머리 반가시근과 인접한 오른쪽 어깨올림근의 약간의 단단함도 확인하였다.

검사 마지막 부분에서, 오른쪽 등세모근 위섬유의 신장하는 것을 보여 달라고 하였다. 환자는 환자의 머리와 목을 왼쪽 아래로 위치하게 하였으며, 왼쪽 면으로 머리와 목을 돌림 하였다. 당신은 신장을 하는 동안 오른쪽 어깨가 들리는 것을 발견하였다.

■ 질문을 통한 생각하기:

1. Sam을 위한 치료 계획에서 다면적 신장법을 포함시킬 것인가? 이유는 또는 그렇지 않은 이유는?
2. 다면적 신장법이 유용하다면, 안전한 것인가? 그렇다면, 어떻게 알수 있는가?
3. 다면적 신장법을 수행한다면, 어떠한 특정한 신장법의 치료절차를 사용할 것인가? 이유는?

질문을 통한 생각하기의 답과 이 환자를 위한 치료 전략은 269페이지에 있다.

복습문제

객관식

1. 다음의 목 위치 중 환자가 일반적으로 불편해 하는 위치는?
   A. 굽힘
   B. 폄
   C. 오른쪽 돌림
   D. 왼쪽 외측 굽힘

2. 목표근육이 목의 폄, 오른쪽 외측 굽힘, 그리고 오른쪽 돌림을 한다면, 다음의 다면적 신장법에서 가장 효과적인 것은?
   A. 굽힘
   B. 굽힘, 왼쪽 외측 굽힘, 그리고 왼쪽 돌림
   C. 폄, 왼쪽 외측 굽힘, 그리고 왼쪽 돌림
   D. 오른쪽 외측 굽힘과 폄

3. SCM을 신장할 때 환자의 턱을 왜 당기게 하는가?
   A. 아랫목을 폄하기 위하여
   B. 관상면에서 SCM의 신장을 증가 시기키 위해
   C. SCM을 느슨하게 하기 위해
   D. 머리와 목 윗부분을 굽힘하기 위해

4. 환자의 오른쪽 머리 널판근의 다면적 신장법을 수행하기 위한 머리와 목의 동작은?
   A. 왼쪽 돌림, 굽힘, 그리고 왼쪽 외측 굽힘
   B. 오른쪽 돌림, 폄, 그리고 왼쪽 외측 굽힘
   C. 왼쪽 돌림, 굽힘, 그리고 오른쪽 외측 굽힘
   D. 오른쪽 돌림, 굽힘, 그리고 왼쪽 외측 굽힘

5. 다음의 방법 중 흔하게 근방추(신장) 반사를 발생하게 하는 것은?
   A. 정적 신장법
   B. 목표근육의 신장을 빠르게 하는 것
   C. 다면적 신장법
   D. 수축 이완 신장법

참/거짓

1. ________ 왼쪽 등세모근 위섬유의 다면적 신장법은 환자의 머리와 목을 굽힘, 오른쪽 외측 굽힘과 왼쪽 돌림을 함으로써 수행한다.
2. ________ 환자의 목을 오른쪽 외측 굽힘으로 신장하면 근육의 기능적 단위를 신장한다.
3. ________ 오른쪽 앞쪽 목갈비근의 신장은 환자의 목을 굽힘, 왼쪽 외측 굽힘, 그리고 오른쪽 돌림을 함으로써 신장한다.
4. ________ 일반적으로, 정확한 호흡법은 치료사가 신장을 수행하는 동안 환자가 들숨을 한다.
5. ________ 긴장 선상에서의 신장은 관절의 다른 면의 연부조직을 신장하게 하고, 동작의 반대 방향으로 적용한다.

단답형

1. 다면적-두상면 신장법보다 실제로는 다면적 신장법으로 더 불리는 이유는?

   ____

2. 신장을 시작하기 전에 환자의 목을 돌림으로 위치하여 설명하는 것을 무슨 용어로 나타내는가?

   ____

3. 머리 반가시근은 돌림을 수행하지 않는데, 머리 반가시근의 다면적 신장을 할 때 왜 돌림을 추가적으로 수행하는가?

   ____

4. 목의 신장 동안, 어깨 올림근 신장을 위한 고정하는 손은 어떻게 하는가?

   ____

일치 문제

1. 기능적 근육군	______	보조적 신장법
2. 치료사가 환자를 신장한다	______	신장위치를 짧게 유지
3. 정적 신장법	______	신장위치를 길게 유지
4. 환자 자신이 신장한다	______	비보조적 신장법
5. 목표 근육	______	근육은 모두 같은 동작을 함
6. 동적 신장법	______	신장되어야 하는 근육

복습문제에 대한 정답은 270페이지에 있다.

CHAPTER 제 7 장

수축 이완 신장법
Contract Relax Stretching

개요 / Chapter outline

학습목표 / Objectives

본 단원을 학습한 후에 학생들은 다음을 할 수 있다:

1. 수축 이완(CR) 신장법이 PNF 신장법과 등척성 수축 후 이완 신장법으로 알려져 있는 이유를 설명할 수 있다.
2. CR 신장법의 기전을 설명할 수 있다.
3. CR 신장법을 사용할 수 있는 전반적인 단계를 설명할 수 있다.
4. 치료하는 손과 고정하는 손의 역할을 설명할 수 있다.
5. CR 신장을 하는 동안 환자가 등척성 또는 구심성 수축을 수행하는 이유를 설명할 수 있다.
6. CR 신장법을 하는 동안 환자를 위한 일반적인 호흡법을 설명할 수 있다.
7. 신장법을 너무 빠르거나 너무 길게 수행하지 않는 이유를 설명할 수 있다.
8. CR 신장법과 각각의 핵심 용어와의 상관성을 설명하고, 각 핵심 용어의 정의를 내릴 수 있다.
9. 이 장에서 설명하는 10개의 기능적 근육 단위의 CR 신장법을 수행할 수 있다.

핵심 용어 / Key Terms

보조적 CR 신장법(assisted CR stretching)
수축 이완(CR) 신장법〔contract relax (CR) stretching〕
골지건기관 반사〔Golgi tendon organ (GTO) reflex〕
연장된 능동 불충분(lengthened active insufficiency)
근방추 반사(muscle spindle reflex)
등척성 수축 후 이완 신장법〔postisometric relaxation (PIR) stretching〕
돌림의 조기설정(presetting the rotation)
PNF 신장법〔prorioceptive neuromuscular facilitation (PNF) stretching〕
저항 손(resistance hand)
고정 손(stabilization hand)
신장반사(stretch reflex)
신장하는 손(stretching hand)
치료하는 손(treatment hand)
비보조적 CR 신장법(unassisted CR stretching)

서론 / INTRODUCTION

수축 이완 신장법(CR stretching)은 신장하려는 목표 근육을 환자에게 우선 *수축하게* 하고 *이완하게* 하는 이유로 이름이 붙여 졌다. CR 신장법은 골지건기관(GTO) 반사(9장 참조)로 알려진 고유수용성 신경학적 반사를 이용하여 목표하는 근육의 신장을 촉진하는 것이다. 이러한 이유로 **고유수용성신경근촉진법 신장법**(PNF stretching)으로 알려져 있다. 또한, 환자가 목표로 하는 근육의 등척성 수축을 한 후에 이완을 하기 때문에 **등척성 수축 후 이완 신장법**(PIR stretching)으로도 알려져 있다. CR 신장법은 신장을 촉진하기 위하여 신경학적 반사를 포함하고, 더 고급화된 신장법의 하나로 고려할 수 있다; 또한 표준화된 역학적 신장법만을 사용하는 경우보다 더 효과적으로 알려져 있다. CR 신장법의 매력은 치료사가 기전에 익숙하고 편안하게 적응되면, 어떠한 신장도 CR 신장으로 변환하여 사용할 수 있다. CR 신장법은 특히 만성적이고 힘들며, 표준화된 신장법에 대한 반응이 없는 환자에게 유용하게 사용할 수 있다.

주의: 본 교재의 기법과 자기-관리 단원들(제4장–12장)에서, 녹색 화살표는 움직임, 빨간색 화살표는 고정, 그리고 검정색 화살표는 정적으로 있는 위치를 말한다.

기전 / MECHANISM

CR 신장법을 이해하는데 필요한 생리학적 기전은 **골지건기관 반사**(GTO reflex)로서 근육의 힘줄이 찢어지는 것으로부터

글상자 7.1

수축 이완의 치료절차

이 장에서 다루는 CR 신장법의 치료절차는 다음과 같다:

- 오른쪽 외측 굽힘근
- 왼쪽 외측 굽힘근
- 폄근
- 폄근/오른쪽 외측 굽힘근
- 폄근/왼쪽 외측 굽힘근
- 오른쪽 돌림근
- 왼쪽 돌림근
- 굽힘근
- 굽힘근/오른쪽 외측 굽힘근
- 굽힘근/왼쪽 외측 굽힘근

보호하려는 방어적 반사로 생각된다. CR 신장법은 치료사가 환자의 신장을 촉진하기 위해 이 반사를 사용하게 하는 것이다. 근육이 수축하게 되면, GTO 반사는 억제 신호를 근육으로 보내고, 이는 결국 이완을 만들어 낸다. 이러한 것은 첫 번째 단계로 CR 신장 과정에서 발생되므로, 환자에게 목표하는 근육을 치료사의 저항에 대항하여 등척성으로 수축하게 한다. 환자는 일반적으로 등척성 수축을 저항에 대항하여 약 5~8초 정도까지 유지한다. 환자가 목표 근육을 이완하게 되면, 치료사는 수동적으로 환자의 신체 부분을 좀 더 멀리 움직인다. 이는 GTO 반사가 목표 근육을 억제하기 때문이다. 이는 목표 근육의 더 많은 신장을 허용하게 하는 것이다. 이러한 과정을 일반적으로 3~4번까지 반복한다.

CR 신장법은 일반적으로 목표하는 근육을 환자가 등척성으로 수축함으로써 수행한다. 하지만, 환자가 구심성으로 수축을 하여 사용할 수 있다. 두 가지 방법 모두 효과적이다. 환자의 수축이 등척성 또는 구심성으로 수축하는 것을 선택하는 것은 환자의 편안함에 근거하여 선택한다.(이 책은 등척성 수축을 지속적으로 사용하여 보여준다.) 주의: 치료사의 손은 환자의 수축에 대해 저항을 주며, **치료하는 손**으로 환자를 신장한다; 이는 **신장하는 손** 또는 **저항 손**으로 알려져 있다. 치료사의 다른 손은 **고정하는 손**으로 환자의 어깨 또는 몸통을 고정한다.

기법 개요 / OVERVIEW OF TECHNIQUES

GTO 반사가 CR의 과학적 원리라고 한다면, 치료하는 방식은 기법이라고 할 수 있다. 다음의 CR 신장법의 전반적인 개요는 오른쪽 외측 굽힘 근육을 신장하려는 목표근육을 대상으로 설명하였다. CR 신장법의 전반적인 방법은 **보조적 CR 신장법**으로 설명하였으며, 환자가 치료사의 보조적으로 도움을 받아 실시하는 것이다. 하지만, 환자는 비보조적 CR 신장법으로 치료사의 보조 없이 수행할 수 있다. 더 자세한 **비보조적 CR 신장법**은 11장을 참고하기 바란다.

시작자세:

- 환자는 바로 누운자세; 치료사는 치료대의 머리 부분에 앉고 오른쪽으로 향하게 앉는다.

글상자 7.2

골지건기관 반사(GTO reflex)

GTO 반사는 고유수용성 신경성 반사로 근육의 힘줄이 찢어짐으로부터 방호하게 한다. 근육 중심부의 수축하는 힘이 힘줄을 당김으로서 뼈 부착부위에 전달한다. 이러한 수축이 강하게 되면, 당기는 힘이 힘줄을 찢어지게 할 것이다. GTO 반사는 힘줄에서 긴장(신장)을 실시간으로 모니터링함으로써 방호한다. 신장이 강하게 된다면, GTO 반사는 신호를 감각 신경원을 통하여 척수로 보내며, 이는 중간신경원과 연접하여 (알파) 하위운동신경원(LMNs)을 억제하여 근육을 조절하게 한다. 근육의 하위운동신경원의 억제는 근육을 이완하게 함으로써 힘줄에 발생하는 힘을 줄여주게 한다(그림 참조). 치료사는 GTO 반사의 장점을 이용하여 환자의 목표 근육을 수축함으로 CR 신장법을 사용한다. 수축이 충분하게 강하면, GTO 반사가 활성화되고, 목표 근육이 억제되고 이완하게 된다. 목표근육은 신장되고 이러한 방법으로 계속할 수 있다.

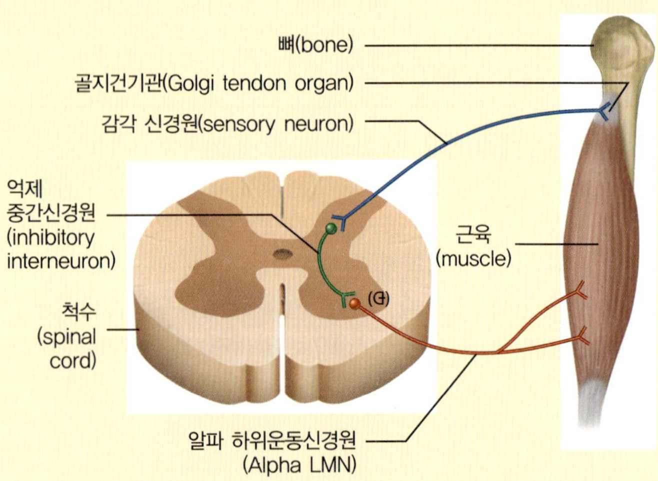

7.1 치료 전문가 Tip

환자와의 의사소통

CR 신장법은 많은 단계와 특정한 호흡 패턴을 이용하기 때문에, 환자에게 적용하기 전에 연습을 하는 것이 좋다. CR 기법을 환자에게 적용하지 않고 수행하게 되면, 어떻게 CR 기법을 하는지 전반적인 과정을 간단하게 설명함으로써 시작하는 것이 도움이 될 수 있다. 환자에게 설명하는 것은 치료사의 저항하는 손과 신장을 할 때 이완하는 것에 대하여 설명한다. 환자에게 저항하는 손에 대한 압이 어떻게 적용하고, 얼마나 많은 반복을 하는지 설명한다. 또한 호흡패턴도 설명하여 준다. 이것은 기법을 시작하기 전에 환자에게 구두 내용으로 제공하고, CR 기법을 시작하게 되면 좀 더 쉽게 할 수 있다.

- 치료사의 왼손은 치료하는 손이고, 환자의 머리 오른쪽 면에 위치한다.
- 치료사의 오른손은 고정하는 손으로 환자의 어깨 오른쪽에 위치한다.
- 치료사의 팔꿈치는 치료사의 몸쪽으로 당겨, 치료사의 중심화를 이용하고, 치료사의 체중을 치료하는 손과 환자의 가능한 동작에 저항한 고정하는 손으로 사용할 수 있게 아래팔과 손을 이용한다(그림 7-1).

다른 자세:

일반적으로 5가지의 다른 자세를 사용할 수 있다.

- 첫 번째는 치료사의 아래팔을 교차하고, 환자의 머리를 치료사의 오른손으로 접촉하고, 치료사의 왼손은 환자의 오른쪽 어깨를 고정한다(그림 7-2A). 이 자세의 단점은 치료사의 팔꿈치를 몸쪽으로 당기기 힘들고, 치료사의 체중심을 이용하기 힘들다. 이 자세는 치료사의 어깨 근육의 근력에 의존하게 된다.
- 두 번째는 치료사의 아래팔을 교차하고, 치료사의 아래팔을 환자의 머리에 접촉한다(그림 7-2B). 장점은 치료사의 손이 자연스럽게 환자의 어깨와 몸통을 고정하게 한다. 단점은 환자를 신장하고 움직일 때 체중심을 이용하기 힘들다; 대신에, 대부분의 힘이 치료사의 어깨 근육에서부터 온다.

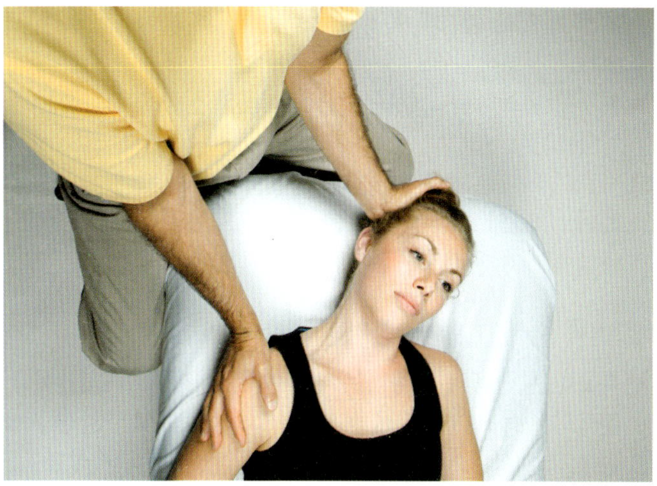

그림 7-1 오른쪽 외측 굽힘근육군의 CR 신장법을 위한 시작 자세. 치료사의 팔꿈치가 당겨진 것을 주의 깊게 본다.

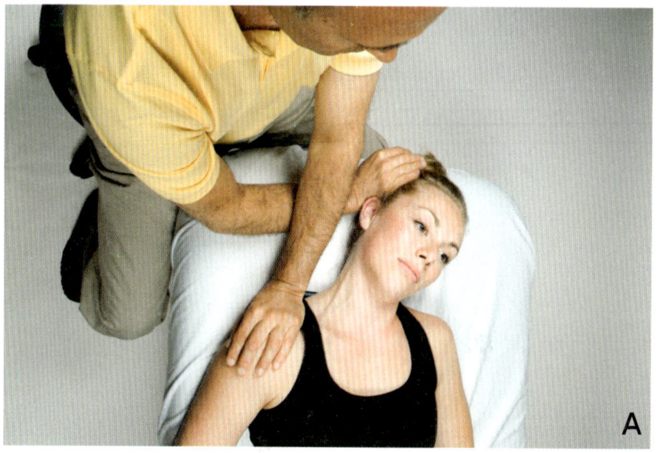

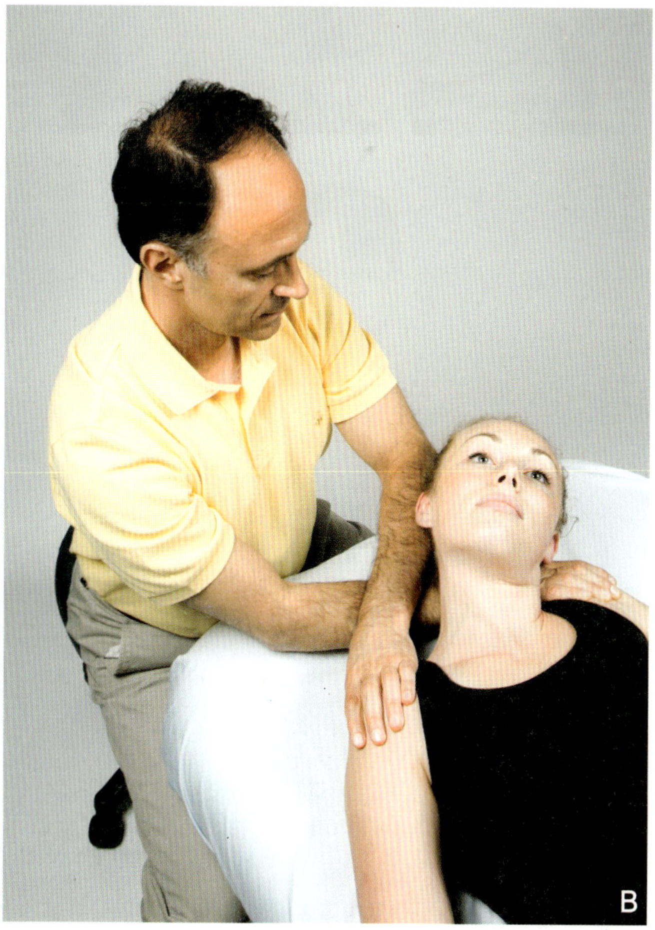

그림 7-2A,B 또 다른 시작 자세. *(계속)*

7 수축 이완 (CR) 신장법

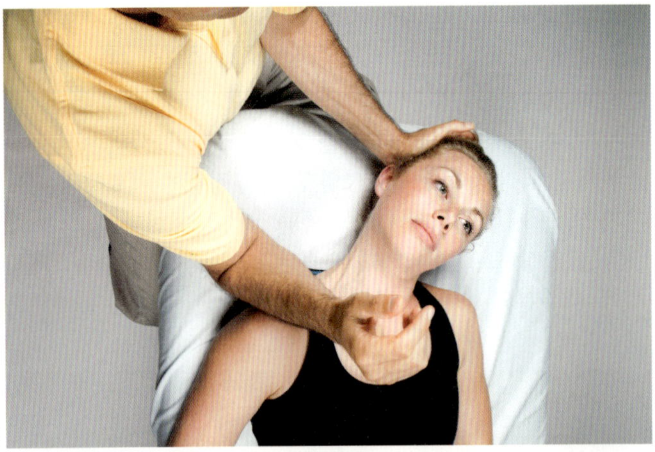

C

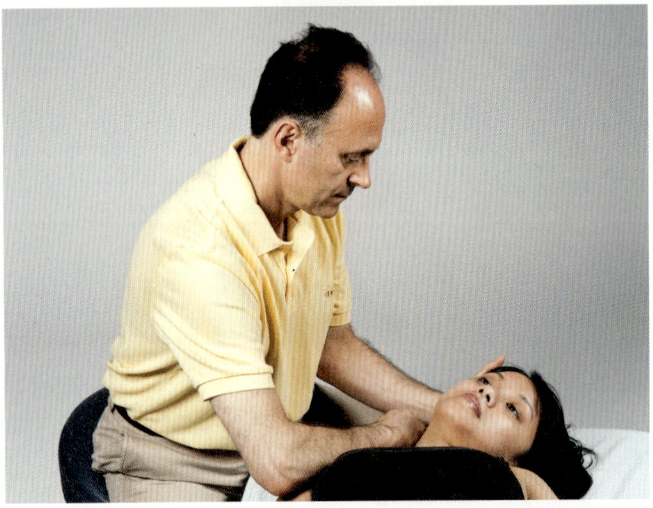

D

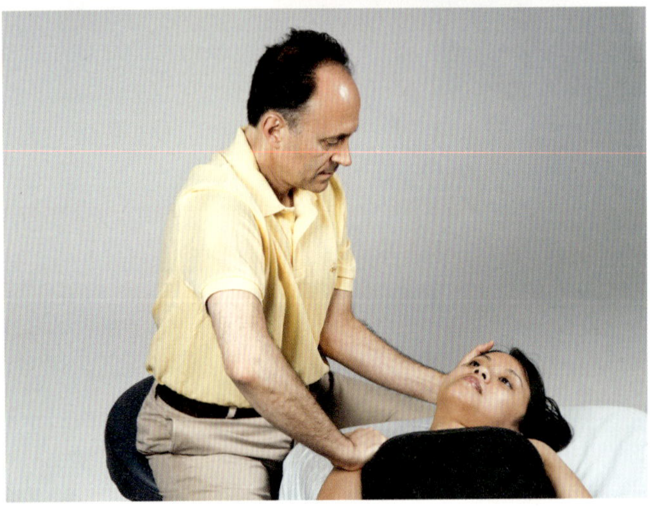

E

그림 7-2 C-E *계속.*

■ 세 번째는 환자의 어깨는 치료사의 팔꿈치로 치료대에서 고정하고 치료사의 아래팔을 어깨에 접촉한다(그림 7-2C). 장점은 치료사의 체중심을 치료대로 기대어 사용할 수 있으며, 치료사의 손과 손목 관절이 환자를 고정하는 부위로부터 물리적 스트레스에서 해소될 수 있다.

■ 네 번째는 환자의 어깨를 치료사의 아래팔 앞쪽 면으로 고정한다(그림 7-2D). 세 번째 자세와 비슷하며, 치료사의 체중심을 환자 쪽으로 기대게 해주며, 치료사의 손과 손목관절이 환자를 고정하는 동안 물리적 스트레스에서 해소될 수 있다.

■ 다섯 번째는 치료사의 어깨를 안쪽으로 돌려 팔꿈치를 구부릴 수 있도록 한다(그림 7-2E). 이것의 단점은 체중심 근력을 이용하지 않고, 상지의 직선적 힘을 이용한다. 하지만, 장점은 치료사의 체중심을 환자의 어깨와 몸통으로 기댈 수 있다.

7.2 치료 전문가 Tip

치료사의 체중심 이용(Using Your Core)

치료사가 자신의 팔꿈치를 치료사 몸쪽으로 당기게 되면 처음에는 불편하게 느끼게 된다. 하지만, 약간의 연습을 하면 이 자세는 편안하게 될 것이다. 이 자세의 장점은 치료사의 체중심 근력을 이용하여 환자에게 압박과 신장을 제공할 수 있는 장점을 가지고 있으며, 환자의 몸통 또는 어깨를 고정하는데 치료사의 어깨 근력을 과하게 사용하지 않는 장점을 가지고 있다. 과체중과 가슴이 큰 여성 치료사의 경우, 치료사 몸쪽으로 완전히 당기는 것이 항상 쉽지 않으며, 이런 경우 최대한 당겨서 체중심을 이용할 수 있는 것이 더 좋다. 치료사의 양쪽 팔꿈치를 당기기 어렵다면, 한쪽을 당기는 것이 더욱 효율적이다. 일부 환자에서 이러한 경우 치료사는 손이 해당되며; 다른 경우 고정하는 손이 될 수 있다. 치료사의 어깨를 외측 돌림을 함으로써 팔꿈치를 안으로 당길 수 있게 정밀하게 조정할 수 있다. 이 자세는 약간의 연습으로 자연스럽게 수행할 수 있다.

환자의 초기 신장:

■ 환자의 목과 머리를 왼쪽 외측 굽힘으로 조직의 저항감이 느껴질 때까지 환자의 목표 근육(오른쪽 외측 굽힘근)을 부드럽게 신장한다.

■ 이것이 목표하는 오른쪽 외측 굽힘근의 신장을 시작하는 것이다(그림 7-3).

■ 치료사의 다른 손은 고정하는 손으로 활동할 수 있게 하여야 하며, 환자의 오른쪽 어깨를 고정하고 유지하여, 신장하는 동안 어깨가 올라가지 않도록 한다.

첫 번째 반복, 1 단계: 환자의 수축:

■ 목표하는 근육의 신장하는 자세에서, 환자는 들숨을 쉬고, 부드럽게 목표하는 근육을 약 5~8초 동안 치료사의 치료하는 손의 저항에 대항하여 부드럽게 등척성으로 수축한다.

■ 이는 GTO 반사를 가능하게 하고, 목표하는 근육을 억제하여 이완하게 한다.

- 이 예에서 환자는 오른쪽 외측 굽힘 근육 단위를 등척성으로 수축하게 하고, 목을 해부학적 자세로 다시 되돌이오도록 시도한다(그림 7-4A).
- 매 반복의 호흡법은 치료사의 저항에 따른 수축 시 환자는 호흡을 유지하거나 날숨을 하도록 한다.

7.3 치료 전문가 Tip

숫자 세기(Counting Down)

환자가 5에서 8초간 수축하는 동안 일부 치료사는 환자의 수축 능력을 유지하고 격려하기 위해 부드럽게 *저항* 또는 *수축을 유지하는 것*을 반복할 수 있다. 또 다른 치료사는 환자의 수축을 숫자를 셈으로써 한다. 이는 환자에게 수축을 요구하고 부드럽게 숫자를 세는 동안 치료사가 원하는 환자의 수축 시간을 셈으로써 시작할 수 있다. 예를 들면, 치료사는 숫자를 셉니다. *7, 6, 5, 4, 3, 2, 1, 이완하세요*. 또는 치료사는 환자의 수축을 *격려하기* 위하여 단어를 사용함으로써 시작할 수 있으며, 나머지 숫자의 시간을 마무리한다. *저항을 주고....그렇죠....수축을 유지하세요....3, 2, 1, 이완하세요*. 숫자세기의 장점은 환자가 얼마나 오래 또는 수축을 지속해야 하는지 알게 하는 것이다.

첫 번째 반복, 2 단계: 수축후 신장:

- 환자는 이완하고, 치료사는 목표하는 근육 단위의 조직 저항감이 느낄 때까지 수동적으로 신장한다.
- 신장 자세를 약 1~3초간 유지한다.

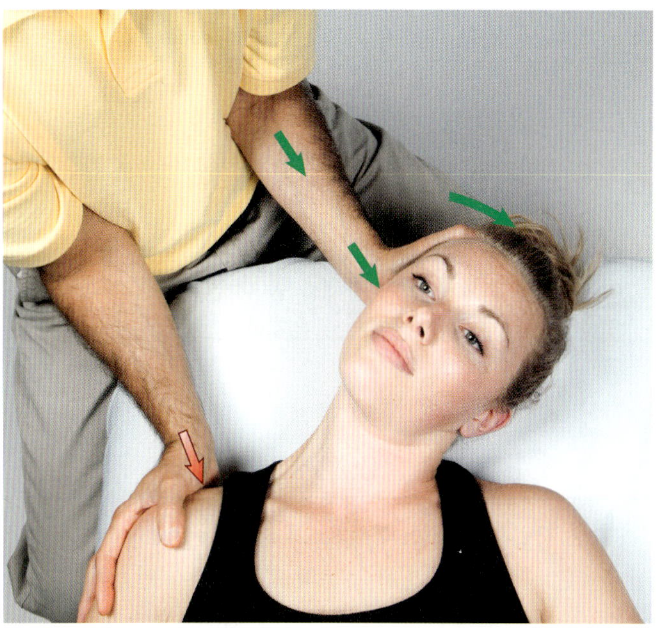

그림 7-3 치료사에 의한 왼쪽 외측 굽힘의 초기 신장.

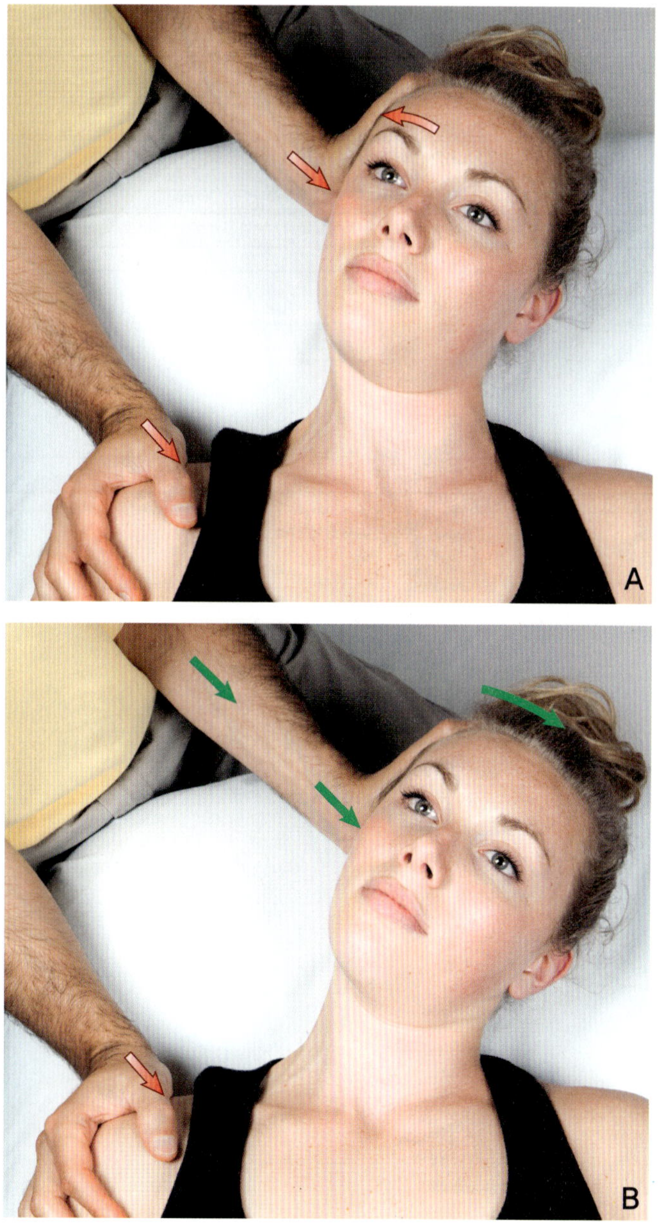

그림 7-4 첫 번째 반복. **(A)** 1 단계: 치료사 저항에 대한 환자의 오른쪽 외측 굽힘근의 등척성 수축. **(B)** 2 단계: 수축 후에 환자는 이완하고 치료사에 의해 좀 더 멀리 왼쪽 외측 굽힘을 함.

- GTO 반사로 목표 근육 단위는 다른 방법보다 더 신장이 잘 된다.
- 이 예에서 환자의 목은 왼쪽 외측 굽힘으로 더 많이 움직이게 한다(그림 7-4B).

두 번째 반복:

- 신장 자세의 시작은 첫 번째 반복의 끝자세이며, 두 번째 반복은 1단계와 2단계를 반복한다(그림 7-5).
- 이 시점에서 환자의 등척성 수축(약 5~8초)은 중등도에서 강하게 수행한다.

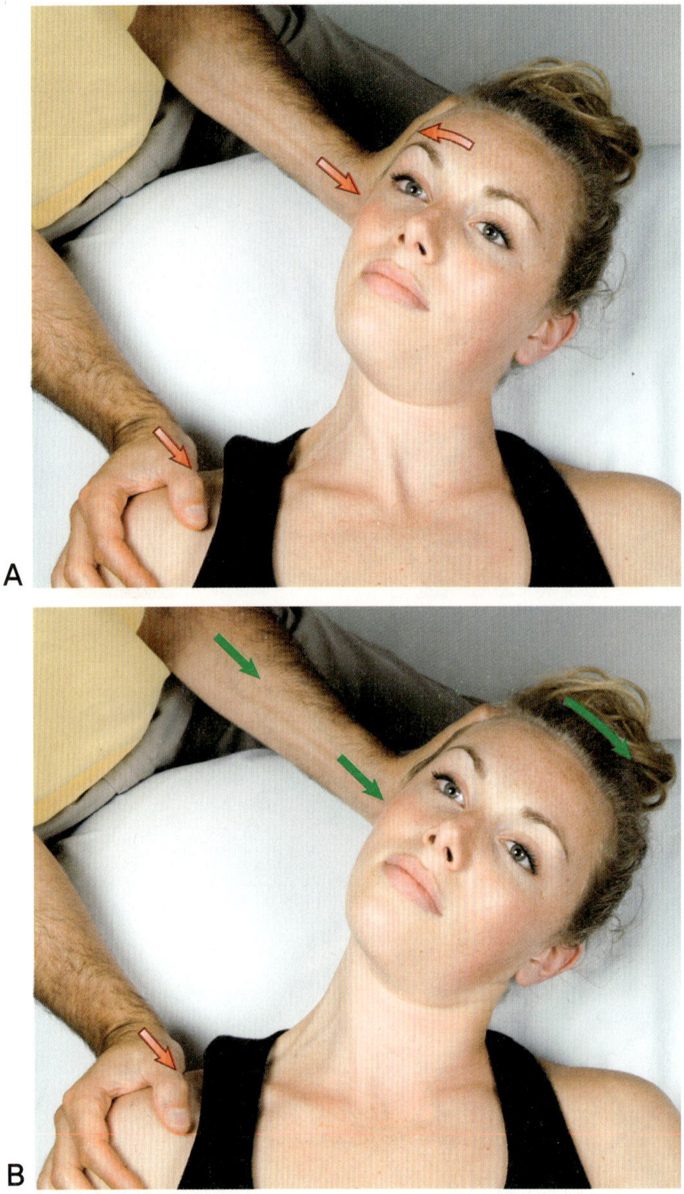

그림 7-5 두 번째 반복. (A) 1단계: 환자에 의한 수축. (B) 2단계: 환자에 의한 추가적 신장.

- 환자가 이완할 때, 환자의 목표근육은 조직의 저항감이 느껴질 때까지 환자의 머리와 목을 좀 더 왼쪽 외측 굽힘을 함으로써 신장을 부드럽게 증가시킨다.

세 번째 반복:

- 신장 자세의 시작은 두 번째 반복의 끝자세이며, 세 번째 반복은 1단계와 2단계를 반복한다(그림 7-6).
- 이 시점에서 환자의 등척성 수축(약 5~8초)은 환자가 편안해하는 만큼 강하게 한다.
- 환자가 이완할 때, 환자의 목표 근육은 조직의 저항감이 느껴질 때까지 환자의 머리와 목을 좀 더 왼쪽 외측 굽힘을 함으로써 신장을 부드럽게 증가시킨다.

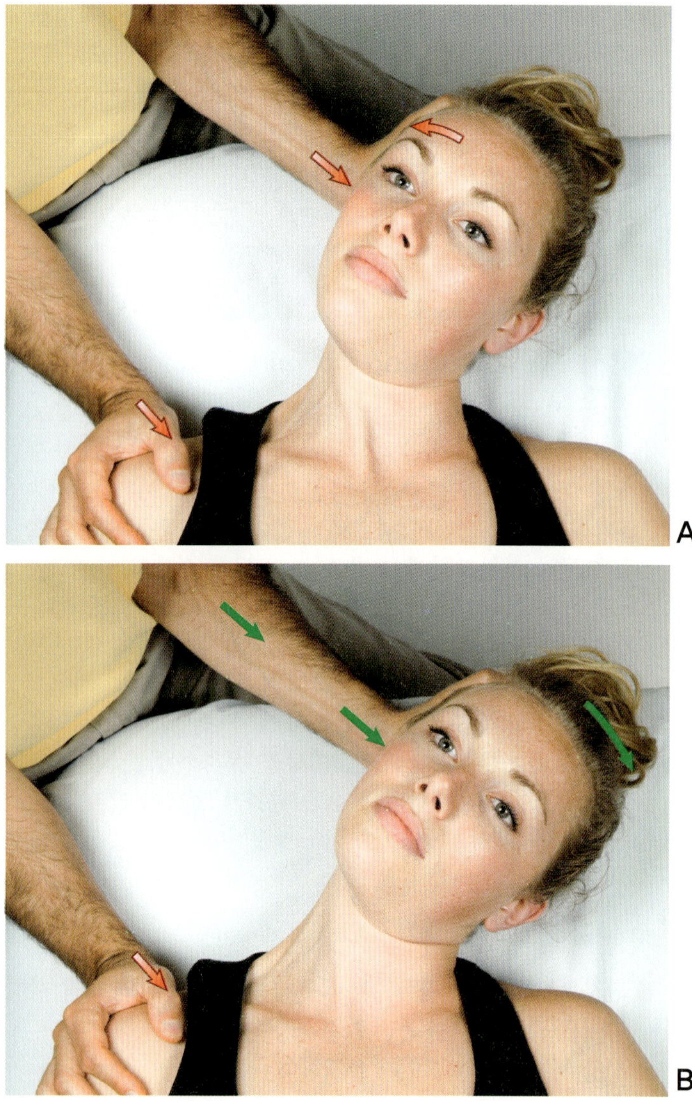

그림 7-6 세 번째 반복. (A) 1단계:환자에 의한 수축. (B) 2단계: 환자에 의한 추가적 신장. 처음 두 번의 반복과 비교하여 관절 가동범위의 증가를 관찰할 수 있음.

- 주의: 원한다면, 네 번째 반복을 수행할 수 있으며 같은 단계를 따른다.
- 신장의 최종 자세는 마지막 CR 반복의 끝을 수행하였을 때이며, 많은 치료사가 이 자세를 좀 더 많은 시간, 약 10~20초나 그 이상으로 신장자세로 유지한다.

기법 수행
/ PERFORMING THE TECHNIQUES

CR 신장법을 수행할 때, 다음의 사항을 중요하게 기억해야 한다. CR 신장법의 특별한 부분의 요점을 각각 언급하였다. 다음의 가이드라인을 이해하고 적용하면 CR 신장을 수행하는데 좀 더 효과적일 것이다.

7.1 수축: 점진적으로 증가

성공적인 CR 신장 시 각각의 반복의 목적은 앞서 실행한 반복을 점진적으로 증가하여 신장의 정도를 증가시키는 것이다. 이는 환자의 수축하는 근력의 정도를 증가시킴으로써 얻을 수 있다. 예를 들면, 치료사가 환자에게 3번의 반복을 요구하며 다음과 같다:

- 첫 번째 반복에서 환자의 수축은 약한 저항에 대항하여 부드럽게 수축한다.
- 두 번째 반복에서 환자의 수축은 치료사 저항에 대항하여 중등도에서 강한 정도로 수축한다.
- 세 번째(그리고 네 번째에서도) 반복에서 환자의 수축은 편안한 범위에서 목표근육의 강한 수축을 요구한다.

환자의 수축이 너무 강하거나 너무 갑작스럽게 수축을 하면, 근육이 찢어지거나 당겨질 수 있다. 환자에게 다음과 같이 말하는 것이 도움이 될 수 있다. "좀 더 강하게 수축하여, 점점 더 수축의 양을 늘리는데, 아프지 않을 정도로 실시하고, 편안한 범위 내에서 강하게 수축하세요."

7.2 저항: 치료사의 역할

환자의 등척성 수축을 위해 치료사가 저항을 제공할 때, 치료사와 환자 사이에서 경쟁적으로 하는 것이 아니다. 치료사의 역할은 환자의 저항감에 일치할 수 있도록 하고, 그 범위를 넘어서는 안 된다. 따라서, 치료사는 환자의 목표 근육이 등척성으로 수축하는 양 만큼의 힘을 생성해야 한다. 또한, 치료사가 환자에게 이완을 요구할 때 치료사의 압이 갑작스럽게 빼지 않도록 하여 환자가 갑작스러운 신장이 되지 않도록 한다.

7.3 위치: 환자를 주시

앞서 반복한 신장이 끝난 후에, 각각의 성공적인 반복의 저항 양으로 시작하는 것이지만, 꼭 필요한 것은 아니다. 가끔은 환자의 목표근육이 신장되고 잘 늘어난 위치로 되면, 환자가 그 자세에서 목표하는 근육의 수축이 어렵거나 불편할 수 있다. 이러한 어려움은 연장된 **능동 불충분**(lengthened active unsufficiency)의 원리로 설명할 수 있다. 연장된 능동 불충분은 근육이 늘어난 상태로 수축을 하게 되면, 수축의 근력이 약해지는 것이다. 이는 신장된 근 섬유의 근절(sarcomere)에서 휴식 시 근육 길이에서 보다 낮은 액틴-마이오신 결합이 수행되기 때문이다. 이런 상황에서는 치료사 저항에 대한 환자의 수축을 요구할 경우 GTO 반사의 효과성이 감소되고, 신장의 효과가 줄어들게 된다. 이 경우 다음 반복을 위해 환자의 목을 좀 더 중립위치(해부학적 자세에 가깝게)에 위치하고 환자를 수축하게 한다.

먼저 수행한 반복에 따라 새로운 반복을 시작하려고 할 때 환자 목의 자세는 등척성 수축 대신에 구심성 수축을 하게 허용하여, 신장의 위치를 앞선 반복에서 얻은 양을 잃지 않도록 위치하게 한다. 비록 바람직해보이지는 않지만 좋게 작용할 수 있다. CR 신장법의 핵심은 환자가 목표하는 근육을 수축하고, GTO 반사를 활성화하여 목표하는 근육을 억제하고 이완하게 하여 신장이 효과적으로 발생하도록 하는 것이다. 환자의 촉진하는 자세가 무엇이든 목표하는 근육이 편안하게 수축해야 한 CR 신장법이 효과적일 수 있다. 지속성을 갖기 위해서, 각각의 CR 신장은 앞서 반복한 신장의 끝 자세에서 성공적인 반복을 시작하는 것으로 이 책에서 설명하였다. 이 기법을 사용할 때 신장의 이러한 특징을 기법에 잘 적용하면 환자가 효과적이며 편안하게 수행할 것이다.

7.4 치료 전문가 Tip

치료사의 체중심으로 보강하기

환자가 너무 강하게 수축을 하고 있다면, 치료사는 힘이 과하다는 것을 느끼게 될 것이다. 이는 치료사가 작거나 환자가 크거나 할 때 발생하기 때문에, 치료사는 치료사의 체중심 앞쪽으로 팔꿈치를 두는 것에 초점을 두어야 한다. 이러한 위치는 치료사의 체중을 치료사의 아래팔과 손 뒤에 위치하는 것이다. 이것이 불충분하다면, 치료사의 발을 바닥의 일직선상에 위치함으로써 치료사의 하지 근력을 이용하여 체중심을 보강한다.

7.4 신장: 천천히 그리고 쉽게

환자의 목표근육을 신장하려고 할 때, 기법의 시작 또는 각 반복의 끝에서 신장을 천천히 그리고 강하게 적용하지 않게 수행하는 것은 매우 중요하다. 목표하는 근육이 너무 빠르고 너무 멀게 신장되면, **신장반사**(stretch reflex)로 알려진 **근방추 반사**(muscle spindle reflex)가 활성화되고, 이는 목표근육의 경련을 만들게 되어 신장의 목적을 도달하지 않을 수 있다. (근방추 반사와 관련된 더 많은 정보는 2장 참조) 그러므로, 신장은 환자의 편안한 범위에서 항상 천천히 수행해야 한다. 신장을 하는 동안 환자의 목표 근육에서 제공하는 저항감을 느끼는 시점이 중요한 부분이다. 이 시점에서 치료사는 신장의 증가를 멈추어야 한다. 3번에서 4번의 반복을 수행하기 때문에 각 반복에서는 신장 양을 점진적으로 증가시키면, CR 신장법의 마지막에서 양호한 신장을 얻을 수 있다.

7.5 손 위치: 치료하는 손과 고정하는 손

CR 신장법을 수행할 때 환자에게 편안한 방법으로 치료사의 손을 위치는 하는 것은 중요하다. 이를 위해서 치료사의 손은 가능한 넓게 위치하여 환자 머리에 압을 제공하고, 가능하면 환자와 접촉할 때 압을 고르게 분산시켜야 한다. 또한, 치료사의 손이 환자의 머리 옆에 위치하게 될 때 귀를 덮지 않게 하여 환자를 불편하게 해서는 안 된다.

고정하는 손 또한 매우 중요한다. 적절한 위치 없이 환자의 어깨와 몸통이 기법을 수행 동안 움직이게 되면 목표하는 목 근육의 신장을 얻을 수 없다. 치료사의 고정하는 손의 위치 또한 편안하게 제공해야 하며, 가능한 넓은 접촉으로 해야 한다.

치료하는 손과 고정하는 손을 사용할 때 치료사의 손목 관절은 편 상태로 한다. 또한 치료하는 손과 고정하는 손의 손목 관절은 폄 상태로 유지한다. 치료사 손목 건강을 위하여 접촉하는 면의 압의 힘은 손바닥의 뒤쪽(손목 부위)을 이용한다. 손바닥이나 손가락쪽으로 압박이 이루어진다면, 치료사의 손목이 과하게 폄되면 손상을 줄 수 있다. 손목관절을 유용하게 사용하는 것은 적절한 손/손목의 생역학적 위치를 어떻게 하는 것으로서 중요한 부분이다.

7.6 호흡 (Breathing)

CR 신장법을 수행할 때, 환자는 일반적으로 기법의 1단계에서 등척성으로 수축하기 전에 깊은 들숨을 하도록 한다. 등척성 수축동안 환자는 숨을 참도록 하거나 날숨을 하도록 한다. 환자가 등척성 수축하는 동안 숨을 참게 된다면, 환자는 2단계의 신장을 수행하는 동안 날숨을 쉬게 한다. 등척성 수축 동안 날숨을 쉬게 되면, 환자는 2단계의 신장을 수행할 때도 계속해서 날숨을 쉬게 한다. (환자가 수축하는 동안 날숨을 지속적으로 충분히 하지 못하면, 신장을 하고 수축 후에 1~2초간 휴식시간을 가져, 환자가 다른 숨쉬기를 이용할 수 있게 하고, 신장하는 동안 날숨을 하도록 한다.) 어떠한 방법이든 다음 반복의 등척성 수축 시작 전에 환자는 들숨을 쉬도록 한다. 일반적으로 2단계에서 환자들은 등척성으로 수축을 하면서 숨을 참는 것 대신에 날숨을 하는 것을 좀 더 편안하게 한다. 이는 지속적인 호흡으로 더 좋은 혈액 순환으로 혈액의 산소를 조직에 공급할 수 있기 때문이다.

주의: CR 신장법을 주동근 수축(agonist contract; AC) 기법과 병행하여 수행하여 수축 이완 주동근 수축(contract relax agonist contract; CRAC) 신장으로 수행할 수 있으면, 환자는 CR 기법의 등척성 수축할 때 숨을 참도록 한다.

7.5 치료 전문가 Tip

호흡 프로토콜의 선택 (Choosing the Breathing Protocol)

CR 신장법을 하는 동안 환자에게 어떻게 호흡을 하는지에 대한 것은 2가지 방법이 있다. 어떻게 환자에게 적용할 한 가지 방법을 선택할 것인가? 일반적으로 치료사의 저항에 대항하여 가압 시 환자는 날숨을 쉬는 것이 가장 좋다. 하지만, CRAC 신장법을 수행한다면, 치료하는 세션 동안 또는 그 다음 과정에서 치료사가 저항을 줄 때 환자의 숨을 참게 하는 것이 좋다. 또한, 환자가 CRAC 신장법의 CR 구성요소를 위한 호흡 패턴을 다시 학습하는 것이 필요하다. CR 신장법을 위한 호흡 패턴 후에 CRAC 신장법의 CR 구성요소를 위한 또 다른 호흡패턴은 혼동을 줄 수 있다.

7.7 저항의 방향(Direction of Resistance)

치료사의 저항은 두상면 또는 사선면으로 제공할 수 있다. 세 면의 두상면은 시상면, 관상면, 가로면; 사선면은 어느 하나의 완벽한 시상면, 관상면 또는 가로면을 의미한다(즉, 두 개 또는 세 개의 두상면을 가지고 있는 경우). 제1장 그림 1-7은 면의 대한 개요를 제공한다. 환자가 사선면에서 수축을 할 경우, "대각선(diagonal)" 동작으로서 시상면에서 굽힘 또는 폄, 관상면에서 외측 굽힘을 가지고 있는 경우이다. 가로면 돌림은 CR 신장법을 하는 동안 다른 면으로 작용하지 않는다. 다른 두상면 또는 사선면에서 움직이는 동안 가로면에서 돌림을 요구하게 되면 환자에게 혼란을 줄 수 있다. 또한 치료사가 가로면에 대한 돌림에 대한 저항을 주기 힘들며, 이는 치료사의 손에 대한 저항을 대항하기 때문에 동작을 회전해야 하기 때문이다. 또한 돌림 동작에 대한 저항이 잘 적용되지 않는다면, 환자의 피부가 밀려 불편한 방법으로 되기 때문이다.

가로면 돌림에 대한 방법을 어떻게 하는 가는 실기 적용 7.1과 7.3을 참조하기 바란다. 오른쪽 돌림을 한다면, 치료사는 오른쪽 외측 굽힘근을 우선적으로 신장하고, 왼쪽 돌림근; 왼쪽 돌림을 하게 되면 오른쪽 외측 굽힘근을 신장하고 오른쪽 돌림근 또한 신장한다.

CR 신장법을 수행할 때 사선면에서 가로면 돌림을 추가하려면 연습이 필요하게 된다. 이를 시도하기 전에 이 장에서 언급한 CR 신장법의 치료절차를 연습하기 바란다.

치료절차

수축 이완의 치료절차 / CONTRACT RELAX ROUTINES

목에 대한 CR 신장법의 10가지 다른 적용방법에 대한 치료절차를 설명하였다. 신장되는 근육의 기능적 단위에 따라 구성하였으며, (오른쪽) 외측 굽힘은 이미 "기법 개요"에서 보여주었다. 다른 치료절차에서, 다음 단계를 그림과 함께 설명하였다: 시작자세, 환자의 초기 신장, 첫 번째 반복과 두 번째 반복. 그 다음 세 번째와 가능한 네 번째 반복을 어떻게 수행하는 지를 설명하였다.

치료절차 7-1: 오른쪽 외측 굽힘근(Right lateral flexors)

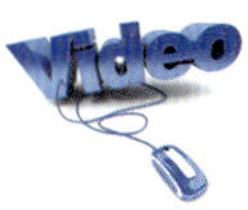

오른쪽 외측 굽힘근의 수축 이완 신장법의 치료절차 비디오는 첨부된 DVD 또는 thePoint 웹사이트를 참고하세요

그림 7-7은 목과 머리의 오른쪽 외측 굽힘근의 기능적 단위를 보여주고 있다. 이러한 근육은 목의 오른쪽 면에 위치하고 있으며, CR 신장법의 치료절차는 "기법 개요" 부분에서 설명하였다. 그림 7-1에서 그림 7-6.

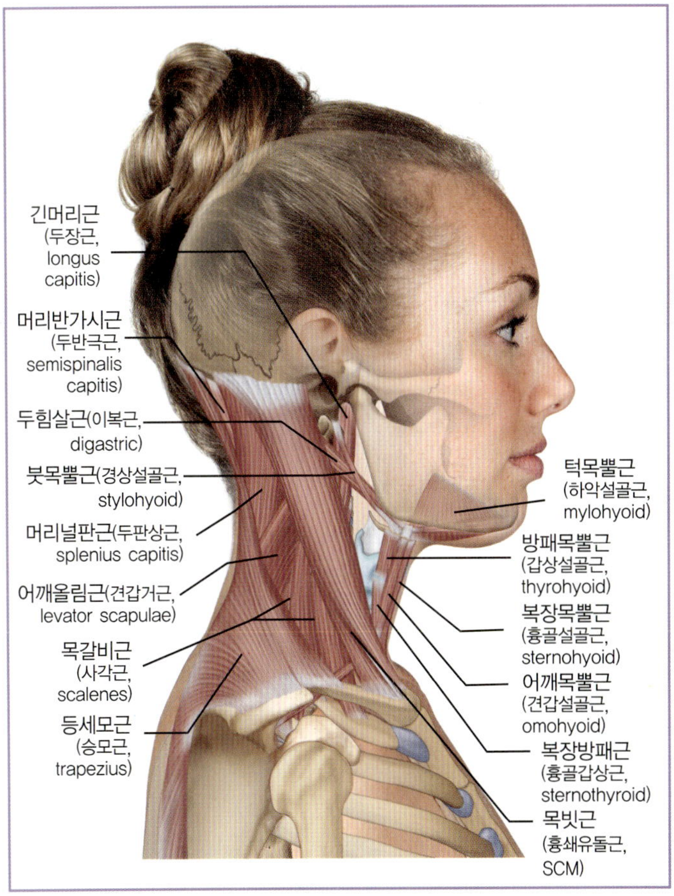

그림 7-7

오른쪽 외측 굽힘근의 기능적 단위

기능적 단위는 다음의 오른쪽 면의 근육으로 이루어져 있다:

등세모근	뒤통수밑 근육군
머리널판근	목빗근(SCM)
목널판근	목갈비근육군
어깨올림근	척주옆근육군
척주세움근육군	목뿔근육군
가로가시근육군	

치료절차 7-2: 왼쪽 외측 굽힘근(Left lateral flexors)

그림 7-8은 머리와 목의 왼쪽 외측 굽힘근의 기능적 단위를 보여주고 있다(그림 7-7의 표 참조). 이 근육은 목의 왼쪽 면에 위치하고 있으며, CR 신장법을 사용하면, 머리와 목의 왼쪽 외측 굽힘근의 기능적 단위를 신장할 수 있다. 그림 7-1에서 7-6에 주어진 지시대로 따라하면 되고, 단지 방향만 반대 측으로 바꾸면 된다.

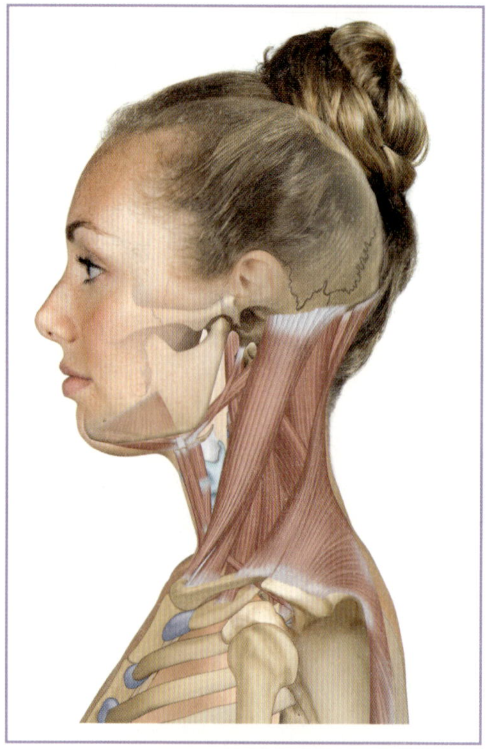

그림 7-8

왼쪽 외측 굽힘근의 기능적 단위

기능적 단위는 다음의 왼쪽 면의 근육으로 이루어져 있다:

등세모근	뒤통수밑 근육군
머리널판근	목빗근
목널판근	목갈비근육군
어깨올림근	척주옆근육군
척주세움근육군	목뿔근육군
가로가시근육군	

치료절차 7-3: 폄근(Extensors)

그림 7-9는 목과 머리의 폄근에 대한 기능적 단위를 보여주고 있다. 이러한 근육은 목 뒤에 위치하고 있으며, 목과 머리 폄근의 CR 신장법은 그림 7-10에서 7-13에서 설명하였다.

폄근의 기능적 단위

기능적 단위는 다음의 양쪽 면의 근육으로 이루어져 있다:

등세모근	척주세움근육군
머리널판근	가로가시근육군
목널판근	뒤통수밑 근육군
어깨올림근	

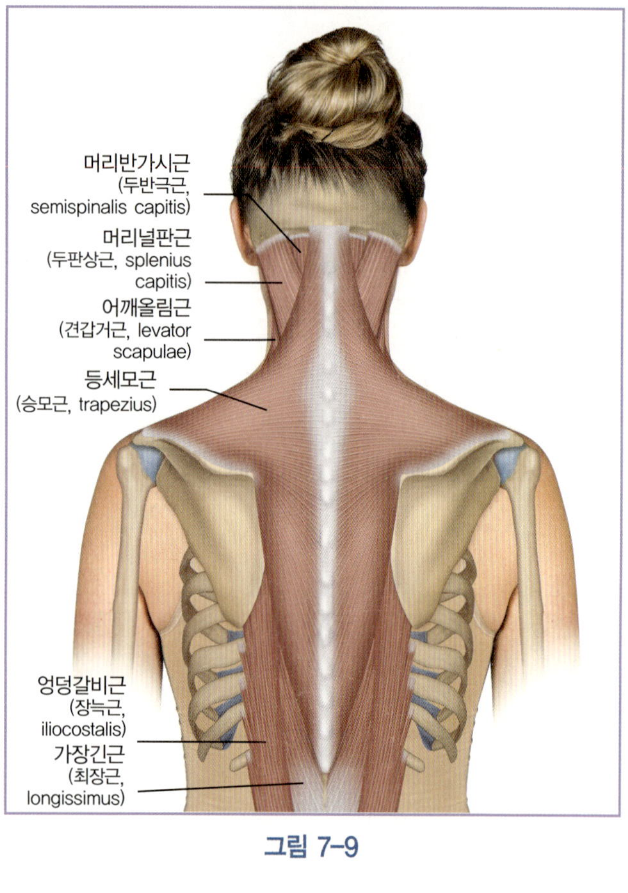

그림 7-9

시작자세:

- 환자는 바로 눕히고; 치료사는 치료대의 머리 부분에 앉는다.
- 치료사의 치료하는 손은 환자의 머리 아래에 위치하고(머리 뒤쪽), 고정하는 손은 환자의 몸통 위쪽에 위치한다 (그림 7-10).

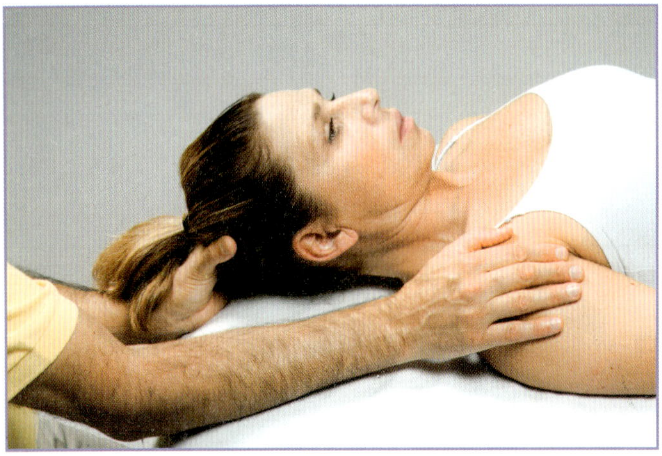

그림 7-10

7.6 치료 전문가 Tip

폄근을 신장하기 위하여 자세를 낮게 유지하기

최적의 신체 역학을 위하여 치료사의 체중심은 신장하는 힘 선상에 위치하여야 한다. 치료사는 환자를 뒤쪽으로 밀거나 아래로 밀면서 환자의 머리와 목의 폄을 하게 하고, 치료사는 환자 머리를 위쪽으로 하여 폄근을 신장하게 한다. 이때 치료사의 체중심은 신장하는 동안 낮게 유지하여야 한다. 이러한 것은 치료사의 팔꿈치를 체중심 앞에 당겨 위치하게 하고, 치료사의 어깨 근육을 사용하는 대신에 체중심을 이용하게 한다. 치료사가 전동 높낮이 치료대를 사용한다면, 체중심을 낮게 유지하는 대신에 치료대를 높이면 된다. 또 다른 도움이 되는 요소로서 치료사의 팔꿈치를 치료대에 가능한 가까이 위치한다. 이는 환자의 머리와 목을 충분하게 굽힘으로써 치료사의 아래팔을 환자의 머리와 치료대 사이에 위치할 공간이 생기기 때문이다.

환자의 초기 신장:

- 환자의 목표 근육(폄근)을 환자의 머리와 목을 굽힘으로 저항감이 느껴질 때까지 부드럽게 신장하고, 목표한 폄근을 신장한다(그림 7-11).
- 환자의 머리를 지지하고 유지하고 있을 때, 치료사는 환자를 편안하게 넓고 부드럽게 잡는 것이 중요하다.
- 하지만, 치료사의 잡는 손은 안전하고 견고하게 잡는 것이 중요하다. 환자는 치료사가 잡고 있는 손이 안전하게 느껴지지 않으면 이완하지 않을 것이며, 신장을 수행하도록 허락해 주지 않는다. 따라서, 환자는 머리가 떨어지지 않도록 하기 위해 목의 근육이 단단해지고 방호하는 반응을 보일 것이다.

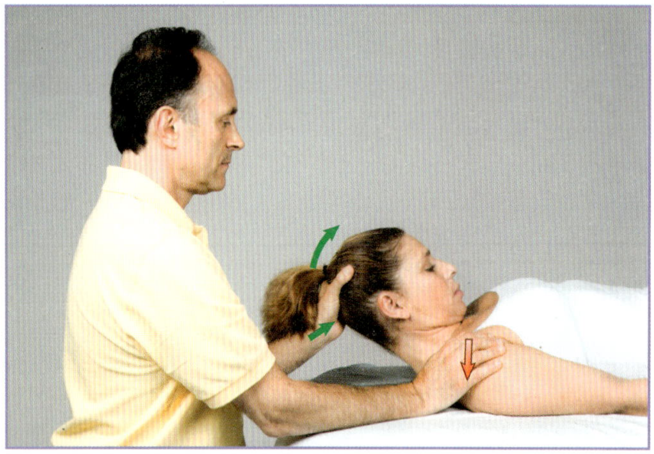

그림 7-11

첫 번째 반복: 환자 수축:

- 환자의 초기 신장 자세에서 환자에게 목표한 근육의 부드러운 등척성 수축을 약 5~8초간 치료사의 저항에 대항하여 수축하도록 한다(목과 뒤통수를 치료대 쪽 아래로 펴도록 시도함) (그림 7-12A).
- 환자에게 이완하도록 한다.

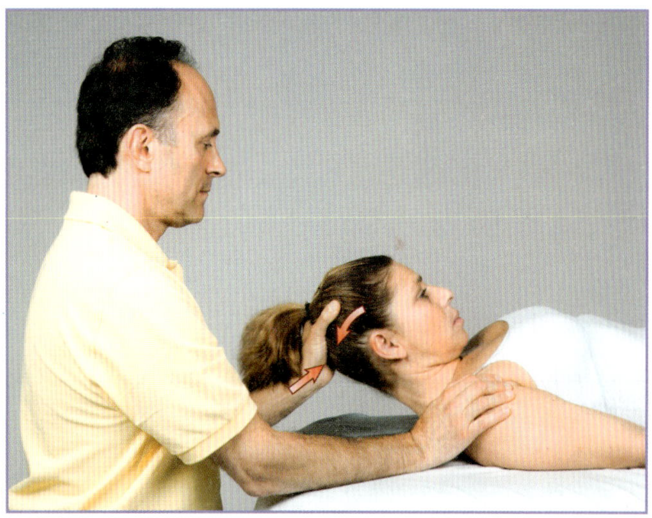

그림 7-12A

- 매 반복 동안 치료사 저항에 대항하여 수축하는 동안 숨을 참거나 날숨을 하는 호흡법에 주의한다.

7.7 치료 전문가 Tip

몸통의 양쪽 면의 고정

첨부된 DVD 또는 the Point 웹사이트에서 어깨를 고정하는 비디오를 볼 수 있다.

펌근을 신장할 때 환자의 몸통 양쪽이 치료대에서 들리는 경향이 있다면, 그림과 같이 손의 위치를 교차적으로 위치시켜 환자의 몸통 위쪽 면을 고정하여 실시할 수 있다.

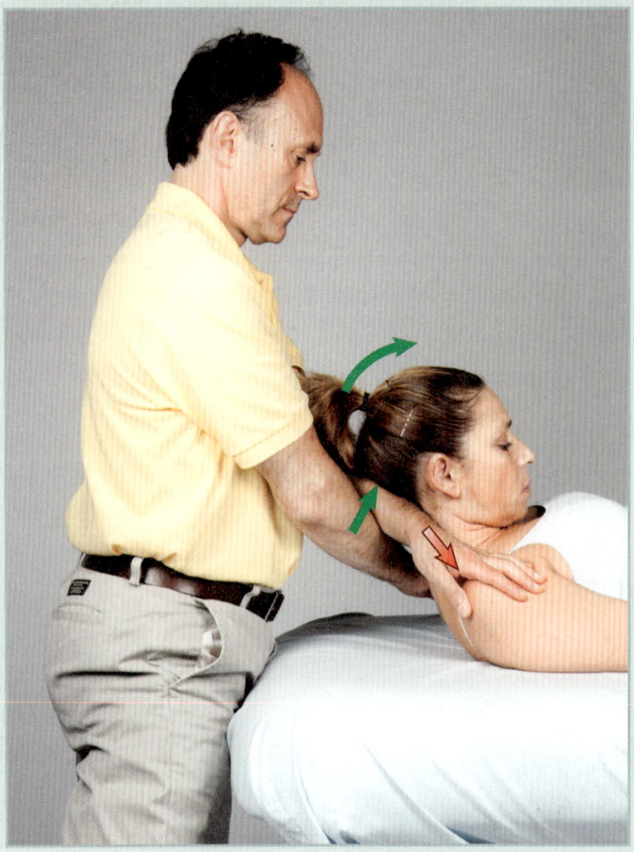

첫 번째 반복: 수축후 신장:

- 환자가 이완하게 되면, 환자의 머리와 목을 저항이 느껴질 때까지 굽힘 방향으로 부드럽게 움직이면서 목표 근육의 신장을 증가시킨다(그림 7-12B).
- 이 신장 자세를 약 1~3초간 유지한다.
- 치료사의 고정하는 손은 환자의 몸통 윗부분을 고정하여 신장하는 동안 환자의 몸통이 들리지 않게 한다. 치료사의 한 손은 신장을 해야 하기 때문에 한 손만 고정하는 손으로 사용 해야 한다. 이는 환자의 몸통 윗부분의 한쪽을 고정해야 한다. 많은 환자에서 이 방법으로 충분하다.

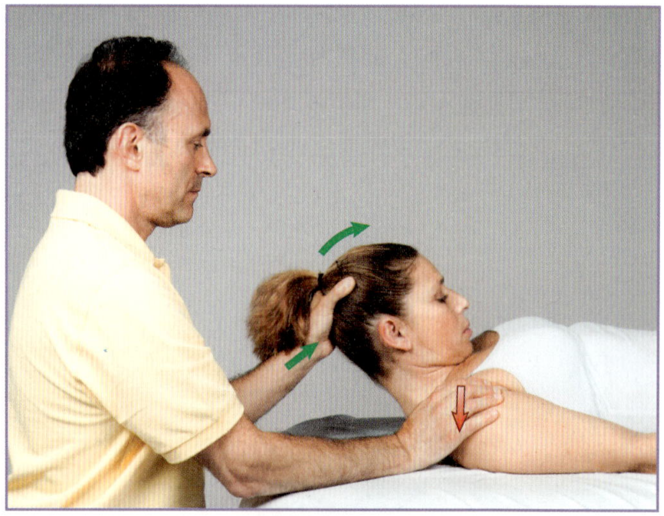

그림 7-12B

두 번째 반복: 환자 수축:

- 첫 번째 반복의 끝자세를 신장의 자세로 시작하며, 환자는 목표한 근육을 치료사의 저항에 대항하여 등척성으로 약 5~8초간 수축한다(그림 7-13A).
- 이 시점에서 치료사 저항에 대한 환자의 수축량을 중등도로 한다.

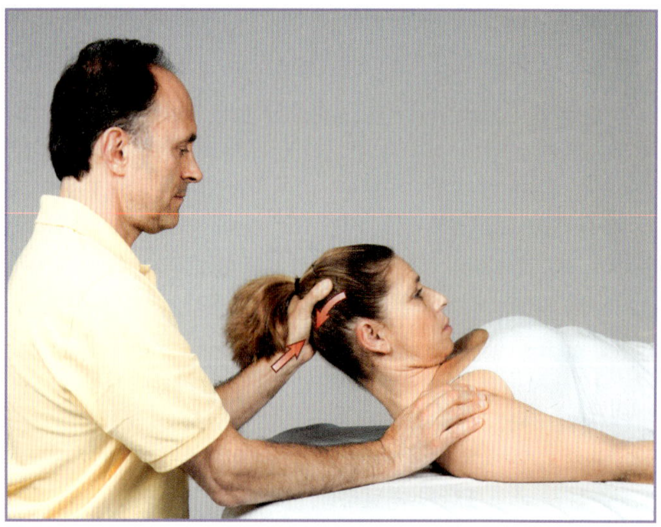

그림 7-13A

두 번째 반복: 수축후 신장:

- 환자가 이완하게 되면, 환자의 머리와 목을 저항이 느껴질 때까지 굽힘 방향으로 부드럽게 움직이면서 목표근육의 신장을 증가시킨다(그림 7-13B).
- 신장의 이 자세를 약 1~3초간 유지한다.

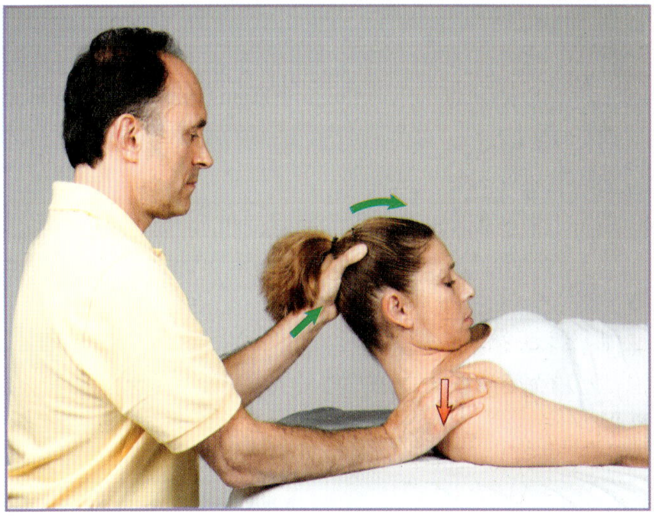

그림 7-13B

세 번째 반복:

- 두 번째 반복의 끝자세를 신장의 자세로 시작하며, 환자는 목표한 근육을 치료사의 저항에 대항하여 등척성으로 약 5~8초간 수축하며, 이 시점에서 환자는 편안한 범위 내에서 강하게 수축한다.
- 환자가 이완하게 되면, 환자의 머리와 목을 저항이 느껴질 때까지 굽힘 방향으로 부드럽게 움직이면서 목표근육의 신장을 증가시킨다.
- 원한다면, 네 번째 반복을 할 수 있다.
- 마지막 반복 신장의 이 자세를 10초 또는 그 이상으로 유지한다.

치료절차 7-4: 폄근/오른쪽 외측 굽힘근(Extensors/Right lateral flexors)

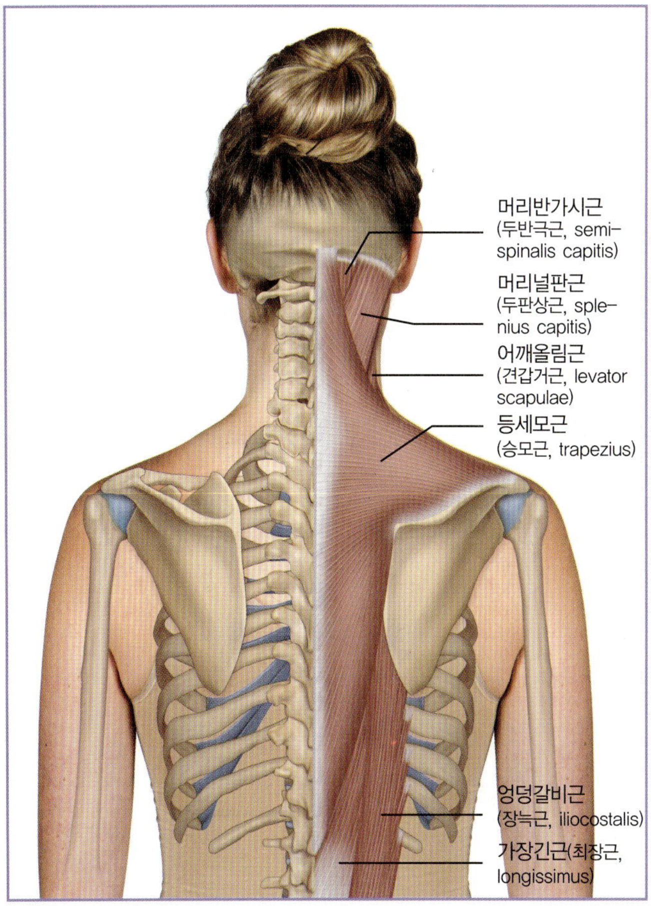

그림 7-14

그림 7-14는 머리와 목의 양쪽 폄근과 오른쪽 외측 굽힘근의 기능적 단위를 보여주고 있다. 이러한 근육은 목의 오른쪽 뒤쪽 외측에 위치하고 있다(등의 오른쪽 면). 이 기능적 근육군의 CR 신장법은 그림 7-15에서 7-18에서 설명하였다.

폄근/오른쪽 외측 굽힘근의 기능적 단위

기능적 단위는 다음의 오른쪽 면의 근육으로 이루어져 있다:

등세모근	척주세움근육군
머리널판근	가로가시근육군
목널판근	뒤통수밑 근육군
어깨올림근	목뿔근육군

시작자세:

- 환자는 바로 누운자세; 치료사는 치료대의 머리 부분의 오른쪽에 앉는다.
- 치료사의 왼손(치료하는 손)은 환자의 머리 오른쪽 뒤에 위치한다(오른쪽 뒤쪽 외측).
- 치료사의 오른손(고정하는 손)은 환자의 오른쪽 어깨에 위치한다(그림 7-15).

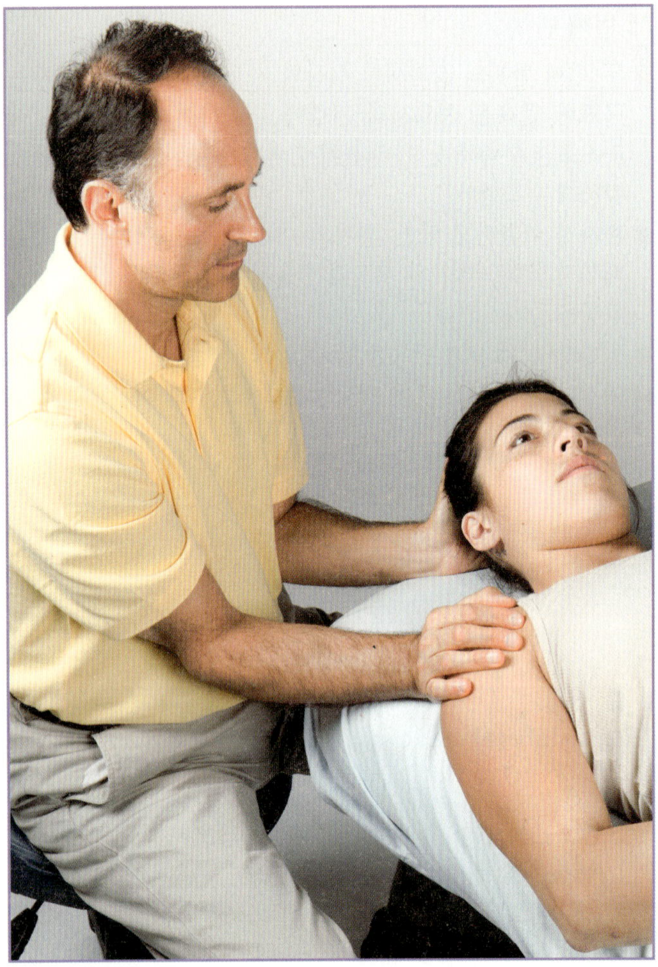

그림 7-15

환자의 초기 신장:

- 환자의 목표 근육(폄근/오른쪽 외측 굽힘근)을 환자의 머리와 목을 치료대에서 멀어지는 사선방향으로 굽힘과 외측 굽힘으로 저항감이 느껴질 때까지 부드럽게 신장하고, 목표한 폄근을 신장한다(그림 7-16).

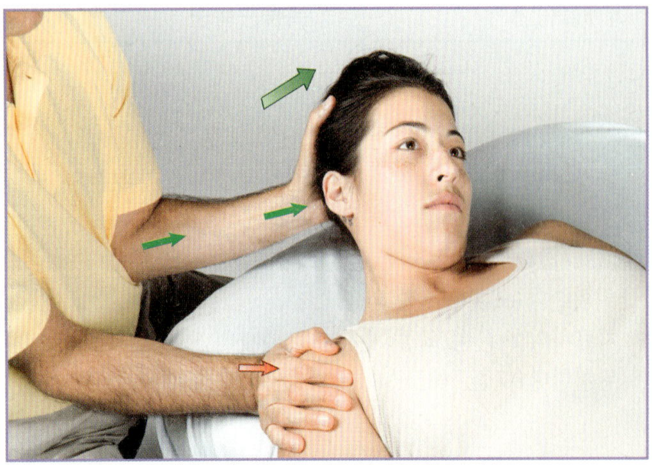

그림 7-16

첫 번째 반복: 환자 수축:

- 환자의 초기 신장 자세에서 환자에게 목표한 근육의 부드러운 등척성 수축을 약 5~8초 동안 치료사의 저항에 대항하여 수축하도록 하여, 목과 머리를 치료대 아래쪽으로 폄을 하고 오른쪽 외측 굽힘 시도한다.
- 치료사의 고정하는 손은 환자의 오른쪽 어깨와 몸통을 고정하게 하고, 신장하는 동안 들리지 않도록 한다(그림 7-17A).
- 환자에게 이완하도록 한다.
- 매 반복 동안 치료사 저항에 대하여 수축하는 동안 숨을 참거나 날숨을 하는 호흡법에 주의한다.

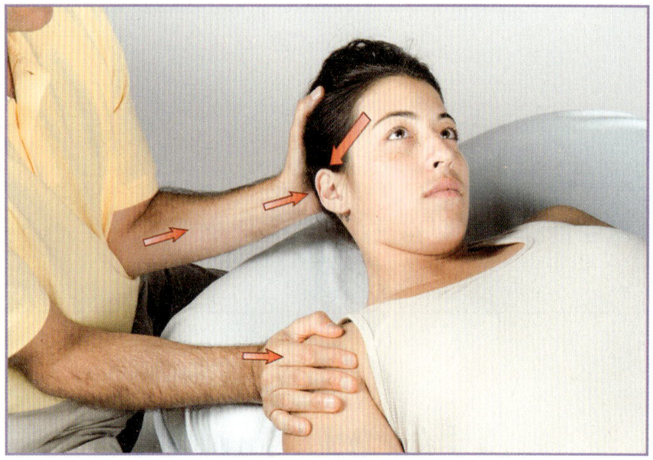

그림 7-17A

첫 번째 반복: 수축후 신장:

- 환자가 이완하게 되면, 환자의 머리와 목을 저항이 느껴질 때까지 굽힘과 왼쪽 외측 굽힘 방향으로 부드럽게 움직이면서 목표근육의 신장을 증가시킨다(그림 7-17B).
- 이 신장 자세를 약 1~3초간 유지한다.

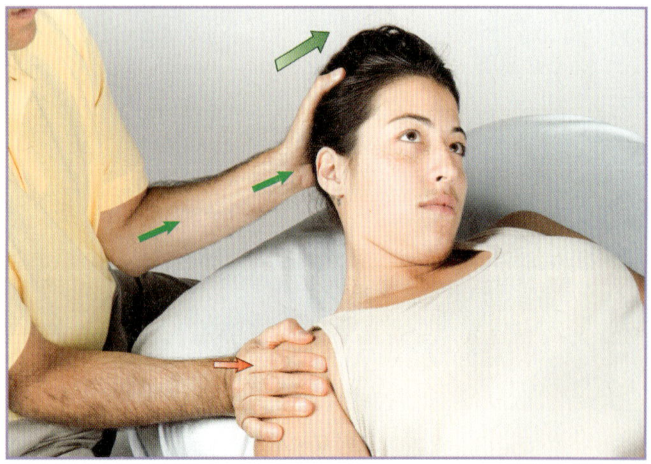

그림 7-17B

두 번째 반복: 환자 수축:

- 첫 번째 반복의 끝자세를 신장의 자세로 시작하며, 환자는 목표한 근육을 치료사의 저항에 대항하여 등척성으로 약 5~8초간 수축한다(그림 7-18A).
- 이 시점에서 치료사 저항에 대한 환자의 수축량을 중등도로 한다.

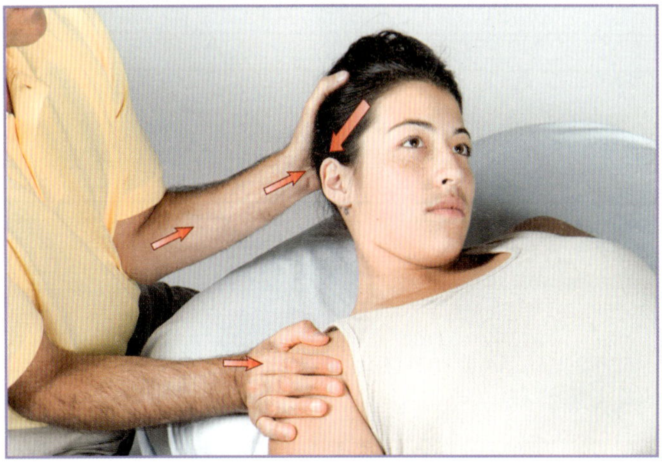

그림 7-18A

두 번째 반복: 수축후 신장:

- 환자가 이완하게 되면, 환자의 머리와 목을 저항이 느껴질 때까지 굽힘과 왼쪽 외측 굽힘 방향으로 부드럽게 움직이면서 목표근육의 신장을 증가시킨다(그림 7-18B).
- 신장의 이 자세를 약 1~3초간 유지한다.

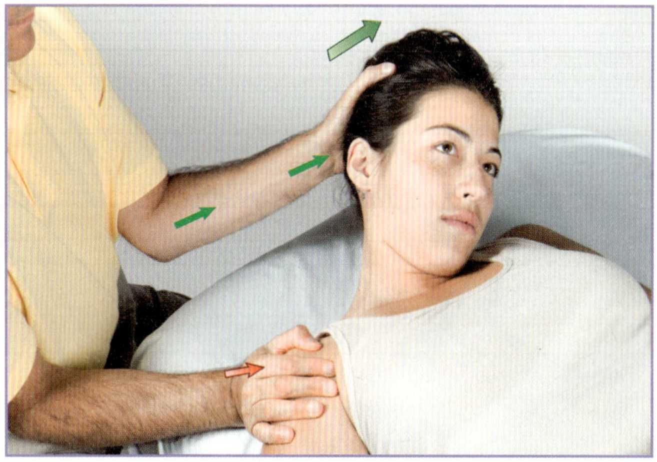

그림 7-18B

세 번째 반복:

- 두 번째 반복의 끝자세를 신장의 자세로 시작하며, 환자는 목표한 근육을 치료사의 저항에 대항하여 등척성으로 약 5~8초간 수축하며, 이 시점에서 환자는 편안한 범위 내에서 강하게 수축한다.
- 환자가 이완하게 되면, 환자의 머리와 목을 저항이 느껴질 때까지 굽힘과 왼쪽 외측 굽힘 방향으로 부드럽게 움직이면서 목표근육의 신장을 증가시킨다.
- 원한다면, 네 번째 반복을 할 수 있다.
- 마지막 반복 신장의 이 자세를 10초 또는 그 이상으로 유지한다.

7.1 실기 적용

폄근에 대한 가로면의 돌림 구성요소의 추가 (Adding the Transverse Plane Rotation Component to Extensors)

머리와 목의 오른쪽 외측 굽힘과 폄과 같은 근육의 기능적 단위를 위한 사선에서 CR 신장을 수행할 때, 환자의 등척성 수축에 대한 가로면에서 돌림성 구성요소를 추가하는 것은 불편하다. 하지만, 이러한 것은 신장 동안 가로면의 돌림성 구성요소를 무시하는 것이 아니다. 이러한 것은 환자의 목과 머리를 시작자세에서 왼쪽 돌림 또는 오른쪽 돌림의 위치에서 신장하는 것과 조합한다. 이는 **"돌림에 대한 미리조정"**으로 말한다. 이 돌림은 환자가 처음에 신장할 때부터 유지한다. 그림 A는 환자의 오른쪽 돌림에 대한 부분을 미리 조정한 것으로 폄근/오른쪽 외측 굽힘근의 신장을 할 때 보여주는 것이다; 그림 B는 환자의 폄근/오른쪽 외측 굽힘근의 신장을 할 때 왼쪽 돌림에 대한 미리 조정한 것이다. 이러한 차이는 환자가 등척성 수축을 하는 동안 돌림을 시도하지 않는다. 대신에, 치료사는 돌림을 치료 시작 전에 미리 조정해 둔다.

또 다른 방법으로 환자는 치료하는 동안 돌림을 하지 않고, 수축을 하는 동안에서 돌림을 시도하지 않는다; 대신에, 치료사는 환자의 신장 동안, 수축 후 기간 동안 돌림 구성요소를 추가한다.

신장의 마지막에서 돌림의 요소를 안쪽으로 조합하면, 특정한 목표 근육이 좀 더 최적화되어 신장될 것이며, 또 다른 근육은 느슨하게 되어 최적으로 신장되지 않을 것이다. 예를 들면, 목과 머리를 오른쪽 돌림을 한다면, 폄근/오른쪽 외측 굽힘근과 왼쪽 돌림근이 최적으로 신장되며, 폄근/오른쪽 외측 굽힘근과 오른쪽 돌림근은 느슨하게 될 것이다. 이러한 원리는 하나의 두상면(시상면 또는 관상면)에서 실시하는 모든 신장에서 적용된다.

계속

7.1 실기 적용 *계속*

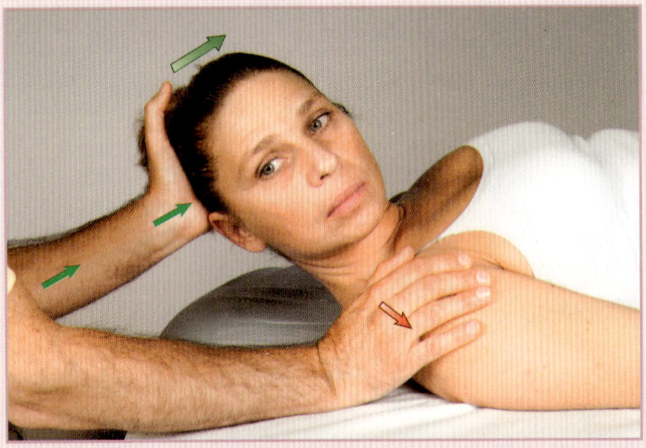

A

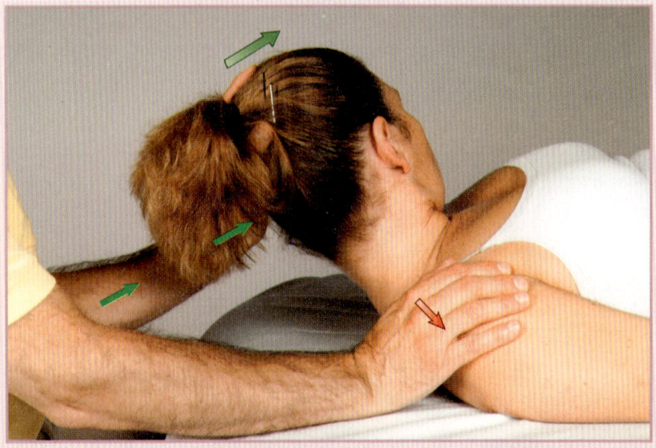

B

환자의 목은 폄근/오른쪽 외측 굽힘근육군의 CR 신장법을 위해 돌림을 미리 조정해 두었다.
(A) 오른쪽 돌림의 미리 조정 **(B)** 왼쪽 돌림에 대한 미리 조정.

치료절차 7-5: 폄근/왼쪽 외측 굽힘근(Extensors/Left lateral Flexors)

그림 7-19는 목과 머리의 양쪽 폄근과 왼쪽 외측 굽힘근의 기능적 단위를 보여주고 있다(그림 7-14의 표 참조). 이 근육은 목의 왼쪽 뒤쪽(등의 왼쪽면)에서 위치하고 있다. CR 신장법을 사용하려면 그림 7-15에서 7-18에 폄근/오른쪽 외측 굽힘근의 주어진 지시대로 따라하면 되고, 단지 방향만 반대측으로 바꾸면 된다.

폄근/왼쪽 외측 굽힘근의 기능적 단위

기능적 단위는 다음의 왼쪽 면의 근육으로 이루어져 있다:

등세모근	척주세움근육군
머리널판근	가로가시근육군
목널판근	뒤통수밑 근육군
어깨올림근	목뿔근육군

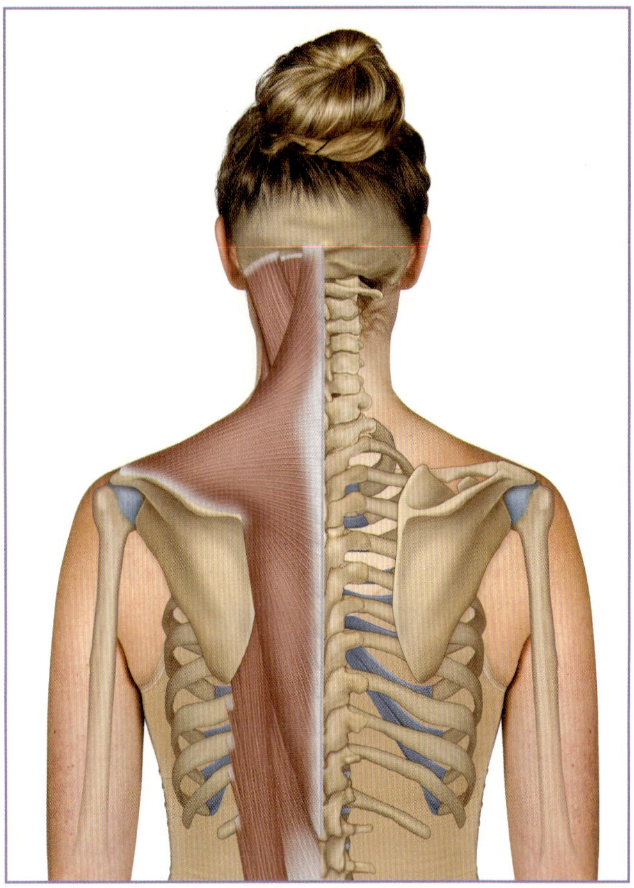

그림 7-19

치료절차 7-6: 오른쪽 돌림근(Right rotators)

그림 7-20은 머리와 목의 오른쪽 돌림근의 기능적 단위를 보여주고 있다. 다른 기능적 근육군과 다르게, 목과 머리의 오른쪽 돌림근육은 목의 어느 한 구획에 제한되지 않는다. 대신에, 목의 3/4의 영역에 위치하고 있다: 목 뒤쪽의 오른쪽과 왼쪽 뿐만 아니라, 목의 앞쪽 왼쪽에 위치하고 있다. 머리와 목의 오른쪽 돌림근의 CR 신장법은 그림 7-21에서 7-24에서 설명하였다.

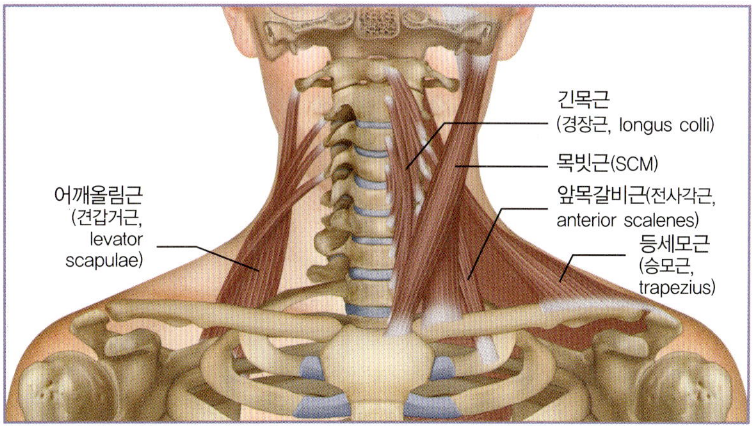

A

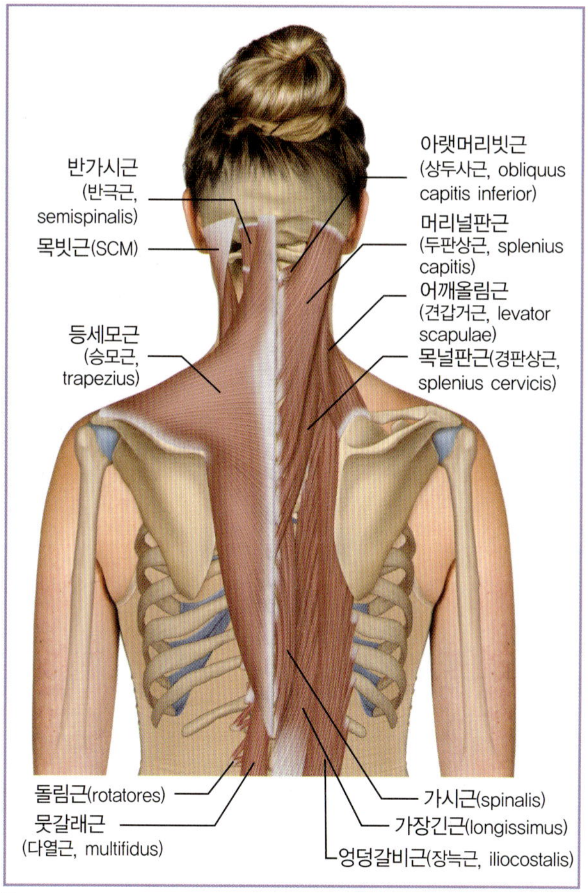

B

그림 7-20 오른쪽 돌림 근육의 기능적 근육군. **(A)** 앞쪽 모습 **(B)** 뒤쪽 모습. 주의: 모든 근육이 보이지 않음.

오른쪽 돌림근의 기능적 단위

기능적 단위는 다음의 근육으로 이루어져 있다:

왼쪽 등세모근	오른쪽 아래머리빗근
왼쪽 가로가시근육군	오른쪽 척주세움근육군
오른쪽 머리널판근	왼쪽 목빗근
오른쪽 목널판근	왼쪽 앞목갈비근
오른쪽 어깨올림근	왼쪽 긴목근

어느 손이든 환자의 턱관절(TMJs)에 과도한 압박이 주어지지 않도록 주의한다.

시작자세:

- 환자는 바로 누운자세로 환자의 머리는 치료대에 위치하게 한다; 치료사는 치료대의 머리 부분의 오른쪽에 앉는다.
- 치료사의 오른 손(치료하는 손)은 환자의 머리/얼굴 오른쪽 면에 위치한다.
- 치료사의 왼손(고정하는 손)은 환자의 반대편 머리/얼굴에 위치한다(그림 7-21).

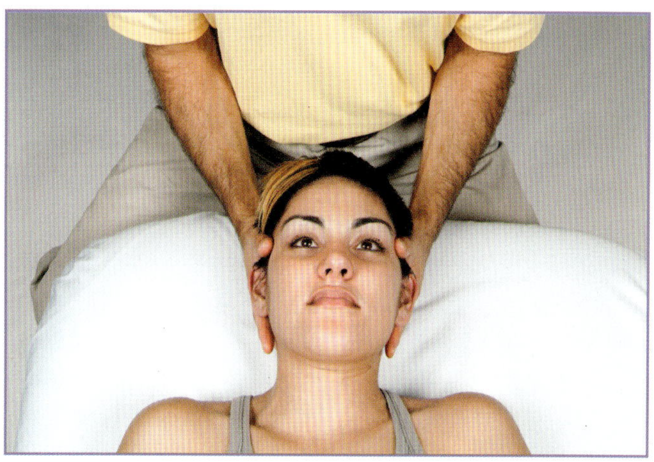

그림 7-21

환자의 초기 신장:

- 환자의 목표 근육(오른쪽 돌림근)을 환자의 머리와 목을 왼쪽 돌림으로 저항감이 느껴질 때까지 부드럽게 신장하고, 목표한 오른쪽 돌림근을 신장한다(그림 7-22).

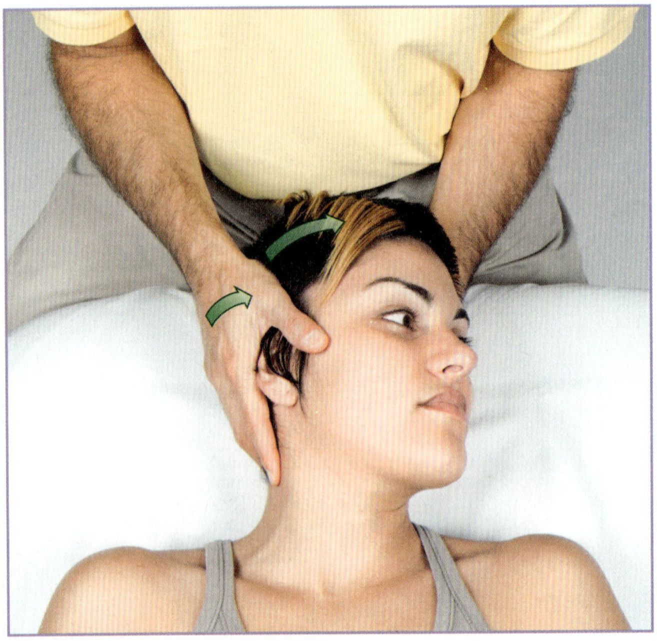

그림 7-22

첫 번째 반복: 환자 수축:

- 환자의 초기 신장 자세에서 환자에게 목표한 근육의 부드러운 등척성 수축을 약 5~8초간 치료사의 저항에 대항해 수축하도록 하여, 목과 머리를 오른쪽 돌림을 시도한다.

7.8 치료 전문가 Tip

휴식 시 돌림(Resisting Rotation)

환자의 돌림 수축은 손의 위치 때문에 CR 동작의 저항에서 대부분 힘들게 적용된다. 환자 얼굴에 위치하는 치료사의 손은 좀 더 중간 앞쪽에 위치하여, 최적의 지렛대 힘을 가져야 하며, 환자의 코 또는 가능한 위를 완전히 덮지 않아야 한다. 치료사의 저항력을 만들기 위한 최적의 위치는 환자의 광대뼈와 이마뼈 위에 위치한다. 항상 환자의 턱관절(TMJ)에 가압하는 것을 피한다. 환자의 돌림 수축을 위한 저항에 도움을 주기 위하여, 치료사는 손을 환자 머리 뒤쪽에 위치한다. 이 손의 최적의 위치는 정확히 얼굴에 위치한 손의 반대쪽이다. 즉, 치료사가 환자의 머리를 지구본이라 생각하면, 치료사의 손은 지구본의 180° 반대 방향에 위치하는 것이다.

- 치료사의 고정하는 손은 환자의 머리를 지지하게 하고, 환자 수축에 대한 저항을 줄 수 있도록 한다(그림 7-23A).
- 환자에게 이완하도록 한다.
- 매 반복 동안 치료사 저항에 대항하여 수축하는 동안 숨을 참거나 날숨을 하는 호흡법에 주의한다.

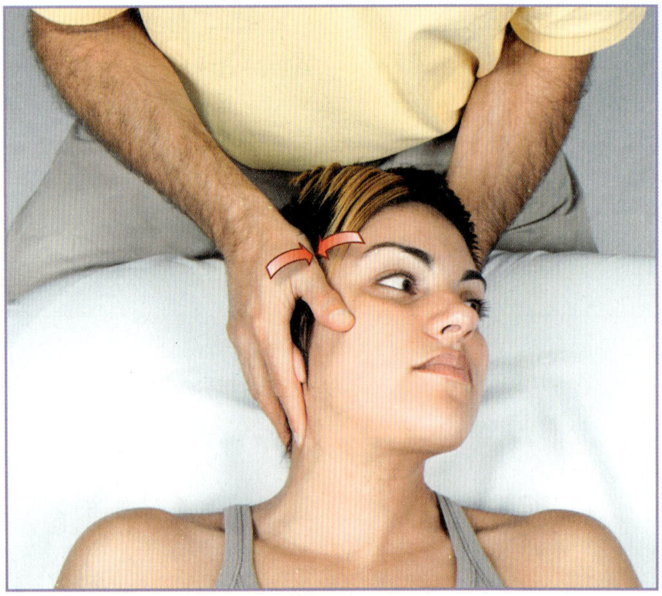

그림 7-23A

첫 번째 반복: 수축후 신장:

- 환자가 이완하게 되면, 환자의 머리와 목을 저항이 느껴질 때까지 왼쪽 돌림방향으로 부드럽게 움직이면서 목표근육의 신장을 증가시킨다(그림 7-23B).
- 이 신장 자세를 약 1~3초간 유지한다.

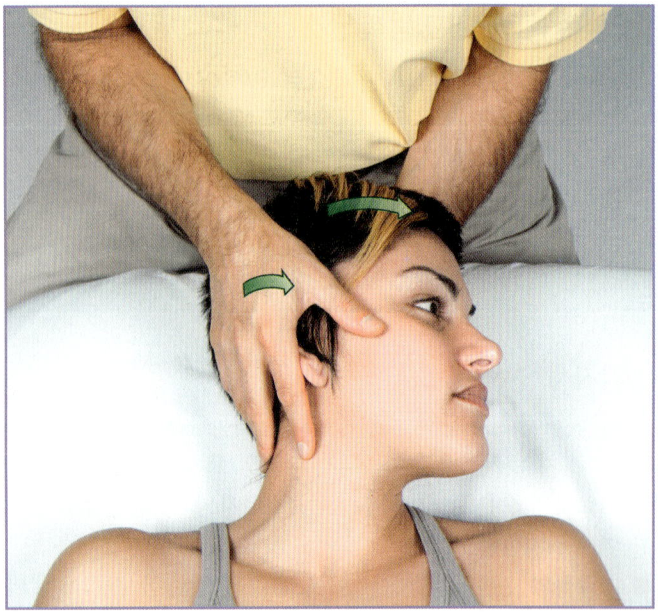

그림 7-23B

두 번째 반복: 환자 수축:

- 첫 번째 반복의 끝자세를 신장의 자세로 시작하며, 환자는 목표한 근육을 치료사의 저항에 대항하여 등척성으로 약 5~8초간 수축한다(그림 7-24A).
- 이 시점에서 치료사 저항에 대한 환자의 수축량을 중등도로 한다.
- 이 장 앞에서 언급하였듯이 두 번째 반복의 시작 자세는 첫 번째 반복의 끝자세를 지키지 않아도 된다. 또는 세 번째 반복의 시작자세는 두 번째 반복의 끝자세가 아니어도 된다. 특히, 돌림 신장의 경우, 성공적인 반복을 위해 신장의 중립 위치로 되돌아가며, 환자가 중립위치에서 치료사의 저항에 대하여 등척성으로 수축하도록 한다.

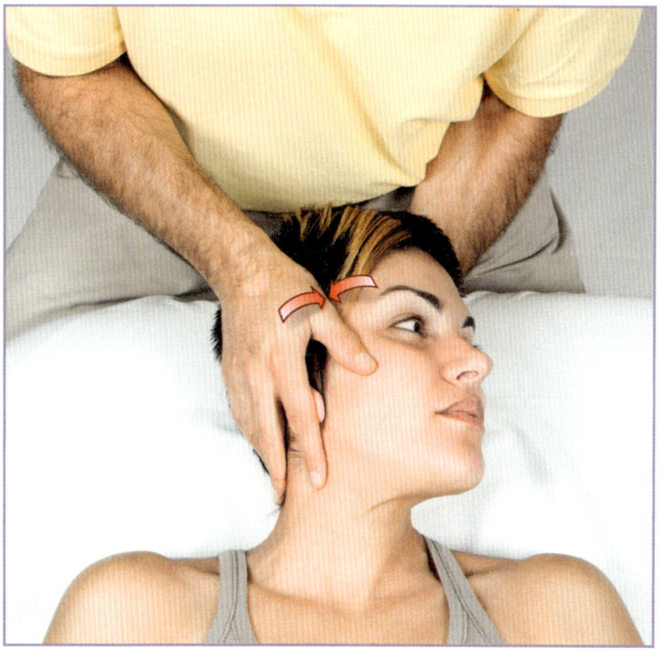

그림 7-24A

두 번째 반복: 수축후 신장:

- 환자가 이완하게 되면, 환자의 머리와 목을 저항이 느껴질 때까지 왼쪽 돌림 방향으로 부드럽게 움직이면서 목표근육의 신장을 증가시킨다 (그림 7-24B).
- 신장의 이 자세를 약 1에서 3초간 유지한다.

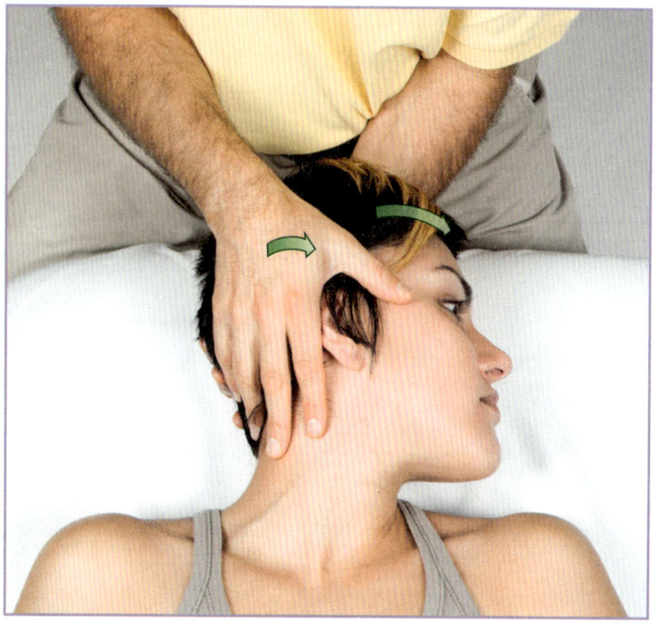

그림 7-24B

세 번째 반복:

- 두 번째 반복의 끝자세를 신장의 자세로 시작하며, 환자는 목표한 근육을 치료사의 저항에 대항하여 등척성으로 약 5~8초간 수축하며, 이 시점에서 환자는 편안한 범위 내에서 강하게 수축한다.
- 환자가 이완하게 되면, 환자의 머리와 목을 저항이 느껴질 때까지 왼쪽 돌림 방향으로 부드럽게 움직이면서 목표근육의 신장을 증가시킨다.
- 원한다면, 네 번째 반복을 할 수 있다.
- 마지막 반복 신장의 이 자세를 10초 또는 그 이상으로 유지한다.

치료절차 7-7: 왼쪽 돌림근(Left rotators)

그림 7-25는 목과 머리의 왼쪽 돌림근의 기능적 단위를 보여주고 있다(그림 7-20의 표 참조). 목의 오른쪽 돌림근과 같이 왼쪽 돌림근은 목의 3/4의 영역에 위치하고 있다: 목 뒤쪽의 오른쪽과 왼쪽 뿐만 아니라, 목의 앞쪽 오른쪽에 위치하고 있다. 머리와 목의 왼쪽 돌림근의 CR 신장법을 사용하려면 그림 7-21에서 7-24의 오른쪽 돌림근의 주어진 지시대로 따라하면 되고, 단지 방향만 반대측으로 바꾸면 된다.

왼쪽 돌림근의 기능적 단위

기능적 단위는 다음의 근육으로 이루어져 있다:

오른쪽 등세모근	왼쪽 아래머리빗근
오른쪽 가로가시근육군	왼쪽 척주세움근육군
왼쪽 머리널판근	오른쪽 목빗근
왼쪽 목널판근	오른쪽 앞목갈비근
왼쪽 어깨올림근	오른쪽 긴목근

A
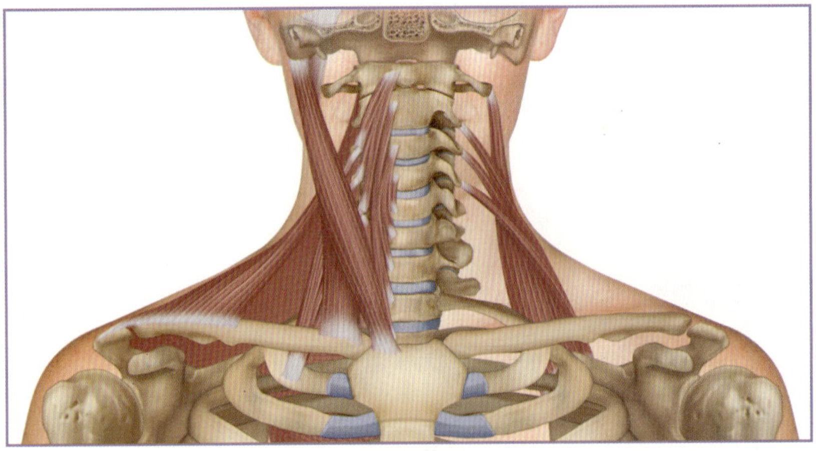

B
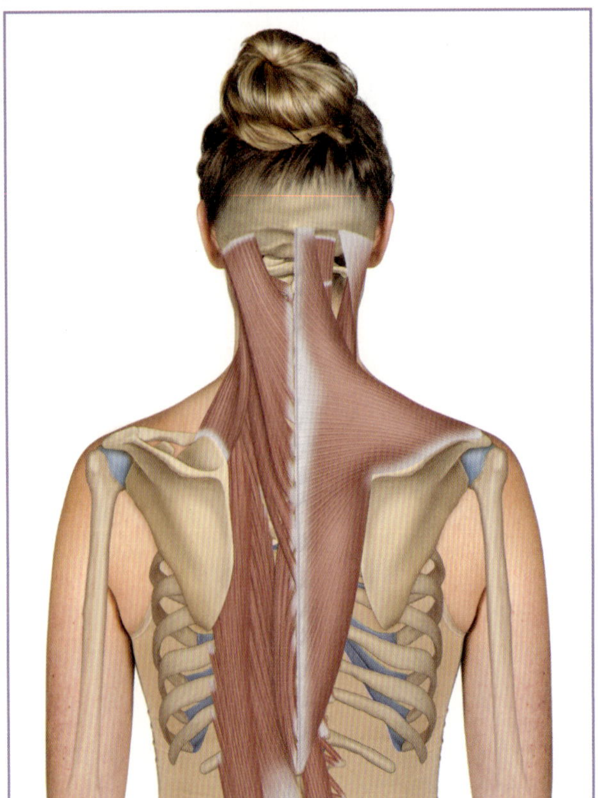

그림 7-25A,B

치료절차 7-8: 굽힘근(Flexors)

그림 7-26은 목과 머리의 굽힘근에 대한 기능적 단위를 보여주고 있다. 이러한 근육은 목의 앞에 위치하고 있으며, 목과 머리의 굽힘근의 CR 신장법은 그림 7-27에서 7-30에서 설명하였다.

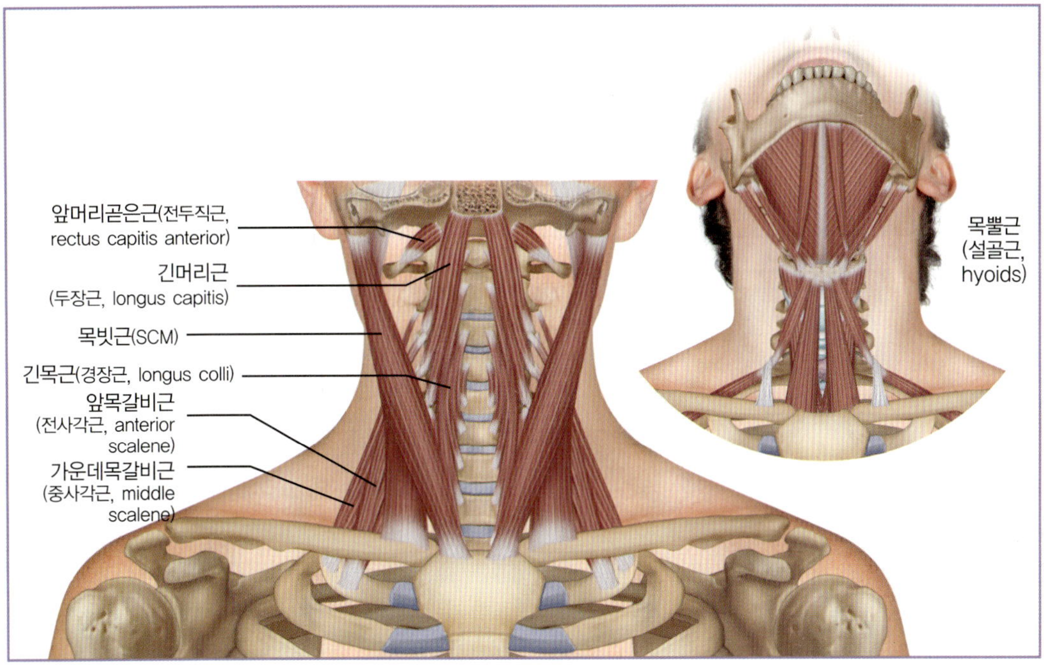

그림 7-26 굽힘근의 기능적 단위 (머리를 폄을 한 그림에서 목뿔뼈를 볼 수 있음).

굽힘근의 기능적 단위

기능적 단위는 다음 양쪽 면의 근육으로 이루어져 있다:

목빗근	긴머리근
앞목갈비근	앞머리곧은근
가운데목갈비근	목뿔근육군
긴목근	

시작자세:

- 환자는 바로 눕고 머리와 목은 치료대에서 떨어뜨린다.
- 이 상황에서 환자의 목표 근육은 환자의 머리를 바닥으로 내리는 움직임으로 신장되기 때문이다.
- 치료사의 치료하는 손은 환자 이마에 위치하고, 고정하는 손은 환자의 머리 뒤쪽에 위치하여 머리 무게를 지지해준다; 치료사의 팔꿈치를 가능한 몸통에 붙이는 것이 중요하다 (그림 7-27).
- 환자를 바로 누운자세로 하는 이 자세의 단점은 치료사의 손이 이마의 저항에 대항한 환자의 등척성 수축이 중력이 작용하는 방향이므로 매우 힘들게 된다. 환자의 다른 자세는 실기 적용 7.2를 참조하기 바란다.
- 많은 환자가 이 자세에서 불안하게 느낀다.

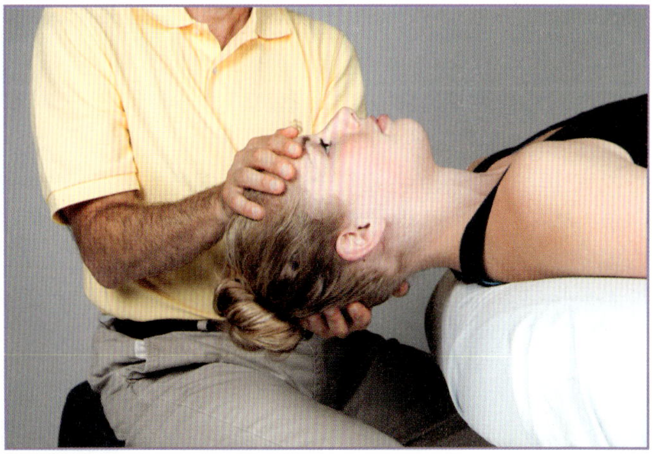

그림 7-27

환자의 초기 신장:

- 환자의 목표 근육(폄근)을 환자의 머리와 목을 바닥 쪽으로 폄으로 저항감이 느껴질 때까지 부드럽게 신장하고, 목표한 굽힘근을 신장한다(그림 7-28).
- **주의:** 목 뒤쪽에 대한 과도한 압은 피하고 환자를 편안하게 하기 위해, 폄 방향으로 신장하는 머리와 목에 대한 약간의 축성(axial) 견인이 도움이 될 수 있다.

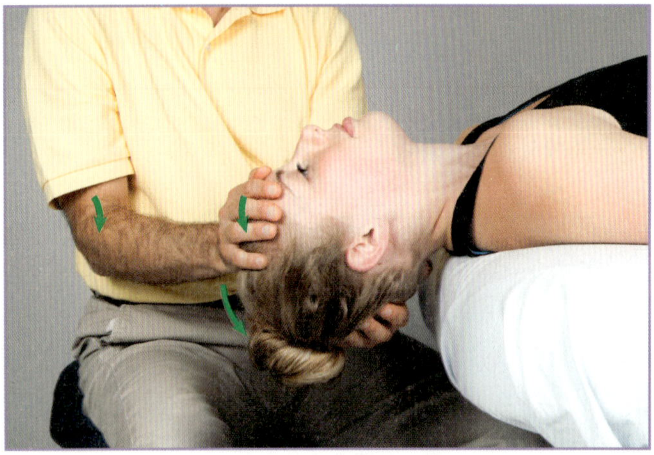

그림 7-28

환자를 엎드린 자세 또는 바로 누운자세를 하든, 굽힘근의 신장을 위해서는 환자의 목을 폄으로 위치해야 한다. 많은 사람들, 특히 노인에서 이러한 운동을 할 때 주의를 기울이며, 머리와 목을 해부학적 위치 이상으로 폄으로 하는 것은 편안한 상태가 아니다.

첫 번째 반복: 환자 수축:

- 환자의 초기 신장 자세에서 환자에게 목표한 근육의 부드러운 등척성 수축을 약 5~8초간 치료사의 저항에 대항하여 수축하도록 하여, 목과 머리를 치료대에서 멀어지게 머리를 들어 굽힘을 시도하도록 한다(그림 7-29A).
- 환자에게 이완하도록 한다.
- 치료사의 잡고 있는 손이 부드럽고 편안해야 하며, 견고하게 안전하지 않으면 환자는 이 자세를 불안해한다.
- 매 반복 동안 치료사 저항에 대하여 수축하는 동안 숨을 참거나 날숨을 하는 호흡법에 주의한다.

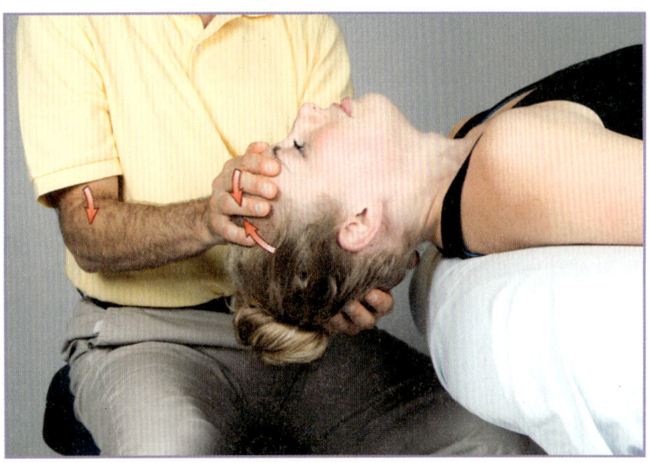

그림 7-29A

첫 번째 반복: 수축후 신장:

- 환자가 이완하게 되면, 환자의 머리와 목을 저항이 느껴질 때까지 폄 방향으로 부드럽게 움직이면서 목표 근육의 신장을 증가시킨다(그림 7-29B).
- 이 신장 자세를 약 1~3초간 유지한다.

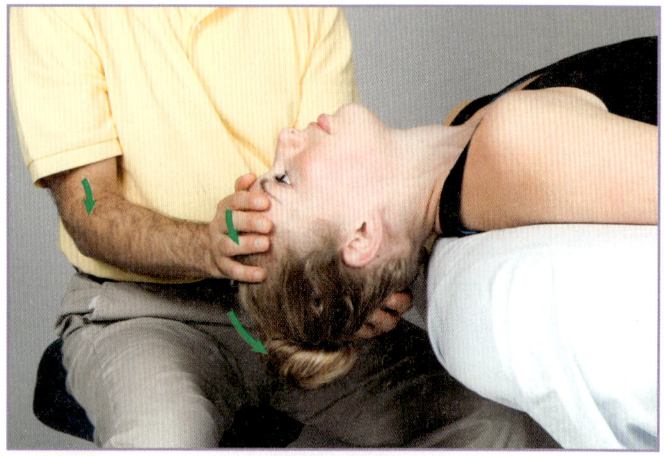

그림 7-29B

두 번째 반복: 환자 수축:

- 첫 번째 반복의 끝자세를 신장의 자세로 시작하며, 환자는 목표한 근육을 치료사의 저항에 대항하여 등척성으로 약 5~8초간 수축한다(그림 7-30A).
- 이 시점에서 치료사 저항에 대한 환자의 수축량을 경도에서 중등도로 한다.

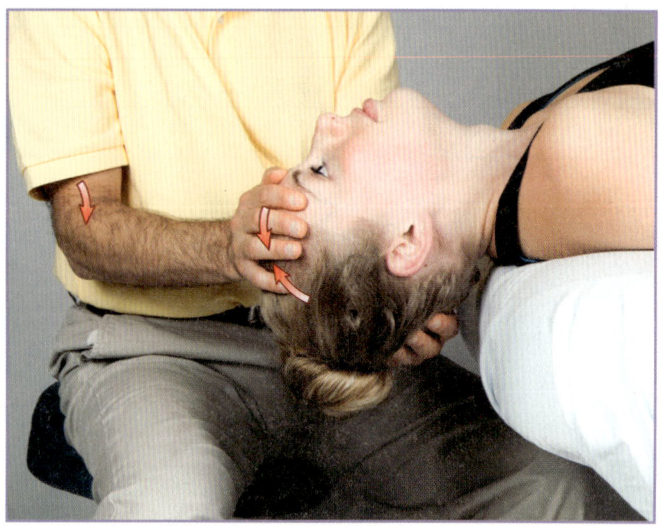

그림 7-30A

두 번째 반복: 수축후 신장:

- 환자가 이완하게 되면, 환자의 머리와 목을 저항이 느껴질 때까지 폄 방향으로 부드럽게 움직이면서 목표 근육의 신장을 증가시킨다(그림 7-30B).

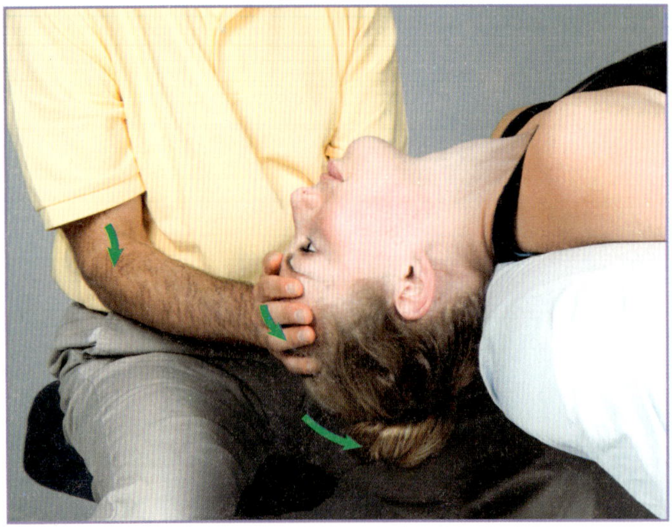

그림 7-30B

- 이 신장 자세를 약 1~3초간 유지한다.

세 번째 반복:

- 두 번째 반복의 끝자세를 신장의 자세로 시작하며, 환자는 목표한 근육을 치료사의 저항에 대항하여 등척성으로 약 5~8초간 수축하며, 이 시점에서 환자는 편안한 범위 내에서 강하게 수축한다.
- 환자가 이완하게 되면, 환자의 머리와 목을 저항이 느껴질 때까지 폄 방향으로 부드럽게 움직이면서 목표근육의 신장을 증가시킨다.
- 원한다면, 네 번째 반복을 할 수 있다. 마지막 반복 신장의 자세를 10초 또는 그 이상으로 유지한다.

7.2 실기 적용

환자가 엎드린 자세에서 굽힘근의 수축 이완(CR) 신장법

환자가 치료대의 엎드린 자세에서 머리와 목을 치료대 끝으로 위치하여 목과 머리 굽힘근의 수축 이완 신장법을 실시할 수 있다. 이러한 방법에서 치료사는 치료대의 머리 쪽에서 바닥에 앉거나 무릎자세를 취한다. 치료사의 왼쪽과 오른쪽 손은 치료하는 손으로 환자의 이마/마루 영역에 위치하여 사용한다(그림 A). 또 다른 자세는 바퀴달린 의자에 앉아 치료하는 손은 환자의 이마 영역에 위치하여 사용하고, 다른 한 손은 환자의 어깨/몸통을 고정하는 손으로 사용한다(그림 B). 엎드린 자세의 장점은 환자가 중력에 대항하여 수축할 필요가 없다는 것이다. 하지만, 바로 누운자세에서와 같이 이러한 자세는 환자에게 취약한 자세이므로 환자 머리를 지지하여 안전하고 편안하게 해야 한다.

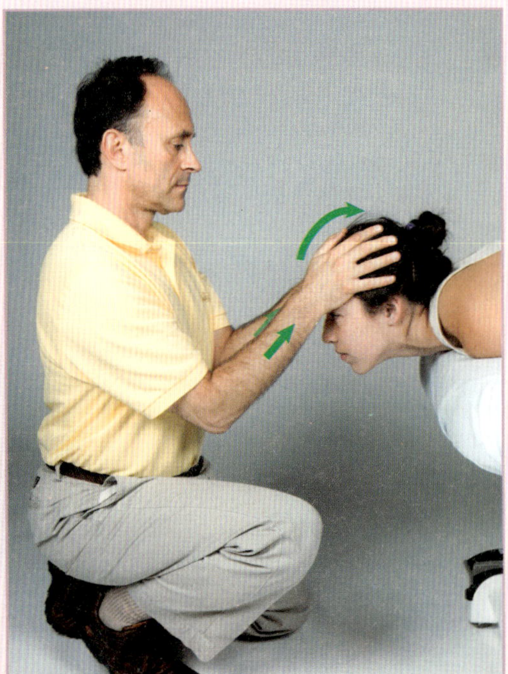

A

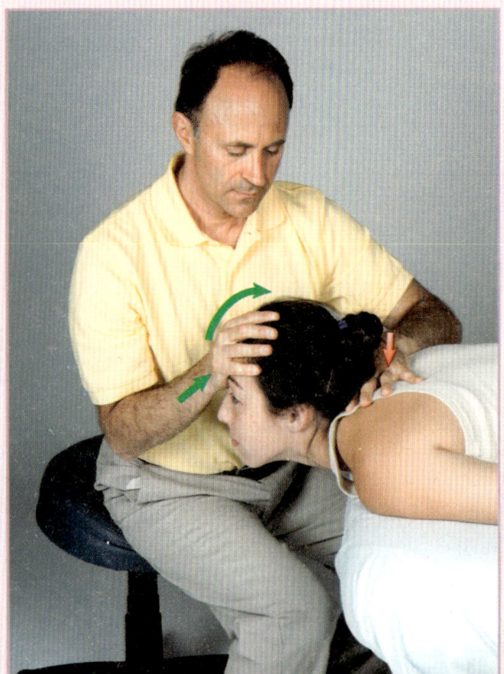

B

목 굽힘근의 CR 신장법을 위한 엎드린 다른 자세. **A**와 **B**는 치료사를 위한 두 개의 다른 손의 위치를 보여준다.

치료절차 7-9: 굽힘근/오른쪽 외측 굽힘근(Flexors/Right lateral flexors)

그림 7-31은 머리와 목의 양쪽 굽힘근과 오른쪽 외측 굽힘근의 기능적 단위를 보여주고 있다. 이러한 근육은 목의 오른쪽 앞쪽 외측에 위치하고 있다(앞의 오른쪽 면). 이 근육의 기능적 단위 CR 신장법은 그림 7-32에서 7-35에서 설명하였다.

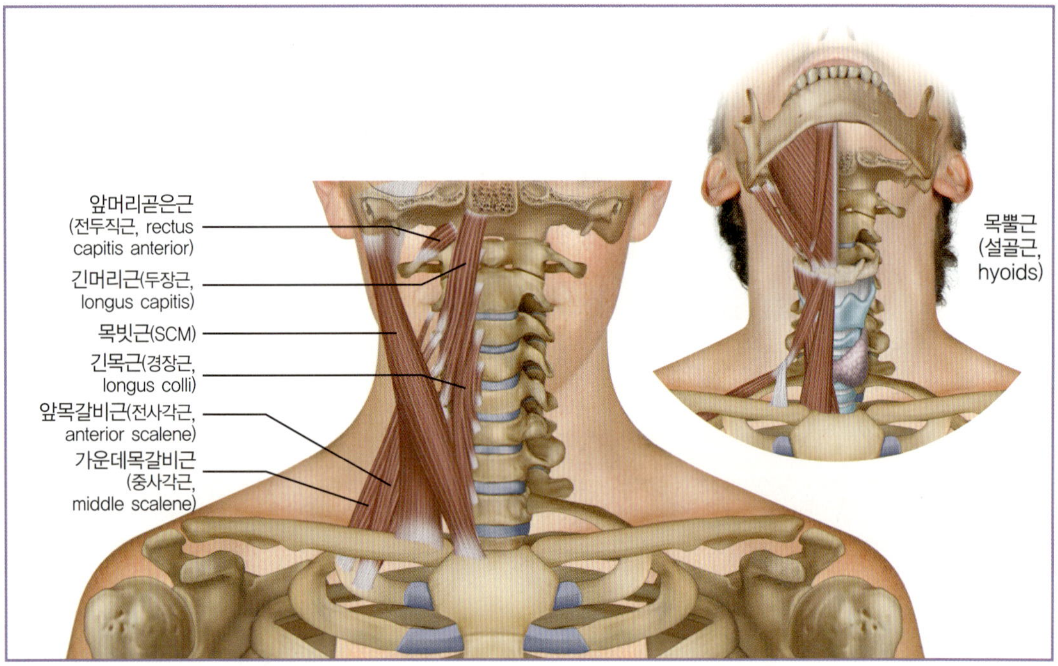

그림 7-31 굽힘근/오른쪽 외측 굽힘근의 기능적 단위(머리를 펴하는 그림에서 목뿔뼈를 볼 수 있음).

굽힘근/오른쪽 외측 굽힘근의 기능적 단위

기능적 단위는 다음의 오른쪽 면의 근육으로 이루어져 있다:

목빗근	긴머리근
앞목갈비근	앞머리곧은근
가운데목갈비근	목뿔근육군
긴목근	

시작자세:

- 환자는 바로 누운자세로 머리는 치료대에서 떨어뜨린다.
- 치료사의 치료하는 손은 환자의 이마에 위치하고, 고정하는 손은 머리 무게를 지지하기 위해 머리 뒤쪽에 위치한다 (그림 7-32A).
- 손 위치의 다른 방법은 환자의 머리의 뒤통수/관자/마루 영역 양쪽에 치료하는 손과 지지하는 손을 위치한다 (그림 7-32B).
- 환자의 엎드린 다른 자세도 사용될 수 있다 (실기 적용 7.2 참조).

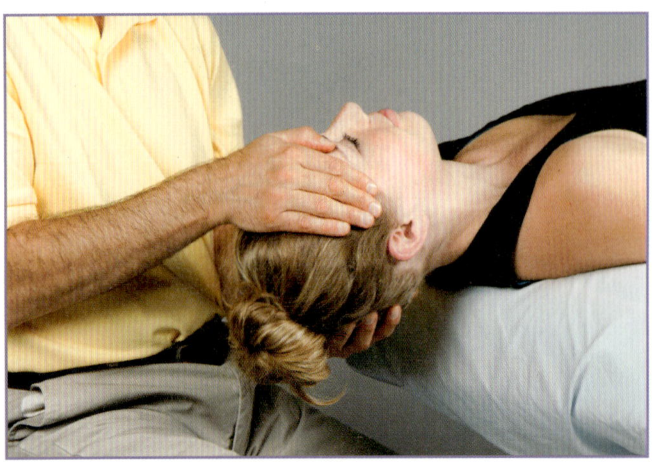

A

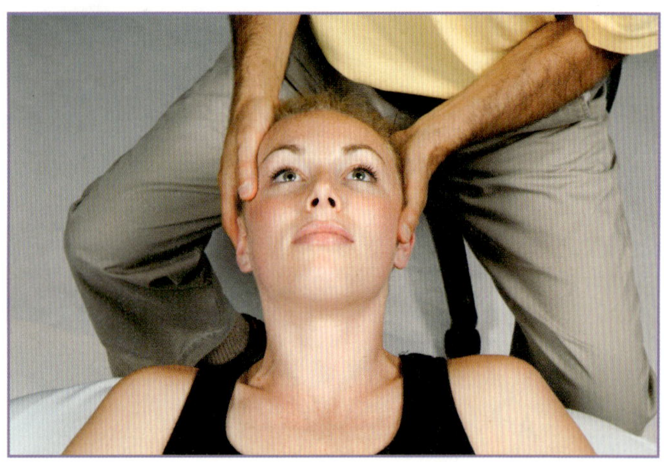

B

그림 7-32 A,B

환자의 초기 신장:

- 환자의 목표 근육(굽힘근/오른쪽 외측 굽힘근)을 환자의 머리와 목을 치료대의 아래쪽 사선방향으로 폄과 왼쪽 외측 굽힘으로 저항감이 느껴질 때까지 부드럽게 신장하고, 목표한 폄근을 신장한다(그림 7-33).
- 메모: 굽힘근의 기능적 단위의 신장 동안 언급하였듯이 적은 양의 축성 견인을 더하여 신장할 수 있다.

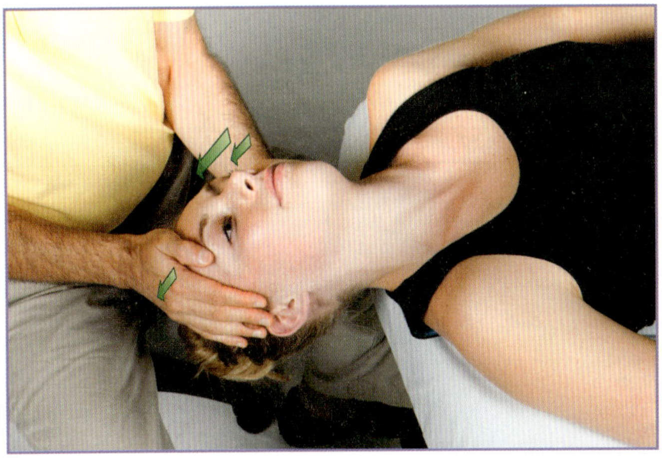

그림 7-33

치료절차 7-8의 굽힘근의 신장에서 설명하였듯이, 특히 노인에서 머리와 목을 해부학적 위치 이상으로 폄으로 하는 것을 어려워한다. 이러한 굽힘근의 신장 운동을 할 때 각별한 주의가 요구된다.

첫 번째 반복: 환자 수축:

- 환자의 초기 신장 자세에서 환자에게 목표한 근육의 부드러운 등척성 수축을 약 5~8초간 치료사의 저항에 대항하여 수축하도록 하여, 목과 머리를 치료대 쪽으로 들어 굽힘과 오른쪽 외측 굽힘을 시도한다(그림 7-34A).

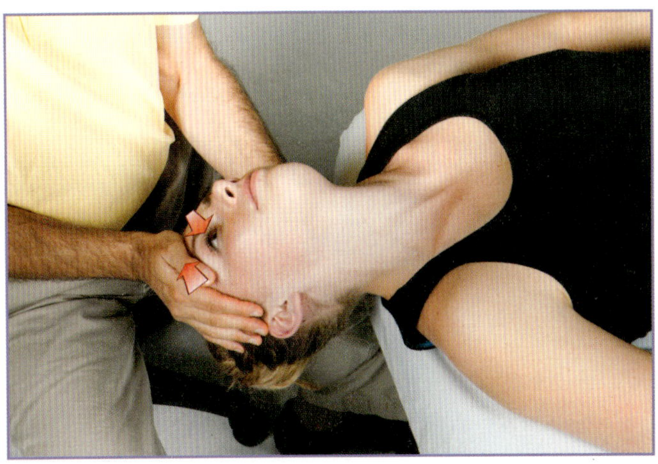

그림 7-34A

- 환자에게 이완하도록 한다.
- 치료사의 잡고 있는 손이 부드럽고 편안해야 하며, 견고하고 안전하지 않으면 환자는 이 자세를 불안해한다.
- 매 반복 동안 치료사 저항에 대항하여 수축하는 동안 숨을 참거나 날숨을 하는 호흡법에 주의한다.

첫 번째 반복: 수축후 신장:

- 환자가 이완하게 되면, 환자의 머리와 목을 저항이 느껴질 때까지 폄과 왼쪽 외측 굽힘 방향으로 부드럽게 움직이면서 목표근육의 신장을 증가시킨다(그림 7-34B).
- 이 신장 자세를 약 1~3초간 유지한다.

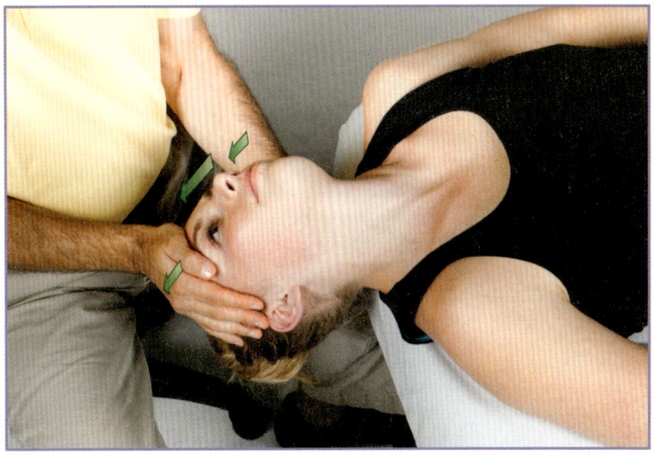

그림 7-34B

두 번째 반복: 환자 수축:

- 첫 번째 반복의 끝자세를 신장의 자세로 시작하며, 환자는 목표한 근육을 치료사의 저항에 대항하여 등척성으로 약 5~8초간 수축한다(그림 7-35A).
- 이 시점에서 치료사 저항에 대한 환자의 수축량을 경도에서 중등도로 한다.

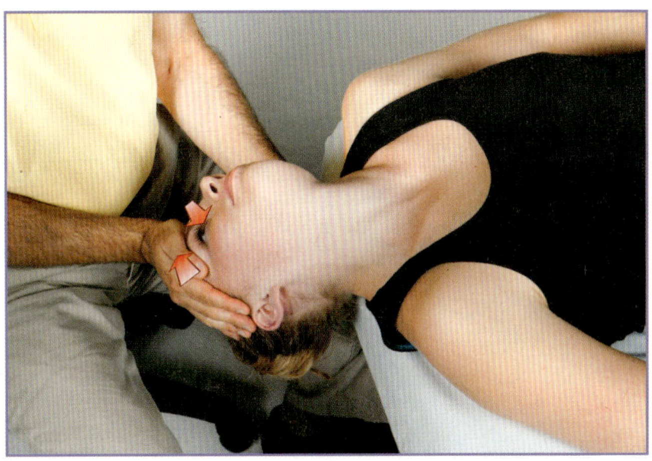

그림 7-35A

두 번째 반복: 수축후 신장:

- 환자가 이완하게 되면, 환자의 머리와 목을 저항이 느껴질 때까지 폄과 왼쪽 외측 굽힘 방향으로 부드럽게 움직이면서 목표근육의 신장을 증가시킨다(그림 7-35B).
- 이 신장 자세를 약 1~3초간 유지한다.

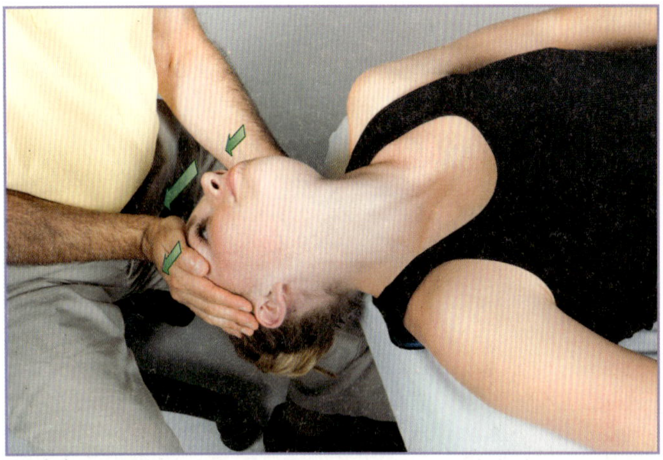

그림 7-35B

세 번째 반복:

- 두 번째 반복의 끝자세를 신장의 자세로 시작하며, 환자는 목표한 근육을 치료사의 저항에 대항하여 등척성으로 약 5~8초간 수축하며, 이 시점에서 환자는 편안한 범위 내에서 강하게 수축한다.
- 환자가 이완하게 되면, 환자의 머리와 목을 저항이 느껴질 때까지 폄과 왼쪽 외측 굽힘 방향으로 부드럽게 움직이면서 목표근육의 신장을 증가시킨다.
- 원한다면, 네 번째 반복을 할 수 있다.
- 마지막 반복의 신장 자세는 대체로 10초 또는 그 이상으로 유지한다.

7.3 실기 적용

굽힘근에 대한 가로면의 돌림 구성요소의 추가

폄근과 오른쪽 외측 굽힘근과 같은 기능적 단위에 대한 CR 신장을 앞에서 설명한 것과 같이 가로면에서의 돌림 구성요소는 신장을 할 때 조합하여 사용할 수 있으며, 환자가 신장을 시작할 때 왼쪽 돌림 또는 오른쪽 돌림을 함으로써 조합할 수 있거나(시작 자세에서 "돌림 요소에 대한 미리조정"), 환자의 등척성 수축 후에 환자에게 돌림 구성요소를 신장을 추가함으로 할 수 있다. 그림 A는 환자의 목을 오른쪽 돌림으로 미리조정하고 굽힘근/오른쪽 외측 굽힘근을 신장하는 것이다; 그림 B는 환자의 목을 왼쪽 돌림으로 미리조정하고 굽힘근/오른쪽 외측 굽힘근을 신장하는 것이다.

신장의 마지막에서 돌림의 요소를 안쪽으로 조합하면, 특정한 목표 근육이 좀 더 최적화되어 신장될 것이며, 또 다른 근육은 느슨하게 되어 최적으로 신장되지 않을 것이다. 예를 들면, 목과 머리를 오른쪽 돌림을 한다면, 굽힘근/오른쪽 외측 굽힘근과 왼쪽 돌림근이 최적으로 신장되며, 굽힘근/오른쪽 외측 굽힘근과 오른쪽 돌림근은 느슨하게 될 것이다. 이러한 원리는 하나의 두상면(시상면 또는 관상면)에서 실시하는 모든 신장에서 적용된다.

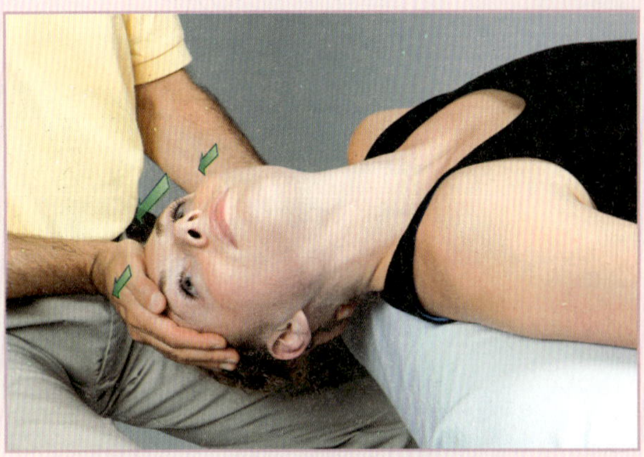

A

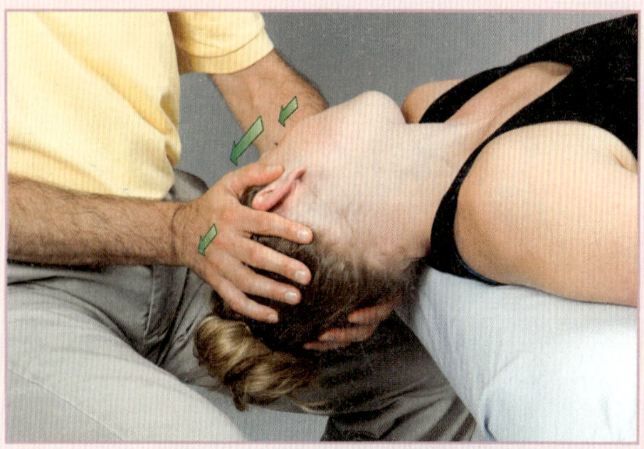

B

환자의 목은 굽힘근/오른쪽 외측 굽힘근육군의 CR 신장법을 위해 돌림을 미리 조정해 두었다. (A) 오른쪽 돌림의 미리 조정 (B) 왼쪽 돌림에 대한 미리 조정

치료절차 7-10: 굽힘근/왼쪽 외측 굽힘근(Flexors/Left lateral flexors)

그림 7-36은 목과 머리의 양쪽 굽힘근과 왼쪽 외측 굽힘근의 기능적 단위를 보여주고 있다(그림 7-31의 표 참조). 이 근육은 목의 왼쪽 앞쪽 외측(앞의 왼쪽면)에서 위치하고 있다. CR 신장법을 사용하려면 그림 7-32에서 7-35에 굽힘근/오른쪽 외측 굽힘근의 주어진 지시대로 따라하면 되고, 단지 방향만 반대측으로 바꾸면 된다.

굽힘근/왼쪽 외측 굽힘근의 기능적 단위

기능적 단위는 다음의 왼쪽 면의 근육으로 이루어져 있다:

목빗근	긴머리근
앞목갈비근	앞머리곧은근
가운데목갈비근	목뿔근육군
긴목근	

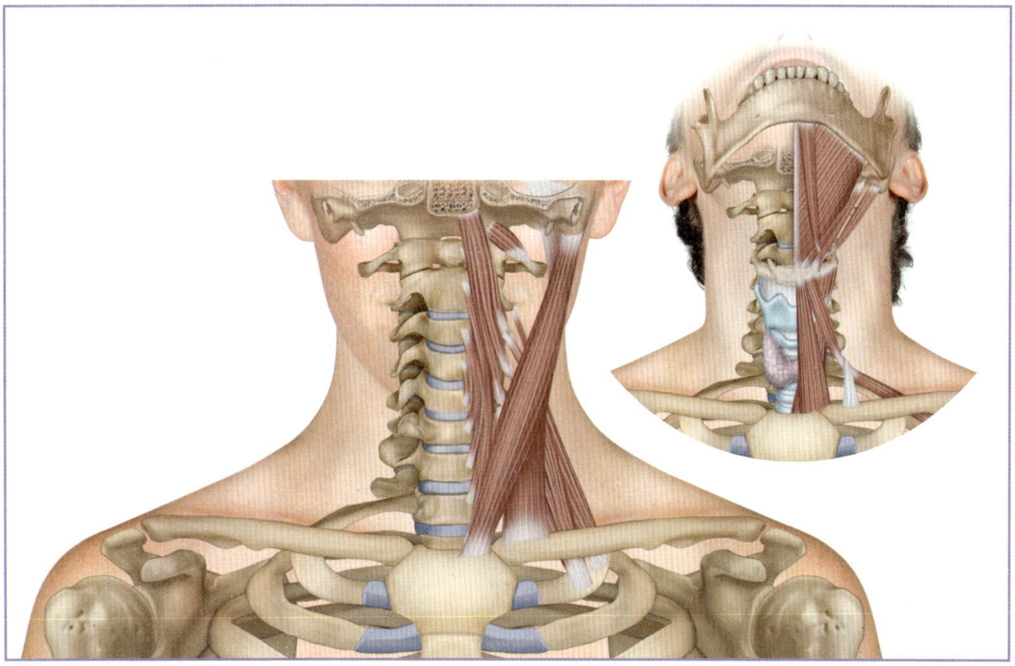

그림 7-36

7.9 치료 전문가 Tip

언제 수축 이완 신장법을 사용하는가? (When Should You Use Contract Relax Stretching?)

CR 신장법은 고급화된 기법으로서 환자가 "표준화된" 역학적 신장법에 대한 반응이 없을 때 사용할 수 있다. 물론, CR 신장법을 사용하기를 결정하기 위해서 정기적인 신장에 대한 반응이 멈출 때까지 기다릴 필요는 없다. 환자를 위해 표준화된 방법과 통합하여 사용할 수 있다. 하지만, CR 신장법을 수행하기 위하여 좀 더 많은 시간이 요구되므로 치료사는 환자의 어떤 신체 부위를 사용할지, 언제 사용할 지에 대한 선택을 해야 한다. 또 다른 고려점은 CR 신장법은 환자의 능동적인 참여 부분이 요구된다. 환자가 치료하는 동안 수동적으로 남아있거나 치료세션 동안 수동적인 것이 기대된다면, CR 신장법은 적절한 선택이 아니다. 치료사는 치료세션 동안 가능한 역할에 대하여 환자를 교육할 필요가 있다.

자주 묻는 질문으로 "CR 또는 AC에서 어떤 것이 고급화된 신경학적 억제 신장법으로 더 좋은가?" 이다. 각 기법을 지지하는 사람들은 다른 기법보다 우수하다고 하지만, 모든 치료기법을 다루는 여기서는 같이 여긴다: 각 치료법은 어떠한 환자에서 우수하게 작용하고, 또한 다른 하나보다 우수하게 작용하지 않을 수 있다-신체에서 근육에 따라 어떠한 기법이 더 우수하게 작용하거나 아닐 수도 있다. 치료사가 어떤 기법을 선택하는가는 각 환자의 상황에 맞게 잘 적용되는 기법을 선택하거나 생역학적으로 쉽게 근육에 적용할 수 있는 치료기법을 치료사가 찾아야 한다.

CRAC 신장법(9장 참조)에서는 CR 또는 AC의 신장법 하나를 사용하는 것보다는 좀 더 효과적으로 작용할 수 있다. 이는 두 가지 기법의 효과를 조합하였기 때문이다. 하지만, 수행하는데 2배의 시간이 소요되며, 이는 한 근육을 신장하는데 더 많은 시간을 소요해야 하는 것이므로 환자의 다른 구획에 적용하는 시간은 줄어들게 된다는 것이다. 최종적으로 기법의 선택은 임상 의사 결정으로 각 환자의 상황에 따라 결정해야 한다.

7.10 치료 전문가 Tip

환자의 동작 인식(Client Awareness of Motion)

많은 환자들은 자신의 목의 제한된 범위에 적응하게 되고, 이를 대신하여 몸통을 움직임으로써 보상하는 것을 학습하게 된다. 환자가 일상생활에서 목의 움직임을 피하는 것을 학습하게 되면, 이러한 보상 패턴은 환자의 목뼈 움직임 범위 회복을 위해 지속적으로 마사지와 신장을 하게 하도록 한다. 이는 통증이 다시 발생하거나 습관적인 부분으로 인하여 반복되게 한다. 환자가 마사지와 신장을 통하여 관절가동범위 증가를 가지고 목을 움직이지 않는다면, 환자는 이러한 조직에서 근육이 유착되고 단단해지기 때문에 관절가동범위를 잃게 된다. 이러한 결과로 환자는 원래의 제한된 움직임 패턴으로 되돌아 가게 된다. 이러한 이유로 환자가 치료가 증가함에 따라 관절가동범위 내에서 지속적으로 목을 움직이는 것이 아주 중요하다.

이를 촉진하기 위하여, 치료세션 마지막에서 환자의 의식적인 인식이 관절가동범위를 증가시키는데 사용할 수 있다. 이러한 것을 2가지 단계로 실시한다. 첫 번째, 환자의 목을 개선하고자 하는 관절가동범위의 위치로 이동하고, 구두 지시로 범위를 증가시키도록 한다. 두 번째, 환자의 목을 능동적으로 움직여서 관절가동범위를 비보조적으로 증가시키고, 또 다시 치료사의 구두 지시로 촉진한다. 개선된 움직임의 의식적 인식으로 환자는 지속적으로 관절가동범위를 회복할 수 있다. 목의 움직임과 사용으로 가동성을 유지하는데 도움이 되며, 이는 환자의 상태를 개선시키는데 도움이 된다.

요약 / CHAPTER SUMMARY

CR 신장법은 고급화된 기법으로 근막유착과 단단해진 근육을 가진 환자를 도와줄 수 있는 핵심적인 기법을 제공할 수 있다. 정확한 기법을 수행하는 것이 다양하지만, 일반적으로 다음의 방식을 따르면 된다:

- 환자를 신장하기 전에 환자는 목표하는 근육을 등척성으로 수축하여 GTO 반사를 활성화시키고, 치료사는 목표한 근육의 신장을 계속해서 할 수 있다.
- 환자는 등척성 수축을 5~8초간 유지하고; 일반적으로 3~4번의 반복을 한다.
- 환자는 등척성 수축을 수행하는 동안 숨을 참거나 날숨을 한다.

필요하다면, 어떠한 다른 신장도 CR 기법을 사용할 수 있다. 모든 신장법에서 CR 신장법은 환자 조직의 준비과정으로 사용하기에 효과적인 방법이다.

사례연구

루씨(LUCY)

병력과 검사

Lucy Adams는 36세 새로운 환자로 뻣뻣한 목으로 치료실에 방문하였다. 환자는 운전을 할 때, 고속도로로 합쳐지는 길에서 왼쪽 어깨 뒤쪽을 편안하게 볼 수 없다고 하였다. 치료사는 환자의 병력을 검토하였을 때 외상이 아닌 것을 확인하였다. 환자는 목에서만 불편감을 호소하였으며, 상지에 전달되는 불편감은 호소하지 않았다. 환자는 약 1달 전에 방심한 상태로 발생되었으며, 목에 1시간씩 2번의 심부 조직 마사지를 받았다. 환자는 마사지가 목 불편감에 대한 경감이 도움이 되었지만, 목에 대한 가동범위를 얻는데 도움이 되지 않았다고 하였다. 환자는 목 신장에 대한 치료사의 조언을 받았다고 하였으며, 2주간 매일 실시하였다. 하지만, 환자는 계속해서 왼쪽으로 머리를 돌리는 부분에 대한 어려움을 호소하였다.

치료사의 평가는 왼쪽 돌림 동작이 20° 감소하고 굽힘은 10° 감소하였다. 다른 목의 동작 범위는 정상이었다. 치료사는 추간공 압박공사, 기침 검사, 그리고 발살바기법을 수행하였다. 모든 검사에서 음성 결과를 보여주었다(제3장 검사 절차의 개관 참조).

질문을 통한 생각하기

1. CR 신장법과 같은 상급화된 신장법을 Lucy를 위한 치료 계획에 포함할 수 있는가? 이유는? 그렇지 않다면 그 이유는?
2. CR 신장법이 효과가 있다면, 안전하게 사용할 수 있는가? 만약, 그렇다면 어떻게 알 수 있는가? 그렇지 않다면, 이유는?
3. CR 신장법을 한 후, 어떠한 특정 신장법의 치료절차를 사용하는가? 그리고 당신이 선택하여 사용한 이유는?

질문을 통한 생각하기의 답과 이 환자를 위한 치료 전략은 270페이지에 있다.

복습문제

객관식

1. CR 신장법의 기초가 되는 반사는 무엇인가?
   A. 근방추
   B. GTO
   C. 상반신경 억제(reciprocal inhibition)
   D. 신장(Stretch)

2. CR 신장법은 일반적으로 몇 번 반복하는가?
   A. 3-4
   B. 5-6
   C. 7-9
   D. 10번 또는 그 이상

3. CR 기법을 설명하는 또 다른 용어는 무엇인가?
   A. AC
   B. 고유수용성신경근촉진법
   C. 핀과 신장(pin and stretch)
   D. 능동적 분리된 신장(active isolated stretching)

4. 환자가 일반적으로 수행하는 CR 신장법의 수축 종류는?
   A. 구심성
   B. 원심성
   C. 등척성
   D. 짧아짐(shortening)

5. 환자가 일반적으로 수축하는 시간은?
   A. 1초
   B. 3초
   C. 5에서 8초
   D. 12에서 20초

참/거짓

1. ________ 일부 근육만 CR 기법으로 신장할 수 있다.
2. ________ CR 기법에서 치료하는 손의 다른 이름은 저항하는 손이다.
3. ________ CR 기법의 환자 수축동안 환자는 일반적으로 들숨을 쉰다.
4. ________ 목의 오른쪽 외측 굽힘근의 기능적 단위를 신장하는 동안 환자의 목은 왼쪽 외측 굽힘을 하면 가장 신장이 잘 된다.
5. ________ CR 기법 동안 각각의 성공적인 반복은 앞서 시행한 반복자세의 끝에서 시작해야 한다.

단답형

1. CR 신장 동안 환자의 수축 근육/군은 무엇인가?
   ____

2. 치료사가 환자의 왼쪽 굽힘근육군을 신장하려고 하면, 환자의 왼쪽 어깨를 고정하는 손은 어떻게 설명하는가?
   ____

3. 치료사의 팔꿈치를 치료사의 신체 중심으로 당기는 위치가 왜 중요한가?
   ____

4. CR 기법을 수행하는데 치료사가 저항주기 힘든 동작은 어떠한 것인가?
   ____

일치문제

1. 치료사하는 손	______ GTO 반사
2. 환자의 초기 신장	______ 근방추 반사
3. 환자는 들숨 또는 날숨	______ 신장하는 손
4. 움직임으로부터 어깨를 유지	______ 수축할 때 수행
5. CR 신장을 위한 반사	______ 첫 번째 반복 전에 수행
6. 신장을 너무 빠르고 멀게 하면 나타나는 반사	______ 고정하는 손

복습문제에 대한 정답은 271페이지에 있다.

CHAPTER 제 8 장

주동근 수축 신장법
Agonist Contract Stretching

개요 / Chapter outline

학습목표 / Objectives

본 단원을 학습한 후에 학생들은 다음을 할 수 있다:

1. AC 신장법의 기전을 설명할 수 있다.
2. AC 신장법을 사용할 수 있는 전반적인 단계를 설명할 수 있다.
3. 치료하는 손과 고정하는 손의 역할을 설명할 수 있다.
4. AC 신장법을 하는 동안 환자를 위한 일반적인 호흡법을 설명할 수 있다.
5. 동적 신장법의 한 형태인 AC 신장법의 추가적인 장점을 설명할 수 있다.
6. 신장법을 너무 빠르거나 너무 길게 수행하지 않는 이유를 설명할 수 있다.
7. AC 신장법과 각각의 핵심 용어와의 상관성을 설명하고, 각 핵심 용어의 정의를 내릴 수 있다.
8. 이 장에서 설명하는 10개의 기능적 근육 단위의 AC 신장법을 수행할 수 있다.

핵심 용어 / Key Terms

능동적 분리된 신장법(active isolated stretching; AIS)
주동근 수축 신장법〔agonist contract (AC) stretching〕
보조적 AC 신장법(assisted AC stretching)
크리프(creep)
동적 신장법(dynamic stretching)
근방추 반사(muscle spindle reflex)
상반신경 억제(reciprocal inhibition; RI)
고정 손(stabilization hand)
신장반사(stretch reflex)
신장하는 손(stretching hand)
치료하는 손(treatment hand)
비보조적 AC 신장법(unassisted AC stretching)

서론 / INTRODUCTION

주동근 수축 신장법〔Agonist contract (AC) stretching〕은 신장하려는 목표 근육을 이완할 목적으로 신경학적 반사를 포함하는 또 다른 고급화된 신장법이다. CR 신장법(7장에서 언급)에서 사용하는 *GTO 반사(reflex)*로 알려진 신경학적 반사를 이용하는 것에 반하여, AC 신장법은 *상반신경 억제(reciprocal inhibition)*로 알려진 신경학적 반사를 이용하는 방법이다.

주의: 본 교재의 기법과 자기-관리 단원들(제4장-12장)에서, 녹색 화살표는 움직임, 빨간색 화살표는 고정, 그리고 검정색 화살표는 정적으로 있는 위치를 말한다.

기전 / MECHANISM

AC 신장법은 환자에게 주동근의 능동적 구심성 수축을 수행함으로써 작용하는 것으로, 그 이름이 명명되었다. 주동근을 수축함으로써 **상반신경 억제(RI)**로 알려진 신경학적 반사를 활성화하게 한다. 이로 인해서 관절 동작의 길항근을 이완(억제)하게 한다. 이러한 상반신경 억제는 치료사로 하여 좀 더 효과적으로 길항근을 신장하게 한다. AC 신장법은 목표하는 근육의 신장과 이완을 위해 길항근의 동작을 이용하여 환자가 능동적으로 이루어 낸다.

환자가 AC 신장법을 시작할 때, 한 방향으로 능동적으로 움직이면, 목표하는 근육의 반대 관절에서 신장이 시작된다. 이는 관절의 움직임이 반대근육을 길게 만들기 때문이다. 동시에

> **글상자 8.1**
>
> ## 주동근 수축의 치료절차
>
> 이 장에서 다루는 AC 신장법의 치료절차는 다음과 같다:
>
> - 오른쪽 외측 굽힘근
> - 왼쪽 외측 굽힘근
> - 폄근
> - 폄근/오른쪽 외측 굽힘근
> - 폄근/왼쪽 외측 굽힘근
> - 오른쪽 돌림근
> - 왼쪽 돌림근
> - 굽힘근
> - 굽힘근/오른쪽 외측 굽힘근 (각 돌림 포함)
> - 굽힘근/왼쪽 외측 굽힘근 (각 돌림 포함)

목표하는 근육은 RI 반사에 의해 이완되고, 치료사로 하여금 좀 더 신장이 잘되게 한다. 그런 다음 수동적으로 환자의 신체 부분을 움직이게 되면, 환자는 이미 경험한 움직임을 하게 된다. 이러한 신장자세를 1~2초간 유지한 다음, 8~10번 정도 반복한다. AC 신장법은 **능동적 분리된 신장법(AIS)**으로 알려진 신장법으로서 Aaron Mattes에 의해 개발되었다.

주의할 것은 이미 앞 장에서 설명하였듯이 신장을 수행하는 손은 **치료하는 손** 또는 **신장하는 손**이며, 또 다른 손은 환자의 어깨와 몸통을 고정하는 손을 **고정하는 손**이라 한다.

기법 개요 / OVERVIEW OF TECHNIQUE

RI의 신경학적 반사가 AC 신장법의 과학적 기초라면, AC 신장법의 핵심은 치료하는 방식이라고 할 수 있다. AC 신장법의 다음에 나오는 예시는 오른쪽 외측 굽힘근육군을 사용하여 설명하였다. 치료사의 보조를 가지고 환자를 신장하는 **보조적 AC 신장법**을 전반적으로 설명하였다. 하지만, 환자가 치료사의 도움 없이 **비보조적 AC 신장법**으로 수행할 수 있다. 비보조적 AC 신장법에 대한 자세한 설명은 11장을 참고하기 바란다.

시작자세:

- 환자는 바로 누운자세; 치료사는 치료대 머리쪽의 오른쪽에 앉는다.

> **글상자 8.2**
>
> ## 상반신경 억제 반사 [Reciprocal Inhibition (RI) Reflex]
>
> RI 반사는 고유수용성 신경성 반사로서 길항근에 작용하는 동작에 대하여 근육이 억제(이완) 되는 것이다. 근육이 움직여 수축하고 짧아져 관절의 동작이 발생되면, 길항근 근육은 길어져야 한다; 길항근 근육이 길어지기 위해서는 이완해야 한다. 그러므로 신체 관절의 동작이 발생되면, 운동 신경원을 통한 촉진신호가 움직이는 근육을 조절하게 되고, 근육이 수축하게 되면 동시에 운동신경원을 통한 억제 신호가 길항근을 조절하게 하여 이완하게 한다(그림 참조).
>
> RI는 도수치료사가 이해해야 하는 중요한 반사로서, 환자가 가능한 심도 있는 신장을 수행할 수 있도록 한다. 치료사는 환자에게 근육의 기능적 단위에 대한 능동적 수축을 요구하고, 능동적 수축은 길항근의 기능적 단위에 억제/이완의 결과를 만들어 낸다. 이러한 이완된 길항근은 신장이 필요한 목표근육이 된다. 일단 이완하게 되면, 치료사는 신장을 증가시키는데 RI 반사의 장점을 이용하게 된다.

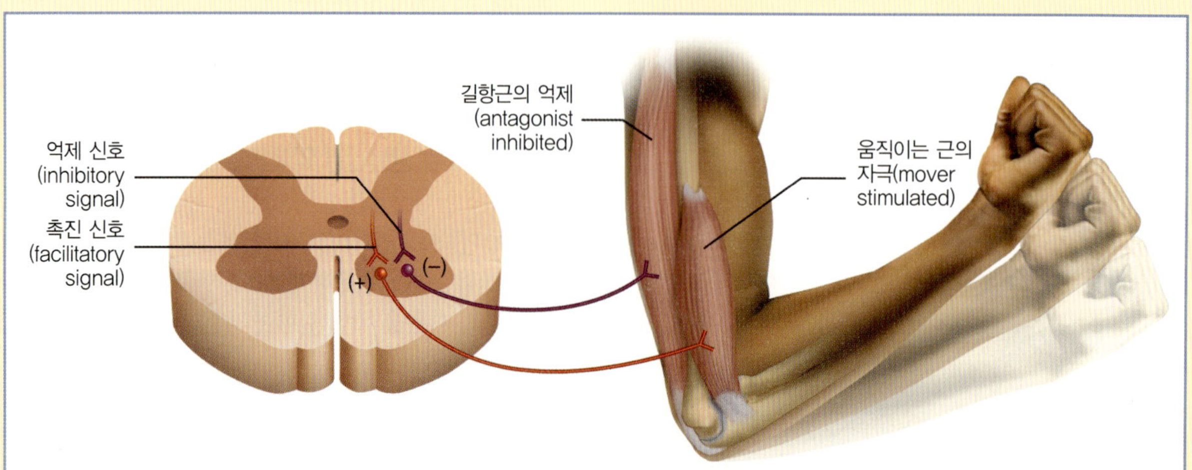

8.1 치료 전문가 Tip

환자와의 의사소통

CR 신장법과 같이, AC 신장법은 많은 단계와 특정한 호흡 패턴을 이용하기 때문에, 환자에게 적용하기 전에 연습을 하는 것이 좋다. CR 기법을 환자에게 적용하지 않고 수행하게 되면, 어떻게 CR 기법을 하는지 전반적인 과정을 간단하게 설명함으로써 시작하는 것이 도움이 될 수 있다. 환자에게 설명하는 것은 첫 번째로 능동적인 신체 움직임을 하는 부분의 설명과 신체 부분이 움직이고/신장되는 동안 이완되는 부분을 설명하고, 다시 시작 자세로 되돌아 오는 것을 설명한다. 또한 호흡패턴도 설명하여, 얼마나 많은 반복을 수행하게 될지에 대하여 설명한다. 이러한 것은 기법을 시작하기 전에 환자에게 구두 내용으로 제공하고, AC 기법을 시작하게 되면 좀 더 쉽게 할 수 있다.

- 치료사의 왼손(치료하는 손)은 환자 머리의 오른쪽 면에 위치한다.
- 치료사의 오른손(고정하는 손)은 환자의 오른쪽 어깨에 위치한다.
- 치료사의 팔꿈치는 당겨 몸쪽으로 붙이고, 치료사의 체중심을 이용하여 환자의 어깨를 고정하고 환자의 신장을 도움을 줄 때 환자의 머리에 대한 압을 준다(그림 8-1).
- 그림 8-1에서 보는 것과 같이 환자의 목과 머리는 중립위치가 시작자세이다. 하지만, AC 신장법 동안, 환자는 이 자세에서 머리와 목의 움직임을 시작하지 않는다. 오른쪽 외측 굽힘근육군의 AC 신장법을 위해 환자는 편안한 범위 내에서 머리와 목을 오른쪽 외측 굽힘을 한 상태에서 시작한다. 이는 첫 단계에서 왼쪽 외측 굽힘 동작에 많은 움직임을 만들어 낼 수 있으며, RI 반사를 효과적으로 유발할 수 있게 해주기 때문이다.

Video *어깨를 고정하는 비디오는 첨부된 DVD 또는 thePoint 웹사이트를 참고하세요.*

다른 자세:

일반적인 다른 시작자세는 다음과 같이 사용한다: 일부 치료사는 아래팔을 교차하여 치료사의 오른손으로 환자의 머리를 접촉하고, 치료사의 왼손으로 환자의 오른쪽 어깨를 고정하는 위치를 더 선호한다(그림 8-2). 이 자세의 단점은 신장하는 동안 치료사의 체중심을 이용한 고정과 신장이 힘들다. 대신에 대부분의 힘은 치료사의 어깨 근육을 사용해야 한다.

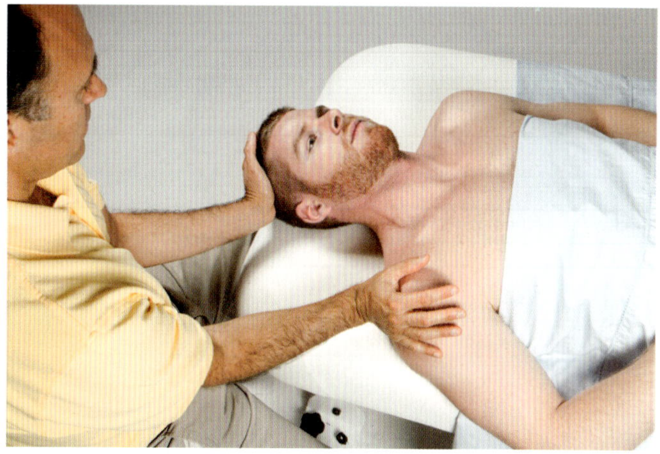

그림 8-1 오른쪽 외측 굽힘근육군의 AC 신장법을 위한 시작 자세. 치료사의 팔꿈치가 당겨진 것을 주의 깊게 본다.

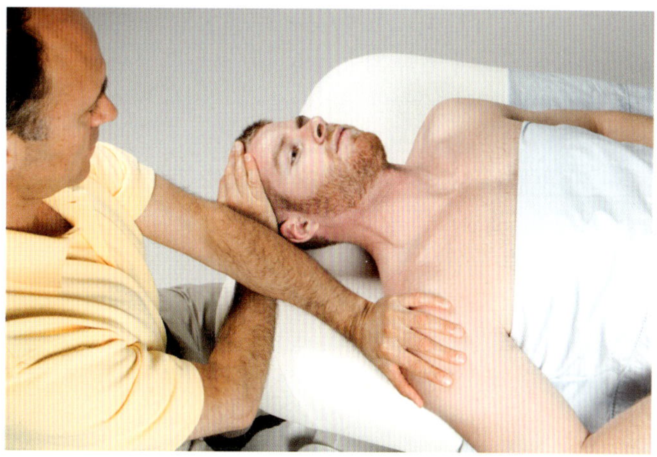

그림 8-2 또 다른 시작자세.

8.2 치료 전문가 Tip

치료사의 체중심 이용(Using Your Core)

팔꿈치를 당겨 치료사의 체중심을 이용하는 장점에 대하여 이미 4장, 6장과 7장에서 설명하였다. 이 자세가 처음에 불편하게 보일지라도, 치료사의 고정하는 손과 치료하는 손을 사용하기 위하여 체중심의 근력을 사용하는 것은 매우 유용한 방법이 된다. 과체중과 가슴이 큰 여성 치료사의 경우, 치료사 몸쪽으로 완전히 당기는 것이 항상 쉽지 않으며, 이런 경우 최대한 당겨서 체중심을 이용할 수 있는 것이 더 좋다. 치료사의 양쪽 팔꿈치를 당기기 어렵다면, 한쪽을 당기는 것이 더욱 효율적이다. 일부 환자의 경우 치료하는 손이 해당되며; 다른 경우 고정하는 손이 될 수 있다. 치료사의 어깨를 외측 돌림을 함으로써 팔꿈치를 안으로 당길 수 있게 정밀하게 조정할 수 있다. 이 자세는 약간의 연습으로 자연스럽게 수행할 수 있다.

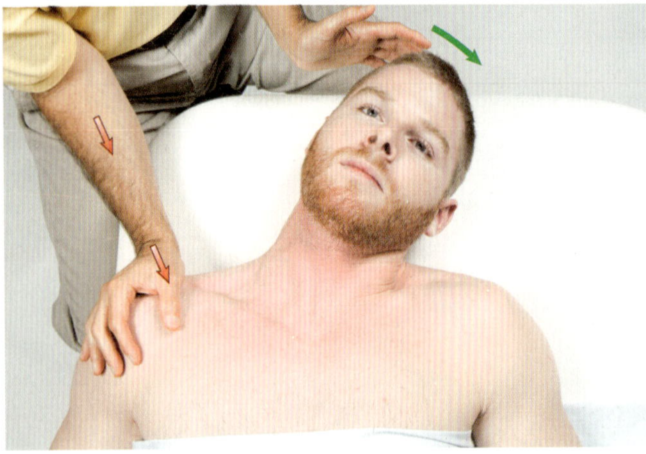

그림 8-3 1단계: 환자의 수축과 신장.

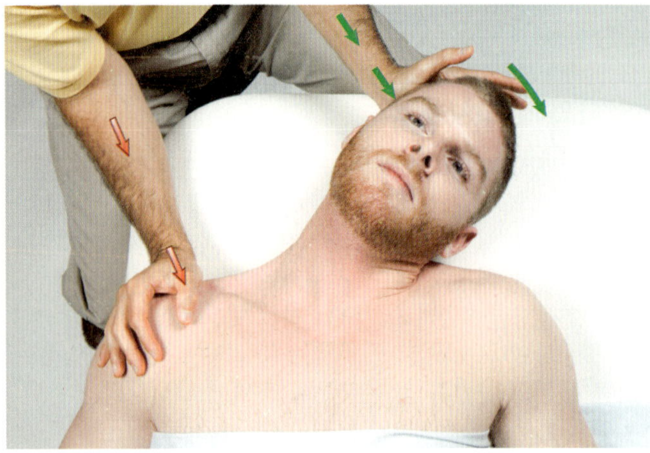

그림 8-4 2단계: 환자의 더 진행된 신장.

1 단계: 환자의 수축과 신장:

- 척추관절의 목의 왼쪽 외측 굽힘근의 능동적 구심성 수축을 수행하기 위하여, 가능한 편안한 범위 내에서 왼쪽 외측 굽힘 자세로 위치한다(그림 8-3).
- 이 자세에서 목표하는 근육(오른쪽 외측 굽힘근)의 신장을 시작하고, RI 반사를 병합하여 이 관절 동작의 길항근인 목표 근육을 이완하게 한다.
- 이 단계의 호흡법은 환자의 목이 능동적으로 움직이는 동안 날숨을 쉬게 한다. 치료사의 고정하는 손은 환자의 오른쪽 어깨를 단단히 고정해서 신장하는 동안 들리지 않도록 한다.

8.3 치료 전문가 Tip

치료대에서 머리 움직이기

환자가 치료대에서 혼자 능동적으로 머리를 움직일 때, 치료대에 면으로 된 천이 놓여 있다면, 마찰력을 만들어 낼 것이고, 이러한 것이 환자가 머리를 움직이려 할 때 머리를 들게 한다. 이러한 것은 환자가 머리를 외측으로 굽힘을 하도록 한다. 이러한 이유로, AC 신장법을 수행할 때 치료대에 천을 놓지 않는다. 치료대에 천이 있다면, 환자의 머리 움직임을 할 때 제거하거나 치료대의 머리 부분만 말아서 제거하는 것이 좋다.

2 단계: 환자의 더 진행된 신장

- 1단계 끝에서 얻은 위치로부터 치료사는 환자의 목을 좀 더 왼쪽 외측 굽힘으로 수동적으로 움직이며, 이때 환자는 이완한다. 이는 오른쪽 외측 굽힘(목표) 근육의 더 많은 신장을 만들어 낼 수 있다.
- 이 신장 자세를 약 1~2초간 유지한다.
- 치료사의 고정하는 손은 환자의 어깨를 지속적으로 누르며, 신장하는 동안 어깨가 들리지 않도록 한다.
- 이 단계에서 환자의 호흡법은 날숨을 끝내도록 한다.

3 단계: 환자를 수동적으로 시작 위치로 이동하기:

- 환자의 머리와 목은 수동적으로 시작자세로 돌아가며, 환자가 이완할 수 있도록 치료사는 머리와 목의 움직임을 지지하고 움직여준다(그림 8-5).
- 환자의 시작자세를 만들기 위해 치료사의 양손은 이용하며, 이때 치료사의 고정하는 손은 환자 어깨에서 떼어 환자의 목과 머리를 시작자세로 가게끔 도움을 주도록 한다.
- 치료사의 고정하는 손은 다시 환자의 어깨의 위치하여 다음 반복을 위해 준비하도록 한다.
- 이 단계에서 호흡법은 환자에게 다음 반복을 위한 날숨을 시작할 준비가 되기 위하여 들숨을 하게 한다.

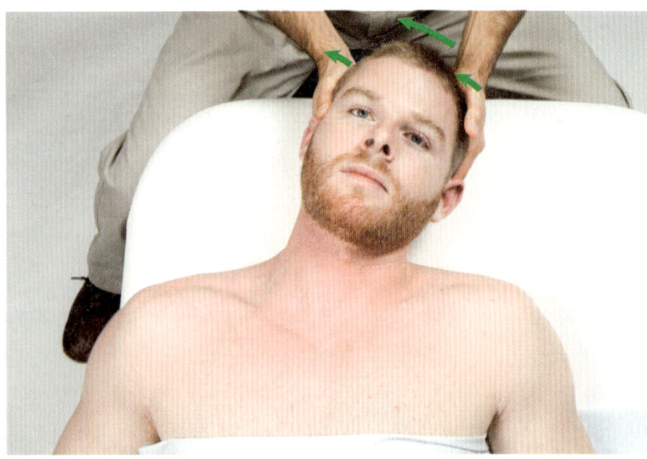

그림 8-5 3단계: 환자가 시작자세로 수동적으로 돌아가기.

더 많은 반복:

- 1, 2단계 그리고 3단계의 반복을 대략적으로 8~10번의 반복을 수행하도록 한다.
- 각각의 성공적인 반복을 위하여 치료사는 신장을 위해 약간의 압박을 사용할 수 있다.
- 마지막 반복의 끝에서 치료사는 신장하는 자세를 5~20초 또는 그 이상을 유지하는 자세를 선택할 수 있다.

기법 수행 / PERFORMING THE TECHNIQUE

AC 신장법을 수행할 때, 다음의 사항을 중요하게 기억해야 한다. AC 신장법의 특별한 부분의 요점을 각각 언급하였다. 다음의 가이드라인을 이해하고 적용하면 AC 신장을 수행하는데 도움이 되고 좀 더 효과적일 것이다.

8.1 시작자세: 중립 시작위치로 돌아가기

목의 오른쪽 외측 굽힘근에 대한 AC 신장법을 할 때, 각 반복 세션의 환자 목의 시작 자세는 중립적 해부학적 위치에서 완전한 오른쪽 외측 굽힘까지 다양하게 사용할 수 있다. 중요한 것은 왼쪽 외측 굽힘에 대한 움직임을 환자가 움직일 수 있어야 한다. 이 개념은 모든 AC 신장에서 사용하는 원칙이다.

8.4 치료 전문가 Tip

시작 자세 (Starting Position)

CR 신장법과 다르게(7장 참조), AC 신장법의 각각의 성공적인 반복은 앞에서 반복하여 얻은 끝자세를 시작 자세로 사용하지 않는다. 대신에, 환자는 매 반복마다 같은 시작 자세 또는 거의 같은 시작 자세로 되돌아 간다.

8.2 환자의 수축: 구심성과 능동적

AC 신장법을 할 때 중요한 것은 환자가 자신의 근력으로 구심성으로 수축하고 능동적으로 자신의 목을 관절가동범위 내에서 움직일 수 있어야 한다. 치료사의 손이 환자의 신체 부분을 도와 환자의 능동적 움직임 끝에서 신장을 할 수 있지만, 치료사는 환자를 수동적으로 움직이게 해서는 안 된다. 환자의 동작 방향을 가이드 해주는데 도움이 되지만, 환자가 수동적으로 움직이게 되면 주동근을 실제 수축하지 않아 RI 반사를 이용할 수 없기 때문이다.

8.3 방법: 동적으로 하기

AC 신장법은 매우 동적으로 수행하여야 하는데, 각 반복동안 정적인 과정은 단지 1~2초만 신장을 할 경우이다. 환자가 능동적으로 움직이는 반복을 모두 포함하면 3~5초의 시간만 소요되며, 더 진행된 신장을 하게 되면서 환자의 머리와 목은 시작자세로 위치하게 된다. 각각의 반복은 짧게 하며, 많은 반복의 수를 허용하도록 수행해야한다.

8.5 치료 전문가 Tip

마지막 반복의 유지

크리프(creep)로 알려진 신장된 조직의 적응은 새롭게 늘어난 위치에서 일정 시간 유지하게 되면 더 잘 적응하게 된다. 치료사는 이러한 장점을 환자에게 신장할 때 이용한다. AC 신장법의 마지막 반복에서, 치료사는 좀 더 많은 시간 동안 끝 자세를 유지한다. 이는 약 5~20초 정도가 된다.

8.4 동적 신장법: 장점

AC 신장법은 일반적인 수동적 신장법의 장점을 넘어 신장을 동적인 상태로 만들게 된다. **동적 신장법**(dynamic stretching)은 환자가 구심성을 수축을 하게하고 관절을 가동 범위 내에서 능동적으로 움직이게 하여 정적 위치에서 보내는 시간을 줄이게 된다. 또한, 국소 혈액순환을 증가시키게 되어 국소 조직의 영양분을 공급할 뿐만 아니라, 대사 작용으로 인한 노폐물의 배출도 이루어 낸다. 관절의 움직임은 윤활작용을 하게 하고, 관절 활액에 영양분 공급과 분리를 촉진시킬 뿐만 아니라, 관절 주위 조직의 형성되는 유착조직의 감소를 도와주게 된다. 환자 주동근에 대한 능동적 구심성 수축은 근육을 강화시키기도 한다.

8.5 신장의 강도: 점진적으로 증가

한 번 반복에서 다음 번까지 신장의 강도를 점진적으로 증가하는 것은 중요한 사항이다. 먼저 실행한 반복의 위치보다 더 진행된 방향의 위치로 부드럽게 목을 움직이는 것으로 각 반복마다 약간의 압을 더하게 하여, 목표 근육을 신장하게 된다. 목표근육의 신장이 너무 빠르거나 너무 멀게 실시되면 **신장반사**(stretch reflex)로 알려진 **근방추 반사**(muscle spindle reflex)가 활성화되고, 이는 신경학적 반사로서 방호하는 역할을 한다. 근육이 너무 빠르거나 너무 멀게 신장되게 되면, 근육이 찢어지거나 근방추가 직접적으로 근육을 수축하게 함으로써 근육을 방호하게 한다. 이러한 이유로 목표 근육이 경련을 만들어 낼수 있으며, 신장의 목적에 어긋나게 된다. 그러므로 신장을 수행할 때 항상 천천히 하며, 환자의 편안한 범위 내에서 실시하도록 한다. 중요한 것은 환자의 목표 근육에서 제공하는 저항감을 느끼는 것이 중요하며, 많은 (8~10) 반복 동안 AC 신장법의 누적된 효과로서 목표한 근육의 신장을 효과를 높일 수 있다.

8.6 손의 위치: 치료하는 손

AC 신장법을 수행할 때 환자에게 편안한 방법으로 치료하는 손을 위치하는 것이 중요하다. 이를 위해 치료사의 손은 가능한 넓게 위치하여 환자 머리에 압을 제공하고, 가능하면 환자의 접촉할 때 압력을 고르게 분산시켜야 한다. 또한, 치료사의 손이 환자의 머리 옆에 위치하게 될 때 귀를 덮지 않게 하여 환자를 불편하게 해서는 안 된다.

8.7 손의 위치: 고정하는 손

고정하는 손 또한 매우 중요하다. 적절한 위치 없이 환자의 어깨와 몸통이 기법을 수행하는 동안 움직이게 되면 목표하는 목 근육의 신장을 얻을 수 없다. 치료사의 고정하는 손은 치료하는 손과 마찬가지로 손의 위치 또한 편안하게 제공해야 하며, 가능한 넓은 접촉으로 해야 한다. 기억해야 할 부분은 일반적으로 고정하는 손은 치료하는 손의 보조를 하기 위해 고정한 위치에서 사용하고, 환자의 머리와 목이 다음 반복을 위해 시작자세로 되돌아 갈 때 도움과 지지가 되도록 한다.

치료하는 손과 고정하는 손을 사용할 때 치료사의 손목 관절은 편 상태로 한다. 또한 치료하는 손과 고정하는 손의 손목 관절은 폄 상태로 유지한다. 치료사 손목의 건강을 위하여 접촉하는 면의 압박의 힘은 손바닥의 뒤쪽(손목 부위)을 이용한다.
손바닥이나 손가락 쪽으로 압박이 이루어진다면, 치료사의 손목은 과하게 폄이 되고 손상을 줄 수 있다. 손목관절을 유용하게 사용하는 것은 적절한 손/손목의 생역학적 위치를 어떻게 하는 것이 중요한 부분이다.

8.8 호흡

AC 신장법을 수행할 때, 환자가 능동적으로 움직이는 동안 날숨을 쉬게 한다. 기억을 돕는 연상 기호가 이러한 호흡법을 기억하는 "노력성 날숨(exhale on exertion)"에 도움을 줄 수 있다. 왜냐하면, 두 단어 모두 알파벳 "e"로 시작하기 때문이다. 환자가 주동근을 능동적으로 수축하는 동안 날숨을 가지게 되면, 논리적으로 AC 신장법이 CR 신장법과 병합하여 수행하는 수축 이완 주동근 수축(CRAC) 기법을 수행할 수 있기 때문이다(9장 참조).

환자는 일반적으로 목표한 근육이 이완됨에 따라 날숨을 끝내게 되고, 치료사는 신장을 한 다음, 다음 반복을 위해 시작자세로 되돌아 갈 때 환자는 들숨을 쉬게 된다. 환자가 수축과 움직이는 동안 날숨을 끝냈다면, 환자는 이완하거나 더 진행된 신장을 할 때 들숨을 쉬기 시작한다. 그런 다음 다음 반복을 위해 시작자세로 되돌아 가는 동안 들숨을 끝나게 한다. 중요한 것은 환자가 시작자세로 가는 동안 들숨을 끝내는 것이며, 다음 반복의 움직임과 노력 동안 날숨을 할 준비를 하는 것이다. 반복이 끝날 때 환자가 완전하게 날숨을 하지 않는다면, 환자는 들숨을 깊게 할 것이다. 각 반복의 시작에서 들숨을 너무 깊게 해서는 안 된다.

환자가 AC 신장을 하는 동안의 호흡법에 적응되는 시간은 오래 걸리지 않는다. 하지만, 환자는 호흡법에 편안하고 익숙해져야 하고, 각 반복을 부드럽게 진행해야 한다.

8.9 반복의 흐름

이전에 언급하였듯이, 반복의 끝(entire repetition), 환자의 움직임 구성, 더 진행되는 신장과 다음 번 반복을 위해 시작자세로 되돌아 오는 것은 3~5초의 시간이 소요된다. 즉, 10번 반복의 한 세트는 1분이 안 걸린다는 것이다. AC 반복을 확실하게 하기 위하여 3~5초 사이에 수행해야 하며, 중요한 것은 각각의 이전 반복의 성공적인 위치에서 시작해야 한다는 것이다. 이는 시간을 낭비하는 요소이기도 하다. 환자가 반복의 끝 지점에서 시작 자세로 위치하게 되면, 환자는 다시 다음 반복을 위해 매번 같은 지시 없이 즉각적으로 움직임을 수행하기 시작해야 한다.

8.6 치료 전문가 Tip

치료사의 속도 조절하기

AC 반복을 3~5초 정도를 수행하는 것은 처음으로 연습하고 학습하는 치료사 또는 환자에게 힘든 부분이다. 그렇기 때문에 치료사와 환자는 AC 신장법을 할 때 빠른 속도의 느낌을 갖는다. AC 신장법이 중간 정도의 속도로 수행되지만, 치료사 또는 환자가 빠르게 느껴져서는 안 된다. 급한 감각의 느낌을 갖는다면, 두려움을 만들어 내고, 이는 환자의 조직이 더 단단해지게 되어 신장효과를 반대로 작용하게 한다. 치료사가 처음 이 기법을 학습할 때, 시간을 가지고, 필요하다면 숙련성을 느낄 때까지 각각의 반복을 수행하는 것이 필요하다.

8.10 신장의 방향

목에 대한 AC 신장법을 수행할 때, 환자의 동작은 두상면 상 또는 사선상에서 시행해야 한다. 세 개의 두상면은 시상면, 관상면, 그리고 가로면이다. 사선면은 완전하게 시상면, 관상면, 또는 가로면을 가지고 있지 않다; 즉, 2개 또는 세 개의 두상면 구성요소를 가지고 있다(1장의 복습에 대한 그림 1-7 참조).

치료절차

주동근 수축의 치료절차 / AGONIST CONTRACT ROUTINES

목에 대한 AC 신장법의 10가지 다른 적용방법에 대한 치료절차를 제공하였다. 신장되는 근육의 기능적 단위에 따라 구성하였다. 오른쪽 외측 굽힘근은 이미 "기법 개요"에서 보여주었다. 다른 치료절차에서, 다음 단계를 그림과 함께 설명하였다: 환자의 수축과 신장, 환자의 더 진행된 신장, 그리고 환자를 수동적으로 시작위치로 이동하기. 그리고, 더 많은 반복을 어떻게 수행하는지를 설명하였다.

치료절차 8-1: 오른쪽 외측 굽힘근(Right lateral flexors)

오른쪽 외측 굽힘근의 주동근 수축 신장법의 치료절차 비디오는 첨부된 DVD 또는 thePoint 웹사이트를 참고하세요.

그림 8-6은 목과 머리의 오른쪽 외측 굽힘근의 기능적 단위를 보여주고 있다. 이러한 근육은 목의 오른쪽 면에 위치하고 있으며, AC 신장법의 치료절차는 "기법 개요" 부분에서 설명하였다. 그림 8-1에서 그림 8-5.

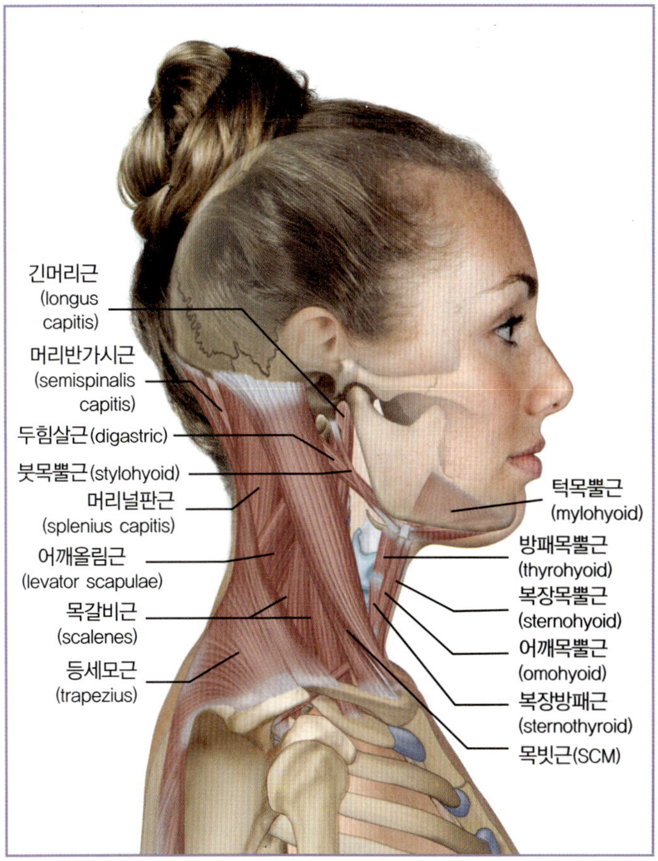

그림 8-6

오른쪽 외측 굽힘근의 기능적 단위

기능적 단위는 다음의 오른쪽 면의 근육으로 이루어져 있다:

등세모근	뒤통수밑 근육군
머리널판근	목빗근(SCM)
목널판근	목갈비근육군
어깨올림근	척주옆근육군
척주세움근육군	목뿔근육군
가로가시근육군	

치료절차 8-2: 왼쪽 외측 굽힘근(Left lateral flexors)

그림 8-7은 머리와 목의 왼쪽 외측 굽힘근의 기능적 단위를 보여주고 있다(그림 7-7의 표 참조). 이 근육은 목의 왼쪽 면에 위치하고 있으며, AC 신장법을 사용하면, 머리와 목의 왼쪽 외측 굽힘근의 기능적 단위를 신장할 수 있다. 그림 8-1에서 8-5에 주어진 지시대로 따라 하면 되고, 단지 방향만 반대측으로 바꾸면 된다.

왼쪽 외측 굽힘근의 기능적 단위

기능적 단위는 다음 왼쪽 면의 근육으로 이루어져 있다:

등세모근	뒤통수밑 근육군
머리널판근	목빗근
목널판근	목갈비근육군
어깨올림근	척주옆근육군
척주세움근육군	목뿔근육군
가로가시근육군	

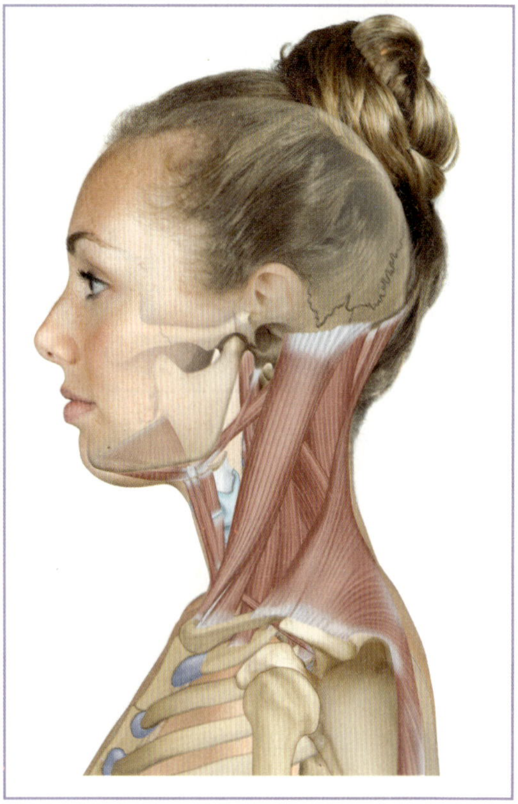

그림 8-7

8.1 실기 적용

하나의 치료절차로 한면선상에서 양쪽 기능적 단위의 주동근 수축 신장법

단지 한면선상에서 ROM의 기능적 단위를 위해 AC 신장법을 수행하는 것은 필요하지 않는다. AC 신장법을 양쪽 ROM의 기능적 단위를 위해 수행하면 좀 더 효과적이며 이득이 있다—즉, 한 면에서의 양쪽 ROM—같은 절차 동안 목표 근육을 2개로 하면 된다. 예를 들면, 환자의 목이 왼쪽 외측 굽힘과 오른쪽 외측 굽힘을 같은 절차 동안 할 수 있다.

환자의 목을 왼쪽 외측 굽힘으로 신장하고자 할 때, 오른쪽 외측 굽힘근육군(첫 번째 목표 근육)이 신장되며; 환자의 목을 오른쪽 외측 굽힘을 하게 되면, 왼쪽 외측 굽힘근육군(두 번째 목표 근육)이 신장되게 된다. 이 절차는 외측 굽힘을 어느 쪽으로 하든지 시작할 수 있다. 다음 설명한 예는 오른쪽 굽힘근을 위해 신장을 하는 시작자세에 초점을 두었다. 여기에 설명한 외측 굽힘근에 대한 절차는 돌림근육군에 적용하여 사용할 수 있다.

시작 자세:

- 환자는 바로 누운자세; 치료사는 치료대 머리쪽에 앉는다.
- 치료하는 손(왼손)은 환자 머리의 오른쪽 면에 위치하고, 고정하는 손(오른손)은 환자의 오른쪽 어깨에 위치한다(그림 A 참조).

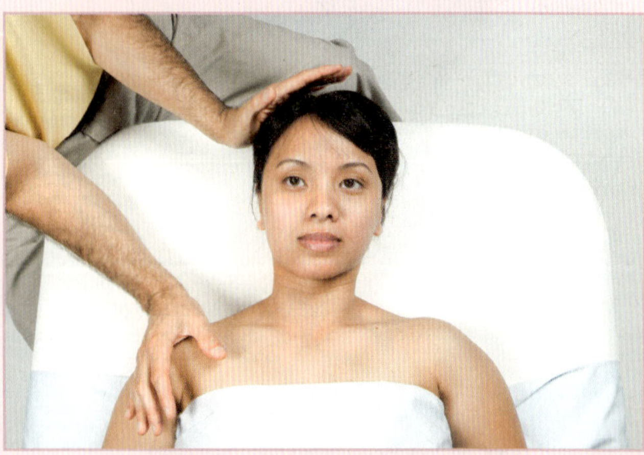

그림 A

계속

8.1 실기 적용 *계속*

하나의 치료절차로 한 면 선상에서 양쪽 기능적 단위의 주동근 수축 신장법

첫 번째 반복: 목표 근육 단위 # 1의 환자의 수축과 신장:

- 환자의 목과 머리를 왼쪽 외측 굽힘으로 편안한 범위 내에서 능동적으로 움직이면서 시작한다.
- 이는 목표 근육인 오른쪽 외측 굽힘근의 신장으로 시작한다 (목표 근육 단위 # 1) (그림 B 참조).

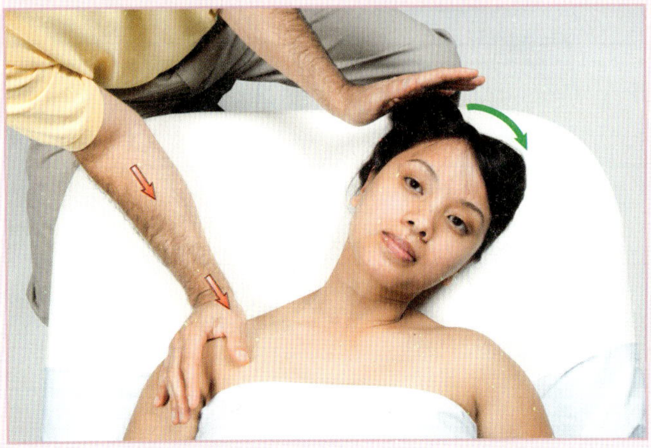

그림 B

환자의 진행된 신장:

- 첫 번째 신장의 위치가 끝범위에 위치하였을 때, 환자는 이완하고 치료사는 환자의 목과 머리를 조직의 저항감이 느껴질 때까지 부드럽게 왼쪽 외측 굽힘으로 움직여서, 환자의 목표 근육인 오른쪽 외측 굽힘근을 더 멀리 신장하게 한다.
- 이 신장의 자세를 1~2초간 유지한다.
- 치료사의 고정하는 손은 환자의 오른쪽 어깨를 고정하여, 신장하는 동안 들리지 않도록 한다(그림 C 참조).

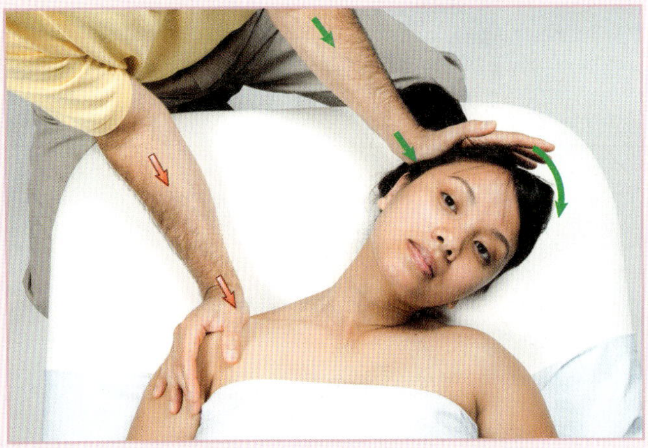

그림 C

목표 근육 단위 # 2의 환자의 수축과 신장:

- 이 위치에서 환자의 다음 반복을 위해 시작자세로 되돌아가는 것 대신에, 환자에게 목과 머리를 능동적으로 움직여 오른쪽 외측 굽힘으로 편안한 만큼 가도록 한다. 이는 목표 근육인 왼쪽 외측 굽힘근의 신장을 시작하는 것이다(목표 근육 단위 #2) (그림 D 참조).

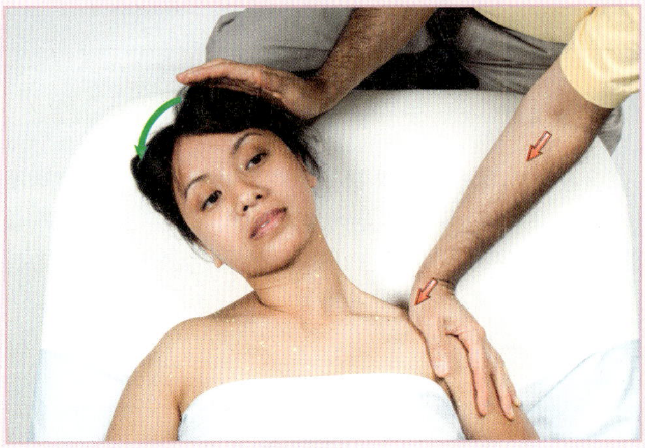

그림 D

환자의 진행된 신장:

- 신장의 위치가 되면, 환자는 이완하고 치료사는 환자의 목표 근육인 왼쪽 외측 굽힘근의 진행된 신장을 위하여 환자의 목과 머리를 오른쪽 외측 굽힘으로써 조직의 저항감이 느껴질 때까지 부드럽게 움직인다.
- 이 신장의 자세를 1~2초간 유지한다.
- 치료사의 고정하는 손은 환자의 왼쪽 어깨를 고정하여, 신장하는 동안 들리지 않도록 한다.
- 이러한 한 번의 과정이 끝나면, 양쪽 외측 굽힘근(양쪽 목표 근육 단위)에 대한 신장되는 것이다(그림 E 참조).

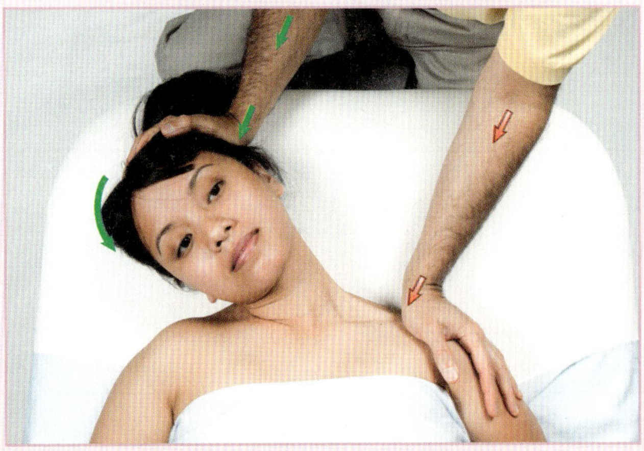

그림 E

계속

8.1 실기 적용 *계속*

더 진행된 반복:

- 더 진행된 반복을 위해 첫 번째 반복과 같은 방식으로 수행할 수 있다. 물론 시작자세는 다르게 된다. 첫 번째 반복을 위한 시작자세는 해부학적 중립위치이지만, 두 번째와 성공적인 반복 과정 동안의 시작 자세는 오른쪽 외측 굽힘으로 신장되는 자세이다. 그러므로, 환자는 왼쪽 외측 굽힘으로부터 멀어진 오른쪽 외측 굽힘의 위치를 함으로써 두 번째와 성공적인 반복을 위한 시작자세로 한다.
- 환자가 구심성으로 수축할 때 날숨을 쉬게 하는 것에 대해 주의한다.
- 환자의 목표 근육이 이완되고 신장되면서 날숨을 끝낸다. 환자가 처음 시작위치로 되돌아 가는 단계가 없기 때문에, 환자는 신장하는 동안 들숨을 쉬게 한다. 이러한 이유로, AC 기법을 수행할 때 환자는 들숨을 너무 깊게 쉬어서는 안 된다.

치료절차 8-3: 폄근(Extensors)

그림 8-8은 목과 머리의 폄근에 대한 기능적 단위를 보여주고 있다. 이러한 근육은 목 뒤에 위치하고 있으며, 오른쪽과 왼쪽 모두 같은 근육이다. 목과 머리의 폄근의 AC 신장법은 그림 8-13에서 8-14에서 설명하였다.

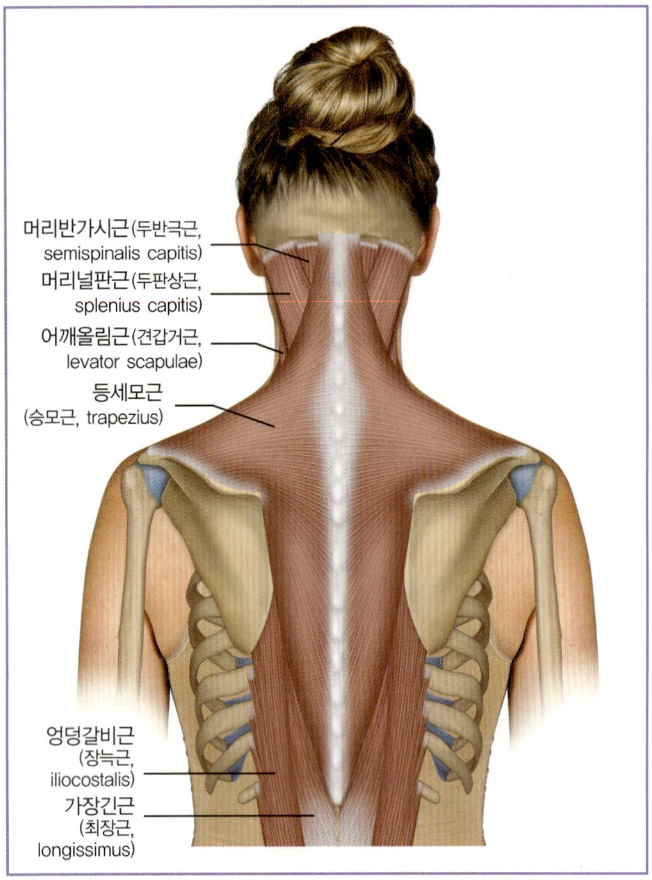

그림 8-8

폄근의 기능적 단위

기능적 단위는 다음의 양쪽 면의 근육으로 이루어져 있다:

등세모근	척주세움근육군
머리널판근	가로가시근육군
목널판근	뒤통수밑 근육군
어깨올림근	

시작자세:

- 환자는 바로 누운자세; 치료사는 치료대 머리쪽에 앉는다.
- 치료사의 치료하는 손은 환자 머리쪽에 위치하고, 치료사의 고정하는 손은 환자의 몸통 위쪽 위치한다(그림 8-9).

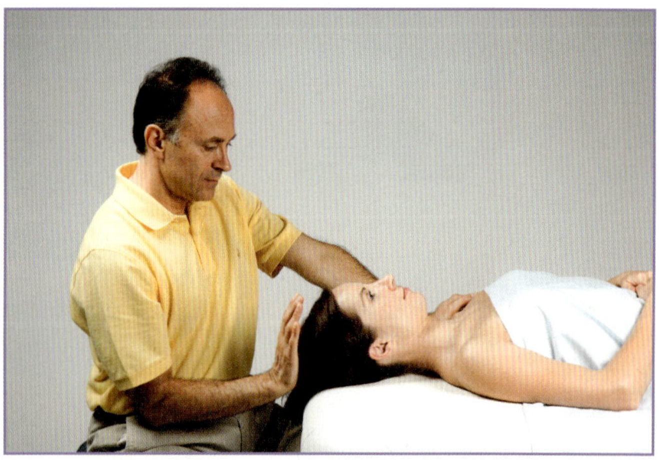

그림 8-9

8.7 치료 전문가 Tip

폄근을 신장하기 위하여 낮게 유지하기

CR 신장법과 같이, 환자의 폄근 AC 신장법을 수행할 때 치료사의 신체를 낮게 유지하여 신장하는 선상에 위치하는 것이 도움이 된다. 물론, 전동 높낮이 치료대를 사용한다면 쉽게 치료대를 올림으로써 수행할 수 있다(치료 전문가 Tip 7.6 참조)

1 단계: 환자의 수축과 신장:

- 환자는 턱을 당기고 능동적으로 목과 머리를 치료대에서 들어 굽힘 방향으로 편안한 만큼 움직이며 목표근육인 폄근의 신장을 시작한다.
- 우선 환자의 턱을 당김으로써 머리를 들 때 목에서 발생할 수 있는 안 좋은 자세를 예방한다.
- 치료사의 고정하는 손은 환자의 왼쪽 몸통 위쪽을 단단히 고정해서 신장하는 동안 치료대에서 들리지 않도록 한다(그림 8-10A).

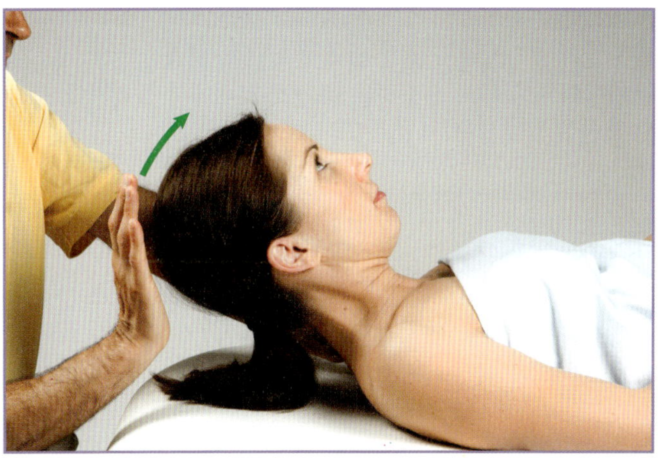

그림 8-10A

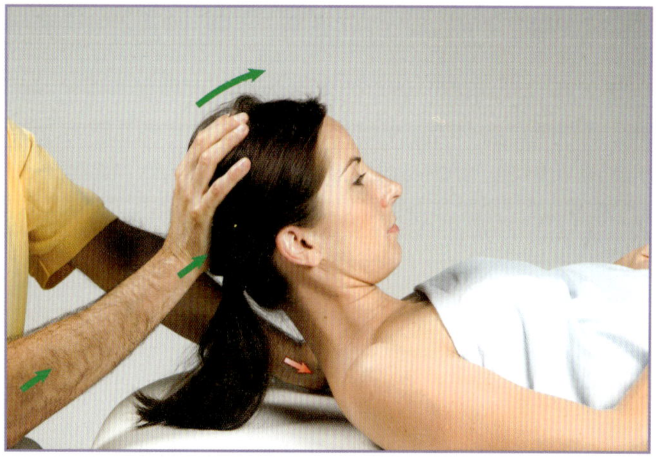

그림 8-10B

- 환자의 목과 머리가 치료대에 놓이며, 중요한 것은 치료사가 머리를 편안하게 지지해야 한다. 하지만, 환자가 머리의 무게를 치료사 손에서 충분히 이완할 수 있도록 느끼게 해주어 환자의 수동적인 움직임이 가능하게 해준다(그림 8-10C).

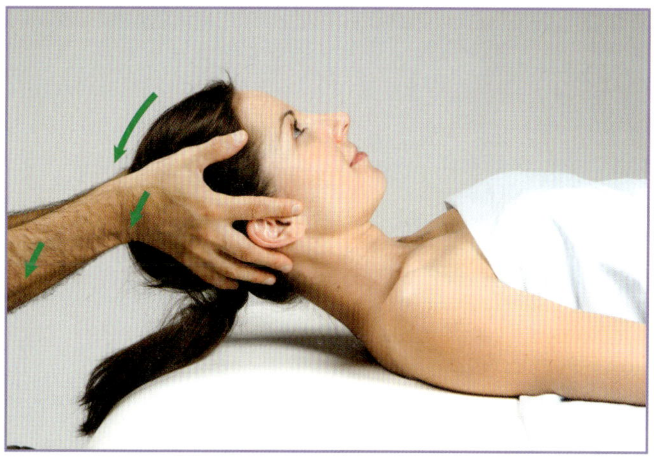

그림 8-10C

2 단계: 환자의 더 진행된 신장

- 1단계 끝에서 얻은 위치에 도달하였을 때, 환자는 이완하고, 치료사는 좀 더 진행된 신장을 위해 환자의 목표 근육인 폄근을 신장하기 위해 환자의 목과 머리를 저항감이 느껴질 때까지 부드럽게 굽힘으로 움직인다.
- 이 신장의 자세를 약 1~2초간 유지한다.
- 치료사의 고정하는 손은 환자의 어깨를 지속적으로 누르며, 신장하는 동안 어깨가 들리지 않도록 한다(그림 8-10B).

3 단계: 환자를 수동적으로 시작 위치로 이동하기:

- 2단계가 끝나게 되면, 환자는 이완된 상태를 유지하고, 치료사는 머리와 목을 수동적으로 지지하여 시작자세로 되돌이고, 환자의 머리는 치료대에 놓는다.

더 많은 반복:

- 각 반복의 과정을 반복한다.
- 각각의 성공적인 반복을 위하여 치료사는 신장을 위해 약간의 압을 사용할 수 있다.
- 마지막 반복의 끝(일반적으로 8~10번 정도 후)에서 치료사는 신장하는 자세를 5~20초 또는 그 이상을 유지하는 자세를 선택할 수 있다.
- 구심성 수축을 할 때 환자의 호흡법은 날숨을 쉬게 하는 것에 주의한다.
- 환자는 지속적으로 목표근육을 이완하고 신장될 때 날숨을 쉬게 하고, 다음 반복을 위한 시작자세로 되돌아 올 때 들숨을 쉬게 한다.

치료절차 8-4: 폄근/오른쪽 외측 굽힘근(Extensors/Right lateral flexors)

그림 8-11은 머리와 목의 양쪽 폄근과 오른쪽 외측 굽힘근의 기능적 단위를 보여주고 있다. 이러한 근육은 목의 오른쪽 뒤쪽 외측에 위치하고 있다(등의 오른쪽 면). 이 기능적 근육 단위의 AC 신장법은 그림 8-12에서 8-13에서 설명하였다.

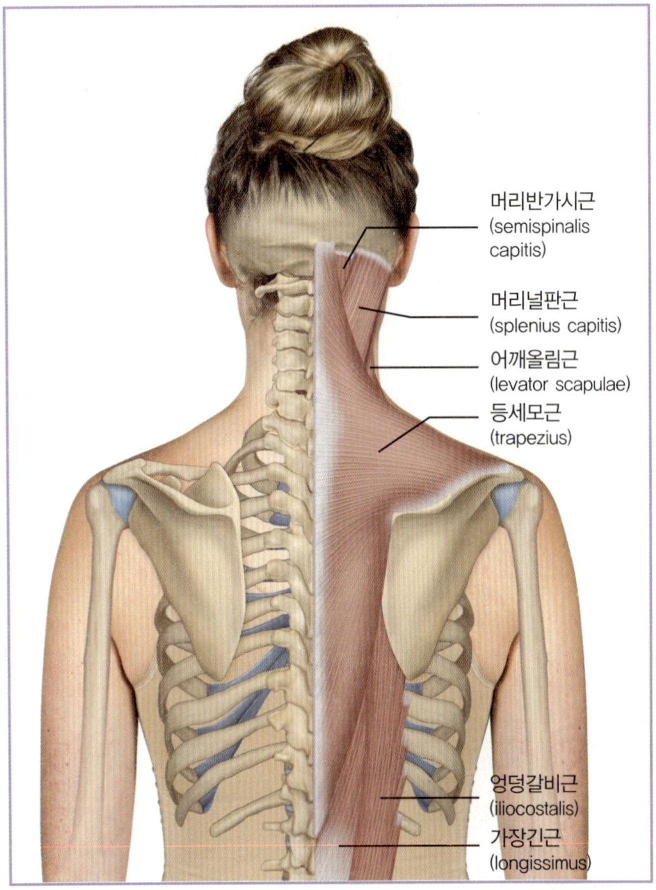

그림 8-11

폄근/오른쪽 외측 굽힘근의 기능적 단위

기능적 단위는 다음의 오른쪽 면의 근육으로 이루어져 있다:

등세모근	척주세움근육군
머리널판근	가로가시근육군
목널판근	뒤통수밑 근육군
어깨올림근	목뿔근육군

시작자세:

- 환자는 바로 누운자세; 치료사는 치료대 머리쪽의 오른쪽 면에 앉는다.
- 치료사의 왼손(치료하는 손)은 환자 머리의 오른쪽 면에 위치한다.
- 치료사의 오른손(고정하는 손)은 환자의 오른쪽 어깨에 위치한다(그림 8-12).

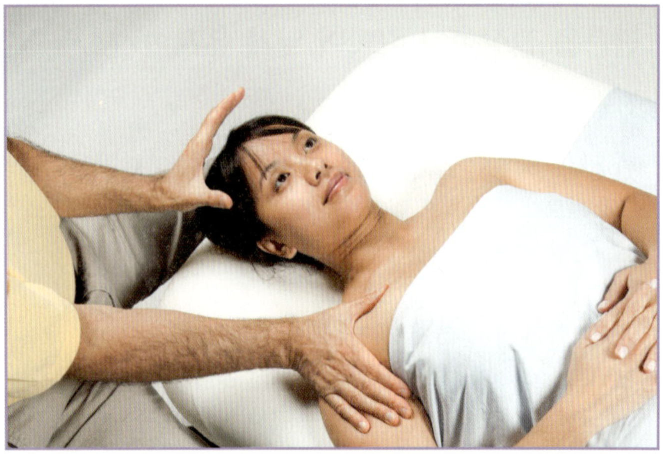

그림 8-12

1 단계: 환자의 수축과 신장:

- 환자는 능동적으로 편안한 범위 내에서 목과 머리를 치료대에서 대각선 방향으로 들어 굽힘과 왼쪽 외측 굽힘 방향으로 움직이며 신장을 시작한다.
- 이는 목표 근육인 폄근/오른쪽 외측 굽힘근의 신장을 시작하는 것이다.
- 치료사의 고정하는 손은 환자의 오른쪽 어깨와 몸통 위쪽을 단단히 고정해서 신장하는 동안 치료대에서 들리거나 올라가지 않도록 한다(그림 8-13A).

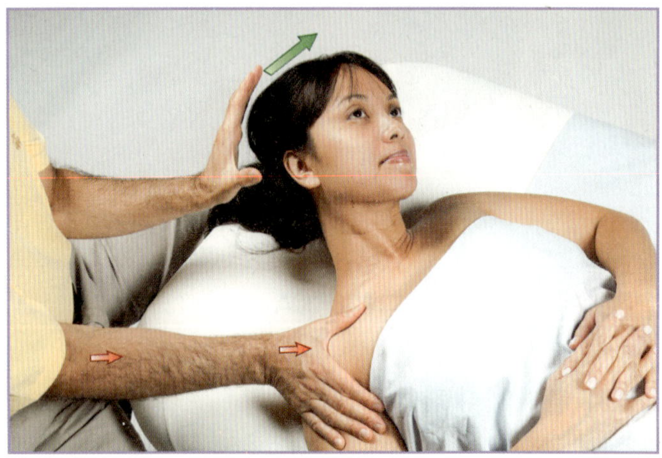

그림 8-13A

2 단계: 환자의 더 진행된 신장

- 1 단계 끝에서 얻은 위치에 도달하였을 때, 환자는 이완하고, 치료사는 좀 더 진행된 신장을 위해 환자의 목표 근육(폄근/오른쪽 외측 굽힘근)이 신장되게 하기 위해 환자의 목과 머리를 저항감이 느껴질 때까지 부드럽게 대각선 방향으로 굽힘과 왼쪽 외측 굽힘으로 움직인다.
- 이 신장의 자세를 약 1~2초간 유지한다.
- 치료사의 고정하는 손은 환자의 오른쪽 어깨와 몸통 위쪽을 지속적으로 누르며, 신장하는 동안 어깨가 들리지 않도록 한다(그림 8-13B).

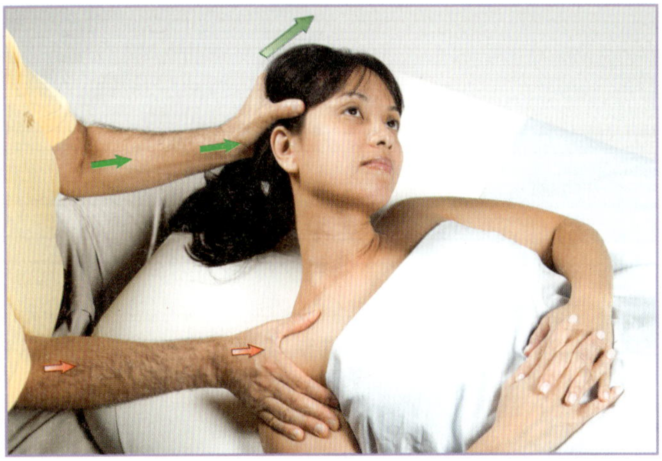

그림 8-13B

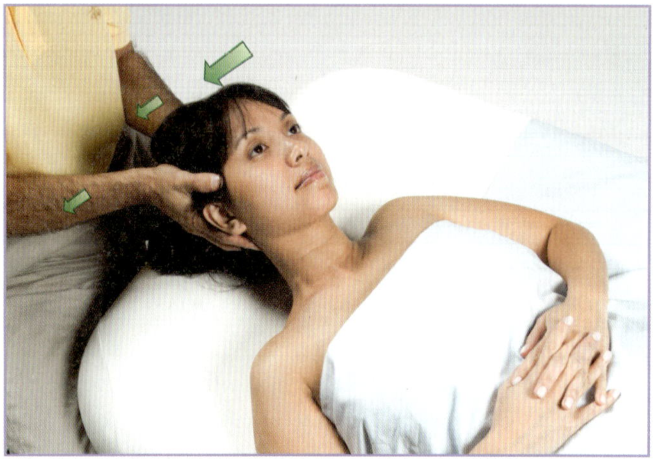

그림 8-13C

3 단계: 환자를 수동적으로 시작 위치로 이동하기:

- 2단계가 끝나게 되면, 환자는 이완된 상태를 유지하고, 치료사는 머리와 목을 수동적으로 지지하여 시작자세로 되돌이고, 환자의 머리는 치료대에 놓는다.
- 중요한 것은 치료사가 머리를 편안하게 지지해야 한다. 하지만, 환자가 머리의 무게를 치료사 손에서 충분히 이완할 수 있도록 느끼게 해주어 환자를 수동적으로 움직임이 가능하게 해준다(그림 8-13C).

더 많은 반복:

- 각 반복의 이 과정을 반복한다.
- 각각의 성공적인 반복을 위하여 치료사는 신장을 위해 약간의 압을 사용할 수 있다.
- 마지막 반복의 끝(일반적으로 8~10번 정도 후)에서 치료사는 신장하는 자세를 5~20초 또는 그 이상을 유지하는 자세를 선택할 수 있다.
- 구심성 수축을 할 때 환자의 호흡법은 날숨을 쉬게 하는 것에 주의한다.
- 환자는 지속적으로 목표근육을 이완하고 신장될 때 날숨을 쉬게 하고, 다음 반복을 위한 시작자세로 되돌아 올 때 들숨을 쉬게 한다.

치료절차 8-5: 폄근/왼쪽 외측 굽힘근(Extensors/Left lateral flexors)

그림 8-14는 목과 머리의 양쪽 폄근과 왼쪽 외측 굽힘근의 기능적 단위를 보여주고 있다(그림 8-11의 표 참조). 이 근육은 목의 왼쪽 뒤쪽(등의 왼쪽면)에서 위치하고 있다. AC 신장법을 사용하려면 그림 8-12에서 8-13에 폄근/오른쪽 외측 굽힘근의 주어진 지시대로 따라하면 되고, 단지 방향만 반대측으로 바꾸면 된다.

폄근/왼쪽 외측 굽힘근의 기능적 단위

기능적 단위는 다음의 왼쪽 면의 근육으로 이루어져 있다:

등세모근	척주세움근육군
머리널판근	가로가시근육군
목널판근	뒤통수밑 근육군
어깨올림근	목뿔근육군

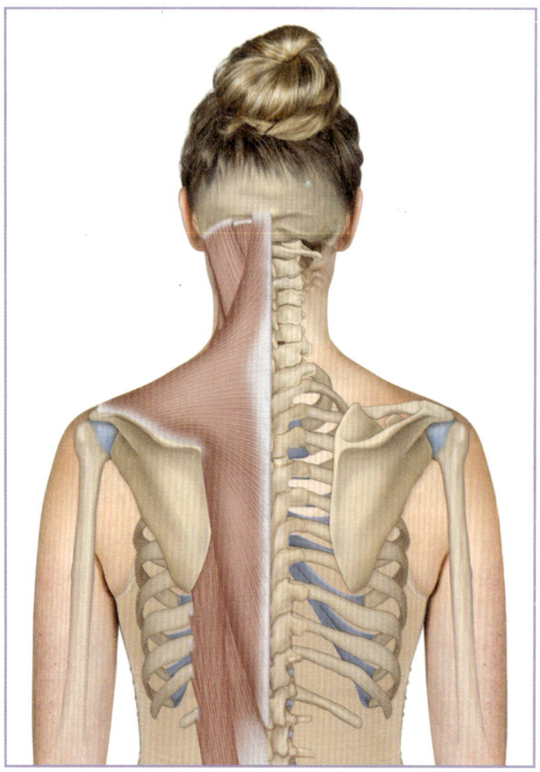

그림 8-14

8.2 실기 적용

가로면의 돌림 구성요소의 추가(Adding the Transverse Plane Rotation Component)

목의 근육의 더 좋은 신장을 얻기 위해 폄과 외측 굽힘을 하는 동안 치료사는 돌림을 추가하여 수행할 수 있다. 가로면에서 돌림 구성요소를 추가함으로써, 치료사는 세 면에 대한 동작을 함으로 최적의 신장을 할 수 있다(더 자세한 사항은 6장의 다면적 신장법 참조).

이 기법을 수행하기 위해서는 환자 머리와 목의 폄근/외측 굽힘근의 AC 신장법 절차 전부를 반복하면서, 환자의 목과 머리를 왼쪽으로 돌림을 한다. 그림 A에서 D까지 보여준다. 그런 다음, 환자의 목과 머리를 시작자세에서 오른쪽 돌림을 함으로써 반복을 한다. 그림 E에서 H까지 보여준다.

환자의 목과 머리를 왼쪽 돌림을 유지하게 되면 폄근/외측 굽힘근을 신장하게 되면서, 오른쪽 돌림근을 신장하게 한다; 환자의 목과 머리를 오른쪽을 돌림을 하면 폄근/외측 굽힘근을 신장하면서 왼쪽 돌림근을 신장한다. 한 면에서 폄근과 외측 굽힘근의 신장을 위해 양쪽 돌림을 추가하면, 폄근과 외측 굽힘근의 신장을 하는 동안 양쪽 돌림을 추가하여 할 수 있다. 가로면에서의 돌림성 구성요소 동작은 비슷한 방식으로 이번 장의 다른 신장법을 설명하였다(즉, 치료절차 8-1과 8-2의 외측 굽힘 신장; 치료절차 8-3의 폄근 신장; 그리고 치료절차 8-8의 굽힘근 신장. 추가적인 돌림성 구성요소는 치료절차 8-9와 8-10의 외측 굽힘을 동반한 굽힘근 신장).

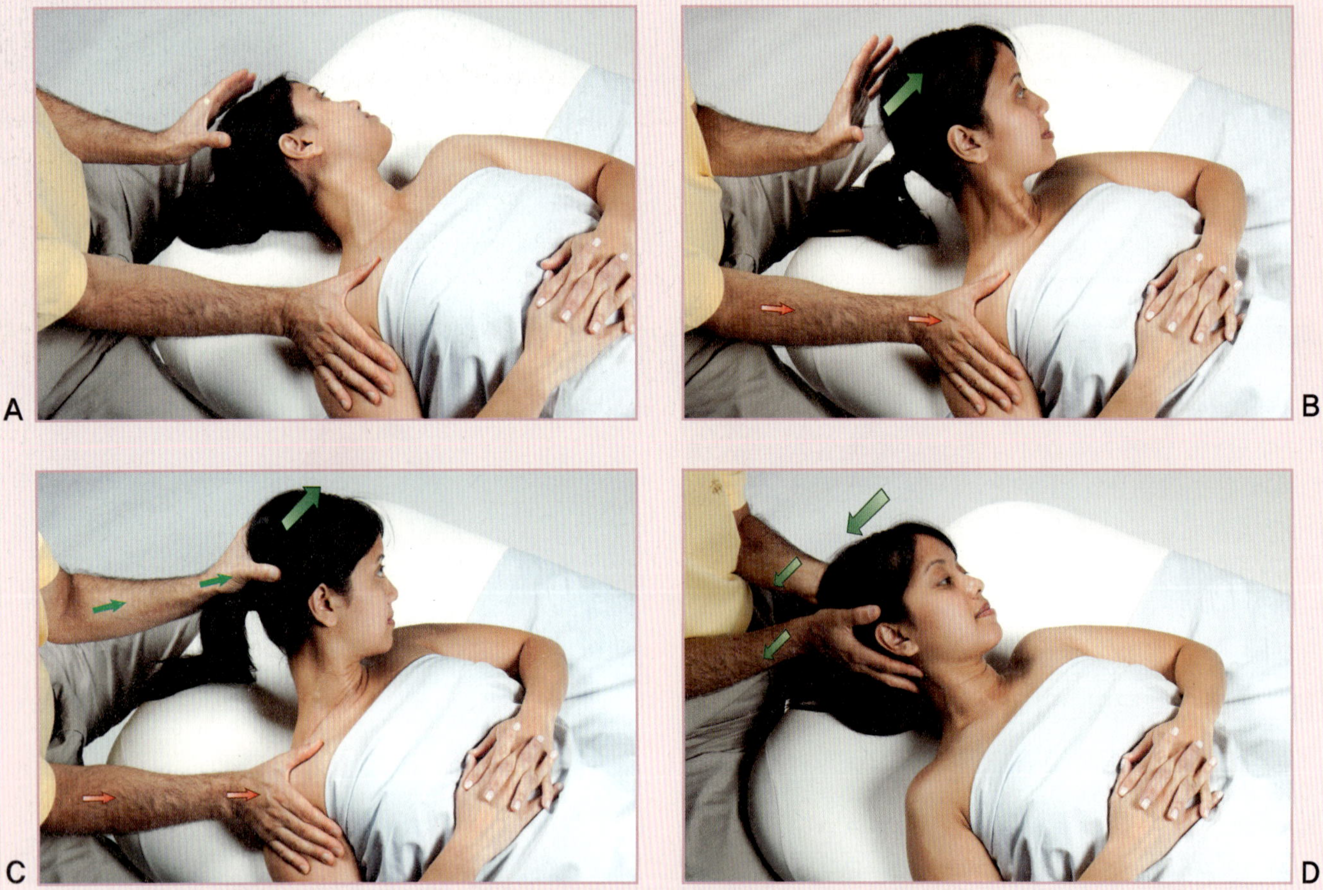

가로면의 돌림 구성요소를 추가함으로 폄근/외측 굽힘근 기능적 단위의 신장. 그림 A에서 D는 외쪽 돌림을 추가함. **(A)** 시작 자세 **(B)** 환자의 수축과 신장 **(C)** 환자의 더 진행된 신장 **(D)** 환자가 수동적으로 시작 자세로 돌아가기. 그림 E에서 H는 오른쪽 돌림을 추가 *(계속)*

8.2 실기 적용 *계속*

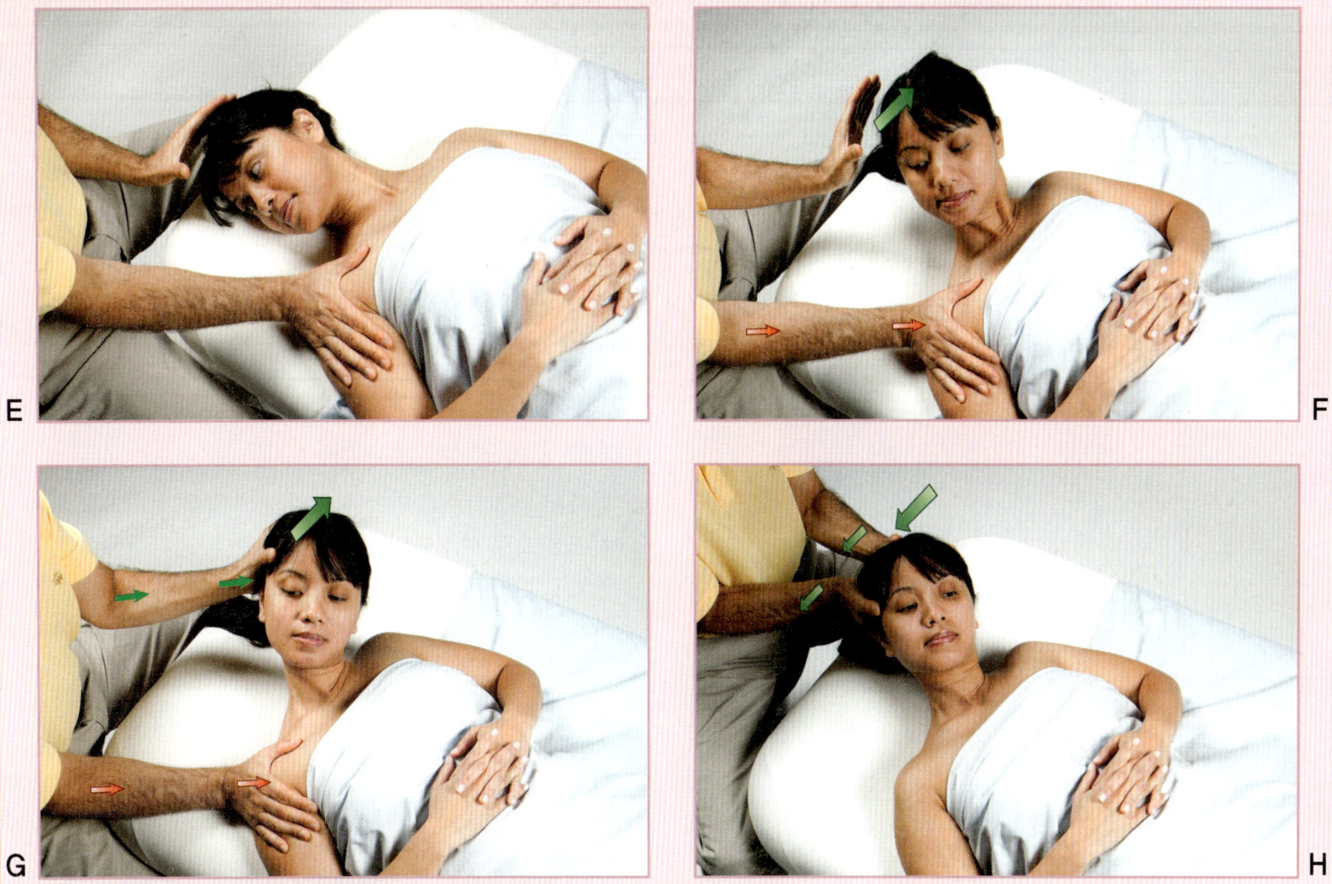

(계속) **(E)** 시작 자세 **(F)** 환자의 수축과 신장 **(G)** 환자의 더 진행된 신장. **(H)** 환자가 수동적으로 시작 자세로 돌아가기.

치료절차 8-6: 오른쪽 돌림근(Right rotators)

그림 8-15는 머리와 목의 오른쪽 돌림근의 기능적 단위를 보여주고 있다. 다른 기능적 단위와 다르게, 목과 머리의 오른쪽 돌림근육은 목의 어느 한 영역에 제시되지 않는다. 대신에, 목의 3/4의 구획에 위치하고 있다: 목 뒤쪽의 오른쪽, 왼쪽 뿐만 아니라, 목의 앞쪽 왼쪽에 위치하고 있다. 머리와 목의 오른쪽 돌림근의 AC 신장법은 그림 8-16과 그림 8-17에서 설명하였다.

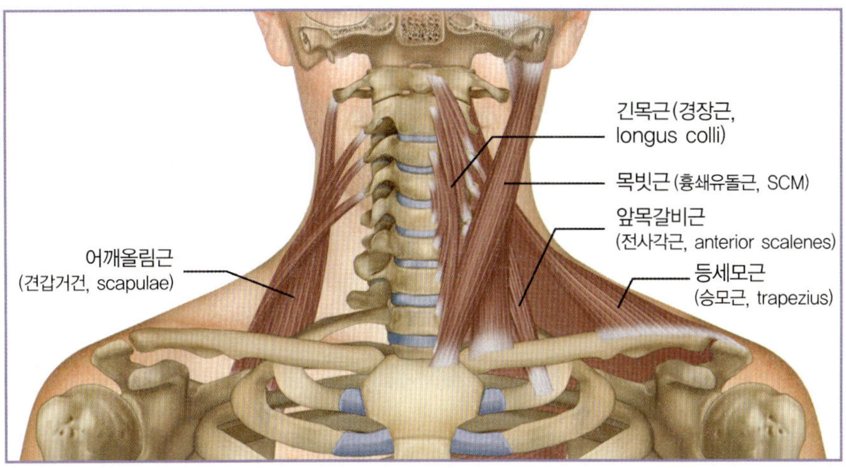

그림 8-15A

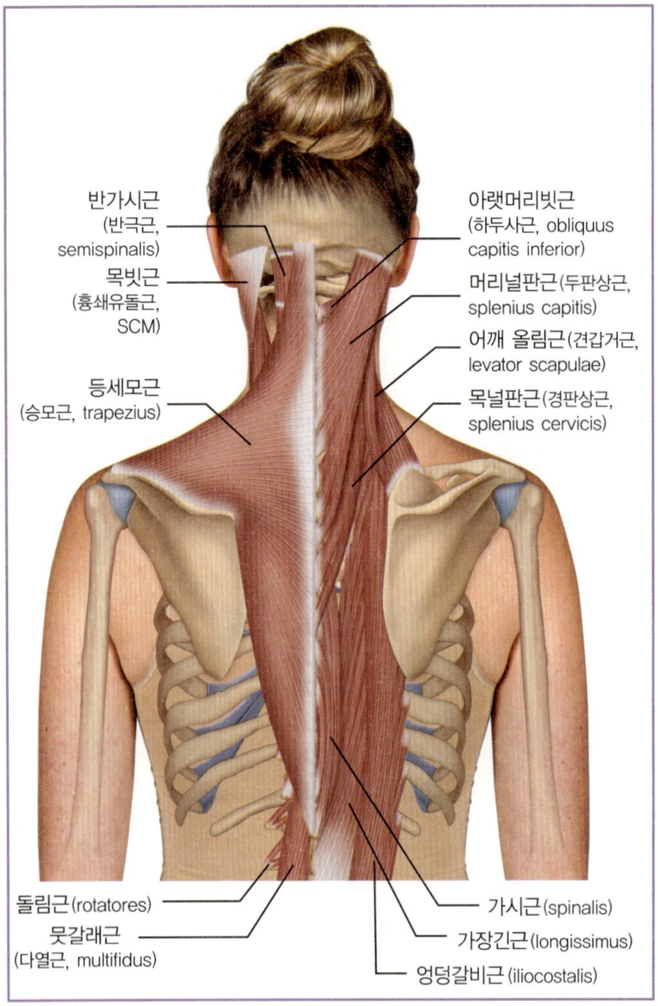

그림 8-15B

오른쪽 돌림근의 기능적 단위

기능적 단위는 다음의 근육으로 이루어져 있다:

왼쪽 등세모근	오른쪽 아래머리빗근
왼쪽 가로가시근육군	오른쪽 척주세움근육군
오른쪽 머리널판근	왼쪽 목빗근
오른쪽 목널판근	왼쪽 앞목갈비근
오른쪽 어깨올림근	왼쪽 긴목근

시작자세:

- 환자는 바로 누운자세; 치료사는 치료대 머리쪽에 앉으며, 머리는 치료대에 위치한다.
- 치료사의 오른손(치료하는 손)은 환자 머리/얼굴의 오른쪽 면에 위치한다.
- 치료사의 왼손은 환자의 머리/얼굴의 왼쪽 면에 지지하기 위해 위치한다(그림 8-16).

어느 손이든 환자의 턱관절(TMJs)에 과도한 압박이 주어지지 않도록 주의한다.

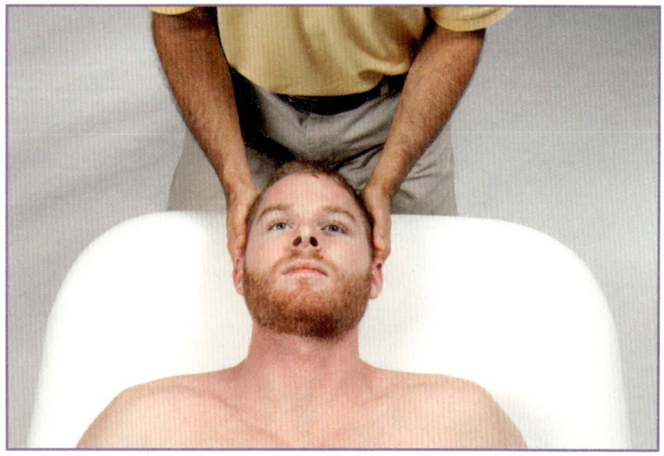

그림 8-16

1 단계: 환자의 수축과 신장:

- 환자는 능동적으로 편안한 범위 내에서 목과 머리를 왼쪽 돌림 방향으로 움직이며 신장을 시작한다. 환자는 돌림을 하는 동안 머리를 치료대에서 들지 않는다; 환자의 머리는 이 치료과정 동안 치료대에 항상 놓여져 있는다.
- 이는 목표 근육인 오른쪽 돌림근의 신장을 시작하는 것이다(그림 8-17A).

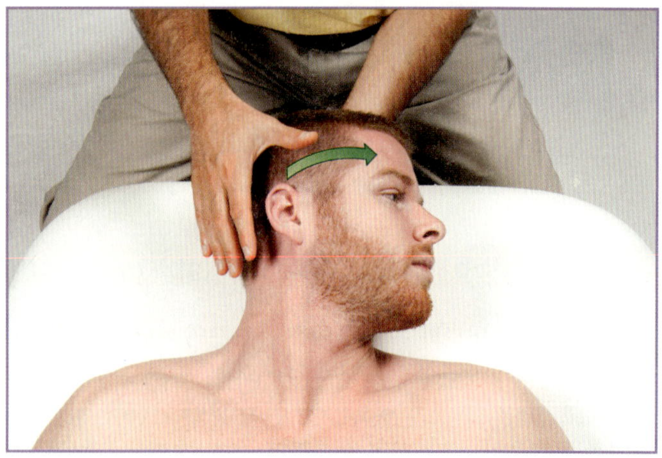

그림 8-17A

2 단계: 환자의 더 진행된 신장:

- 1단계 끝에서 얻은 위치에 도달하였을 때, 환자는 이완하고, 치료사는 좀 더 진행된 신장을 위해 환자의 목표 근육(오른쪽 돌림근)이 신장되게 하기 위해 환자의 목과 머리를 저항감이 느껴질 때까지 부드럽게 왼쪽 돌림으로 움직인다.
- 환자의 신장을 위해 치료사의 두 손 모두가 치료하는 손으로 사용한다.
- 이 신장의 자세를 약 1~2초간 유지한다(그림 8-17B).

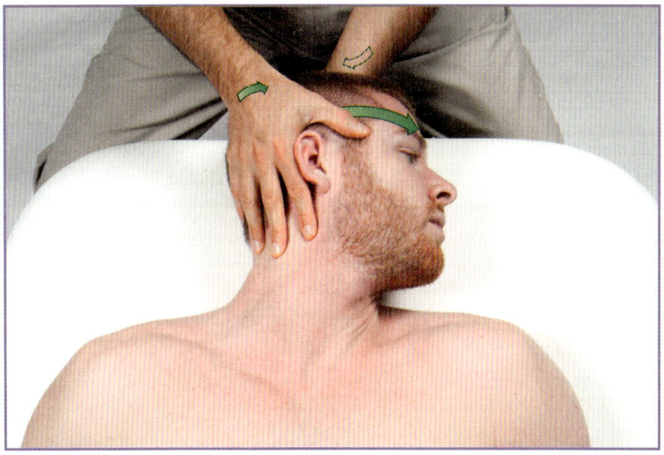

그림 8-17B

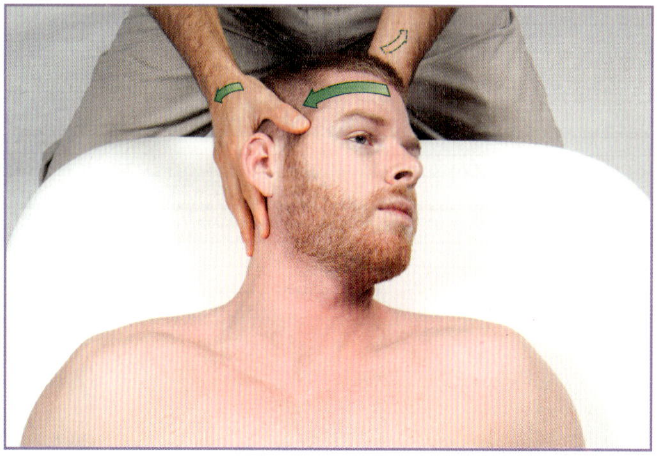

그림 8-17C

3 단계: 환자를 수동적으로 시작 위치로 이동하기:

- 치료사의 양손으로 지지하고 수동적으로 환자의 목과 머리를 시작 자세로 되돌아 갈 수 있게 환자는 이완된 상태를 유지한다. 일반적으로 목과 머리의 해부학적 중립위치를 사용한다(그림 8-17C).
- 중요한 것은 치료사가 머리를 편안하게 지지해야 한다. 하지만, 환자의 머리 무게를 치료사 손에서 충분히 이완할 수 있도록 느끼게 해주어 환자의 수동적인 움직임이 가능하게 해준다.

더 많은 반복:

- 각 반복의 1에서 3 단계를 반복한다.
- 각각의 성공적인 반복을 위하여 치료사는 신장을 위해 약간의 압을 사용할 수 있다.
- 마지막 반복의 끝(일반적으로 8~10번 정도 후)에서 치료사는 신장하는 자세를 5~20초 또는 그 이상을 유지하는 자세를 선택할 수 있다.
- 구심성 수축을 할 때 환자의 호흡법은 날숨을 쉬게 하는 것에 주의한다.
- 환자는 지속적으로 목표근육을 이완하고 신장될 때 날숨을 쉬게 하고, 다음 반복을 위한 시작자세로 되돌아 올 때 들숨을 쉬게 한다.

8.3 실기 적용

돌림 수축을 동반할 때 어깨/몸통 고정하기 (Stabilizing the Shoulder Girdle/Trunk with Rotation Stretches)

치료절차 8-6에서 오른쪽 돌림근의 기능적 단위를 신장하는 방법을 설명하였을 때, 환자의 왼쪽 돌림을 하여 신장할 때 치료사의 양손을 치료하는 손으로 사용하였으며, 고정하는 손을 사용하지 않았다. 일반적으로 이러한 것은 어깨와 몸통이 돌림 신장을 하는 동안 많이 움직이지 않기 때문에 괜찮다. 하지만, 일부 환자에서 몸통을 고정하는 것이 필요하다. 이럴 때 치료사의 손은 적절한 위치로 바꾸어 주어야 한다. 환자가 1 단계(환자의 수축과 신장)의 끝에서 왼쪽 돌림으로 움직일 때, 치료사의 왼쪽 손은 환자의 머리/얼굴의 오른쪽 면에 위치하여 2 단계(환자의 더 진행된 신장)에 추가하여 사용하며, 치료사의 오른손은 환자의 오른쪽 어깨에 위치하여 고정하도록 한다(그림 참조). 치료사의 왼손으로 환자의 아래턱에 압박을 주지 않도록 주의한다. 치료사의 오른쪽 손에 대한 신장 양을 증가시킬 수 있도록 하지만, 치료대 아래쪽으로 몸통을 당기도록 할 수도 있으며 (몸통의 오른쪽 돌림), 오른쪽 어깨를 아래를 누를 수 있다.

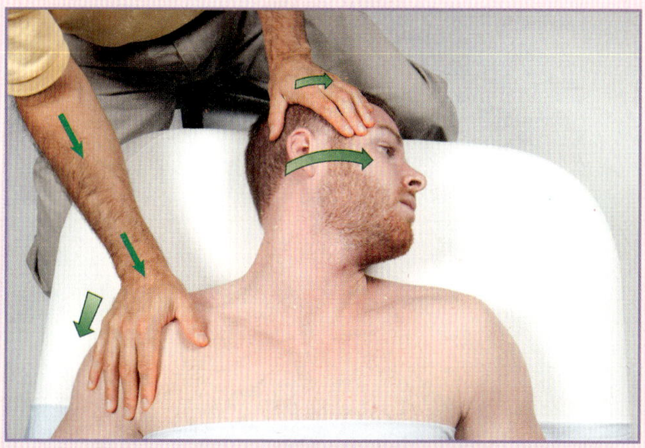

치료절차 8-7: 왼쪽 돌림근(Left rotators)

그림 8-18은 목과 머리의 왼쪽 돌림근의 기능적 단위를 보여주고 있다(그림 8-15의 표 참조). 목의 오른쪽 돌림근과 같이 왼쪽 돌림근은 목의 3/4의 영역에 위치하고 있다: 목 뒤쪽의 오른쪽과 왼쪽 뿐만 아니라, 목의 앞쪽 오른쪽에 위치하고 있다.

머리와 목의 왼쪽 돌림근의 AC 신장법을 사용하려면 그림 8-16에서 8-17의 오른쪽 돌림근의 주어진 지시대로 따라 하면 되고, 단지 방향만 반대측으로 바꾸면 된다.

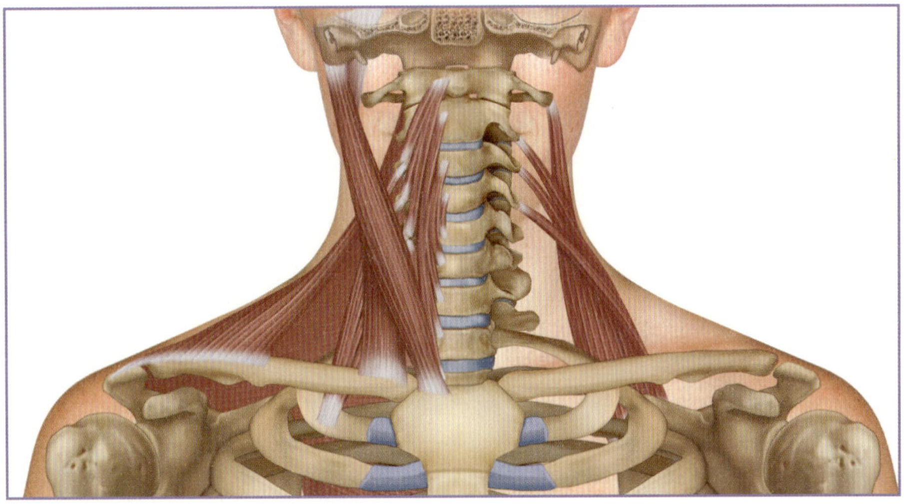

그림 8-18A

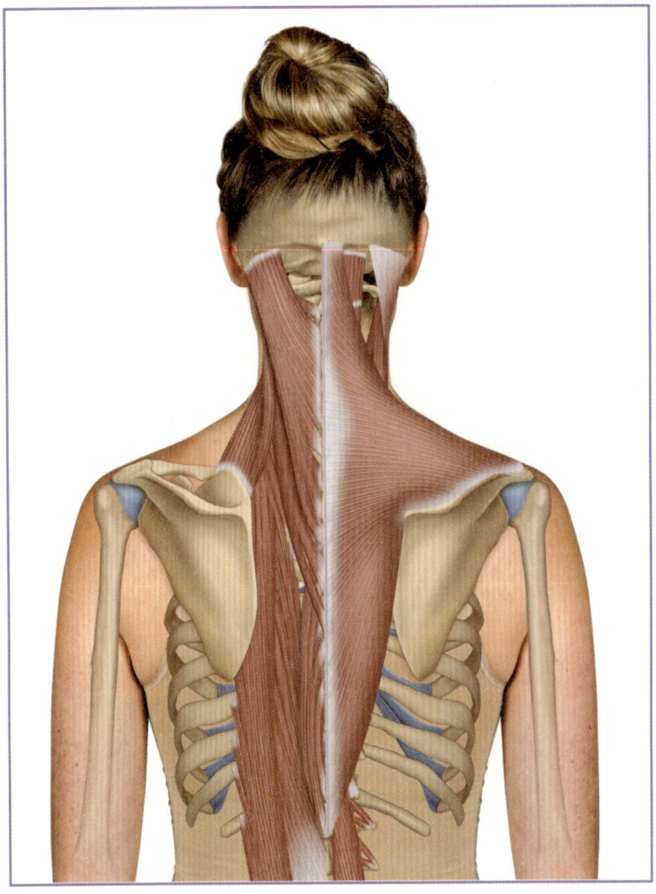

그림 8-18B

왼쪽 돌림근의 기능적 단위

기능적 단위는 다음의 근육으로 이루어져 있다:

오른쪽 등세모근	왼쪽 아래머리빗근
오른쪽 가로가시근육군	왼쪽 척주세움근육군
왼쪽 머리널판근	오른쪽 목빗근
왼쪽 목널판근	오른쪽 앞목갈비근
왼쪽 어깨올림근	오른쪽 긴목근

치료절차 8-8: 굽힘근(Flexors)

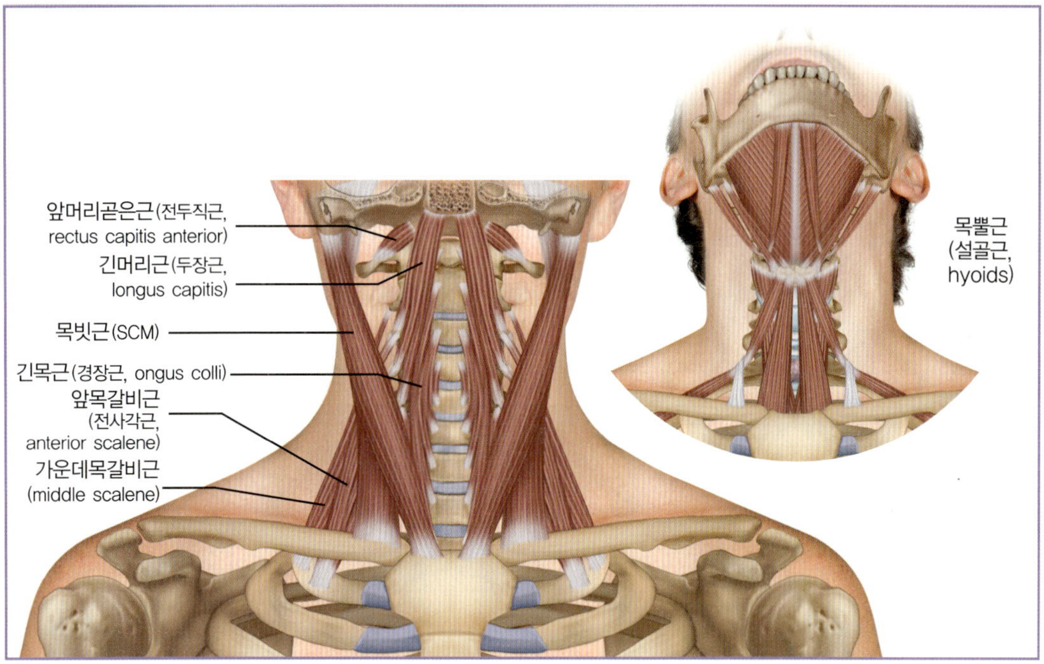

그림 8-19 굽힘근의 기능적 단위 (머리를 폄을 한 그림에서 목뿔뼈를 볼 수 있음).

그림 8-19는 목과 머리의 굽힘근에 대한 기능적 단위를 보여주고 있다. 이러한 근육은 목의 앞에 위치하고 있으며, 목과 머리 굽힘근의 AC 신장법은 그림 8-20에서 8-21에서 설명하였다.

굽힘근의 기능적 단위

기능적 단위는 다음의 양쪽 면의 근육으로 이루어져 있다:

목빗근	긴머리근
앞목갈비근	앞머리곧은근
가운데갈비근	목뿔근육군
긴목근	

시작자세:

- 환자는 엎드린 자세로 머리와 목은 치료대에서 떨어뜨리고, 치료사는 치료대의 머리 쪽에 앉는다.
- 치료사의 치료하는 손은 환자의 이마에 위치한다.
- 고정하는 손은 환자 몸통에 위치하여 신장하는 동안 치료대 위로 몸통이 들리지 않게 한다(그림 8-20A).
- 환자의 이 자세는 취약한 면을 가지고 있다; 그러므로 환자 머리에 적절한 지지를 해주는 것이 매우 중요하다. 일부 치료사는 치료사의 양손을 환자에 머리에 위치하는 것을 더 선호한다. 이는 환자의 머리를 지지하는데 더 도움이 되지만, 몸통을 고정해야 하는 손을 쓸 수 없으며, 환자의 목과 머리의 굽힘 근육을 신장할 때 움직임으로부터 자유롭지 않기 때문이다(그림 8-20B). **주의:** 또 다른 장점은 양손을 사용하여

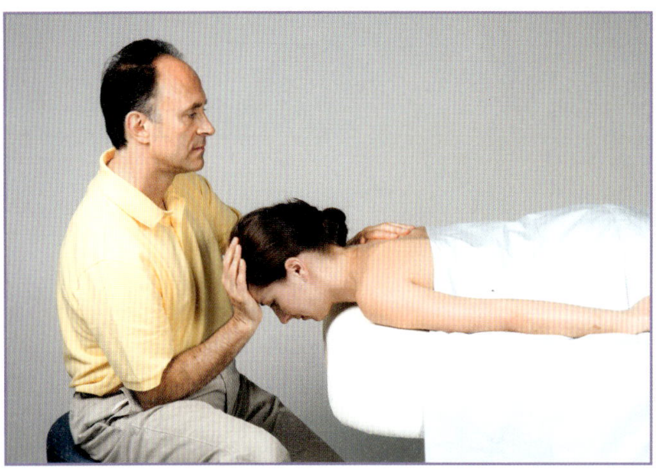

그림 8-20A

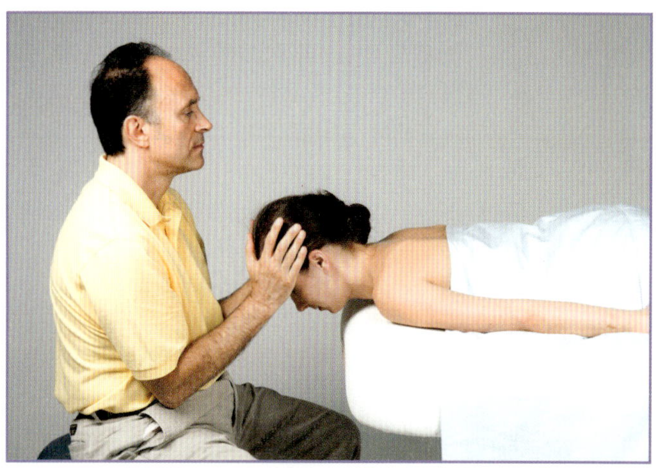

그림 8-20B

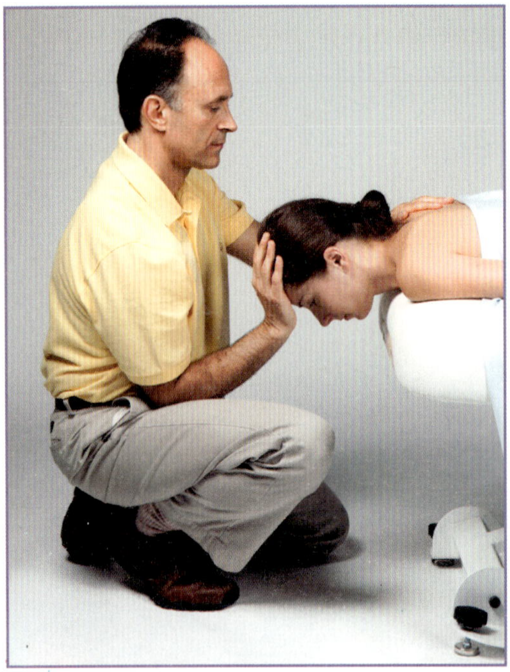

그림 8-20C

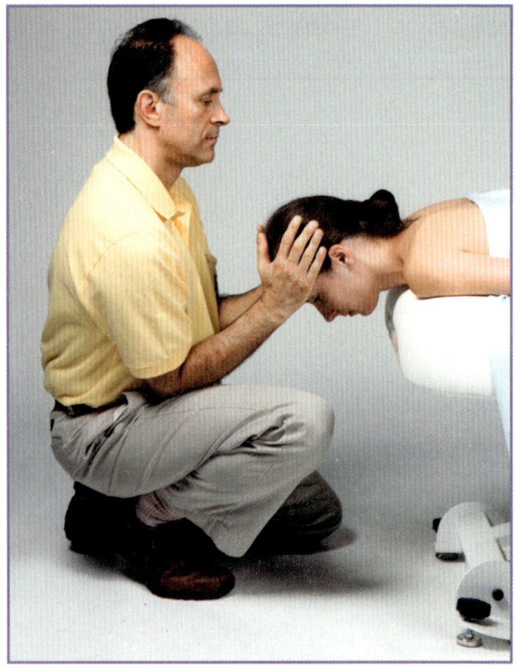

그림 8-20D

환자의 머리를 접촉하고 있기 때문에 환자의 목과 머리가 폄 상태로 신장하는 동안 축성 견인을 사용할 수 있다. 이는 목 뒤쪽에 가해지는 과도한 압을 피함으로써 환자의 편안함을 증가시킨다.

- 치료사의 다른 자세: 치료대 머리쪽으로 바닥에 무릎자세를 취하면 이 치료방법에서 우수한 다른 자세로 사용할 수 있다. 이는 환자의 머리와 목이 굽힘으로 움직이는데 필요한 힘을 치료사의 체중심을 이용할 수 있는 선상에 있기 때문이다(그림 8-20C,D).

8.8 치료 전문가 Tip

굽힘근 신장을 위한 선호하는 자세

환자의 앞쪽 목 굽힘근의 AC 신장법은 7장에서 언급한 CR 신장법에서 보여준 치료대의 머리를 띄운 바로 누운자세에서 하는 것처럼 할 수 없다. 왜냐하면, AC 신장법은 목표 근육의 신장을 위해서 환자의 능동적인 폄근의 수축이 필요하기 때문이다. 바로 누운자세에서 목과 머리를 폄으로 하게 된다면 폄근이 작용하지 않게 되며, 이는 중력이 이미 머리를 폄 쪽으로 당기고 있기 때문이다. 폄근의 구심성 수축 대신에 굽힘근은 원심성을 수축하게 된다(폄으로 천천히 내리려고 하기 때문). 폄근이 수축하지 않으면, RI 반사는 촉진되지 않을 것이며, 목표 근육이 굽힘근은 억제되고 이완되지 않는다. 이러한 이유로, 앞쪽 목 굽힘근의 AC 신장법은 환자가 엎드린 자세에서 수행한다.

어느 손이든 환자의 턱관절(TMJs)에 과도한 압박이 주어지지 않도록 주의한다.

1 단계: 환자의 수축과 신장:

- 환자는 능동적으로 편안한 범위 내에서 목과 머리를 바닥으로부터 들어 폄 방향으로 움직이며 신장을 시작한다.
- 이는 목표 근육인 굽힘근의 신장을 시작하는 것이다
- 치료사의 고정하는 손(그림에서 왼쪽 손)이 환자의 몸통 위쪽을 단단히 고정함으로써 신장하는 동안 들리지 않게 한다(그림 8-21A).

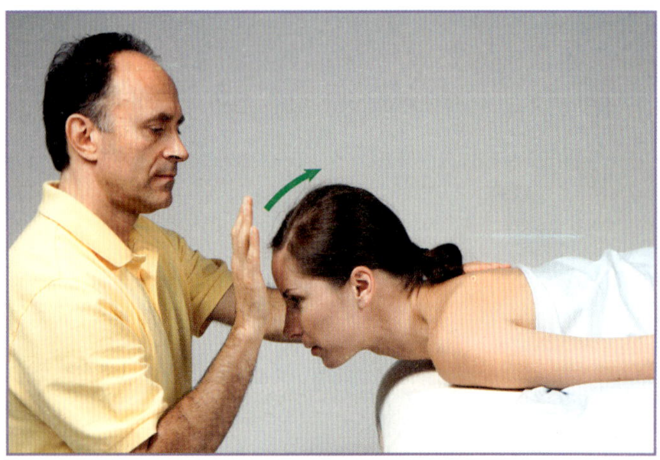

그림 8-21A

2 단계: 환자의 더 진행된 신장:

- 1단계 끝에서 얻은 위치에 도달하였을 때, 환자는 이완하고, 치료사는 좀 더 진행된 신장을 위해 환자의 목표 근육(굽힘

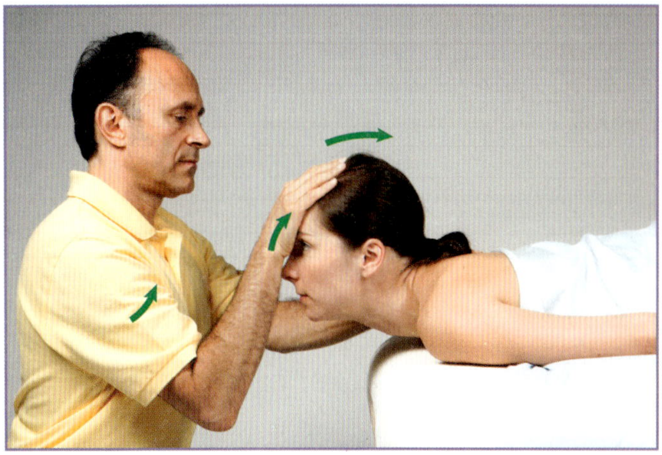

그림 8-21B

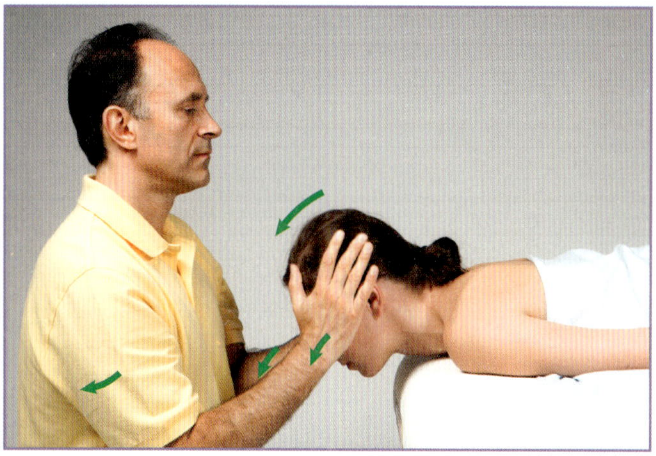

그림 8-21C

근)이 신장되게 하기 위해 환자의 목과 머리를 저항감이 느껴질 때까지 부드럽게 폄으로 움직인다.

- 이 신장의 자세를 약 1~2초간 유지한다(그림 8-17B).
- 고정하는 손은 환자의 몸통 위쪽을 고정하여 잡고 신장하는 동안 들리지 않게 한다(그림 8-21B).

3 단계: 환자를 수동적으로 시작 위치로 이동하기:

- 2단계가 끝나게 되면, 환자는 이완된 상태를 유지하고, 치료사는 머리와 목을 수동적으로 지지하여 시작자세로 되돌아간다.
- 환자의 목과 머리를 시작자세로 되돌아 갈 때, 중요한 것은 치료사가 머리를 편안하게 지지해야 한다. 하지만, 환자가 머리의 무게를 치료사 손에서 충분히 이완할 수 있도록 느끼게 해주어 환자의 수동적인 움직임이 가능하게 해준다(그림 8-21C).

더 많은 반복:

- 각 반복 과정을 반복하고, 각각의 성공적인 반복을 위하여 치료사는 신장을 위해 약간의 압을 사용할 수 있다.
- 마지막 반복의 끝(일반적으로 8~10번 정도 후)에서 치료사는 신장하는 자세를 5~20초 또는 그 이상을 유지하는 자세를 선택할 수 있다.
- 구심성 수축을 할 때 환자의 호흡법은 날숨을 쉬게 하는 것에 주의한다.
- 환자는 지속적으로 목표근육이 이완하고 신장될 때 날숨을 쉬게 하고, 다음 반복을 위해 시작자세로 되돌아 올 때 들숨을 쉬게 한다.

치료절차 8-9: 굽힘근/오른쪽 외측 굽힘근(돌림 포함) (Flexors/Right lateral flexors) (with rotation)

그림 8-22는 머리와 목의 양쪽 굽힘근과 오른쪽 외측 굽힘근의 기능적 단위를 보여주고 있다. 이러한 근육은 목의 오른쪽 앞쪽 외측에 위치하고 있다(앞의 오른쪽 면). 이 근육의 기능적 단위 AC 신장법은 그림 8-23에서 8-26에서 설명하였다.

그림 8-23과 8-24는 환자의 목과 머리를 오른쪽을 돌림으로써 신장하는 것을 설명하였으며, 그림 8-25와 8-26은 환자의 목과 머리를 왼쪽으로 돌림을 하면서 설명하였다(이는 실기적용 8.2에서 언급하였듯이 각 돌림 요소를 추가하는 것은 비슷함). 오른쪽 돌림을 추가하게 되면, 기능적 근육 단위의 더 좋은 신장효과를 얻을 수 있으며, 왼쪽 돌림에 영향을 가져온다; 비슷하게, 왼쪽 돌림을 추가하면 기능적 근육 단위의 더 좋은 신장효과와 오른쪽 돌림에 영향을 주게 된다. 양쪽 돌림에 대한 신장을 수행하게 되면, 모든 굽힘과 외측 굽힘근이 최적으로 신장하게 된다(6장의 다면적 신장법을 참조).

굽힘근/오른쪽 외측 굽힘근의 기능적 단위

기능적 단위는 다음 오른쪽 면의 근육으로 이루어져 있다:

목빗근	긴머리근
앞목갈비근	앞머리곧은근
가운데목갈비근	목뿔근육군
긴목근	

시작자세:

- 환자는 엎드린 자세로 머리와 목은 치료대에서 떨어뜨리고, 머리와 목은 오른쪽으로 돌림한다; 치료사는 치료대의 머리쪽으로 앉으며, 환자의 약간 오른쪽 면에 앉는다.
- 치료사의 오른손은 환자 머리의 왼쪽 면(이마와 마루 영역)을 지지하고, 왼손은 환자의 몸통을 고정하는데 사용한다(그림 8-23).
- 주의사항과 다른 신체자세와 손의 위치는 치료절차 8-8에서 참조한다.

그림 8-22 굽힘근/오른쪽 외측 굽힘근의 기능적 단위 (머리를 폄을 한 상태에서 목뿔뼈를 볼 수 있음)

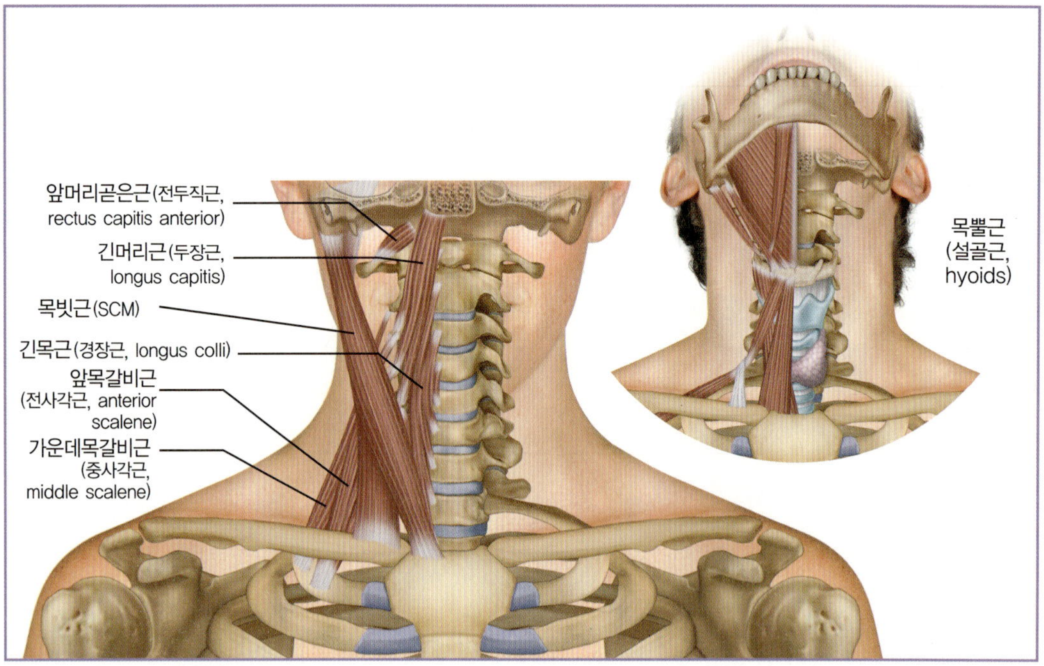

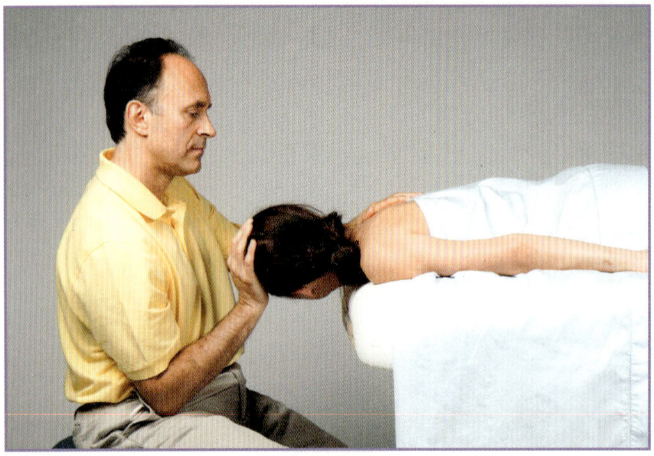

그림 8-23

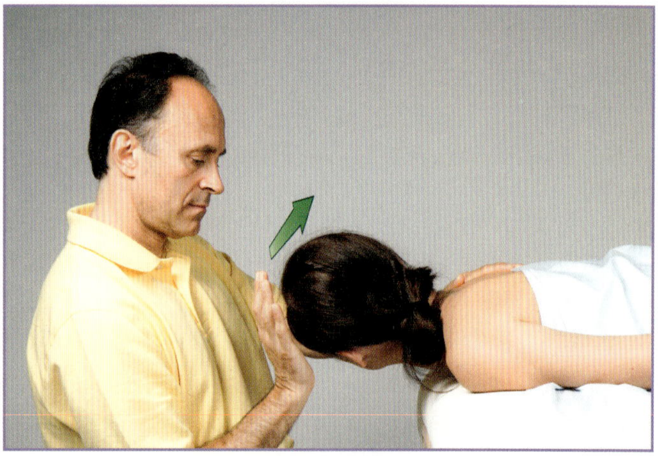

그림 8-24A

1 단계: 환자의 수축과 신장:

- 환자는 능동적으로 편안한 범위 내에서 목과 머리를 바닥으로부터 들어 폄과 왼쪽 외측 굽힘(머리를 오른쪽으로 돌림을 유지) 방향으로 움직이며 신장을 시작한다.
- 이는 목표 근육인 굽힘근/오른쪽 외측 굽힘근의 신장을 시작하는 것이다. 또한 왼쪽 돌림도 된다(그림 8-24A).

2 단계: 환자의 더 진행된 신장

- 앞선 자세에서 환자는 이완하고, 치료사는 좀 더 진행된 신장을 위해 환자의 목표 근육을 신장하기 위해 환자의 목과 머리를 저항감이 느껴질 때까지 부드럽게 폄과 왼쪽 외측 굽힘으로 움직인다.
- 이 신장의 자세를 약 1~2초간 유지한다(그림 8-24B).

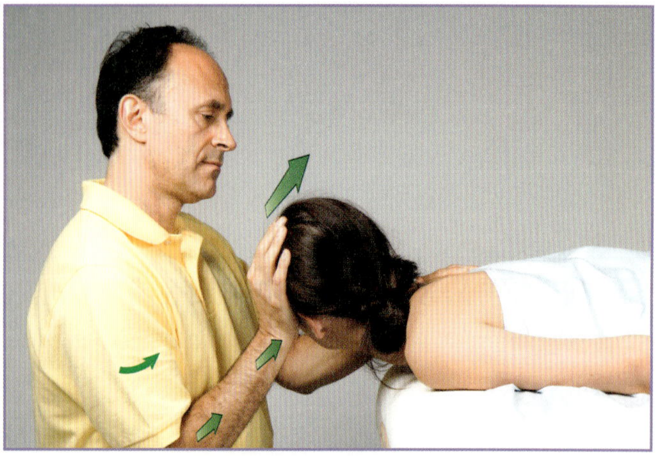

그림 8-24B

3 단계: 환자를 수동적으로 시작 위치로 이동하기:

- 2단계가 끝나게 되면, 환자는 이완된 상태를 유지하고, 치료사는 머리와 목을 수동적으로 지지하여 시작자세로 되돌인다(그림 8-24C).
- 환자의 목과 머리를 시작자세로 되돌아 갈 때, 중요한 것은 치료사가 머리를 편안하게 지지해야 한다. 하지만, 환자가 머리의 무게를 치료사 손에서 충분히 이완할 수 있도록 느끼게 해주어 이는 환자의 수동적인 움직임이 가능하게 해준다.

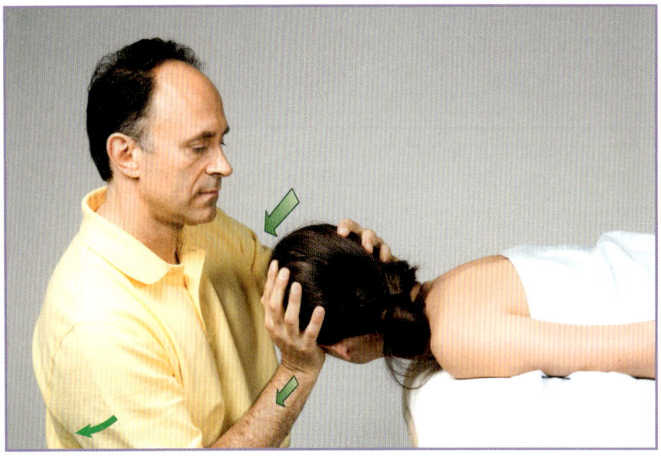

그림 8-24C

더 많은 반복:

- 각 반복 과정을 반복하고, 각각의 성공적인 반복을 위하여 치료사는 신장을 위해 약간의 압박을 사용할 수 있다.
- 마지막 반복의 끝(일반적으로 8~10번 정도 후)에서 치료사는 신장하는 자세를 5~20초 또는 그 이상을 유지하는 자세를 선택할 수 있다.
- 구심성 수축을 할 때 환자의 호흡법은 날숨을 쉬게 하는 것에 주의한다.
- 환자는 지속적으로 목표근육이 이완하고 신장될 때 날숨을 쉬게 하고, 다음 반복을 위해 시작자세로 되돌아 올 때 들숨을 쉬게 한다.

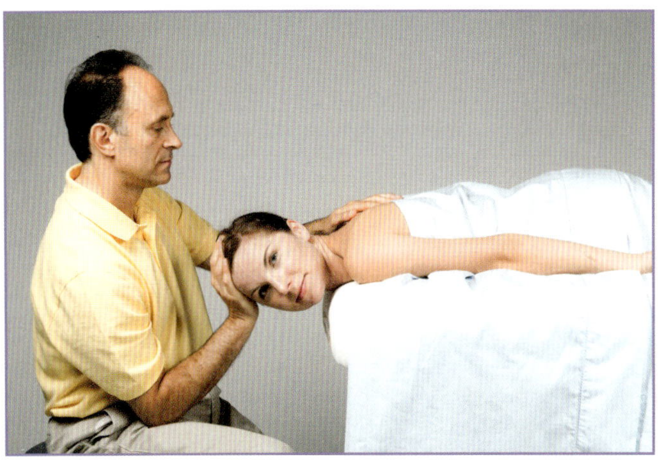

그림 8-25

왼쪽 돌림의 반복:

- 이 전체의 과정을 환자의 목과 머리를 왼쪽을 돌림을 하고 반복한다.
- 이는 굽힘근/오른쪽 외측 굽힘근의 최적의 신장이 되게 하고 오른쪽 돌림이 가능하게 한다(그림 8-25와 8-26).

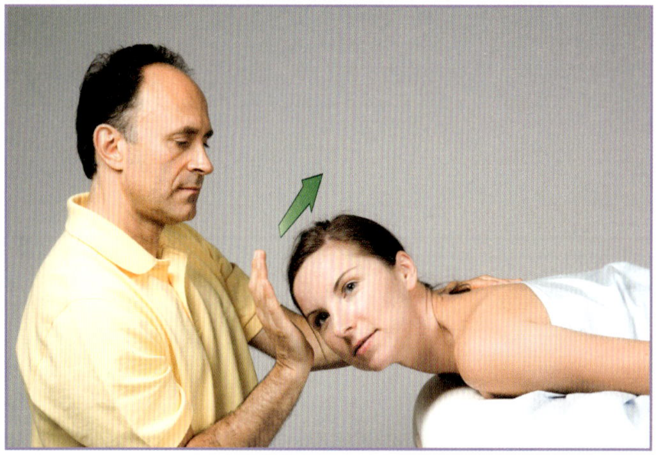

그림 8-26A

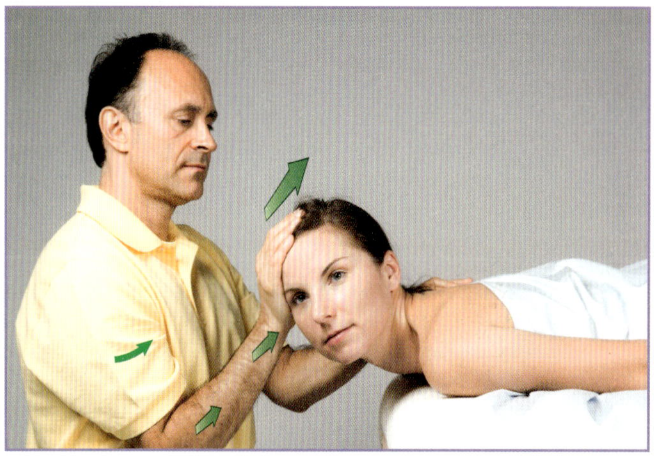

그림 8-26B

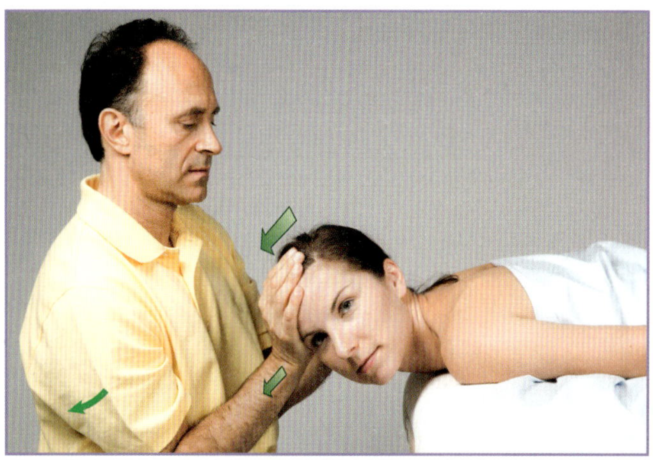

그림 8-26C

치료절차 8-10: 굽힘근/왼쪽 외측 굽힘근(돌림 포함) (Flexors/Left lateral flexors) (with rotation)

그림 8-27

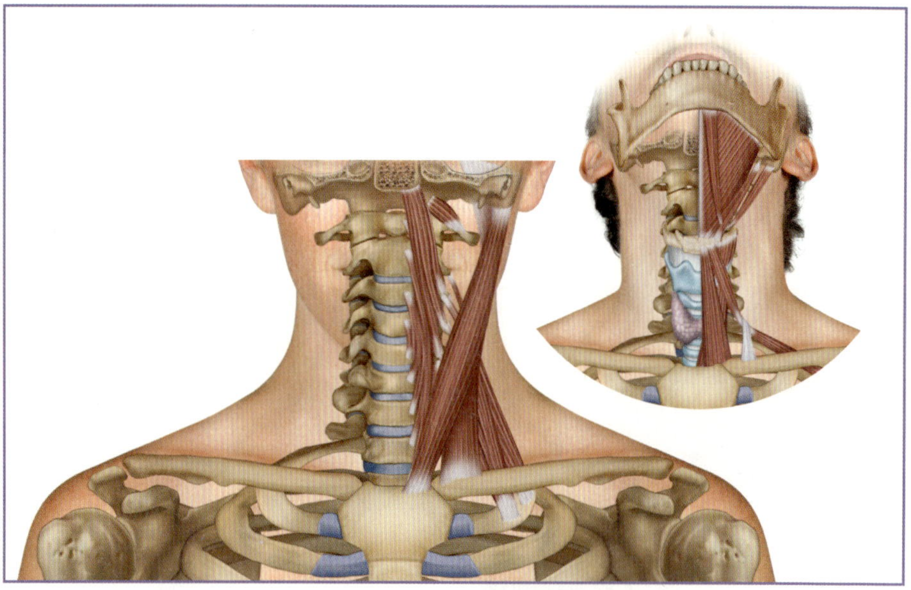

그림 8-27은 목과 머리의 양쪽 굽힘근과 왼쪽 외측 굽힘근의 기능적 단위를 보여주고 있다(그림 8-22의 표 참조). 이 근육은 목의 왼쪽 앞쪽외측(앞의 왼쪽면)에서 위치하고 있다. AC 신장법을 사용하려면 그림 8-23에서 8-26에 굽힘근/오른쪽 외측 굽힘근의 주어진 지시대로 따라 하면 되고, 단지 방향만 반대측으로 바꾸면 된다.

굽힘근/왼쪽 외측 굽힘근의 기능적 단위

기능적 단위는 다음의 왼쪽 면의 근육으로 이루어져 있다:

목빗근	긴머리근
앞목갈비근	앞머리곧은근
가운데목갈비근	목뿔근육군
긴목근	

8.9 치료 전문가 Tip

언제 주동근 수축 신장법을 사용하는가?

AC 신장법은 고급화된 기법으로 환자가 "표준화된" 역학적 신장법에 대한 반응이 없을 때 사용할 수 있다. 물론, AC 신장법의 사용을 결정하기 위해서 정기적인 신장에 대한 반응이 멈출 때까지 기다릴 필요는 없으며, 이 기법을 언제 적절하게 적용할지 결정할 때 많은 요소를 고려해야 한다.

첫 번째로, AC 신장법은 많은 시간을 요구하지 않기 때문에 환자의 신체 어느 부위, 그리고 언제 사용할지 조심스럽게 고려해야 한다. 또 다른 고려할 사항은 AC 신장법은 환자의 능동적 참여가 필요하다. 환자가 치료하는 동안 수동적으로 남아있거나 치료세션 동안 수동적인 것이 기대된다면, AC 신장법은 적절한 선택이 아니다. 치료사는 치료 세션 동안 가능한 역할에 대하여 환자를 교육할 필요가 있다.

도수 치료사들은 CR 또는 AC에서 어떤 것이 고급화된 신경학적 억제 신장법으로 더 좋은 가에 대하여 질문을 한다. 각 기법을 지지하는 사람들은 다른 기법보다 우수하다고 한다. 하지만 어느 한 기법이 다른 것보다 우수하게 작용한다고 할 수 없다. 각 치료법은 어떠한 환자에서 우수하게 작용하고, 또한 다른 하나보다 우수하게 작용하지 않을 수 있다—신체에서 근육에 따라 어떠한 기법이 더 우수하게 작용하거나 아닐 수도 있다. 치료사가 어떤 기법을 선택하는가는 각 환자의 상황에 맞게 잘 적용되는 기법을 선택하거나 생역학적으로 쉽게 근육에 적용할 수 있는 치료법을 치료사가 찾아야 한다. CR과 AC 신장법 모두 환자의 능동적 참여가 필요하지만, AC 신장법이 좀 더 능동적인 참여를 요구하는 경향이 있다.

CRAC 신장법(9장 참조)에서는 CR 또는 AC 신장법 하나를 사용하는 것보다는 좀 더 효과적으로 작용할 수 있다. 이는 두 가지 기법의 효과를 조합하였기 때문이다. 하지만, 수행하는데 2배의 시간이 소요되며, 이는 한 근육을 신장하는데 더 많은 시간을 소요해야 하는 것이므로 환자의 다른 구역에 적용하는 시간은 줄어들게 된다는 것이다. 최종적으로 기법 선택은 임상 의사 결정으로 각 환자의 상황에 따라 결정해야 한다.

요약 / CHAPTER SUMMARY

AC 신장법은 고급화된 신장법으로 단단해진 근육을 가진 환자를 도와줄 수 있는 핵심적인 기법을 제공할 수 있다. 정확한 기법을 수행하는 것이 다양하지만, 일반적으로 다음의 방식을 따르면 된다:

- 우선 환자를 신장을 원하는 근육의 능동적으로 위치하게 하고, 목표근육의 신장을 RI 반사를 시작함으로써 목표근육의 억제/이완을 함으로 시작한다.
- 환자가 이완하게 되면, 치료사는 RI 반사의 장점을 얻을 수 있으며, 이는 다른 방법보다 더 많은 목표 근육의 신장을 얻을 수 있다.
- 치료사는 환자를 다음 번 반복의 시작을 위해, 시작 자세로 수동적으로 움직여 위치하게 한다.
- 가장 중요한 것은 환자가 능동적으로 수축할 때 환자는 날숨을 쉬는 호흡법이다.
- 환자는 전체 반복을 일반적으로 3~5초간 한다; 8~10번의 반복을 하는 것이 일반적이다.

필요하다면, 어떠한 다른 신장도 AC 기법을 사용할 수 있다. 모든 신장법에서 AC 신장법은 환자 조직의 준비과정으로 사용하기에 효과적인 방법이다.

사례연구

숀(SEAN)

병력과 검사

Sean Rowan은 28세 새로운 환자로 뻣뻣한 목과 목의 통증으로 치료실에 방문하였다. 환자는 일을 할 때 대부분 신경쓰인다고 하였다. 환자는 이 증상이 4주 전에 자동차 사고 이후로 시작되었다고 하였다. 환자는 사고 이전에 어떠한 목의 문제를 경험한 적이 없다고 하였다. 사고 후에 의사를 만나고, 방사선 촬영을 받았다. 방사선 촬영상 골절과 탈구가 없었으며, 근육 이완제와 진통제를 처방받았다. Sean의 급성 통증은 초기에 진정되었지만, 목 뒤쪽에서 "아픈(sore)" 느낌은 만성적으로 남아있었다. 환자는 또한 굽힘을 하는 동안 목 뒤쪽에 통증 증가와 잡아당기는 느낌을 받았으며, 외측 굽힘을 동반한 굽힘에서도 같은 느낌을 받았다. 환자의 주치의는 다른 치료법을 제시하지 않았다. 환자는 환자 친구 중 한 사람이 같은 자동차 사고 후에 당신의 도움을 받았다고 하였다.

치료사의 평가는 굽힘은 25° 감소하였으며, 왼쪽과 오른쪽 외측 굽힘도 20°까지 감소하였다. 치료사는 추간공 압박공사, 기침 검사, 그리고 발살바기법을 수행하였다. 모든 검사에서 음성 결과를 보여주었다(검사 절차의 개관, 3장 참조). Sean의 목 촉진 검사에서 등세모근의 위섬유와 반가시근의 양쪽에서 단단한 느낌과 압통을 확인하였다.

질문을 통한 생각하기

1. AC 신장법과 같은 고급화된 신장법을 Sean을 위한 치료 계획에 포함할 수 있는가? 이유는? 그렇지 않다면 그 이유는?
2. AC 신장법이 효과가 있다면, 안전하게 사용할 수 있는가? 그렇다면 어떻게 알 수 있는가? 그렇지 않다면, 이유는?
3. AC 신장법을 한 후, 어떠한 특정 신장법의 치료절차를 사용하는가? 그리고 당신이 선택하여 사용한 이유는?

질문을 통한 생각하기의 답과 이 환자를 위한 치료 전략은 271페이지에 있다.

복습문제

객관식

1. AC 신장법의 기초가 되는 반사는 무엇인가?

   A. 근방추
   B. GTO
   C. 상반신경 억제(Reciprocal inhibition)
   D. 신장(Stretch)

2. 신장을 수행할 때 치료사가 어떻게 체중심을 효과적으로 사용하는가?

   A. 팔을 바깥쪽으로 돌림하고 팔꿈치를 바깥으로 유지
   B. 팔을 안쪽으로 돌림하고 팔꿈치를 안으로 당김
   C. 팔을 바깥쪽으로 돌림하고 팔꿈치를 안으로 당김
   D. 팔을 안쪽으로 돌림하고 팔꿈치를 바깥으로 유지

3. AC 신장법을 사용한 후에 사용할 수 있는 신장 방법은?

   A. CR
   B. 수축후 이완
   C. 핀과 신장(Pin and stretch)
   D. 능동적 분리된 신장(active isolated stretching)

4. AC 방법 동안 환자가 날숨을 해야 하는 중요한 시점은?

   A. 능동적으로 움직일 때
   B. 이완되고 신장될 때
   C. 시작자세로 되돌아 갈 때
   D. B와 C

5. AC 신장을 수행하면서 관절 동작과 관련된 목표 근육군의 역할을 무엇인가?

   A. 움직이는 자(mover)
   B. 안정하는 자(stabilizer)
   C. 길항근(antagonist)
   D. 중립자(neutralizer)

참/거짓

1. ________ AC 신장법은 동적 신장법의 종류이다.
2. ________ AC 신장법을 하는 동안 환자는 치료사 저항에 대항하여 등척성으로 수축한다.
3. ________ AC 신장법은 치료사의 보조와 함께 수행하며, 환자는 비보조적으로 수행한다.
4. ________ AC 신장법은 환자가 능동적으로 움직여 시작자세로 되돌아 간다.
5. ________치료사가 체중심을 신장할 때 사용하려면, 어깨관절에서 팔을 바깥쪽으로 돌리고 팔꿈치를 안으로 당긴다.
6. ________ AC 신장법은 각각의 성공적인 반복을 위해 일반적으로 이전에 반복자세의 끝에서 시작한다.

단답형

1. AC 신장 동안 환자의 수축 근육/군은 무엇인가?

   ____

2. 치료사가 환자의 폄과 왼쪽 외측 굽힘으로 움직여 단단한 근육을 신장하고자 한다면, 환자의 가장 좋은 신장을 위한 2가지 움직임은 무엇인가?

   ____

3. 목 굽힘근의 AC 신장법을 하기 위한 환자의 위치는?

   ____

4. AC 신장법 동안 환자가 능동적으로 움직임을 수행함으로써 얻을 수 있는 2가지 목적은 무엇인가?

   ____

일치문제

1. AC 신장 반복 시 시간
2. AC를 수행하는 데 일반적인 반복 수
3. 오른쪽 돌림근이 단단함
4. 왼쪽 돌림근이 단단함
5. AC 신장법을 위한 반사
6. 만약 신장을 너무 빠르고 멀게 하면 나타나는 반사

_____ 3에서 5
_____ 환자를 오른쪽 돌림으로 신장
_____ 8에서 10
_____ 환자를 왼쪽 돌림으로 신장
_____ 근방추
_____ RI

복습문제에 대한 정답은 272페이지에 있다.

CHAPTER 제 9 장

수축 이완 주동근 수축 신장법
Contract Relax Agonist Contract Stretching

개요 / Chapter outline

학습목표 / Objectives

본 단원을 학습한 후에 학생들은 다음을 할 수 있다:

1. 수축 이완 주동근 수축(CRAC) 신장법의 기전을 설명할 수 있다.
2. CRAC 신장법을 사용하는 전반적인 단계를 설명할 수 있다.
3. 치료하는 손과 고정하는 손의 역할을 설명할 수 있다.
4. CRAC 신장법을 하는 동안 환자를 위한 일반적인 호흡법을 설명할 수 있다.
5. 신장법을 너무 빠르거나 너무 길게 수행하지 않는 이유를 설명할 수 있다.
6. CRAC 신장법과 각각의 핵심 용어와의 상관성을 설명하고, 각 핵심 용어의 정의를 내릴 수 있다.
7. 이 장에서 설명하는 목/머리 기능적 근육 단위의 CRAC 신장법을 수행할 수 있다.

핵심 용어 / Key Terms

주동근 수축 신장법 (agonist contract (AC) stretching)
수축 이완 주동근 수축 신장법 (contract relax agonist contract (CRAC) stretching)
수축 이완 신장법 (contract relax (CR) stretching)
크리프(creep)
골지건기관 반사 (Golgi tendon organ reflex)
근방추 반사 (muscle spindle reflex)
상반신경 억제(reciprocal inhibition; RI)
저항 손(resistance hand)
고정 손(stabilization hand)
신장하는 손(stretching hand)
치료하는 손(treatment hand)

서론 / INTRODUCTION

수축 이완 주동근 수축 (CRAC) 신장법(contrac relax agonist contract stretching)은 **수축 이완 (CR) 신장법**(contract relax stretching) (7장 참조)과 **주동근 수축 (AC) 신장법**(agonist contract stretching) (8장 참조)의 조합으로 수행하는 고급화된 신장법이다. CRAC 신장법은 CR과 AC 신장법을 습득한 치료사에게 어려운 기법이 아니다. CRAC 신장법은 이 두 가지 기법을 병합하여 약간의 수행단계가 추가될 뿐이다. 이름에서 알 수 있듯이, 치료사는 순차적으로 쉽게 수행할 수 있으며, CR 신장법을 한 후 바로 AC 신장법을 실시하면 된다. 어떠한 도수치료방법도 연습만이 편안하고, 부드럽고 효과적인 적용을 할 수 있게 한다. CRAC 신장법은 앞서 언급한 두 가지 기법을 단독으로 사용하는 경우보다 더 많은 수행 시간이 요구되며, 특정한 목표 근육이 이완하고 신장되는데 어려움을 가질 경우 유일하게 사용할 수 있는 기법으로 효과적으로 사용할 수 있으며, 이 경우 더 많은 추가시간을 투자해야 한다.

주의: 본 교재의 기법과 자기-관리 단원들(제4장-12장)에서, 녹색 화살표는 움직임, 빨간색 화살표는 고정, 그리고 검정색 화살표는 정적으로 있는 위치를 말한다.

기전 / MECHANISM

CRAC 신장법의 기전은 골지건기관 반사를 이용하는 CR 신장법과 상반신경 억제를 이용하는 AC 신장법의 기전을 조합하는 것이다. 7장의 글상자 7.2에서 **골지건기관 반사**를 자세하

글상자 9.1

수축 이완 주동근 수축의 치료절차

이 장에서 다루는 CRAC 신장법의 치료절차는 다음과 같다:

- 오른쪽 외측 굽힘근 (“기법 개요”에서)
- 오른쪽 돌림근
- 폄근

게 설명하였으며, 8장의 글상자 8.2에서 **상반신경 억제**(reciprocal inhibition)를 자세하게 설명하였다.

CR 신장법의 골지건기관 반사와 AC 신장법의 상반신경 억제는 수축을 하면서 근육의 억제를 유발하게 된다(즉, 이완하게 한다). 두 가지 반사 모두 CRAC 신장법에서 목표하는 근육을 이완하고 신장하는데 사용한다. 이러한 이유로 환자의 목표근육을 신장할 때 같이 사용하게 하고, 근육의 이완이 증가되고, 각 기법을 하나로 사용할 때보다 더 많은 신장 효과의 가능성을 가지고 있다.

중요한 것은 CR과 AC 신장법을 할 때, 치료사의 손은 환자의 수축에 저항하고, 신장을 수행할 때 사용하는 손은 **치료하는 손** 또는 **신장하는 손**; 그리고 **저항하는 손**으로 한다. 치료사의 다른 손은 **고정하는 손**과 환자의 어깨 또는 몸통을 고정하는 손으로 사용한다.

9.1 치료 전문가 Tip

환자에게 적용하기 전에 수축 이완 주동근 수축 신장법을 학습하기

CRAC 신장법은 수행하는데 어렵지 않지만, 많은 수행 단계를 가지고 있으므로 환자에게 사용하고 학습을 처음 할 경우 혼동이 발생할 수 있다. 이러한 이유로 처음 학습하기 위해서는 환자에게 CRAC 신장법을 적용하고 학습하기 전에 CR과 AC의 기법을 단독적으로 학습을 마치고 적용하는 것이 도움이 된다.

기법 개요 / OVERVIEW OF TECHNIQUE

CRAC 신장법의 성공적인 수행을 위해서 CR과 AC 신장법의 부드러운 통합이 필요하다. 이러한 이유로 CRAC 신장법을 수행하기 전에 7장과 8장의 CR과 AC의 각각 학습하고 연습하기를 강력하게 추천한다.

다음에 나오는 CRAC 신장법의 개요는 오른쪽 외측 굽힘근의 신장을 목적으로 설명하였다.

9.2 치료 전문가 Tip

환자와의 의사소통

CRAC 신장법에 경험이 없는 환자에게 적용할 경우, 기법을 어떻게 수행할 지에 대한 부분을 간단하게 설명을 해주는 것이 도움이 된다. 환자가 치료사가 제시하는 방향의 저항에 대하여, 목과 머리를 반대방향으로 움직이고, 치료사가 신장하는 동안 이완하는 것을 알아야 한다. 또한, 치료사 저항에 대하여 얼마나 오랫동안 수축을 하고, 얼마나 많은 수의 반복을 하는지와 호흡법을 어떻게 해야 하는 지도 알고 있어야 한다. 이러한 정보는 환자에게 구두 지시를 사용하여 기법을 수행하기 전에 알려주며, 치료사가 CRAC를 좀 더 쉽게 수행할 수 있도록 도와준다.

시작자세:

- 환자는 바로 눕고 목의 위치는 해부학적 중립위치로 한다.
- 치료사의 왼손(치료하는 손)은 환자 머리의 오른쪽 면에 위치한다.
- 치료사의 오른손(고정하는 손)은 환자의 오른쪽 어깨에 위치하여, 환자의 오른쪽 어깨를 고정하여 신장하는 동안 들리지 않도록 한다(그림 9-1).
- 일부 치료사는 치료사의 오른손으로 환자의 머리를 접촉하고, 치료사의 왼손으로 환자의 오른쪽 어깨를 고정하는 자세 대신에 아래팔을 교차하여 사용하는 것을 더 선호한다(그림 9-2).

1 단계: 환자의 등척성 수축

- 척추관절의 목의 오른쪽 외측 굽힘을 시도함으로써 목표근육인 오른쪽 외측 굽힘근의 부드러운 수축으로 시작한다. 치료사의 왼쪽(치료) 손은 환자의 머리 움직임을 막게 함으로써 환자의 수축이 등척성이 되도록 한다.

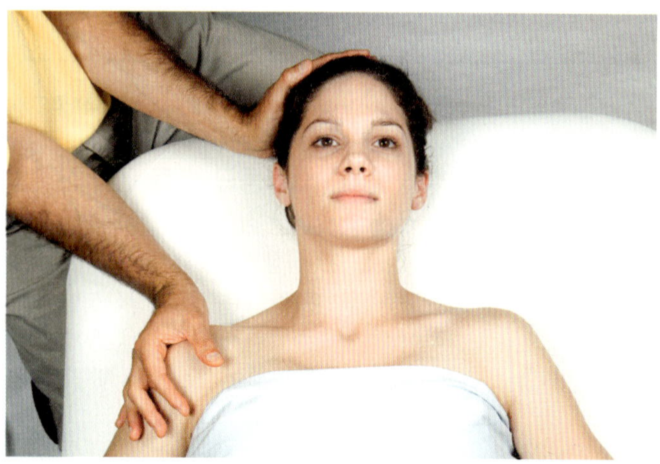

그림 9-1 오른쪽 외측 굽힘근육군의 CRAC 신장법을 위한 시작자세. 치료사의 팔꿈치가 당겨진 것을 주의 깊게 본다.

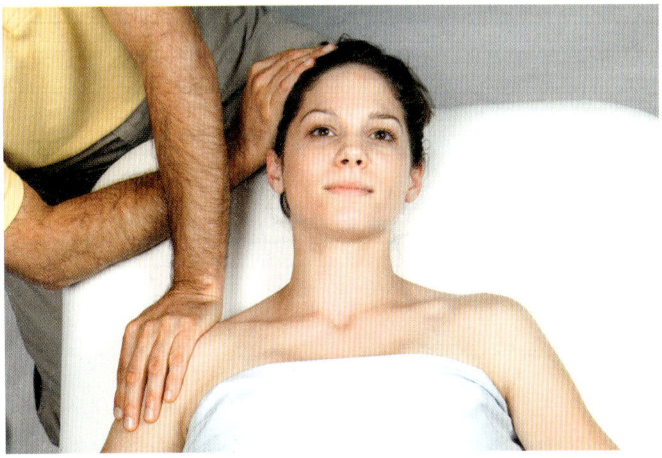

그림 9-2 또 다른 시작자세.

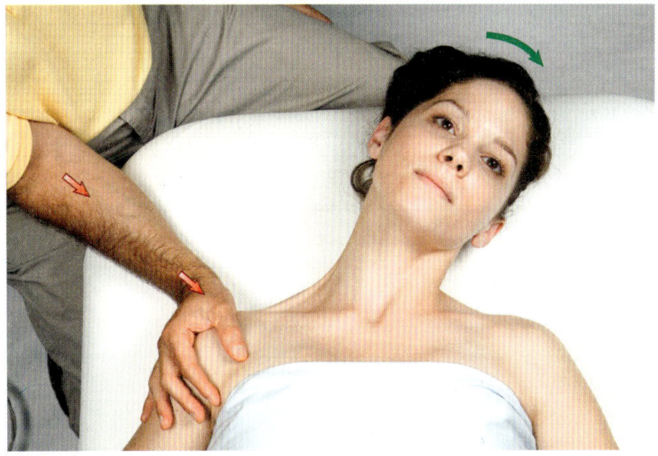

그림 9-4 단계 2: 환자의 능동적인 왼쪽 외측 굽힘으로 움직인다.

- 치료사의 오른쪽 (고정)손은 환자의 어깨를 단단히 고정함으로써 들리는 것을 막도록 한다(그림 9-3).
- 환자는 이 등척성 수축의 자세를 약 5에서 8초가 유지하도록 하고, 그 후 환자를 이완하게 한다.
- CRAC의 이러한 관점은 CR 방법이며, 골지건기관 반사를 이용하여 목표근육인 오른쪽 외측 굽힘근의 억제와 이완을 하게 한다.
- 주의: 7장에서 설명한 CR 방법과 동일하며, 단지 CR 신장법이 일반적으로 시작하는 위치가 다를 뿐이다(즉, 목과 머리가 왼쪽 외측 굽힘으로 시행).

2 단계: 환자의 구심성 수축과 신장:

- 환자가 이완한 다음, 환자에게 왼쪽 외측 굽힘근의 구심성 수축을 요구하여 능동적으로 목과 머리를 편안한 범위 내에서 왼쪽 외측 굽힘 자세로 움직인다(그림 9-4).
- 이 단계는 AC 방법을 더한 것으로, 오른쪽 외측 굽힘근의 신장을 시작하는 것으로 목표 근육의 상반신경억제 반사를 이용한 억제와 이완을 더 유발하도록 병합한 것이다.
- 주의: 이 단계는 환자를 이완하고 치료사가 환자의 목표근육을 수동적으로 왼쪽 외측 굽힘으로 움직이면서 신장하는 내용이 일반적인 CR 신장법과 다르다.

3 단계: 환자의 이완과 더 진행된 신장

- AC 방법을 계속하고, 환자가 능동적으로 왼쪽 외측 굽힘으로 움직이고, 환자가 이완하면 치료사는 환자의 목표근육인 오른쪽 외측 굽힘근을 왼쪽 외측 굽힘 방향으로 저항감을 느낄 수 있는 범위까지 부드럽게 수동적으로 움직이며 신장의 범위를 증가시킨다(그림 9-5).
- 이 신장의 자세를 1~2초간 유지한다.

4 단계: 환자를 수동적으로 시작 위치로 이동하기:

- 환자의 목과 머리를 이 자세에서 유지한 후, 머리와 목을 다음 단계 반복을 위한 시작 자세로 지지하며 수동적으로 움직인다(그림 9-6).

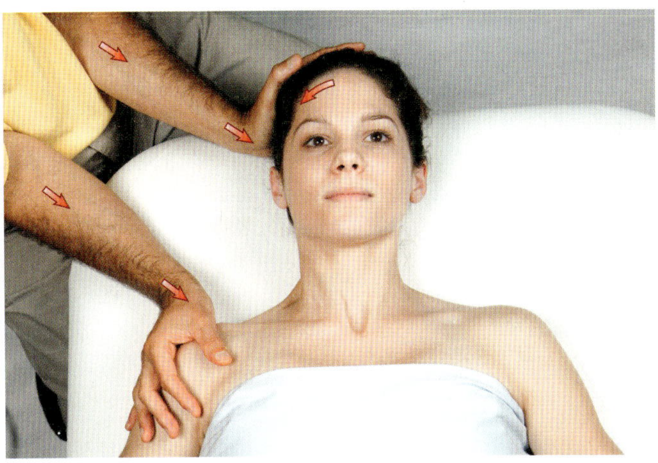

그림 9-3 단계 1: 치료사 저항에 대항하여 환자의 오른쪽 외측 굽힘근의 등척성 수축

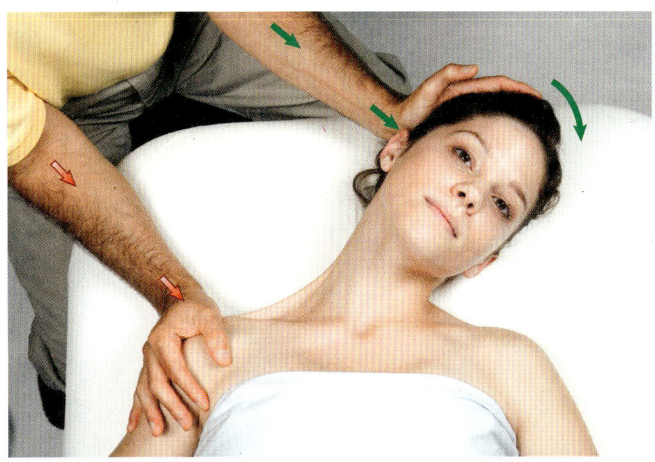

그림 9-5 단계 3: 환자는 이완하고, 치료사는 더 진행된 신장을 한다.

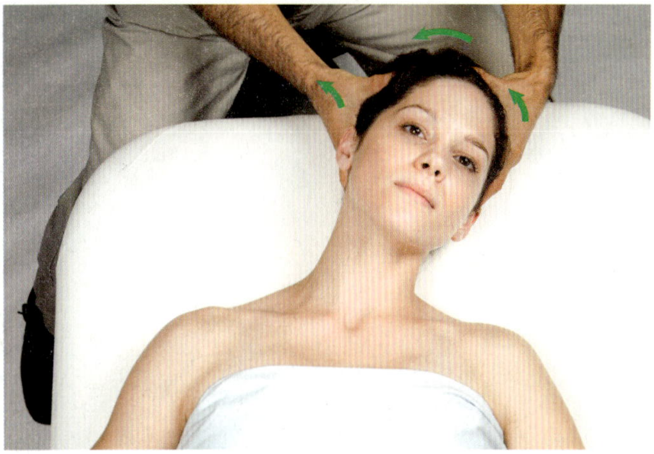

그림 9-6 단계 4: 환자의 머리와 목을 수동적으로 움직여 시작자세로 되돌아온다.

더 많은 반복:

- 필요하다면 부가적인 반복을 위한 CRAC 방법을 반복한다.
- 일반적인 반복 횟수는 3~10번까지 다양하게 수행할 수 있다.

기법 수행 / PERFORMING THE TECHNIQUE

CRAC 신장법을 수행할 때, 다음의 사항을 중요하게 기억해야 한다. CRAC 신장법의 특별한 부분의 요점을 각각 언급하였다. 다음의 가이드라인을 이해하고 적용하면 CRAC 신장을 수행하는데 도움이 되고 좀 더 효과적일 것이다.

9.1 위치: 적절한 시작 자세의 선택

목에 대한 단순히 맞는 시작자세는 없다. 환자의 해부학적 중립위치는 목표 근육이 짧아져 있는 위치로 환자 요구에 맞는 자세로 시작한다—예를 들면, 오른쪽 외측 굽힘을 약간 한다. 중요한 것은 (1) 환자의 1단계 자세는 목의 근육의 CR 방법의 수행 동안 편안하게 등척성 수축을 알 수 있어야 한다; 그리고

9.3 치료 전문가 Tip

정확한 자세에서 시작하기

CRAC 신장법은 AC 신장법과 비슷하게 거의 같은 시작자세에서 반복을 시작한다. CRAC 신장법은 CR 신장법과 다르게 일반적으로 앞서 반복 동안 얻은 신장 위치에서 각각의 성공적인 반복을 시작한다.

(2) 2단계의 AC 방법 동안 목이 움직임의 범위를 가질 수 있어야 한다(이 예에서 왼쪽 외측 굽힘으로). 2단계에서 환자의 움직임 범위는 상반신경억제 반사가 구심성으로 수축하고 움직여야 통합되기 때문에 환자 목의 움직임 범위는 중요하다.

9.4 치료 전문가 Tip

치료사의 체중심 이용

CRAC 신장법을 수행할 때, 환자가 강하게 수축을 할 때 치료사에게 적용되는 힘이 과하게 되는 것을 많이 경험할 수 있다. 치료사의 체중심의 큰 근육은 이러한 것을 해결하는데 도움을 준다. 치료사의 손과 아래팔을 치료사 체중 뒤에 놓고, 어깨 관절을 외측으로 돌림을 하여 체중심 앞쪽으로 위치하고, 팔꿈치를 ASIS 안쪽으로 위치한다. 치료사의 팔꿈치를 치료사 몸 안쪽으로 가져올 수 없다면, 가능한 안쪽으로 당긴다. 그래도, 불충분하게 느껴진다면 치료사의 발을 바닥에 위치하여 하지 근육을 사용하여 체중심을 근육을 보강하게 한다(그림 참조).

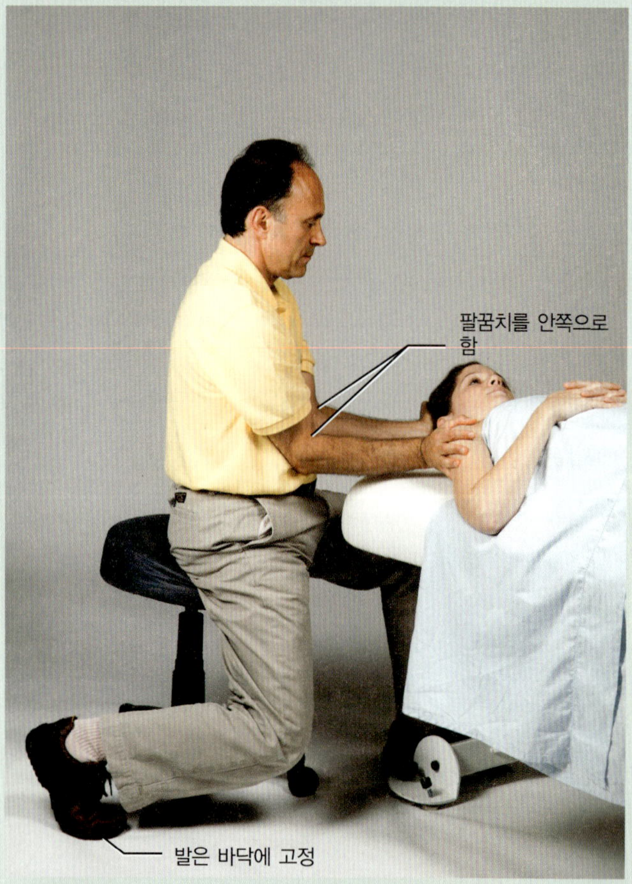

치료사의 체중심은 팔꿈치를 안쪽으로 당겨서 스트로크 뒤쪽에 위치하도록 한다. 또한, 치료사의 발을 치료사 뒤쪽 바닥위 스트로크 선상에 위치하도록 한다.

9.2 저항: 치료사의 역할

CR 기법의 1단계 동안 환자의 등척성 수축을 위해 치료사가 저항을 제공할 때, 치료사와 환자가 경쟁적으로 하는 것이 아니다. 치료사의 역할은 환자 저항감에 일치할 수 있도록 하고, 그 범위를 넘어서는 안 된다. 따라서, 치료사는 환자의 목표 근육이 등척성으로 수축하는 양 만큼의 힘을 생성해야 한다. 또한, 치료사가 환자에게 이완을 요구할 때 치료사의 압이 갑작스럽게 빠지지 않도록 하여 환자가 갑작스러운 신장이 되지 않도록 한다.

9.3 환자의 구심성 수축: 환자를 능동적으로 움직이도록 함

CRAC 신장법을 할 때 AC 단계의 2단계에서 중요한 것은 환자가 자신의 근력으로 구심성으로 수축하고 능동적으로 자신의 목을 관절가동범위 내에서 치료사의 보조 없이 움직일 수 있어야 한다. 치료사의 손이 환자의 신체 부분을 도와 환자의 능동적 움직임 끝에서 신장을 할 수 있지만, 치료사는 환자를 수동적으로 움직이게 해서는 안 된다. 환자의 동작 방향을 가이드 해주는데 도움이 되지만, 환자가 수동적으로 움직이게 되면 주동근 근육을 실제 수축하지 않아 RI 반사를 이용할 수 없기 때문이다.

9.1 실기 적용

치료대 바닥의 시트의 배치(bottom draping)와 수축 이완 주동근 수축 신장법

치료대 시트가 덮여져 있다면, 환자가 능동적으로 머리를 외측 굽힘으로 움직이며, 치료대 시트는 마찰력을 만들어 내고, 이로 인하여 환자가 치료대에서 머리를 들게 한다. 면으로 된 시트는 부분적으로 문제가 될 수 있다. 이러한 이유로 가장 좋은 것은 CRAC 신장법을 수행할 때 시트를 배치하지 않는 것이 좋다. 치료대에 이미 시트가 있다면, 제거하거나 치료대의 머리 부분에 있는 부분은 말아 올려서 환자의 머리 움직임으로부터 방해 받지 않도록 해야 한다.

9.4 반복 시간: 동적으로 유지하기

AC 기법과 같이, CRAC 신장법은 매우 동적으로 수행해야 하는데, 3 단계 동안 정적인 과정은 단지 1~2초만 신장을 한다. 하지만, 1단계에서 등척성 수축을 요구하기 때문에 CRAC 신장의 반복은 AC 반복보다 길게 된다. 일반적으로 CRAC 반복은 약 8~15초가 지속된다.

9.5 신장: 천천히 그리고 쉽게

환자의 목표 근육을 신상하려고 할 때, 기법의 시작 또는 각 반복의 끝에서 신장을 천천히 그리고 강하게 적용하지 않게 수행하는 것은 매우 중요하다. 목표하는 근육이 너무 빠르고 너무 멀게 신장된다면, **근방추 반사**(muscle spindle reflex)가 활성화 된다. 근방추 반사는 방호반사로서 짧아진 근육이 과신장되지 않고 찢어질 수 있는 가능성에 대해 방호하게 된다. 이는 목표근육의 경련을 만들게 되어 신장의 목적을 도달하지 않을 수 있다. 그러므로 신장은 환자의 편안한 범위에서 항상 천천히 수행해야 한다. 신장을 하는 동안 환자의 목표 근육에서 제공하는 저항감을 처음 느끼는 시점에서, 환자 조직에 대한 약간의 신장을 추가한다. 몇 번의 반복을 수행하기 때문에 각 반복에서는 약간의 신장 양을 점진적으로 증가시키면, CRAC 신장법의 마지막에서 양호한 신장을 얻을 수 있다.

9.6 반복 횟수

CRAC 신장법을 위한 반복 횟수는 다양하다. CR 신장법은 일반적으로 3~4번을 반복하고, AC 신장법은 일반적으로 8번 ~10번을 하기 때문에, 일부 치료사는 CRAC 신장법을 할 때 횟수를 더하기도 하지만, 3~4번의 반복을 수행한다. 또 다른 치료사는 AC 신장법에 횟수를 더하기도 하지만 8~10번의 CRAC 반복을 수행한다. 모든 임상적 상황에서 환자 조직에 대한 반응이 CRAC 기법을 적용하기 위한 최적의 가이드라인이 된다.

9.7 수축: 점진적으로 증가

성공적인 CRAC 신장 시 각각 반복의 목적은 앞서 실행한 반복을 점진적으로 증가하여 신장의 정도를 증가시키는 것이다. CR 부분에서는 환자는 치료사의 저항에 대항하여 수축을 하고, 환자의 수축 근력은 시작에서부터 반복이 됨에 따라 천천히 증가시킨다. 이 과정을 수행하게 되면 환자에 대한 저항은 첫 번째 반복하는 동안과 성공적인 반복에 따라 수축의 강도를 점

9.5 치료 전문가 Tip

마지막 반복 유지하기

크리프(creep)로 알려진 원리에 따르면, 신장이 일정시간 동안 유지하게 되면, 신장된 조직은 새롭게 신장된 길이에서 좀 더 효과적으로 적응한다. 이러한 이유로, CRAC 신장법을 목표 근육 또는 근육 단위에 적용하는 마지막 반복 끝에 도달했을 때, 일반적인 시간 보다 더 길게 5~20초 정도 신장의 위치를 유지하도록 하여야 한다.

진적으로 증가시켜, 환자는 마지막 반복에서 가능한 편안한 범위에서 강한 수축을 요구한다.

환자의 수축이 너무 강하거나 너무 갑작스럽게 수축을 하면, 근육이 찢어지거나 당겨질수 있다. 마지막 반복과정에서 환자에게 다음과 같이 말하는 것이 도움이 될 수 있다"강하게 수축하며, 아프지 않을 정도로 편안한 범위 내에서 강하게 수축하세요"

9.8 손의 위치: 치료하는 손

CRAC 신장법을 수행할 때 환자에게 편안한 방법으로 치료하는 손의 위치는 중요하다. 이를 위해서 치료사의 손은 가능한 넓게 위치하여 환자 머리에 가압하고, 가능하면 환자와 접촉할 때 압박력을 고르게 분산시켜야 한다. 또한, 치료사의 손이 환자의 머리 옆에 위치하게 될 때 귀 또는 턱관절을 덮지 않게 하여 환자를 불편하게 해서는 안 된다.

9.9 손의 위치: 고정하는 손

고정하는 손 또한 매우 중요하며, 가능한 넓은 면의 접촉을 제공해야 한다. 기억해야 할 부분은 일반적으로 고정하는 손은 치료하는 손의 보조를 하기 위해 고정한 위치에서 제거하여 사용하고, 환자의 머리와 목이 다음 반복을 위해 시작자세(4단계)로 되돌아 갈 때 도움과 지지가 되도록 한다.

치료하는 손과 고정하는 손을 사용할 때 치료사의 손목 관절은 편 상태로 한다. 또한 치료하는 손과 고정하는 손의 손목 관절은 폄 상태로 유지한다. 치료사 손목의 건강을 위하여 접촉하는 면의 압의 힘은 손바닥의 뒤쪽(손목 부위)을 이용한다. 손바닥이나 손가락쪽으로 압박이 이루어진다면, 치료사의 손목은 과하게 폄이 되어 손상을 줄 수 있다. 손목관절을 유용하게 사용하는 것은 적절한 손/손목의 생역학적 위치를 어떻게 하는 것으로 중요한 부분이다.

9.10 호흡

CRAC 신장법을 위한 일반적인 호흡은 CR 단계의 방법동안 등척성 수축을 수행할 때 1단계에서 들숨을 하게하고 유지하게 한다. 2단계에서 환자는 AC 방법의 단계의 시작에서 목을 신장하려는 방향으로 능동적인 움직일 때 날숨을 쉬게 한다. 3단계 동안, 환자는 일반적으로 날숨을 하게하고, 환자는 이완하고 치료사는 신장을 계속한다. 4단계에서는 환자는 시작자세로 수동적으로 되돌아갈 때 들숨을 하게 하고, 환자는 다음 반복의 1단계를 위한 숨을 유지할 준비를 한다.

9.6 치료 전문가 Tip

환자에게 호흡법 설명하기

7장의 CR 신장법에서 설명하였듯이 치료사 저항에 대항하여 환자는 등척성 수축을 할 때, 환자는 날숨을 하거나 참아야 한다. 하지만, CRAC 신장법의 CR 부분을 수행할 때, 환자는 신장의 AC 부분 동안 날숨을 해야 하기 때문에 숨을 참아야 한다.

이러한 호흡법이 있기 때문에 약간은 복잡할 수 있으며, 일반적으로 환자가 적응하는데 시간이 소요된다. CRAC 기법의 부드러운 수행의 촉진을 도와주기 위하여, 언제 들숨을 하고, 언제 숨을 참고 언제 날숨을 하는 등을 구두로 지시하며 시작한다. 이러한 호흡법을 환자에게 적용할 때는 가능한 많은 반복 연습을 하도록 추천한다. 환자가 호흡법을 편안하게 수행하고, 마스터하게 되면 CRAC 수행은 부드럽고 효과적이게 된다.

9.11 신장의 방향

CR 또는 AC 신장과 같이 CRAC 신장을 수행하는 동안 환자는 두상면 또는 사선면을 조합하여 2개 또는 3개의 두상면에서 수행할 수 있다. 정확한 방향의 선택은 환자의 가동 범위를 평가할 때 조직 저항감이 느끼는 방향에 따라 결정한다.

치료절차

오른쪽 외측 굽힘근의 CRAC 치료절차를 보려면,
동반된 DVD 또는 thePoint 웹사이트를 참고하세요.

수축 이완 주동근 수축의 치료절차 / CONTRACT RELAX AGONIST CONTRACT ROUTINES

7장과 8장에서 목에 대한 CR과 AC 신장법을 개별적인 적용법을 제공하였다. 이 장에서는 CRAC 신장법을 위해서 CRAC를 조합하는 흐름을 3가지 예를 통해서 분명하게 설명하였다. 오른쪽 외측 굽힘근의 CRAC는 이미 "기법 개요"에서 보여주었다. 또 다른 2가지 예를 "수축 이완 주동근 수축의 치료절차"에서 설명하였으며, 목의 다른 근육의 기능적 단위를 위한 CRAC 신장법도 설명한 부분에 따라 적용하면 수행할 수 있다.

치료절차 9-1: 오른쪽 돌림근(Right rotators)

그림 9-7은 머리와 목의 오른쪽 돌림근의 기능적 단위를 보여주고 있다. 다른 기능적 단위와 다르게, 목과 머리의 오른쪽 돌림근육은 목의 어느 한 영역에 제시되지 않는다. 대신에, 목의 3/4의 영역에 위치하고 있다: 목 뒤쪽의 오른쪽과 왼쪽 뿐만 아니라, 앞쪽 목의 왼쪽에 위치하고 있다. 머리와 목의 오른쪽 돌림근의 CRAC 신장법은 그림 9-8와 9-9에서 설명하였다.

오른쪽 돌림근의 기능적 단위

기능적 단위는 다음의 근육으로 이루어져 있다:

왼쪽 등세모근	오른쪽 아래머리빗근
왼쪽 가로가시근육군	오른쪽 척주세움근육군
오른쪽 머리널판근	왼쪽 목빗근(SCM)
오른쪽 목널판근	왼쪽 앞목갈비근
오른쪽 어깨올림근	왼쪽 긴목근

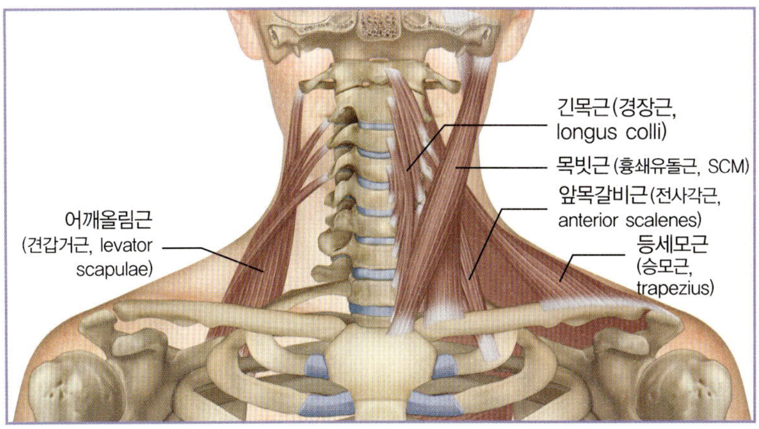

그림 9-7A

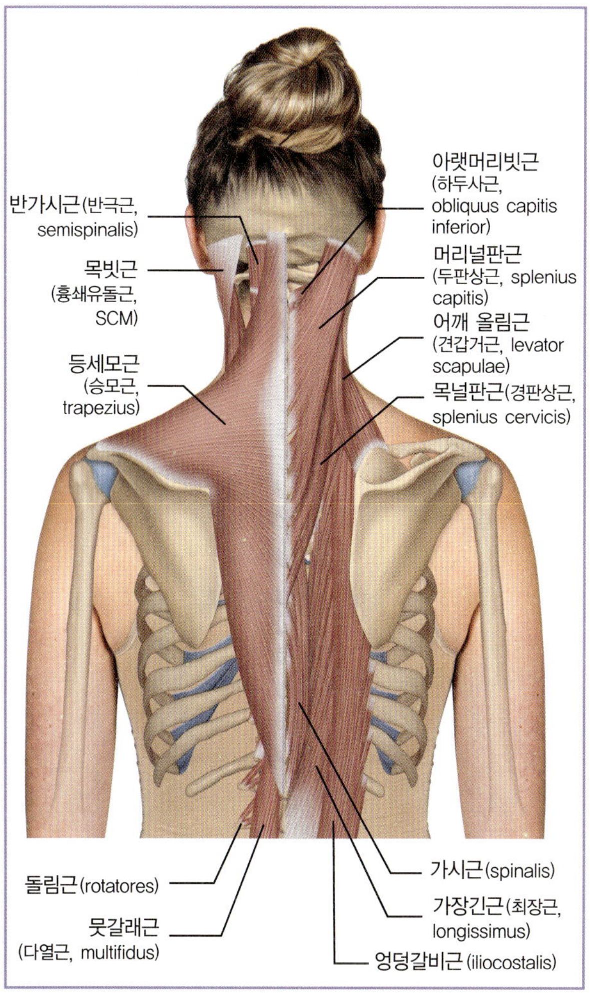

그림 9-7B

메모: 머리와 목의 왼쪽 돌림근의 기능적 단위의 CRAC 신장법을 사용하려면, 오른쪽 돌림근의 주어진 지시대로 따라하면 되고, 단지 방향만 반대측으로 바꾸면 된다.

시작자세:

- 환자는 바로 누운자세로 목은 해부학적 중립위치로 하고, 치료사는 치료대 머리쪽에 앉는다.
- 치료사의 오른손은 치료하는 손으로, 환자의 머리/얼굴의 오른쪽 면에 위치한다.
- 치료사의 왼손은 고정하는 손으로 환자의 머리/얼굴의 왼쪽 면에 위치한다(그림 9-8).

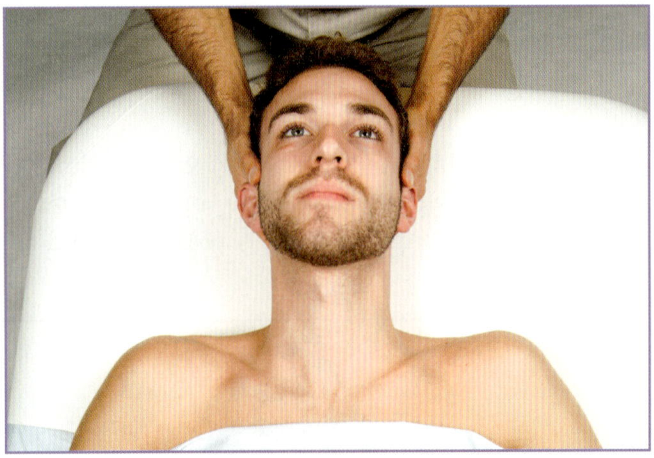

그림 9-8

어느 손이든 환자의 턱관절(TMJs)에 과도한 압박이 주어지지 않도록 주의한다.

1 단계: 환자의 등척성 수축

- 치료사는 저항을 이용하여 환자가 오른쪽 돌림을 시도하도록 하고, 목표 근육인 오른쪽 돌림근을 등척성 수축의 자세로 약 5~8초간 유지하도록 한다(그림 9-9A).
  주의: 그림 9-9A에서 보이는 것과 같이 목과 머리를 오른쪽 돌림으로 구심성 수축으로 움직이도록 조심스럽게 허용하는 것도 괜찮다.
- 환자를 이완하게 한다.
- 치료사의 고정하는 손은 환자의 머리/얼굴의 왼쪽 면에 위치하여 환자의 수축에 대한 저항을 추가하고 보조와 지지를 해준다.
- CRAC 신장의 이 단계는 CR 방법이다.
- 모든 반복단계에 대한 호흡법은 치료사의 저항에 대한 환자의 수축 시 숨을 참고 유지하도록 한다.

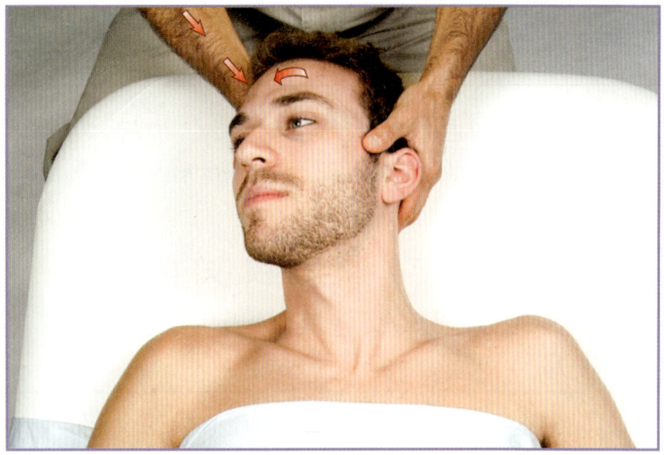

그림 9-9A

2 단계: 환자의 구심성 수축과 신장:

- 환자가 이완한 다음, 환자에게 왼쪽 돌림근의 구심성 수축을 요구하여 능동적으로 목과 머리를 편안한 범위 내에서 왼쪽 돌림 자세로 능동적으로 움직인다(그림 9-9B).
- 이 단계에서 환자를 이완하고 치료사가 환자의 목표근육을 수동적으로 왼쪽 돌림으로 움직이면서 신장하는 것은 CR 신장법과 다르다.
- CRAC 신장의 단계는 AC 방법으로 시작한다.

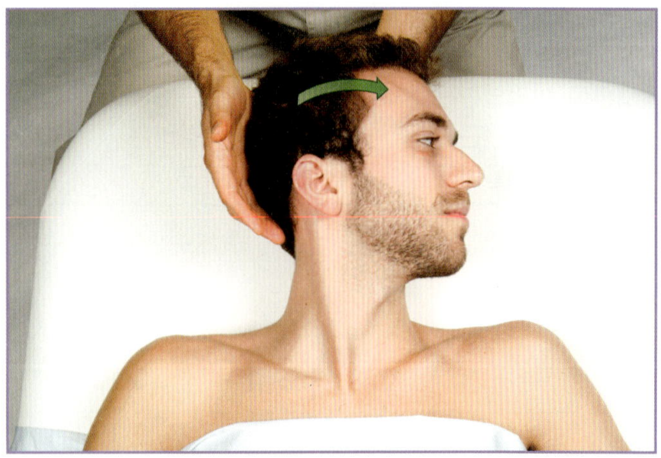

그림 9-9B

3 단계: 환자의 이완과 더 진행된 신장

- 환자가 능동적으로 왼쪽 돌림 방향으로 움직임이 끝나면, 환자는 이완한다.
- 환자가 이완한 다음, 치료사는 환자의 목표근육인 오른쪽 돌림근을 왼쪽 돌림 방향으로 저항감을 느낄 수 있는 범위까지 부드럽게 수동적으로 움직이며 신장의 범위를 증가시킨다(그림 9-9C).
- 이 신장 자세를 1~2초간 유지한다.

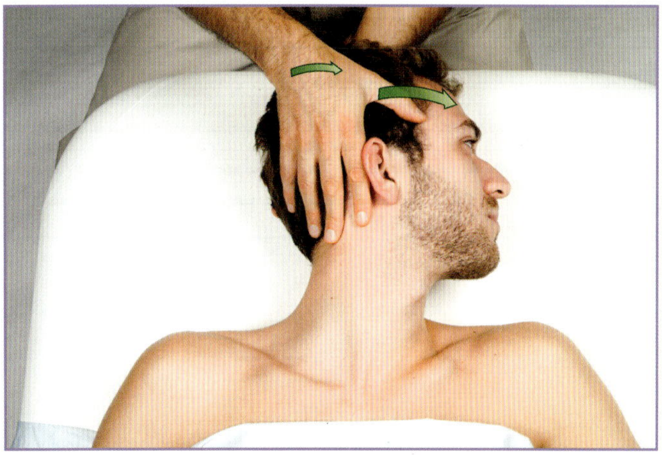

그림 9-9C

9.7 치료 전문가 Tip

치료 적용 시 양손의 협력을 유지하기

환자의 목 돌림의 저항과 머리와 목의 돌림에 대한 신장할 때 목의 다른 근육을 신장하는 것 보다 더 심도 있는 논리성이 요구된다. 이러한 이유로 돌림 근육을 위한 CRAC 신장을 수행할 때, 치료사의 양손은 최적의 위치를 찾는 것이 특히 중요하며, 각각의 협력적 사용이 요구된다.

다음은 이러한 것을 수행하는데 도움이 되는 절차이다:

- 오른쪽 돌림근을 신장하기 위하여, 치료사의 오른 손은 환자 머리의 오른쪽 면에서 최대한 멀리 환자의 얼굴 쪽 앞쪽으로 위치하고, 최대한 환자를 편안하게 한다. 환자의 턱관절(TMJ)에 압을 피하는 것을 기억해야 하며, 눈에 압을 주는 위치는 주의해야 한다.
- 치료사의 왼손은 환자의 머리 왼쪽 면에 가능한 뒤쪽으로 위치해야 한다. 지구의 반대쪽과 같이 양손이 정반대에 있다고 생각한다. 환자 머리 뒤쪽에 있는 치료사의 왼손을 더 많이 사용하며, 환자의 얼굴 쪽에 있는 치료사의 오른손의 압을 줄여서 사용하도록 한다.
- 1단계 동안 치료사는 환자의 머리와 목을 치료사 저항에 대하여 오른쪽 돌림을 하도록 하고, 치료사의 양손은 환자의 수축에 대하여 저항을 추가하여 적용한다.
- 3단계에서 환자의 머리를 움직일 때 두 손을 협력적으로 사용하는 것 또한 도움이 된다.

4 단계: 환자를 수동적으로 시작 위치로 이동하기:

- 환자의 목과 머리를 지지하고 수동적으로 다음 반복을 위한 시작자세로 움직인다.
- 치료사의 양 손을 사용하여 환자의 머리를 시작자세로 되돌아 갈 수 있도록 지지하고 움직인다(그림 9-9D).

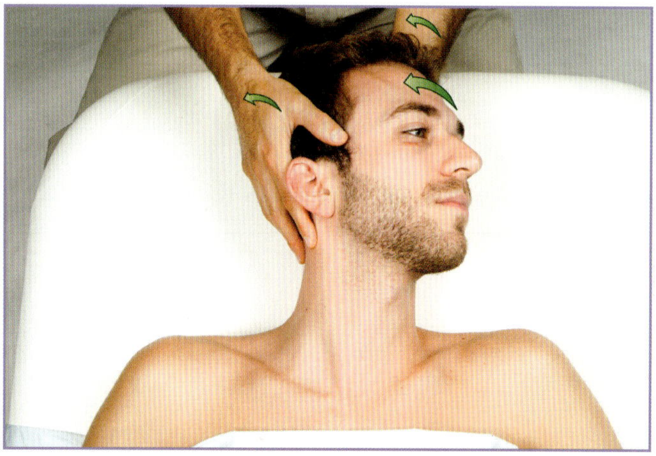

그림 9-9D

더 많은 반복:

- CRAC 방법은 전체 3~10번을 반복할 수 있다.
- 많은 치료사들이 마지막 CRAC 반복의 끝에서 치료사는 신장하는 자세를 10~20초 또는 그 이상을 유지하는 자세를 선택할 수 있다.

치료절차 9-2: 폄근(Extensors)

그림 9-10은 목과 머리의 폄근에 대한 기능적 단위를 보여주고 있다. 이 근육은 목 뒤에 위치하고 있으며, 목과 머리의 폄근의 CRAC 신장법은 그림 9-11에서 9-12에서 설명하였다.

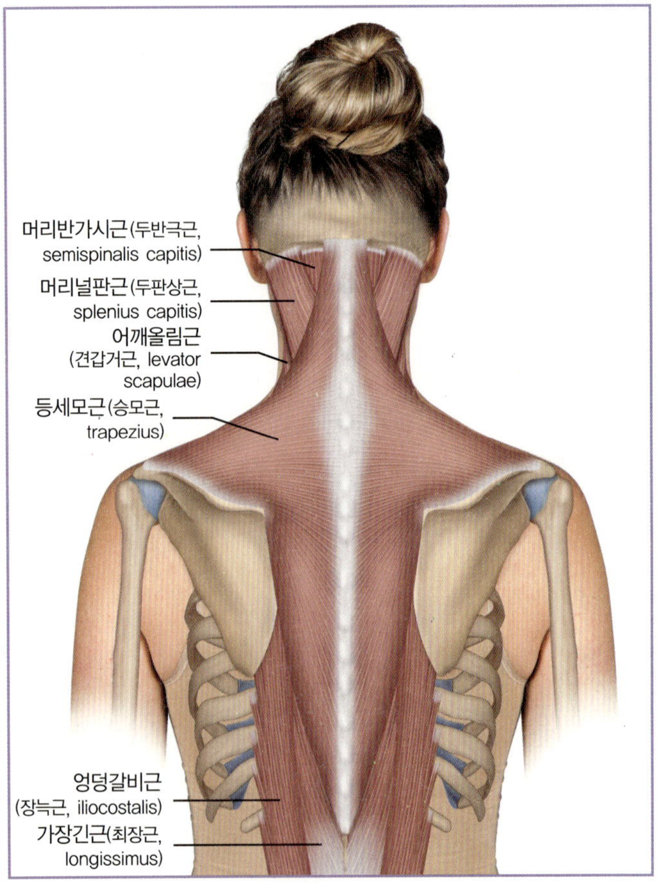

그림 9-10

9.8 치료 전문가 Tip

폄근을 신장하기 위하여 자세를 낮게 유지하기

7장(치료 전문가 Tip 7.6)에서 설명하였듯이, 환자의 폄근을 신장하는 동안 치료사는 무릎 댄 자세로 신체를 낮게 유지하는 것이 도움이 된다. 최적의 신체 역학을 위하여 치료사의 체중심은 신장하는 힘 선상에 위치하여야 한다. 이때 치료사의 체중심은 신장하는 동안 낮게 유지하여야 한다. 이것은 치료사의 팔꿈치를 체중심 앞에 당겨 위치하게 하고, 치료사의 어깨 근육을 사용하는 대신에 체중심을 이용하게 한다. 또 다른 도움이 되는 요소로서 치료사의 팔꿈치를 치료대에 가능한 가까이 위치한다. 이는 환자의 머리와 목을 충분하게 굽힘으로써 치료사의 아래팔을 환자의 머리와 치료대 사이에 위치할 공간이 생기기 때문이다.

치료사가 전동 높낮이 치료대를 사용한다면, 체중심을 낮게 유지하는 대신에 치료대를 높이면 된다.

폄근의 기능적 단위

기능적 단위는 다음의 양쪽 면의 근육으로 이루어져 있다:

등세모근	척주세움근육군
머리널판근	가로가시근육군
목널판근	뒤통수밑 근육군
어깨올림근	

시작자세:

- 환자는 바로 누운자세로 목은 해부학적 중립위치로 하고, 치료사는 치료대 머리쪽에 앉는다.
- 치료사의 치료하는 손은 머리 아래에 위치한다.
- 치료사의 고정하는 손으로 환자의 몸통을 고정하기 위하여 가슴 위쪽에 위치하고, 신장하는 동안 움직이지 않게 한다 (그림 9-11).

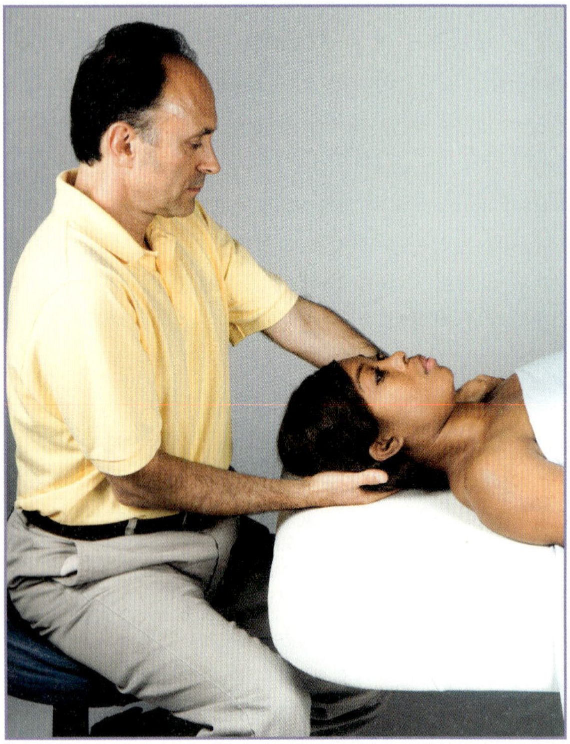

그림 9-11

1 단계: 환자의 등척성 수축:

- 척추의 목과 머리를 폄을 시도함으로써 목표 근육인 폄근을 부드럽게 수축함으로써 시작한다.
- 치료대 밑에 있는 치료사의 손은 환자의 머리 움직임이 폄을 하는 것을 막게 하여, 환자가 등척성 수축을 할 수 있도록 한다(그림 9-12A).

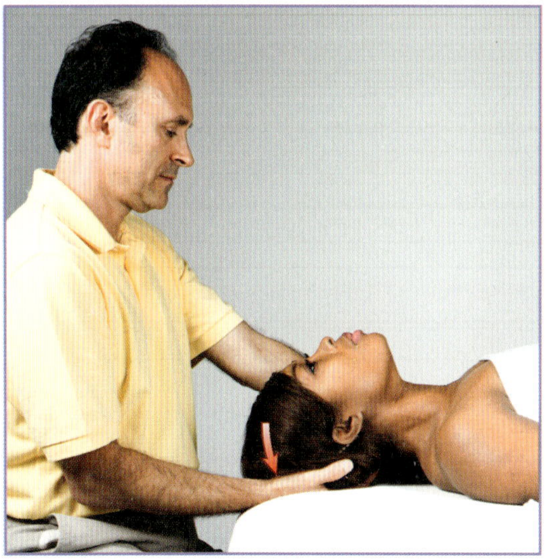

그림 9-12A

- 등척성 수축의 자세를 약 5~8초간 유지하도록 한다.
- CRAC 신장의 이 단계는 CR 방법이다.

2 단계: 환자의 구심성 수축과 신장:

- 환자가 치료대에 있는 치료사 손에 대한 저항으로 폄을 멈추게 한 후, 환자에게 굽힘근의 구심성 수축을 요구하여 능동적으로 목과 머리를 편안한 범위 내에서 굽힘 자세로 능동적으로 움직인다. 치료사의 왼쪽 고정하는 손으로 환자의 몸통을 고정을 해주어야 한다(그림 9-12B).
- 이 단계에서 환자를 이완하고 치료사가 환자의 목표근육을 수동적으로 치료대에서 들어 굽힘으로 움직이면서 신장하는 것이 CR 신장법과 다르다.
- CRAC 신장의 단계는 AC 방법으로 시작한다.

3 단계: 환자의 이완과 더 진행된 신장:

- 환자가 능동적으로 굽힘 방향으로 움직임이 끝나면, 환자는 이완한다.
- 치료사는 환자의 목표근육인 폄을 굽힘 방향으로 저항감을 느낄 수 있는 범위까지 부드럽게 머리를 수동적으로 움직이며 신장의 범위를 증가시킨다(그림 9-12C).
- 이 신장 자세를 1~2초간 유지한다.

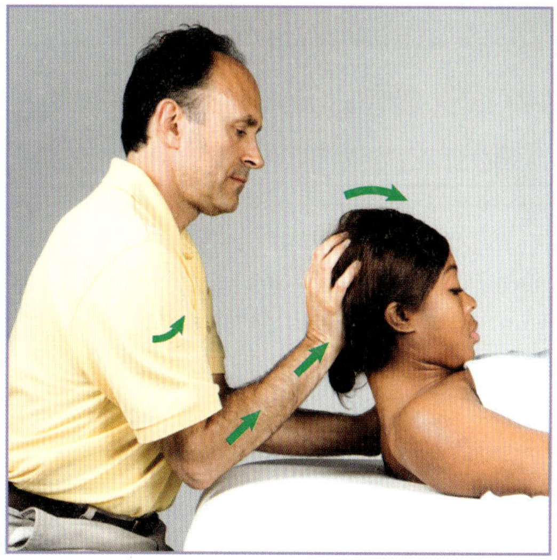

그림 9-12C

4 단계: 환자를 수동적으로 시작 위치로 이동하기:

- 환자의 목과 머리를 지지하고 수동적으로 다음 반복을 위한 시작자세로 움직인다.
- 치료사의 양손을 사용하여 환자의 머리를 시작자세로 되돌아갈 수 있도록 지지하고 움직인다(그림 9-12D).

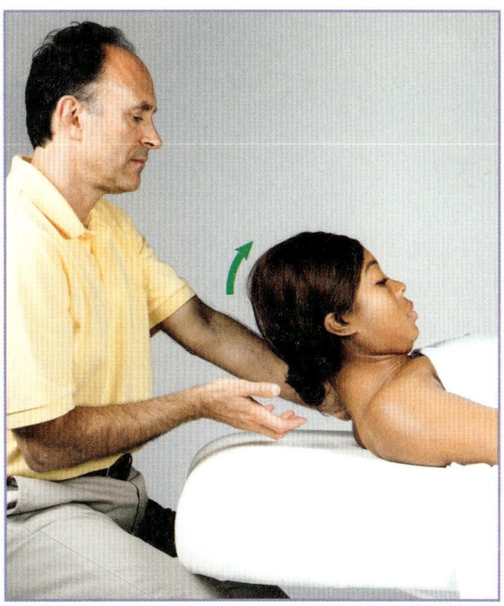

그림 9-12B

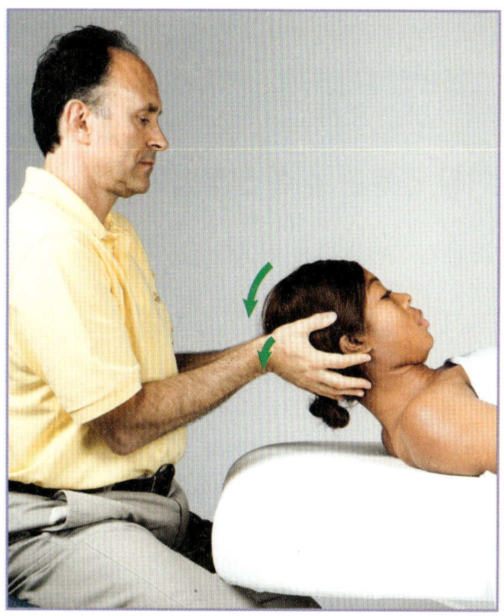

그림 9-12D

더 많은 반복:

- CRAC 방법은 전체적으로 3~10번을 반복할 수 있다.
- 많은 치료사들이 마지막 CRAC 반복의 끝에서 치료사는 신장하는 자세를 10~20초 또는 그 이상을 유지하는 자세를 선택할 수 있다.

9.2 실기 적용

신장에 대한 돌림의 추가(Adding Rotation into the Stretch)

환자 폄근의 CRAC 신장법에 대한 가로면의 돌림을 추가할 수 있다. 예를 들면, 환자를 해부학적 중립위치에서 시작하는 대신에 치료사는 (미리조정) 환자를 오른쪽 돌림 또는 왼쪽 돌림 자세에서 시작할 수 있다. 이는 일부 목표 폄근을 느슨하게 해주지만(그러므로 신장이 안 됨) 다른 목표 폄근의 신장을 증가시킬 수 있다.

- 폄근의 신장 동안 환자가 굽힘을 하고 오른쪽 돌림위치에 있다면, 폄근과 왼쪽 돌림근이 우선적으로 신장된다. (하지만, 폄근과 오른쪽 돌림근은 느슨하게 된다.) (그림 참조).
- 환자가 왼쪽으로 돌림 위치로 굽힘 신장할 때, 폄근과 오른쪽 돌림이 우선적으로 신장된다. (하지만, 폄근과 왼쪽 돌림근은 느슨하게 된다.)

가로면의 돌림 구성요소 또는 이것 대신에 관상면 외측 굽힘 구성요소는 신장에 추가로 할 수 있다. 이러한 방식으로 목표 근육을 다면적 면에서 신장하려고 할 때 신장에 대한 특정 목표 근육을 좀 더 특별하게 적용할 수 있다. 더 자세한 정보는 6장의 다면적 신장을 참고한다.

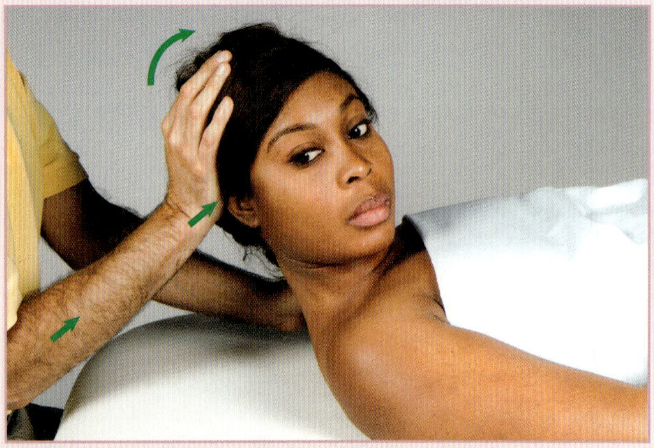

폄근 기능적 단위의 CRAC 신장 동안 미리 조정함으로써 목의 오른쪽 돌림을 추가한다.

9.9 치료 전문가 Tip

수축 이완 주동근 수축 신장법의 사용 시기를 결정할 때의 조건

표준화된 신장법에 대한 반응이 없었던 병력이 있거나 일반적인 목의 단단한 정도를 가지고 있을 때 고급화된 신장법 중 가장 좋은 치료법이다. CR과 AC 신장법 모두는 신경학적 반사를 이용하여 환자의 단단해진 근육을 이완하고 억제함으로써 신장을 촉진하게 한다. CRAC 신장법은 신경학적 반사의 CR과 AC 신장법의 조합하여 최대의 신장법이 되도록 하므로, 대부분의 만성적인 상황이나 고질적인 환자에서 선택할 수 있는 신장법으로 특히, CR 또는 AC 신장법을 분리하여 사용했음에도 불구하고 반응이 없는 경우에 적용한다.

하지만, CRAC 신장법은 CR 또는 AC 신장법을 독립적으로 수행할 때 보다 많은 시간이 요구되고, 한 근육군에 더 많은 시간이 요구되는 것은 환자의 신체 다른 영역에서의 치료시간이 줄어드는 것을 말한다. 최종적으로, 임상적 의사 결정에서 각 세션에서 신장법의 선택은 환자의 상황에 따라 결정하도록 한다.

요약 / CHAPTER SUMMARY

CRAC 신장법은 고급화된 신장법으로 CR 신장법과 AC 신장법을 병합한 방법이다. 이 두 가지 기법이 병합한 것으로, 기법을 습득하는데 약간의 연습이 필요하게 된다. 먼저, CR과 AC 기법을 각각 학습하고 연습하기를 강하게 추천하며, 그 다음 CRAC 기법을 수행하기 위한 지식(약간의 수정을 포함)을 적용한다. CRAC는 CR과 AC 기법의 효과를 병합하였기 때문에, 다른 신장법으로 단단해진 근육에 대한 성공적인 결과를 가져오지 않을 때 종종 적용할 수 있다. 모든 신장법과 같이 CRAC 신장법도 환자 조직의 준비과정으로 사용하기에 효과적인 방법이다.

9.10 치료 전문가 Tip

적절한 치료 횟수의 결정

적절한 치료 횟수를 결정하는 것은 매우 중요하다. 많은 도수치료사들은 환자가 일주일 보다 더 많은 방문을 하는 것에 불편한 느낌을 가지고 있다. 하지만, 물리치료, 척추 교정과 운동 선수 훈련의 경우 일주일에 2~3번의 치료 수행 시 가장 좋은 효과를 보여준다고 한다. 임상적 마사지와 다른 도수 치료도 다르지 않다. 임상적 재활과 관련하여 수행한다고 하면 일주일에 한 번의 방문은 환자에게 불충분한 도움이 될 뿐만 아니라, 치료가 잘 되지 않는다.

각각의 신체 치료와 관련하여 치유 과정은 이전 치료 세션에서 얻은 효과를 가지고 계속적으로 진행된다. 하지만, 각각의 치료 후에 환자의 신체는 단단한 처음 패턴으로 다시 돌아가며, 이전에 치유 과정에서 얻은 증가함을 잃게 된다. 즉, 각 치료는 환자를 한 단계 앞쪽으로 하게 하지만, 다음 치료를 하기 전에 1주일이 지난다면, 환자는 3/4의 단계가 뒤로 가는 것이다. 완전하게 수행하지 않으면, 같은 과정을 다시 반복하도록 하는 이유가 된다. 이러한 결과는 환자의 시간과 돈을 낭비하게 한다.

치료할 때 최대 이점을 얻기 위해서는 2일에서 4일 이상 분리하여 수행하지 않는다. 이러한 방식으로 수행한다면, 치료는 환자를 한 단계 앞으로 나아갈 수 있게 하고, 다음 치료가 며칠 안에 이루어진다면, 단지 약간의 진행 단계만 잃게 된다. 이러한 시간의 배치를 통하여 환자의 치유과정에 속도를 낼 수 있으며, 더 오랫동안 발생할 수 있는 시간과 경제적인 효율을 만들어 준다.

사례연구

다나(DANA)

■ 병력과 검사

Dana Weber는 52세 새로운 환자로서 뻣뻣한 목으로 치료실에 방문하였다. 환자는 몇 년 동안 증상이 있었으며, 최근 목이 점점 더 뻣뻣해지는 것을 느꼈다고 하였으며, 통증은 동반하지 않는다고 하였다. 환자는 여러 요소 조합의 결과를 뻣뻣함이 증가한다고 하였으며, 이러한 요소들은 책상에서 컴퓨터 관련 일을 할 때 좋지 않은 자세와, 엎드려 잘 때, 그리고 적절한 신장 없이 격렬한 일을 할 경우(노젓기와 무게를 가지고 일을 할 경우) 등이 포함된다고 하였다. 또한 환자는 이전에 큰 물리적 외상, 수술 또는 목과 관련된 큰 병은 없었다고 하였다. 환자는 "단단한 목" 이외의 어떠한 목 문제를 경험하지 않았다.

Dana는 이미 심부조직마사지 치료를 지난 8주간 1주일에 한 번씩 받았으며, 몇 달 동안 1주일에 한 번 또는 2번 요가 수업을 받았다. 또한 마사지와 요가로 약간의 개선을 경험하였지만, 동작 감소에 대한 충분한 도움의 느낌을 받지 못하였다. 환자는 의사를 만나보았으며, 방사선 촬영을 제시받았다. 의사는 방사선 검사 결과 골절과 탈구는 보이지 않았으며, 약간의 목뼈 퇴행성 관절 질환(골관절염)이 보인다고 하였다.

치료사의 검사 결과, 능동적 그리고 수동적 관절 가동 범위 검사는 각각의 돌림과 외측 굽힘은 20에서 25°가 감소하였으며, 굽힘은 15° 검사, 그리고 폄은 10에서 15° 감소하였다. 치료사는 추간공 압박공사, 기침 검사, 그리고 발살바기법을 수행하였다. 모든 검사에서 음성 결과를 보여주었다(검사 절차의 개관, 3장 참조).

■ 질문을 통한 생각하기

1. CRAC 신장법과 같은 고급화된 신장법을 Dana를 위한 치료 계획에 포함할 수 있는가? 이유는? 그렇지 않다면 그 이유는?
2. CRAC 신장법이 효과가 있다면, 안전하게 사용할 수 있는가? 만약, 그렇다면 어떻게 알수 있는가? 그렇지 않다면, 이유는?
3. CRAC 신장법을 한 후, 어떠한 특정 신장법의 치료절차를 사용하는가? 그리고 당신이 선택하여 사용한 이유는?

질문을 통한 생각하기의 답과 이 환자를 위한 치료 전략은 272페이지에 있다.

복습문제

객관식

1. CRAC 신장법에서 사용하는 신경학적 반사는 무엇인가?
   - A. 골지건기관
   - B. 근방추
   - C. 상반신경 억제(Reciprocal inhibition)
   - D. A와 C

2. CRAC 신장법의 첫 번째 단계는 무엇인가?
   - A. 환자는 치료사 저항에 대항하여 목표 근육을 등척성 수축을 한다.
   - B. 환자는 목표근육의 길항근을 능동적 구심성 수축을 한다.
   - C. 치료사는 환자를 수동적으로 신장한다.
   - D. 환자는 목표 근육을 원심성으로 수축한다.

3. CRAC 신장법은 일반적으로 몇 번 반복하는가?
   - A. 1-2
   - B. 3-10
   - C. 10-15
   - D. 15번 또는 그 이상

4. 환자의 머리/얼굴에 치료사 손을 위치할 때, 치료사는 어떠한 구조물에 너무 많은 압을 주지 않도록 연습해 하는가?
   - A. 이마뼈(frontal bone)
   - B. 꼭지돌기(mastoid process)
   - C. 턱관절
   - D. 광대뼈(zygomatic bone)

5. CRAC 신장법의 순서는 무엇인가?
   - A. AC 신장을 수행한 다음, CR 신장을 수행한다.
   - B. CR 신장을 수행한 다음, 수축후 이완 신장을 수행한다.
   - C. CR 신장을 수행한 다음, AC 신장을 수행한다.
   - D. 답 없음

참/거짓

1. ________ 목뼈의 굽힘이 감소된 환자의 경우, 폄으로 신장한다.
2. ________ CRAC 기법을 하는 동안 환자의 등척성 수축 시, 숨은 일반적으로 참는다.
3. ________ CRAC 신장법은 각각의 성공적인 반복을 위해 일반적으로 이전에 반복자세의 끝에서 시작한다.
4. ________ 일반적인 CRAC 반복에서 약 3~5초간 유지한다.
5. ________ CRAC에서 "A"는 "주동근"이다.

단답형

1. CRAC 신장을 수행할 때, 환자의 수동적 수축은 얼마 동안 하는가?

   ____

2. CRAC 신장법의 1단계에서 등척성으로 수축하는 근육은 무엇인가?

   ____

3. CRAC 신장법의 2단계에서 구심성으로 수축하는 근육은 무엇인가?

   ____

4. 신장법이 가장 효과적으로 수행될 때는?

   ____

일치문제

1. CR 신장법을 위한 반사
2. 오랜 기간 동안 신장을 유지하는 이유
3. 환자가 숨을 참음
4. 만약 신장을 너무 빠르고 멀게 하면 나타나는 반사
5. 환자의 날숨
6. AC 신장을 위한 반사

________ 골지건기관
________ 상반신경 억제
________ 근방추
________ 신장의 CR 관점
________ 신장의 AC 관점
________ 크리프(creep)

복습문제에 대한 정답은 273페이지에 있다.

CHAPTER 제 10 장

관절가동술
Joint Mobilization

개요 / Chapter outline

학습목표 / Objectives

본 단원을 학습한 후에 학생들은 다음을 할 수 있다:

1. 관절가동술과 신장법 사이의 유사점을 설명한다.
2. 관절가동술과 축-신장의 관련성을 설명한다.
3. 관절가동술과 신장법의 다른 유형들이 어떻게 다른지 설명한다.
4. 척추에서 관절 저가동성과 과가동성 사이의 관련성을 설명한다.
5. 치료손과 고정손의 역할을 설명한다.
6. 목뼈의 관절가동술을 수행하기 위하여 일반적인 방법에 관한 개요를 단계적으로 설명한다.
7. 관절가동술과 수동 ROM과 관절놀이 사이의 관련성을 설명한다.
8. 관절가동술을 수행할 때 왜 밀치기를 해서는 안 되는지 설명한다.
9. 목의 관절가동술 금기증이 되는 2가지 질환을 설명한다.
10. 10장의 핵심 용어를 정의하고 관절가동술과 관련성을 설명한다.
11. 10장에서 서술하고 있는 각각의 관절가동범위를 위하여 관절가동술을 수행한다.
12. 관절놀이 신연(견인)의 2가지 방법을 설명하고 수행한다.
13. 휘돌림관절가동술을 설명하고 수행한다.

핵심 용어 / Key Terms

능동 관절가동범위(active range of motion)
조정(adjustment)
휘돌림목가동술(circumduction neck mobilization)
신연(distraction)
과가동성(hypermobile)
저가동성(hypomobile)
관절가동술(joint mobilization)
관절놀이(joint play)
관절이완(joint release)
도수견인(manual traction)
운동촉진(motion palpation)
수동 관절가동범위(passive range of motion)
고정-신장(pin-and-stretch)
마디관절수준(segmental joint level)
고정손(stabilization hand)
수건견인(towel traction)
견인(traction)
치료손(treatment hand)

서론 / INTRODUCTION

도수치료사에 유용한 고급기법 중에서, 관절가동술이 제일 많이 이용된다. 치료세션에서, 대부분의 마사지사는 스트로크로 마사지하고 수치료(즉, 온찜질/냉찜질)를 많이 사용하며, 신장도 많이 하지만, 관절가동술을 매우 적게 사용된다. 관절가동술은 고급기법이며, 관절가동술보다 더 유익하고 잠재적인 치료효과를 가지고 있는 기법은 없기 때문에 안타까운 일이다. 그러나 치유하는 힘있는 치료법은 분별력과 기술력이 뒷받침되지 않으면 위험할 수 있다. 관절가동술은 그런 기법 중 하나이다. 관념적으로, 10장은 손을 이용한 관절가동술 워크숍을 참여하여 협의하여야 한다. 그러나 주의 깊은 연구과 연습에 따른 본 단원과 첨부된 DVD는 관절가동술을 수행하는 방법에 관하여 깊이 있는 지식을 제공할 것이다.

주의: 본 교재의 기법과 자기관리 단원들(제4장-12장)에서, 초록색 화살표는 움직임, 빨간색 화살표는 고정, 그리고 검은색 화살표는 정적으로 유지되는 자세를 뜻하는 것이다.

기전 / MECHANISM

목뼈 **관절가동술**(joint mobilization)의 기전은 단순하다. 한 척추뼈는 인접한 척추뼈가 고정된 척추뼈에 상대적으로 움직임으로써 가동되는 동안에 고정된다. 이 가동술은 두 척추뼈

글상자 10.1

관절가동술 치료절차

본 단원은 다음의 관절가동술 규칙을 설명하고 있다:

- 축성운동
  - 오른쪽 가쪽굽힘
  - 왼쪽 가쪽굽힘
  - 오른쪽 돌림
  - 왼쪽 돌림
  - 굽힘
  - 폄
  - 휘돌림
- 비축성운동
  - 오른쪽 가쪽 미끄러짐(활주)
  - 왼쪽 가쪽 미끄러짐(활주)
  - 앞쪽 미끄러짐(활주)
  - 신연

사이에 위치한 연부조직을 신장하는 것이다. 본질적으로, 관절가동술은 매우 정밀한 신장법 중 하나이다. 관절가동술은 **마디관절수준**(segmental joint level)에서 단단한 연부조직을 느슨하게 하는 것이 목표인 신장이다. 이 연부조직은 관절주머니, 인대와 짧고 깊은 내재근을 말한다. 마디관절수준은 한 특별한 관절수준이다; 예를 들면, C3-C4 마디관절수준은 C3와 C4 사이에 척추 원반과 면관절을 말한다(제1장 목의 해부학적 고찰을 참조). 더 구체적으로, 관절가동술은 **저가동성**(hypomobile) 마디관절수준이 목적이며, 관절수준의 관절가동범위가 감소된 곳이 목적이다.

관절가동술은 **관절놀이**(joint play)라고 불리는 관절가동범위 안에서 수행된다 - 즉, 수동 관절가동범위의 끝을 넘어서 작은 관절가동범위가 가능하다(그림 10-1). **능동 관절가동범위**(active range of motion)는 그 관절에 관여하는 근육의 수축으로 수행될 수 있는 관절가동범위를 말한다. **수동 관절가동범위**(passive range of motion)는 그 관절에 관여하는 근육수축보다 다른 힘이 부가되어 생산될 수 있는 관절의 가동범위를 말한다.(수동 관절가동범위는 종종 치료사에 의해서 수행된다.) 건강한 관절에서, 수동 관절가동범위는 능동 관절가동범위보다 약간 더 크다. 관절가동술은 관절놀이 범위 내에서 수행된다.

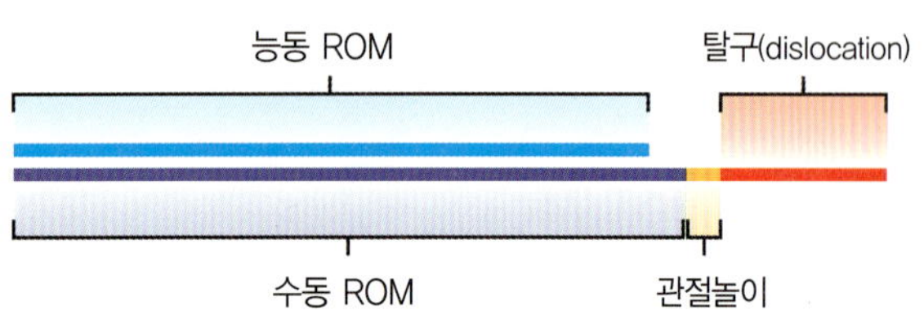

그림 10-1 능동 관절가동범위, 수동 관절가동범위, 그리고 관절놀이의 관련성을 도식화한 것이다. *ROM(관절가동범위).*

관절놀이 안에서 가동범위가 매우 작기 때문에, 치료사가 관절가동술을 통하여 환자의 목에 적용하는 신장의 양은 매우 작다. 이 가동범위는 거의 측정할 수 없는데, 문헌적으로 1/4인치 이하라고 하며, 관절 주변에 깊게 위치하는 환자의 조직을 약하게 신장하기에 적당한 정도이다. 신장법과 마찬가지로, 관절가동술은 결코 힘으로 적용하는 것이 아니며 환자가 통증을 느껴서는 안 된다. 관절가동술 기법은 관절놀이라고 하는 관절가동범위 안에서 수행되기 때문에, 관절가동술을 종종 관절놀이라고도 한다.

관절가동술과 신장의 비교 (Comparison of Joint Mobilization and Stretching)

관절가동술은 신장법과 유사하다; 한 관절이 한 방향 안에서 움직일 때, 관절의 다른 방향에 있는 연부조직은 신장된다. 신장되는 조직들은 대항근육, 인대와 관절주머니섬유, 그리고 다른 근막조직들이다. 그러나 목 전체와 크고 긴 연부조직을 신장하는 다른 모든 신장법과는 다르게, 관절가동술은 척추의 마디관절에 위치한 더 작은 내재근육(예: 돌림근, 가로돌기사이근), 더 작은 인대와 관절주머니를 신장한다.

본 교재에서 지금까지 토론된 모든 신장법은 목 전체를 신장하는 것이다. 즉, 신장에 관한 긴장 선이 머리에서 T1까지 모든 목뼈를 가로질러 확산되는 것이다. 이러한 문제로 인하여 환자가 목뼈의 하나 이상의 마디에서 저가동성을 보일지라도, 전체 관절가동범위를 가지고 있을 수 있다. 예를 들면, C3-C4와 C4-C5 마디관절수준이 오른쪽 가쪽굽힘에 감소된 가동범위를 가지고 있을지라도, 환자의 목 전체마디는 오른쪽 가쪽굽힘의 전-관절범위를 가지고 있을 수 있다. 이것은 다른 목뼈관절이 **과가동성**(hypermobile)으로 보상하기 때문이며, 따라서 정상보다 더 움직인다. 이러한 경우, C3 위쪽과 C5 아래쪽은 오른쪽 가쪽굽힘 안에서 그들의 가동성이 증가해 C3와 C5 사이 마디에서 손실된 오른쪽 가쪽굽힘 범위를 완전히 보상한다. 이 환자가 목뼈 관절가동범위를 검사하면, 목뼈의 2개 마디관절수준에서 제한이 되어서 신장/가동술이 필요할지라도, 평가상에는 오른쪽 가쪽굽힘이 완전 범위로 나타날 것이다.

이런 방법에서, 저가동성은 대응하는 과가동성을 만든다. 형성되고 나면, 과가동성은 저가동성의 더욱 강하게 만들 수 있다. 그러나 심한 저가동성 마디가 발생한다면, 그 감소된 관절가동범위는 목의 전체 관절가동범위의 감소를 야기할 것이다. 그러나 이런 경우는 치료사가 저가동성인 마디를 늘어나고 느슨하기 하기 위하여 신장을 시도할지라도, 과가동성 마디가 신장력을 "흡수하여" 더 과도하게 움직이기 때문에, 표준화된 또는 상급 신장법으로 해결하기가 어려울 수 있다. 이런 문제점은 매우 일반적으로 나타나며, 모든 표준화된 신장과 상급 신장법

10.1 치료 전문가 Tip

마디 저가동성의 중요성(Importance of Segmental Joint Hypomobilities)

다음 질문에 응답하라: 목뼈가 전 관절가동범위를 가지고 있다면, 저가동성을 보상하는 과가동성을 왜 치료해야 하는가? 결국, 목뼈가 각 방향으로 필요한만큼 이동할 수 있다면, 완전한 기능을 하는 것인가? 대답은 "예"이지만, 완전 관절가동범위는 서로에 희생이 있는 것이다.

시간이 지나면, 보상을 하고 있는 과가동성 관절의 과도한 움직임은 과용과 염증을 야기할 수 있다. 이것은 통증의 원인이 되고, 관절 주변의 근육에 방호성 경련의 원인이 되는 통증-경련-통증주기를 촉진하게 된다. 이 경련은 통증을 더 하게 되고 궁극적으로 악순환을 만든다. 더 중요한 것은, 근육의 경련은 해당 관절에서 움직임의 제한하게 되고, 과가동성을 저가동성으로 변경시킨다. 결과적으로, 목에 저가동성 마디가 증가하게 될 것이며, 궁극적으로 남아있는 목뼈관절에서 더 큰 과가동성 보상작용이 발생할 것이다. 시간이 지나면, 남아있는 과가동성 관절은 저가동성 관절이 될 것이다. 이것은 고전적인 도미노 효과의 하나로 척추에서 발생한 보상성 과가동성 관절은 저가동성 관절이 되고, 저가동성 관절의 영역은 점점 더 증가할 것이다. 이것은 넓은 척추뼈가 어떻게 저가동성이 되는지를 설명하는 것이다.

환자가 하나 이상의 목뼈에서 저가동성이 있고 그것을 "성공적으로" 인접한 관절이 과가동성으로 보상하고 있을 때, 환자는 종종 문제를 잊어버리기 때문에 치료를 받지 않는다. 보통 저가동성 부위는 인접한 관절이 충분히 보상하지 못할 대 증상이 출현한다. 결과적으로, 목의 관절가동범위는 감소한다. 이 시기는 수개월 동안 진행되어 온 질병을 환자가 문제로 인식하는 시점이다. 치료 성공은 다른 요인보다 환자가 증상을 가지고 있던 시기(만성화)에 더 깊은 연관이 있다. 따라서 저가동성이 만성이 되고 널리 퍼지기 전에, 가능한 한 빨리 그 위치를 아는 것이 중요하다. 관절가동술 평가 및 치료는 이것을 가능하게 하는 이상적인 치료기법이다.

은 보통 저가동성 목뼈의 가동성을 증가시키는데 비효과적이다. 사실, 이 기법들은 실제로 과가동성 관절 보상이 발생하고 영구적으로 존재하기 때문에 해로울 수 있다.

관절가동술은 마디관절 저가동성을 치료할 수 있는 도수치료사에게 유용한 유일한 치료법이다. 예를 들면, C5-C6관절은 오른쪽 가쪽굽힘이 감소되면, 관절가동술은 이 관절에서 상실한 운동범위를 치료하는데 필요한 국소적인 힘을 적용할 수 있다. 일반적인 신장과 같이, 관절가동술에 사용되는 힘은 긴장력이지만, 신장은 조직의 근 띠를 따라서 긴장선을 생산하지만(전체 목뼈와 같은), 관절가동술은 오직 목의 한 마디관절에만 국소적으로 적용하는 것이다. 따라서 관절가동술은 매우 국소적인 신장법으로 고려될 수 있다.

기법 개요 / OVERVIEW OF TECHNIQUE

다음은 가동성이 필요한 저가동성 관절로서 C4-C5마디수준에 사용하는 관절가동술 기법에 대한 개요이다. 이 예에서, 환자가 C4-C5 관절수준에서 오른쪽 가쪽굽힘에 제한이 있다면, 치료사는 C5 척추뼈 위에서 C4 척추뼈가 자유롭게 오른쪽으로 가쪽굽힘을 하지 못한다고 가정할 것이다. 이 문제를 해결하기 위하여, C5는 고정된 상태에서 C5의 오른쪽 가쪽굽힘 안으로 C4가 움직이도록 힘을 적용하는 것이 필요할 것이기 때문에 이 마디사이에 단단한 조직이 무엇이든 상관없이 이마면 운동이 제한되어 있는 것을 신장할 것이다. 신장은 한 손으로 C5를 고정하고 다른 손으로 C5 위에서 C4를 움직인다.

일반적인 신장과 동일하게, **치료손**(treatment hand)은 신장력이나 가동력을 적용하고, **고정손**(stabilization hand)은 움직임으로부터 인접한 신체부위를 고정한다. 관절가동술에서 손의 위치는 적절한 관절수준에서 신장을 집중하고 목의 다른 수준은 고정하는 것이다. 이러한 경우에, 치료사의 오른손은 C5 척추를 고정하는 고정손이다. 치료사의 왼손은 고정된 C5 위에서 C4가 오른쪽으로 가쪽굽힘시키는 치료손이다.

시작자세:

- 환자는 바로 누운자세이고, 치료사는 치료대의 머리쪽에서 약간 오른쪽으로 앉거나 선 자세를 취한다.
- 치료사의 오른손은 고정손이고 왼손은 치료손이다.
- 치료사의 치료손과 고정손으로 환자에게 압을 제공할 때 치료사의 아래팔과 손 넘어로 치료사의 신체중심을 사용할 수 있도록 가능하면 많이 치료사의 몸통 앞쪽으로 팔꿉관절을 접는 것은 주의해야 한다(그림 10-2).

1 단계: 아래뼈를 고정한다.

- 관절돌기에 대항하여 치료사의 오른손 검지의 몸쪽 손가락뼈의 노쪽으로 C5를 고정한다(그림 10-3A).
- C4-C5 관절 위에서 환자의 목과 머리를 유지하기 위하여 치료사의 왼손을 사용한다(이 경우, C1-C4 수준에서 머리와 목).

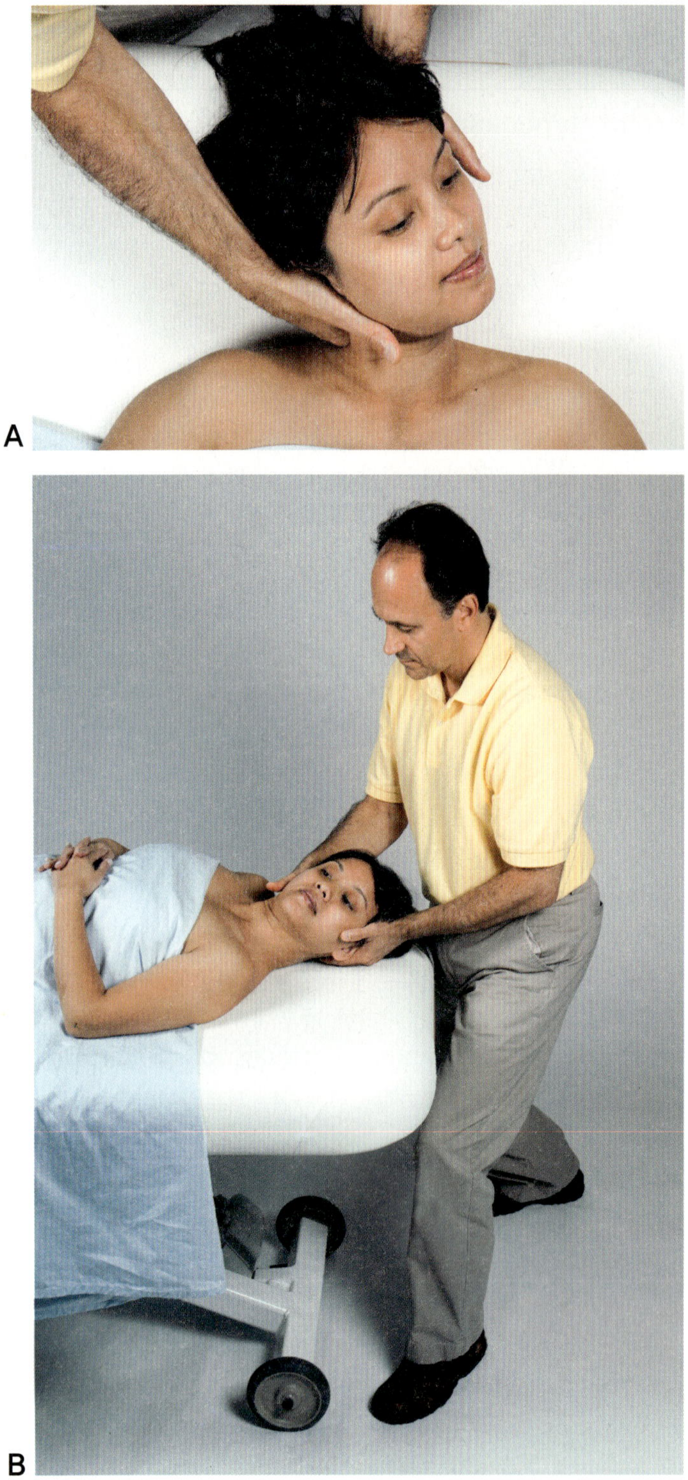

그림 10-2 C4-C5 관절의 오른쪽 가쪽굽힘 관절가동술를 위한 시작 자세. **(A)** 손의 위치. **(B)** 대체자세: 치료사가 선 자세.

2 단계: 관절에 긴장을 적용한다.

- 치료사의 오른손으로 C5를 안전하게 고정한 후에, 치료사는 왼손으로 수동 관절가동범위의 끝에서 조직 긴장에 도달할 때까지 C5 척추에 오른쪽 가쪽굽힘으로 환자의 머리와 윗목을 부드럽게 움직인다(그림 10-3B).
- **주의:** 치료사의 오른손으로 C5를 고정하는 것은 매우 중요하다.

3 단계: 관절가동술을 수행한다.

- 수동 관절가동범위의 끝에 도달하자마자, 치료사의 왼손으로 환자의 머리와 윗목에 약간 더 힘을 부드럽게 적용하고 C4와 C5에 관절가동술을 실제로 오른쪽 가쪽굽힘을 수행한다(그림 10-3C).
- 그 상태로 2초간 유지하고 다시 이완한다.

추가반복:

- 관절가동술을 한 관절에 적용한 후에, 목뼈의 다른 관절에도 모두 오른쪽 가쪽굽힘 안으로 가동술을 적용한다.
- 목뼈 전체의 관절가동술은 2회~3회 반복하고, 특히 저가동성을 보이는 마디에 집중한다.

10.2 치료 전문가 Tip

척추 수준을 식별할 수 없을 때 기법 적용하기

치료사는 때때로 목뼈의 척추마디를 정확하게 구분하기 어려울 수 있다. 가장 중요한 것은 치료사가 진단한 시점에 정확하게 어떤 마디관절인지 알 수 없더라고 각 저가동성 마디에 관절가동술을 적용하는 것이다. 지속적인 경험과 함께 목뼈의 각 마디 수준을 구분하고 명명하는 학습은 더 쉬운 접근을 가능하게 할 것이다.

글상자 10.2

관절가동술과 고정-신장법 (Joint Mobilization and the Pin-and-Stretch Technique)

관절가동술은 신장이며, **고정-신장법**의 한 유형이다. 고정-신장법은 한 점은 고정을 하고 고정된 점에 상대적으로 연부조직을 신장하는 것이다. "기법 개요" 단락에서 예를 들었는데, 고정손이 C5를 고정하는 것을 말한다. C5 위에서 머리와 위쪽 목뼈가 움직일 때, 신장력은 C4-C5 관절에 직접적으로 주어진다. 실제로는, 목뼈의 관절가동술에 대한 고정점 정확성은 한 관절수준을 고정하기 때문에 인접한 관절을 신장할 수 있다. (일반적으로 아래쪽 척추뼈는 고정하고 위쪽 관절을 신장한다.)

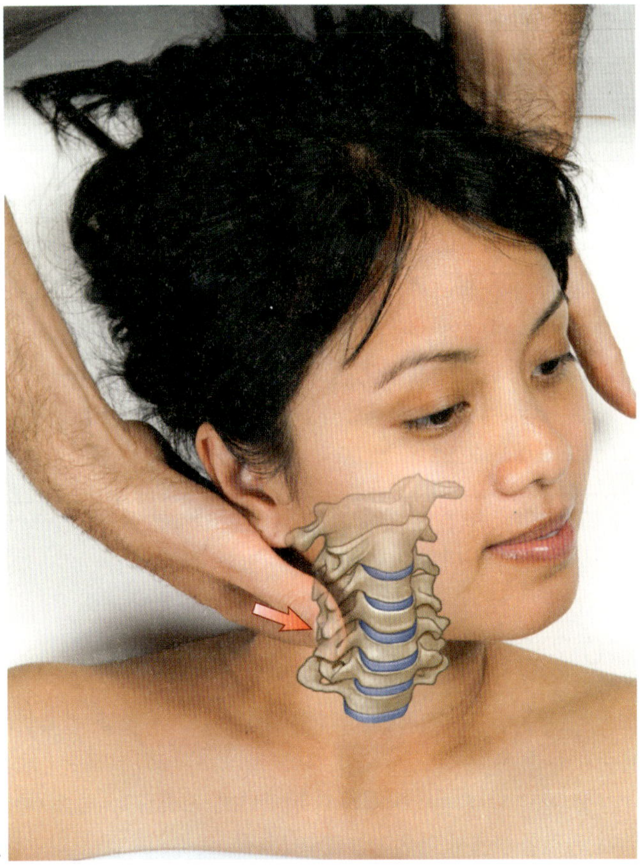
A

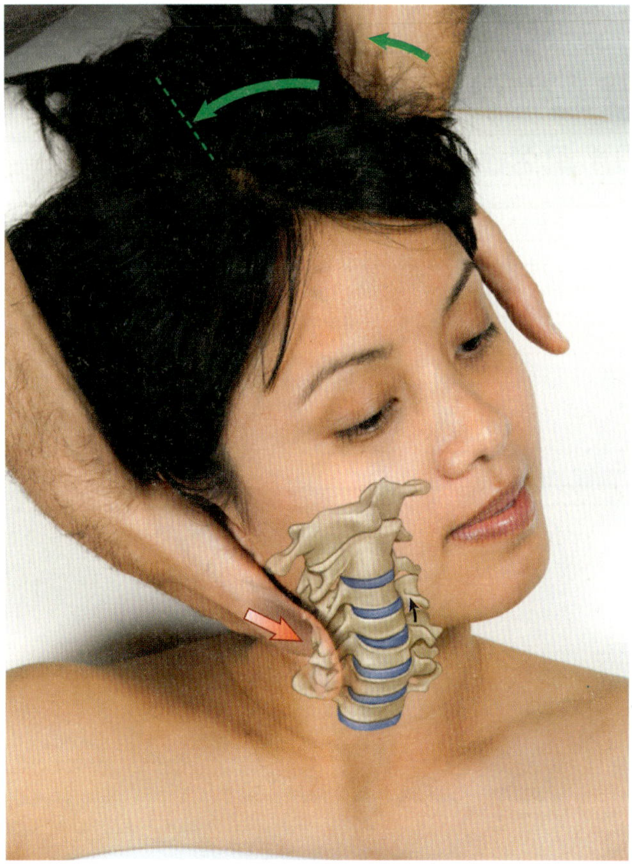
B

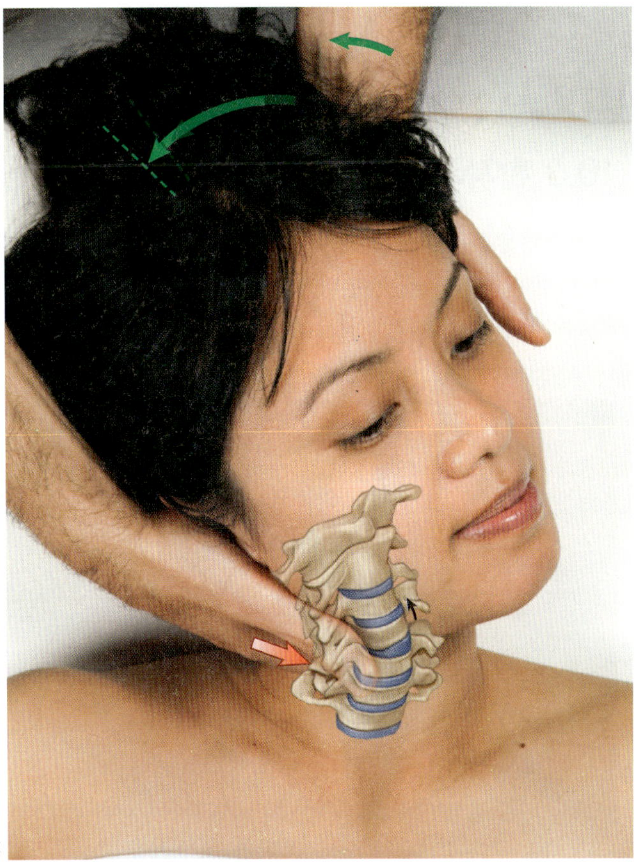
C

그림 10-3 C4-C5 관절의 오른쪽 가쪽굽힘 관절가동술 적용 단계. **(A)** 1 단계, C5 고정. **(B)** 2 단계, C4를 조직의 긴장이 느껴질 때까지 오른쪽 가쪽굽힘으로 움직인다. **(C)** 3 단계, 관절가동술은 C5 위에서 C4의 오른쪽 가쪽굽힘을 부드럽게 증가시키면서 적용한다.

기법 수행 / PERFORMING THE TECHNIQUE

10.1 고정손 : 치료사의 접촉

관절가동술은 특별하기 때문에, 치료사의 접촉 부위 선택은 매우 중요하다. 고정손은 특히 그렇다. 그림 10-4는 3가지 방법의 환자를 고정하는 손의 위치를 설명한다. 한 접촉은 검지의 몸쪽 손가락뼈의 노뼈쪽이다. 손가락이나 엄지의 손바닥을 사용할 수도 있다.

이 선택의 특별한 장점은 다음과 같다:

- 검지의 노쪽을 사용하면 가장 효과적이고 힘있게 적용할 수 있다(그림 10-4A). (**주의**: 검지를 이용할 때 엄지로 환자의 목 앞쪽을 눌러서는 안된다).
- 엄지 손바닥의 사용은 매우 효과적이다(그림 10-4B). (그러나 환자에게 잠기는 느낌을 줄 수 있다).
- 손가락 손바닥의 사용은 환자에 가장 부드러운 접촉이다 (그림 10-4C).

고정되는 만큼, 당신은 그 부위에 마사지를 할 수 있고, 당신 자신과 환자가 편안하다.

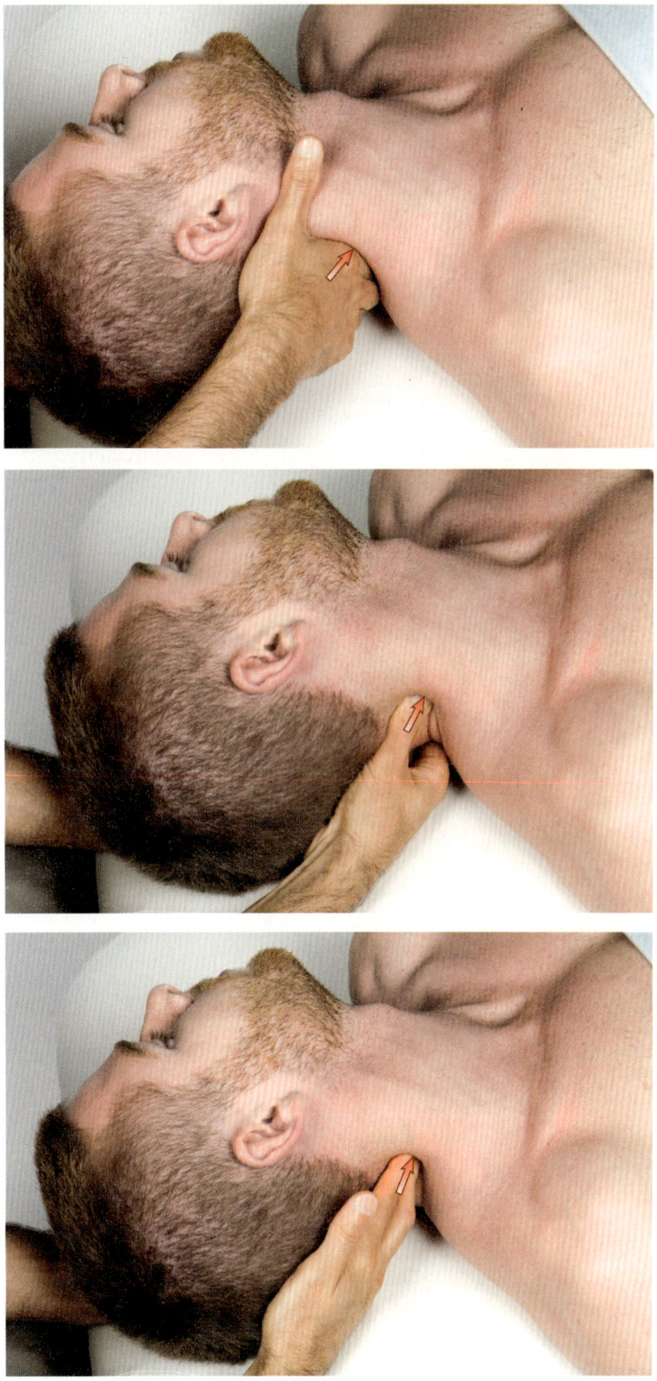
A
B
C

그림 10-4 고정손 접촉. **(A)** 검지의 몸쪽 손가락뼈의 노쪽면. **(B)** 엄지바닥. **(C)** 손가락 바닥.

10.2 고정손 : 환자의 접촉

치료사의 고정손을 위한 환자의 목에서 정밀한 접촉위치가 중요하다. 이상적으로, 접촉은 고정된 척추의 관절면(facet)이 가장 넓고 편평해서 안정하고 편안하게 접촉할 수 있기 때문에 이 관절돌기에서 이뤄져야 한다(그림 10-5). 보통 고리판 위에 접촉이 마사지를 잘 할 수 있다. 가로돌기는 뾰족하고 눌리면 매우 불편하기 때문에 너무 앞쪽(가쪽)으로 접촉하지 않는 것이 중요하다.

10.3 환자 머리의 회전

관절가동술을 수행할 때, 환자의 머리와 목은 반대쪽으로 돌리는 것이 도움이 될 것이다 (치료사가 접촉하는 신체의 반대쪽). 이것은 관절돌기에 쉽게 접근할 수 있도록 하고 관절가동

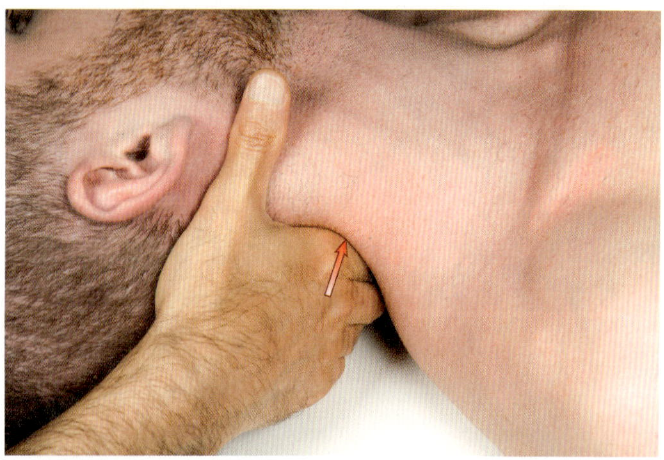

그림 10-5 고정손이 접촉하는 환자의 신체부위. 관절돌기에 접촉하는 것이 가장 바람직하다. 또한 고리판도 함께 접촉한다.

10.3 치료 전문가 Tip

관절돌기 찾기(Locating the Articular Processes)

관절돌기는 가시돌기와 가로돌기 사이에 위치하며, 가로돌기 쪽으로 약 2/3지점에 있다. 먼저 치료사는 손가락 끝으로 목의 뒤쪽 중심선에서 가시돌기를 찾는다; 보통 C2 가시돌기는 쉽게 찾을 수 있다. 가시돌기의 가쪽으로 가면 치료사의 손가락 끝에 척추뼈 고리판을 채우고 있는 근육이 촉진될 것이다. 환자 목뼈의 연부조직을 계속 촉진하면서 더 가쪽으로(앞쪽으로) 이동하면, 넓고 단단한 뼈 표면을 촉진할 수 있다. 너무 앞쪽으로 이동하면 목의 가쪽 중심에 위치하는 가로돌기를 촉진할 수 있으니 주의해야 한다(그림 참조). 목의 해부학적 고찰은 제1장을 참조한다.

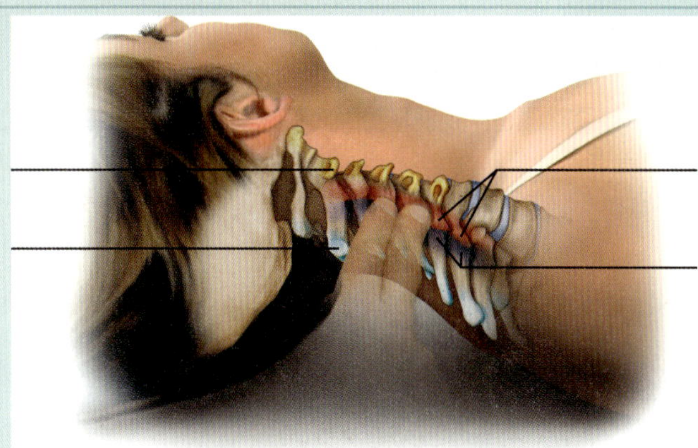

목의 관절돌기 찾기. 관절돌기는 고리판과 가로돌기 사이에 위치한다.

술범위 동안에 더 부드러운 운동을 제공한다. 돌림의 각도는 약 15°–45°이다. 이 범위 이상은 일반적으로 윗목에 관절가동술을 적용할 때 사용하는데 그 이유는 윗목뼈가 더 크게 돌림에 관여하기 때문이다. 아랫목은 더 적은 돌림 각도를 가지고 있다.

10.4 치료손 : 치료사의 접촉

환자의 머리와 목을 움직이는 치료손의 위치는 가능한 한 아래의 고정손으로 위치할 필요는 없다. 그러나 위쪽 손은 환자의 머리와 목을 지지하고 움직이는 손이며 환자에 확실하고 안전한 접촉을 하는 것이 중요하다. 머리을 잡는 것이 불편하거나

10.4 치료 전문가 Tip

환자의 머리 잡기 (Holding the Client's Head)

치료사는 환자의 머리를 부드럽지만 확고하게 잡아야 한다. 환자의 편안함을 위하여, 환자의 머리를 잡을 때 치료사의 손가락과 손바닥으로 가능한 한 넓게 잡는다. 환자가 불편해 할 수 있기 때문에, 치료사는 손가락 끝을 구부려서 환자의 머리를 잡아서는 안 된다. 그림에서 보이는 것처럼, 치료사는 왼손으로 환자의 머리를 지지한다.

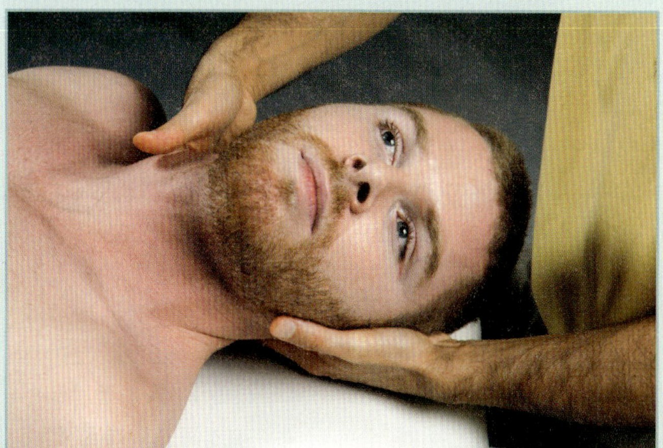

환자의 머리를 지지하는 것은 반드시 편안하고 안전해야 한다.

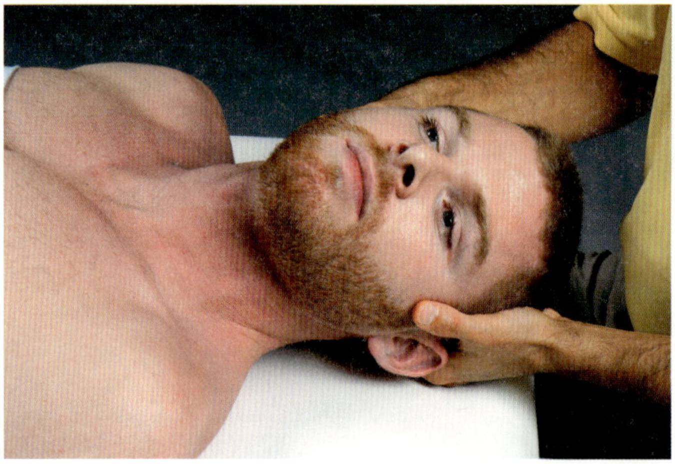

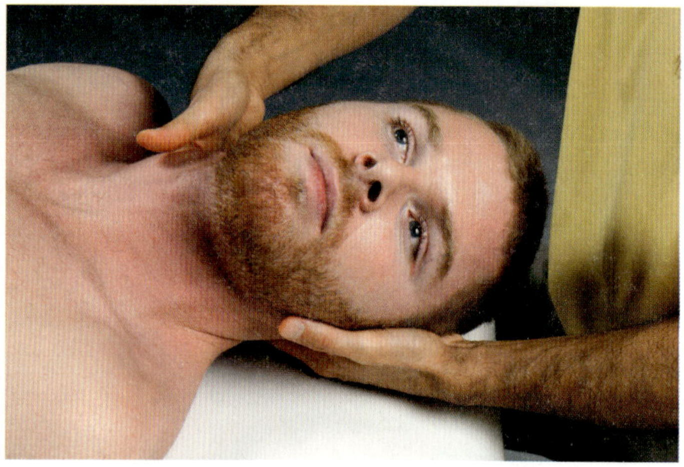

그림 10-6 치료손의 위치. 치료손의 자세는 관절가동술을 적용하는 마디에 따라 다양한다. **(A)** 위쪽 목뼈의 관절가동술을 위하여 치료손은 환자의 머리를 잡는다. **(B)** 아래쪽 목뼈의 관절가동술을 위하여 치료손은 환자의 머리와 대부분의 목을 잡는다.

안좋은 느낌이 드는 환자는 이완되지 않은 것이며 관절가동술을 적용할 수 없다.

10.5 치료손 : 환자의 접촉

위쪽 치료손은 고정손이 놓인 위치 위에서 환자의 머리와 목을 유지할 필요가 있다. 고정손의 위치가 다양하기 때문에, 치료손의 위치도 다양하다. 고정손이 위쪽 목뼈에 있으면, 치료손은 환자의 머리를 위치한다(그림 10-6A). 그러나 고정손이 아래 목뼈에 위치하면, 치료손은 환자의 머리와 목을 지지해야 한다(그림 10-6B). 치료손을 놓을 때, 환자의 귀에 컵모양으로 놓지 않도록 세심하게 주의한다; 그 대신에, 손가락을 귀 주변에 놓는다. 또한 환자의 턱관절을 압박하지 않도록 주의한다.

10.6 동시에 양손 사용하기

관절가동술을 처음 적용할 때, 가장 쉬운 방법은 앞에서 설명한 것처럼 아랫손은 고정손으로 사용하고, 윗손은 치료손으로 사용하여 환자의 머리와 위쪽 목뼈를 움직이는데 사용한다. 그러나 이 역할은 바뀔 수 있다; 윗손을 고정손으로 사용하여 머리와 위쪽 목뼈를 고정하고 아랫손을 아래에 위치한 목뼈를 움직이는데 사용한다. 그림 10-7A는 관절가동술 프로토콜의 2단계에서 수행하는 자세를 보여주는 것으로, 환자의 목에 긴장을 제공하는 것이다. 그림 10-7B는 10장에서 서술하는 방향과 좀 다른 위쪽 손이 관절가동술의 힘을 생산하는 모습을 보여주고 있다. 그림 10-7C는 윗손 대신해서 아래 손이 관절가동술의 힘을 제공하는 모습이다. 위쪽 목뼈를 고정하고 아래쪽 목뼈를 움직이는 것은 목뼈에 관한 관절가동술을 수행하는 또 다른 방법이다. 위쪽 목뼈가 아래쪽 목뼈 위에서 움직이든 아래쪽 목뼈가 위쪽 목뼈 위에서 움직이든 관절 가동술은 두 관절 사이에서 발생한다.

실제로, 치료사가 더 편안하고 경험 있는 관절가동술을 수행하기 때문에, 치료사는 가동술의 신장을 적용하는 것과 동시에 양손을 움직이는 것을 학습하여 치료사가 능숙해질 수 있다. 위쪽 손이 아래쪽 목뼈 위에서 위쪽 목뼈를 신장하는 부드러운 힘을 적용하기 때문에, 아래쪽 손은 위쪽 목뼈에 대항하여 아래쪽 목뼈를 움직이기 위하여 반대방향으로 부드러운 힘을 적용한다(그림 10-7D). 이런 방법에서, 양손은 치료손으로 활동하고, 양쪽 척추뼈 사이의 마디에 적용되는 관절가동술의 정도는 증가된다. 양손을 치료손으로 사용하는 것은 관절가동술의 효과 및 부드러움을 증가시킨다. 숙련된 양손 사용은 다른 기법처럼 주의해서 적용해야 한다.

치료사는 환자에게 관절가동술을 적용하기 전에 신중히 학습하고 이해해야 한다. 힘을 적용하는 기법은 그 힘이 환자를 손상시킬 수 있고, 관절가동술은 매우 강력한 기법이다. 관절가동술을 부적절히 적용하면, 환자에게 심각한 손상을 초래할 수 있고 특히 목뼈가 더 손상되기 쉽다. 관절가동술의 부적합한 적용은 비록 환자의 증상이 관절가동술의 적응증 이었다고 할지라도, 부적절히 수행할 때이며—예를 들면, 너무 강하게 적용하는 것이다. 또한 관절가동술의 금기증, 병적 디스크질환, 말기 퇴행성관절질환이 보통 포함된다(병적 질환의 평가는 제3장 참조). 치료사는 관절가동술이 환자에게 적합한지 의심된다면, 먼저 환자의 주치의나 카이로프랙터로부터 허가사항을 확인해야 할 것이다.

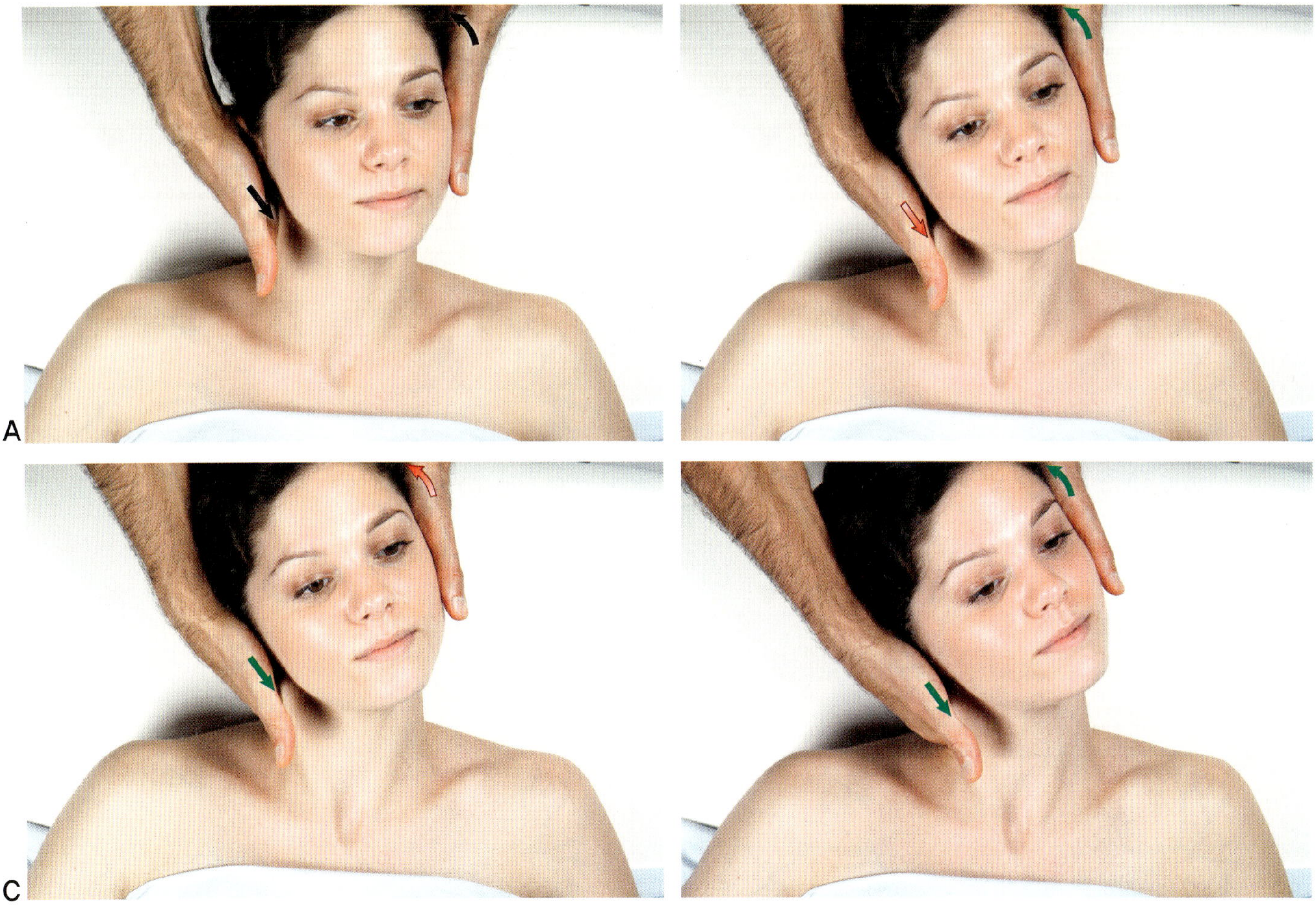

그림 10-7 치료를 위하여 고정손 사용하기. (A) 환자의 목을 움직여서 긴장시킨다. (B) 아래쪽 목뼈를 고정하고 위쪽 목뼈를 움직인다. (C) 위쪽 목뼈를 고정하고 아래쪽 목뼈를 움직인다. (D) 양손으로 관절가동술을 동시에 적용할 수 있다. 위쪽 손은 위쪽 목뼈를 오른쪽으로 움직이고, 아래쪽 손은 아래쪽 목뼈를 왼쪽으로 움직인다.

10.7 관절에 초기 긴장 적용하기

관절가동술의 실제적인 신장을 적용하기 전에, 치료사는 관절을 수동 관절가동범위의 끝으로 가져가서 조직의 긴장하는 쪽으로 움직여야 한다. 이것은 고정손을 이용하여 아래쪽 목뼈를 고정한 후에 고정하고 있는 머리와 위쪽 목을 수동 관절가동범위의 끝에 도달할 때까지 치료손을 사용하여 움직인다. 끝범위까지 도달하는데 필요한 운동량은 목의 가동성에 따라 다양하다. 아래 목뼈의 움직임은 위쪽 목뼈에 비하여 치료손의 더 많은 움직임을 요구한다. 그림 10-8A와 그림 10-8B를 비교하여 위쪽 치료손의 움직임에 차이에 주의한다. 관절가동술은 처음 수동관절가동범위에 도달했을 때 수행될 수 있다.

치료손은 환자를 더 큰 관절가동범위를 통해 움직이기 때문에, 안전하게 척추뼈를 고정하는 아래쪽 고정손이 더 중요하다. 이런 이유 때문에, 환자의 위쪽 목뼈보다 아래쪽 목뼈를 움직이는데 더 큰 도전이 필요할 수 있다.

10.8 신장/가동술의 정도

목척추 관절가동술의 신장 정도는 매우 중요하다. 관절가동술은 관절놀이라고 하는 관절가동범위 내에서 수행한다. 관절놀이의 가동범위가 매우 작기 때문에, 환자의 목에 관절가동술을 할 때 치료사가 적용하는 신장의 정도는 매우 작아야 한다. 이 가동범위는 거의 측정할 수 없고 문헌적으로 1인치의 일부분(1/4인치 이하)이라고 하며, 관절 주변에 깊게 위치하는 환자의 조직을 약간 신장하기에 충분하다. 신장법처럼, 관절가동술은 힘있게 적용해서는 안 되며 환자에게 통증을 야기해서도 안 된다.

관절가동술의 목표는 저가동성 관절을 움직이기 위함이라는 것을 기억하라. 과가동성 관절에 관절가동술을 적용하지는 않는다. 실제로, 과가동성이 악화될 수 있기 때문에 과가동성 관절을 움직이는 것은 금기이다.

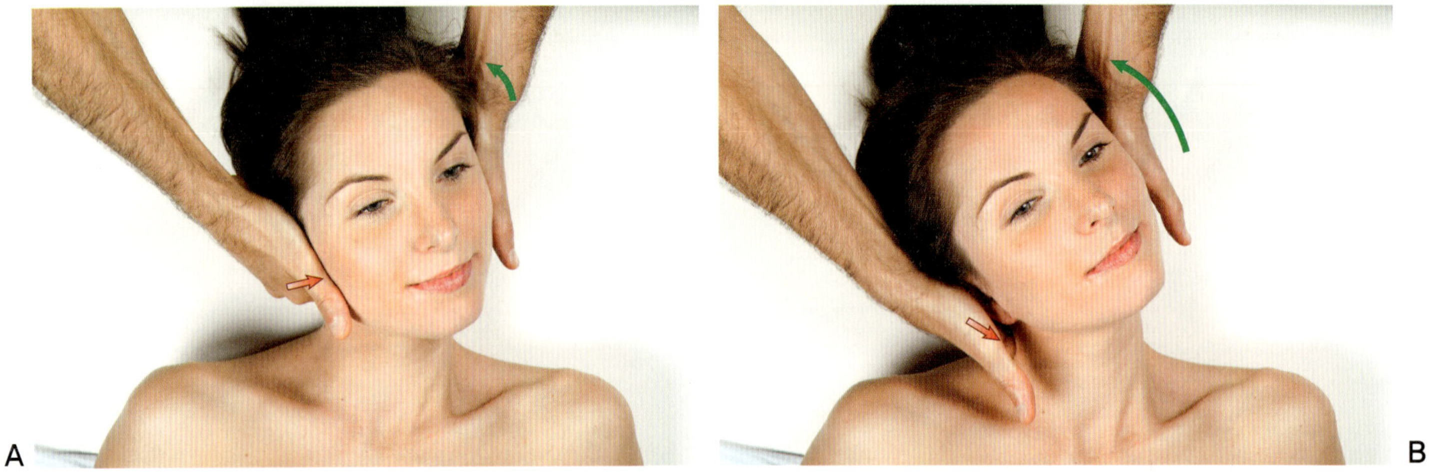

그림 10-8 관절을 긴장시킨다. 관절을 긴장시키기 위해서는 목뼈의 위치에 따라 움직이는 범위가 차이가 있다. **(A)** 위쪽 목뼈의 관절가동술은 환자의 머리와 목을 적게 움직인다. **(B)** 아래쪽 목뼈의 관절가동술은 환자의 머리와 목을 더 움직인다.

10.5 치료 전문가 Tip

목에 관한 관절가동술 학습 (Learning Joint Mobilization of the Neck)

목에 처음으로 관절가동술을 적용할 때, 아래쪽 목에 가동술을 적용하는 것은 치료손이 더 큰 관절가동범위를 움직여야 해서 조절하는 기법이 더 섬세하기 때문에 가장 도전적이다. 또한 위쪽 목뼈는 움직임이 섬세하고 정밀하기 때문에 때로는 도전적일 수 있다. 따라서 목뼈의 중간 부위에 관절가동술을 적용하는 것이 학습하고 숙련되기가 가장 쉬운 부위이다. 본 단원에는 관절가동술을 위한 치료절차를 주로 아래쪽 목뼈에서 시작하여 위쪽 목뼈에 적용하도록 설명하고 있다. 그러나 앞에서 설명한 것처럼, 관절가동술을 처음으로 학습하고 연습할 때, 치료사는 중간 목에서 시작하고 그 후에 위쪽과 아래쪽으로 이동하여 치료를 적용한다. 치료사가 숙련된 관절가동술을 가지고 있다면, 목의 끝부분에서 시작하는 것이 더욱 효과적이며 반대쪽 끝으로 조직적으로 이동하는 방법으로 치료를 적용한다.

10.9 신장/가동술의 적용시간

환자의 목에 관절가동술 신장을 지속하는 것은 환자에게 매우 불편함을 주기 때문에 매우 짧은 시간 동안만 적용하는 것이 중요하다. 적절한 관절가동술은 환자의 관절을 관절놀이 범위 안으로 1초 이하 동안 적용하고 이완하는 것이다. 신장법과 같이, 관절가동술은 강제적이면 안 되며 환자가 편안한 신장을 경험하도록 해야 한다; 환자에게 통증을 야기해서는 안 된다.

10.10 힘의 적용

관절가동술은 수동 관절가동범위의 끝으로 환자의 관절을 가져간 후에 바람직한 운동방향으로 관절을 신장할 수 있는 확고한 힘을 부드럽게 적용하는 것이다. 관절가동술은 너무 강하게 힘을 적용해서는 안 되며, 부드럽고 균일하고 확고해야 한다. 관절가동술은 빠르게 밀치기 또는 갑작스런 밀치기는 포함해서는 안 된다. 관절놀이 범위 안에서 빠른 밀치기는 *카이로프랙틱* 또는 *접골식 교정*에서 사용하는 것이며, 대부분 도수치료사는 법적으로 수행할 수 없다.

10.6 치료 전문가 Tip

밀치기 금지(Never Thrust)

2 가지 유형의 조작은 관절놀이라는 관절가동범위 안에서 가능하다. 천천히 지속적으로 관절의 연부조직을 신장하는 힘을 관절가동술이라고 한다. 관절가동술은 느린 속도의 조작으로 시작한다. 그러나 신장력을 빠르게 밀치기로 적용하면, 카이로프랙틱/접골식 **교정**(adjustment)이 되는 것이다. 교정은 종종 빠른 속도로 적용하는 조작을 말한다. 교정은 법적으로 마사지사와 다른 대부분의 도수치료사가 적용할 수 없다. 이런 이유 때문에, 관절가동술을 적용할 때 환자의 조직에 밀치기를 하지 않는 것은 매우 중요하다.

관절신장과 마찬가지로, **관절이완**(joint release) (염발음)이 때때로 발생할 수 있다. 교정은 정의할 수 없으며, 그 관절의 일반적인 신장을 하는 동안에 발생하는 것 이상이다. 그러나 관절가동술을 수행할 때, 치료사는 관절이완을 목적으로 관절놀이 범위에서 빠른 밀치기를 적용해서는 안 된다.

10.11 호흡하기(Breathing)

관절가동술을 적용하는 동안 특별한 호흡법은 없다. 환자는 편안하고 이완된 방법으로 호흡을 계속해야 한다.

10.12 반복(Repetitions)

목뼈의 관절가동술을 수행할 때, 한 마디만 가동하도록 선택할 수 있고, 수회 반복한다. 그러나 한 마디에서 관절가동술을 반복하기 전에 한 번에 한 마디씩 전체 목뼈를 움직이는 것이 더 일반적이다.

치료사는 목뼈의 꼭대기인 고리뒤통수관절(환추후두관절, atlanto-occipital joint)에서 시작하여 목뼈의 아래로 내려오거나 C7-T1 관절에서 시작하여서 목뼈의 위쪽으로 올라가기도 한다. 방향에 상관없이, 전체 목뼈를 움직인 후에(즉, 목의 모든 저가동성 관절을 움직임), 이 과정은 2~3회 반복한다. 다시 말해서, 한 마디에서 3회 반복수행하는 대신에, 전체 목에서 한 마디씩 가동술을 반복하는 것이 더 일반적이다. 따라서 바람직하다면, 전체 목에서 2회 또는 3회 반복할 수 있다. 관절가동술은 2회~3회 반복한다. 이 방법으로 목뼈에 관절가동술을 적용한 후에, 관절가동술은 필요한 제한된 마디에서는 추가로 반복할 수 있다. 모든 치료기법처럼, 환자의 요구와 조직의 반응이 관절가동술을 적용하는 법을 결정하는 최선의 요인이다.

10.13 관절가동술을 위한 요구 결정

제6장~제9장에서 설명하고 있는 신장법을 위한 요구를 결정하는 것은 각 방향에서 수동 관절가동범위를 평가하는 것으로 가능하다. 관절가동술을 위한 요구를 결정하는 것은 각 마디수준에서 관절놀이 범위를 평가하여 수행한다. 이것은 **운동촉진**(motion palpation)으로 알려진 평가기법을 사용한다. 운동촉진 평가는 관절가동술 평가와 같은 방법으로 수행한다. 환자의 아래 목뼈는 고정하고 긴장할 때까지 고정된 마디 위에서 머리와 목을 움직인다. 운동촉진 평가는 관절수준에서 관절놀이의 끝느낌에서 약간 증가된 가동범위를 부드럽게 적용한다.

건강한 관절의 끝느낌은 탄력있게 되튀는 것이다. 건강하지 않은 저가동성 관절의 끝느낌은 제한되며 단단한 받침대를 대항하여 밀기를 하는 것처럼 느껴진다. 건강하지 않은 과가동성 관절은 과도하게 움직이며 부드럽게 말랑하고 무른 느낌이다. 건강하지 않은 제한된 느낌이면, 관절은 가동술이 필요하며, 건강한 느낌이면 관절가동술은 관절의 기능적인 건강을 주도적으로 유지하기 위하여 사용할 수 있다. 그러나 과가동성 관절로 평가되면, 그 마디수준의 관절가동술은 금기증이다.

관절가동술 치료는 운동촉진 평가기법의 연장선이라는 것을 주목해야 한다. 운동촉진을 제외한 바람직한 방법을 수행하며, 관절가동술은 운동을 유지하거나 증가시키기 위하여 사용한다. 환자의 목을 평가하고 치료할 때, 관절수준에서 운동촉진은 일반적이며, 제한된다면 약간의 힘으로 수회 관절가동술을 반복한다. 그러므로 운동촉진은 관절가동술로 연결된다.

10.14 훈련범위(Scope of Practice)

치료 내용에 관절가동술을 추가하기 이전에, 치료사의 전문성에 관한 훈련범위를 확인하는 것이 매우 중요하다. 치료사의 전문성에서 관절가동술의 윤리적 또는 법적 적용에 대하여 의구심이 든다면, 치료사가 거주하는 행정구역상 자격요건, 치료사의 자격 및 치료사의 전문기관에 점검을 받아야 한다.

치료절차

관절가동술 치료절차 / JOINT MOBILIZATION ROUTINES

교재와 함께 첨부된 DVD 또는 thePoint 웹사이트를 통하여 관절가동술 치료절차에 대한 비디오를 시청한다.

일반 신장법과 고급 신장법과 마찬가지로, 관절가동술은 모든 축 관절가동범위에서 수행될 수 있다: 시상면에서 굽힘과 폄, 이마면에서 오른쪽 가쪽굽힘과 왼쪽 가쪽굽힘과 수평면에서 오른쪽 돌림과 왼쪽 돌림. 또한 빗면동작과 2개 이상의 기본면동작(cardinal plane motion)을 결합함으로써 다면적 관절가동술이 가능하다.

추가로, 관절가동술은 비축 관절가동범위에서 수행될 수 있다: 시상면/수평면에서 앞-뒤 미끄러짐, 이마면/수평면에서 오른쪽-왼쪽 가쪽 미끄러짐, 그리고 시상면/이마면에서 압박 및 신연. 신연 관절가동술은 견인이라고도 한다.

목의 관절가동술에서 뒤쪽 미끄러짐은 환자의 앞쪽 목을 수축시키고 압박하기 때문에 환자에게 불편함을 주기에 수행하지 않는다. 일반적으로 관절가동술에서 압박은 연부조직을 신장시키지 않아서 가동술이 증가되지 않기 때문에 관절가동술에서는 사용하지 않는다.

특정한 마디수준에서 척추뼈의 움직임은 축성과 비축성 모두 면관절(facet) 면에 의해서 결정된다. 목뼈에서 움직이는 마디가 바뀌면 면관절 면도 변경되기 때문에, 최선으로 추천되는 운동 유형은 변경된다. 관절가동술을 수행할 때 이러한 특징을 고려해야 한다. 예를 들면, 위쪽 목뼈는 면관절이 주로 수평면이기 때문에 오른쪽 돌림과 왼쪽 돌림이 매우 원활하다. 그러나 목뼈는 아래로 내려갈수록 면관절 면이 이마면을 향하여 변경되기 때문에 돌림운동은 감소하고 가쪽굽힘이 더 원활해진다(목의 면관절 면에 관한 더 많은 정보는 제1장을 참조한다).

치료절차 10-1: 오른쪽 가쪽굽힘으로 관절가동술(Joint mobilization into right lateral flexion)

오른쪽 가쪽굽힘으로 관절가동술은 왼쪽 가쪽굽힘근, 특히 관절의 왼쪽에서 운동에 관여하는 관절의 작고 깊은 내재근과 인대 및 관절주머니 조직을 신장한다. 오른쪽 가쪽굽힘으로 관절가동술은 그림 10-2와 그림 10-3의 "기법 개요"에서 설명하였다.

치료절차 10-2: 왼쪽 가쪽굽힘으로 관절가동술(Joint mobilization into left lateral flexion)

왼쪽 가쪽굽힘으로 관절가동술은 오른쪽 가쪽굽힘근 특히, 오른쪽에서 운동에 관여하는 관절의 작고 깊은 내재근과 인대 및 관절주머니 조직을 신장한다. 목뼈의 왼쪽 가쪽굽힘 관절가동술을 수행하기 위하여, 오른쪽 가쪽굽힘 방향으로 움직이면서 몸통은 왼쪽으로 방향을 바꾼다.

치료절차 10-3: 오른쪽 돌림으로 관절가동술(Joint mobilization into right rotation)

오른쪽 돌림의 관절가동술은 왼쪽 돌림근 특히, 관절움직임에 관여하는 관절의 작고 깊은 내재근, 인대 및 관절주머니 조직을 신장한다. 목뼈는 자유롭게 회전한다. 그러나 회전 각도는 전체 목뼈가 동일하지 않다. 위쪽 목뼈의 면관절은 수평면에 있기 때문에, 특히 돌림이 원활하다. 특히, 고리중쇠(C1-C2)관절은 전체 목뼈의 대부분 돌림이 발생한다. 목뼈의 돌림 관절가동술이 위쪽 목뼈에서 아래쪽 목뼈로 수행되기 때문에, 치료사가 아래쪽으로 움직일 때 목뼈를 얼마나 돌림할지 주의한다.

다음은 C1-C2인 고리중쇠관절에서 목뼈에 관한 오른쪽 돌림 관절가동술을 적용 단계를 설명한 것이다(그림 10-9A):

- 환자는 바로 누운자세를 취하고, 치료사는 치료대의 머리쪽에 앉거나 선 자세를 취한다.
- 목의 돌림 관절가동술은 환자의 머리와 위쪽 목을 돌림하기 위하여 양손을 동시에 치료손으로 움직이는 가쪽굽힘 관절가동술과 약간 다르다; 환자의 아래쪽 신체 부위의 무게는 환자의 아래쪽 목을 고정하는데 사용한다.
- 환자의 머리를 양손으로 잡아서 머리와 고리뼈를 고정한다.
- 치료사가 수동 관절가동범위의 끝느낌을 느낄 때까지 양손으로 환자의 머리와 고리뼈를 중쇠뼈 위에서 부드럽게 오른쪽 돌림한다.
- 중쇠뼈 위에서 오른쪽 돌림으로 고리뼈와 머리를 움직여서 관절놀이 안으로 고리중쇠관절을 부드럽게 신장한다. 이것은 매우 작은 오른쪽 돌림으로 보일 것이다.
- 순간적으로 유지하고 바로 이완한다.
- C1-C2 마디에서 관절가동술을 적용한 후에, 오른쪽 돌림에 관여하는 모든 목뼈관절에서 관절가동술을 적용한다. 그림 10-9B는 목뼈의 아래쪽 마디인 C5-C6 관절에 오른쪽 돌림 관절가동술을 적용하는 모습이다. 치료사의 손(왼손)이 환자의 아래쪽에 위치하는 것에 유의한다.
- 전체 목뼈의 관절가동술은 총 2회~3회 반복한 후에 가동성이 감소한 마디수준에 집중한다.

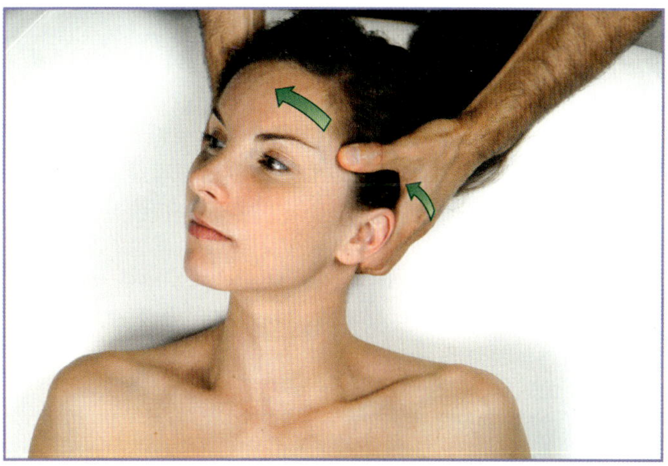
그림 10-9A

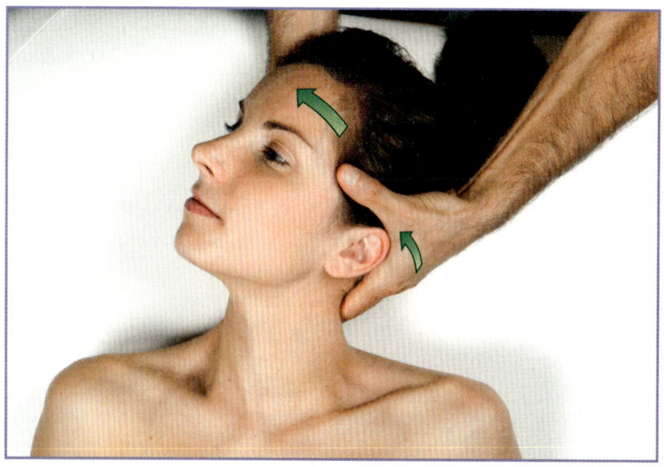
그림 10-9B

치료절차 10-4: 왼쪽 돌림으로 관절가동술(Joint mobilization into left rotation)

왼쪽 돌림으로 관절가동술은 오른쪽 돌림근 특히, 관절 움직임에 관여하는 작고 깊은 내재근과 인대 및 관절주머니 조직을 신장한다. 목뼈에 왼쪽 돌림 관절가동술을 적용하는 방법은 오른쪽 돌림을 위하여 앞에서 설명한 방법과 동일하며 몸은 왼쪽으로 바꾼다.

10.1 실기 적용

반대쪽 돌림과 가쪽굽힘으로 다면적 관절가동술

목뼈의 가장 효과적인 관절가동술은 반대방향으로 돌림과 한 방향으로 가쪽굽힘을 함께 적용하는 것이다.

- 환자는 바로 눕고, 치료사는 치료대의 머리쪽에서 약간 한쪽으로 치우쳐 앉는다.
- 앞에서 서술한 대부분의 관절가동술과 마찬가지로 치료사는 아래쪽 손이 고정손이며, 아래쪽 척추뼈의 관절돌기를 잡고 고정한다.
- 아래쪽 척추뼈를 고정하고, 치료사의 치료손은 환자의 머리와 위쪽 목뼈를 움직여서 수동 관절가동범위의 끝느낌에 도달할 때까지 반대쪽으로 회전하고 한쪽으로 가쪽굽힘한다.
- 치료사는 고정손으로 아래쪽 목뼈를 고정하고, 치료손으로 환자의 머리와 위쪽 목뼈를 관절놀이 범위 안에서 부드럽게 사선면 동작인 한쪽으로 가쪽굽힘 및 반대쪽으로 회전을 적용한다.
- 고정손은 단지 고정만 하는 것이 아니라, 아래쪽 목뼈를 반대 방향으로 밀어서 관절가동술 신장을 증가시키는데 사용한다.
- 관절가동술 신장은 순간적으로 적용한다.
- 이 과정을 수행한 후 휴식을 취하고 반대쪽에서 반복한다.

목의 모든 관절가동술과 마찬가지로, 척추뼈 위에서 머리와 목의 운동량은 환자의 치료사가 환자의 목을 움직이는 양에 따라서 증가한다. 아래 그림은 2개 관절의 관절가동술을 보여주는 것이다: C2-C3관절과 C5-C6관절. 위쪽 목뼈는 돌림을 더 하고 가쪽 굽힘을 적게 하기 때문에, 아래쪽 목뼈는 가쪽굽힘을 더하고 돌림을 적게 하며, 돌림에 대한 가쪽굽힘의 상대적인 비율은 목의 마디에 따라 달라짐을 유념해야 한다. 돌림은 위쪽 목뼈를 더 크게 신장시킬 것이다; 가쪽굽힘은 아래쪽 목뼈를 더 크게 신장시킬 것이다.

다면적 관절가동술 신장을 할 때, 치료사는 관절가동술의 운동이 척추뼈의 면관절에서 발생하도록 하는 것이 중요하다. 척추뼈에 과도한 가쪽굽힘 또는 돌림을 야기하는 힘을 적용해서는 안 된다. 다면적 관절가동술은 가쪽굽힘과 돌림의 상대적인 비율을 유동적으로 변경하는 것이 중요하다. 관절가동술의 목적이 관절을 긴장시키는 위치로 움직이는 것이지만, 긴장이 느껴지는 지점에 도달했을 때 추가적인 신장력을 부드럽게 적용하여 되튀는 끝느낌(신장이 필요한 연부조직)을 받는 것이 바람직할 것이다. 이것은 그 방향에서 면관절이 뼈 위에서 뼈가 부딪치는 끝느낌이면 안 된다.

A 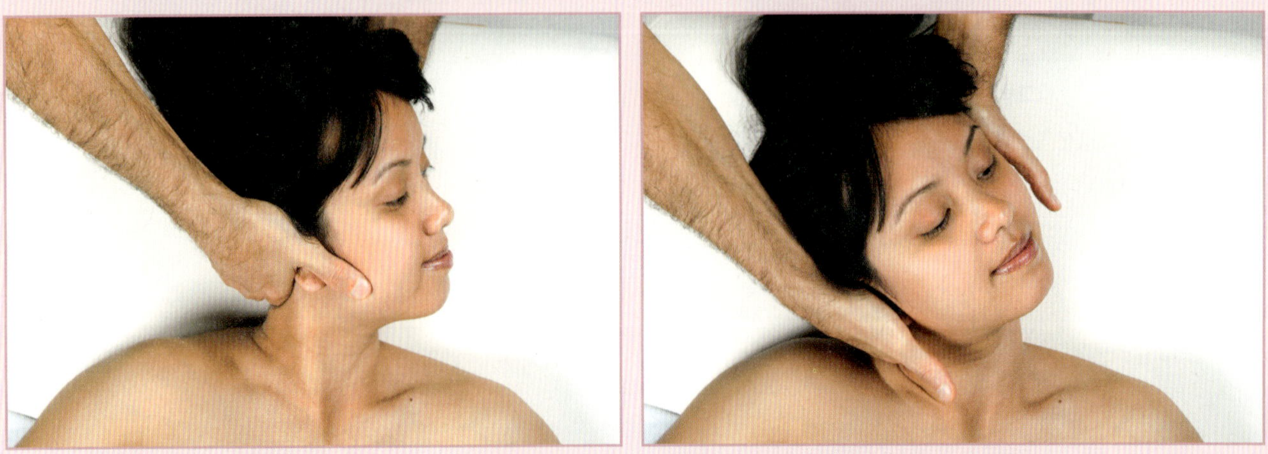 B

왼쪽 돌림하면서 오른쪽 굽힘 관절가동술. (A) 위쪽 목뼈(C2-C3 관절). (B) 아래쪽 목뼈(C5-C6 관절). 위쪽 목뼈는 상대적으로 더 크게 돌림을 하고 아래쪽 목뼈는 상대적으로 더 크게 가쪽 굽힘을 한다.

치료절차 10-5: 굽힘으로 관절가동술(Joint mobilization into flexion)

굽힘으로 관절가동술은 폄근 특히, 관절의 움직임에 관여하는 뒤쪽에 위치한 더 작고 깊은 근육, 인대 및 관절주머니 조직을 신장한다.

치료사가 관절가동술을 적용하는 동안에 환자의 아래쪽 목뼈를 고정하기 위하여 앞목에 압을 가하면 환자가 불편해 하기 때문에, 환자의 신체 아래쪽 무게를 이용하여 아래 목뼈를 고정한다. 이것은 각 특정 목뼈관절에서 신장력에 영향을 미칠 것이다. 목뼈의 굽힘 관절가동술을 수행하는데 특이점은 치료손이 목뼈의 마디에서 힘을 적용하는 정도에 따라 결정된다. 따라서 관절가동술 신장력을 적용할 때, 치료사는 바람직한 관절 수준에서 목뼈를 축운동시킨다는 것을 상상하라. 이것은 관절가동술에 중점을 두는데 도움이 될 것이다.

아래쪽 목뼈를 고정하는 것이 매우 어렵다면, 목의 각 마디마다 가동술을 적용할 필요는 없다. 고리뒤통수관절에서 가동술을 수행할 때, 위쪽 목뼈을 실시한 후 아래쪽 목뼈를 수행하는 것으로도 충분하다. **주의:** 목뼈를 아래로 움직이면서 각 마디마다 성공적인 관절가동술을 적용하기 위하여, 환자의 머리와 위쪽 목뼈(움직이는 관절의 위쪽 목)의 운동은 굽힘으로 증가할 것이다.

다음은 C0-C1 관절인 고리뒤통수관절에서 목뼈의 굽힘 관절가동술을 수행하는 단계를 서술한 것이다(그림 10-10A):

- 환자는 바로 누운자세로, 치료사는 치료대의 머리쪽에 앉는다.
- 돌림 가동술처럼, 치료사는 두 손을 함께 환자의 머리와 위쪽 목을 굽힘으로 운동시킨다. 치료사의 치료손은 뒤통수를 양쪽에서 잡는다.
- 수동 관절가동범위의 끝까지 고리뒤통수관절에서 뒤통수를 굽힌다. 이 운동은 가능한한 머리를 분리하여 실시하는 것이 중요하다; 이 운동은 고리뼈 위에서 머리를 고정하는데 필수적이다. 단지 머리만 움직인다면, 운동은 매우 작게 발생할 것이다(그림 10-10A).
- 도달한 후에, 뒤통수를 굽힘 관절놀이로 부드럽게 더 신장시킨다.
- 순간적으로 움직인 후에 이완한다.
- 관절가동술을 수행한 후에, 적어도 한 번은 반복한 후에 아래쪽 목으로 내려간다. 성공적인 관절가동술을 수행하기 위하여 치료손은 관절가동술을 적용하고자 하는 마디 수준 바로 위의 목뼈와 머리에 놓는다. 그림 10-10B는 아래쪽 목(C5-C6 관절)에서 굽힘 관절가동술을 수행하는 모습이다.
- 그림 10-10B에서처럼 바로 선 자세에서 관절가동술을 수행한다면, 대부분의 위쪽 관절가동술을 적용할 때 치료사는 자신의 신체를 들어 올리기 위하여 무릎관절을 펴야만 한다.
- 목뼈의 관절가동술은 2회~3회 반복하고 가동성이 감소된 마디에 집중해서 적용한다.

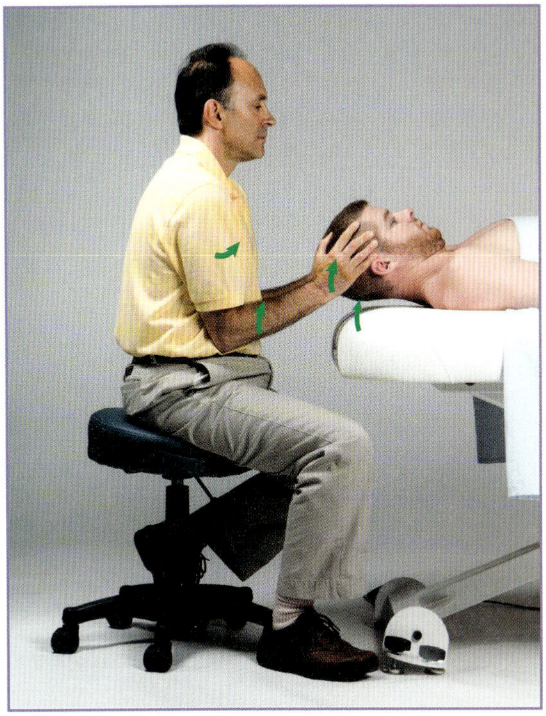

그림 10-10A

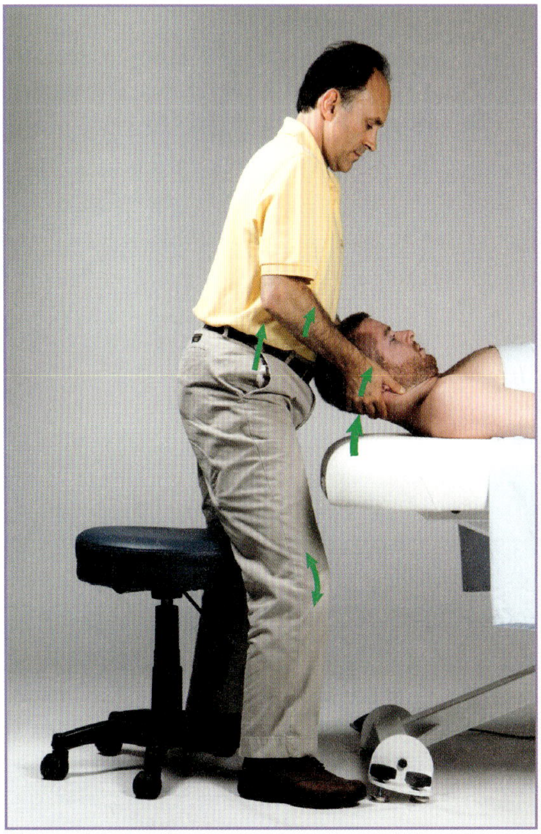

그림 10-10B

치료절차 10-6: 폄으로 관절가동술(Joint mobilization into extension)

폄으로 관절가동술은 굽힘근 특히, 관절의 움직임에 관여하며 앞쪽에 위치하는 더 작고 깊은 내재근, 인대, 그리고 관절주머니 조직을 신장한다.

다음은 목뼈 중에서 C0-C1관절인 고리뒤통수관절에서 폄 관절가동술을 적용하는 방법을 단계적으로 설명한 것이다(그림 10-11A):

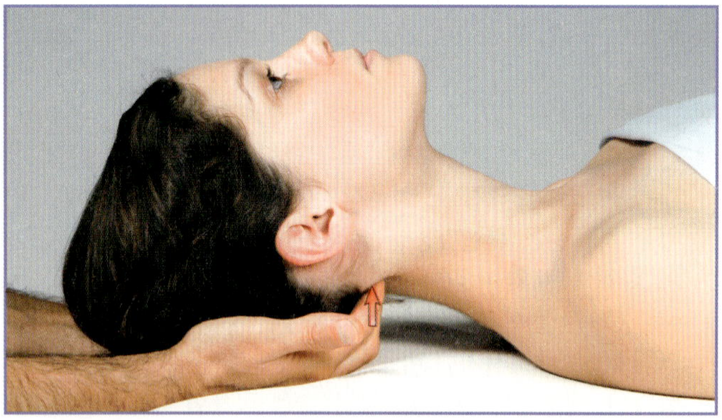

그림 10-11A

- 환자는 바로 눕고, 치료사는 치료대의 머리쪽에 앉는다.
- 목뼈의 고정을 위하여 양손으로 고정한다: 중력이 폄쪽으로 머리와 위쪽 목뼈를 움직이는 가동력을 제공한다.
- 치료대에서 환자의 머리를 부드럽게 들어서 유지하고 시작한다. 치료사는 엄지와 중지의 바닥을 고리뼈의 양쪽(뒤고리)에 놓고 치료사가 고리뼈를 고정하는 동안에 고리뒤통수관절에서 폄쪽으로 부드럽게 머리를 떨어뜨린다. 이것은 가능한 머리를 분리해서 운동시켜야 고리뼈 위에서 머리가 뒤쪽으로 잠김이 될 수 있다. 단지 머리만을 움직이기 때문에 움직임은 매우 작다(그림 10-11A를 참조).
- 몇 초 동안 유지한 후에 이완한다. 폄쪽으로 관절을 움직이는데 중력 이외에 추가적인 힘이 필요 없기 때문에, 관절가동술은 보통 몇 초 이상이 될 것이다.
- 고리뒤통수관절에서 관절가동술을 적용한 후에, 고리중쇠관절(C1-C2)에서 반복하는데 치료사는 검지와 중지를 이용하여 중쇠뼈(C2)의 고리판과 관절돌기 아래에 놓고 머리와 고리뼈를 중쇠뼈 위에서 폄으로 부드럽게 떨어트린다.
- 남은 목뼈에서 반복한다. 고정된 목뼈 위에서 각 목뼈의 성공적인 관절가동술은 환자의 목과 위쪽 목뼈의 가동성을 증가시킬 것이다.
- 그림 10-11B는 C5-C6수준에서 폄 관절가동술을 보여주는 것이다.

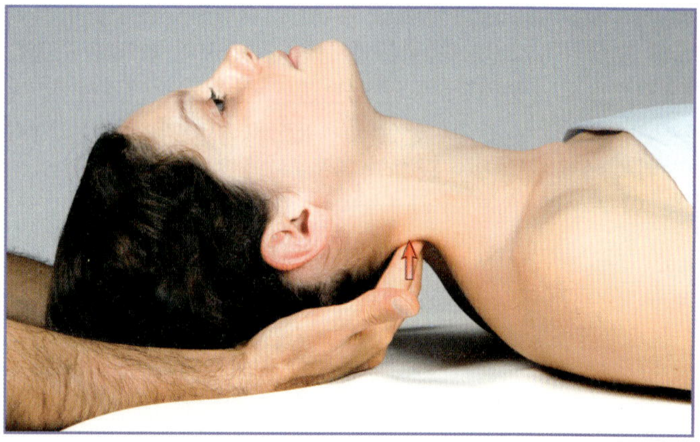

그림 10-11B

많은 환자들, 특히 노인에 대한 목의 폄은 매우 어려운 자세이며, 종종 통증이나 어지럼증을 야기한다. 이런 이유 때문에, 환자를 움직이는 폄으로 관절가동술은 주의해서 적용해야 한다.

10.2 실기 적용

폄의 대체자세(Alternative Extension Position)

목을 위한 폄 관절가동술의 대체자세는 환자가 머리와 목을 치료대의 밖으로 내놓고 바로 눕는 것이다. 이 자세는 환자의 머리와 목을 더 쉽게 편 자세가 되도록 한다. 또한 한 손으로 환자의 목을 편안하고 안전하게 고정한다면, 다른 손으로 머리를 아래로 부드럽게 당겨도 중력이 당기는 힘을 증가시킬 수 있다. 환자의 머리와 목을 치료대 밖으로 내놓고 치료하는 것은 치료사가 손가락의 바닥면으로 환자의 아래쪽 목을 고정하고 동시에 손바닥으로 환자의 머리를 지지하기 때문에 논리적으로 매우 도전적인 방법이다. 또한 환자가 상처받기 쉬운 자세이기 때문에, 환자의 머리를 지지할 때 반드시 편안하고 안전해야 한다(그림 참조).

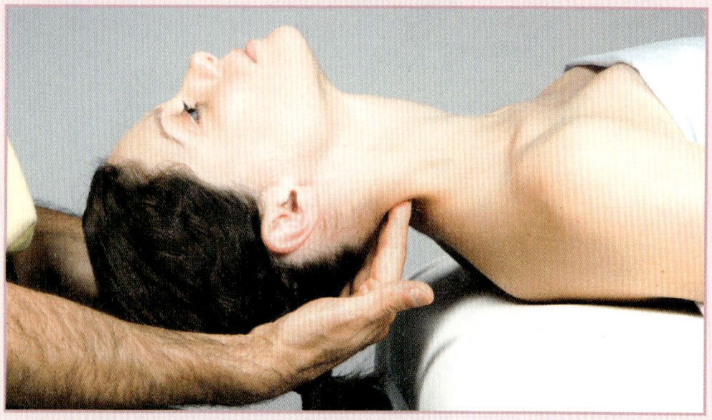

목의 폄 관절가동술을 위한 대체자세.

10.3 실기 적용

능숙한(다면적) 관절가동술 [Flowing (Multiplane) Joint Mobilization]

다른 연부조직 치료기법과 마찬가지이고, 치료사는 관절가동술을 어떻게 환자에게 적용할지 선택해야 한다. 치료사는 중등도에서 강한 신장/가동술까지 매우 신중하게 반복하거나, 더 부드럽고 능숙한 방법으로 한 마디를 인접한 마디 위에서 움직일 것이다. 더 민감하고 약한 환자를 대상으로는 부드러운 움직임을 선호한다.

치료사들이 선호하는 방법 중에 가쪽굽힘과 반대로 돌림 및 회전을 결합하여 적용하는 다면적 관절가동술이 있다. 치료사는 손가락 바닥면을 이용하여 환자의 목뼈의 한쪽 관절면을 부드럽게 누른다. 압력의 방향은 환자 목에서 신체 반대쪽으로 약 45° 위쪽이다. 폄 관절가동술과 마찬가지로, 고정손 위의 환자의 머리와 목의 무게는 치료사의 접촉면을 중심으로 목을 견인하는데 쓰일 것이다. 환자는 그 쪽으로 가쪽굽힘, 반대쪽으로 돌림, 그리고 폄으로 움직일 것이다. 환자에게 접촉하는 치료사의 치료손 부위가 손가락 바닥이기 때문에, 치료사의 양 손바닥은 부드럽게 환자의 머리를 지지할 수 있다. (주의: 고정손의 바닥은 환자의 머리를 움직이는데 사용할 수 있다.) 한 번에 한쪽의 척추뼈를 위, 아래로 움직이는 대신에, 한쪽에서 반대쪽으로 이동하는 방법도 있다. 먼저 오른쪽으로 밀고, 그런 다음 같은 마디에서 왼쪽으로 민다. 모든 관절가동술과 마찬가지로, 신장/가동술은 순간적으로 유지하고 바로 이완한다. 다음 마디로 이동하여서 오른쪽으로 밀고 왼쪽으로 밀면서, 전체 목에 양쪽으로 관절가동술을 계속 적용한다(그림 참조).

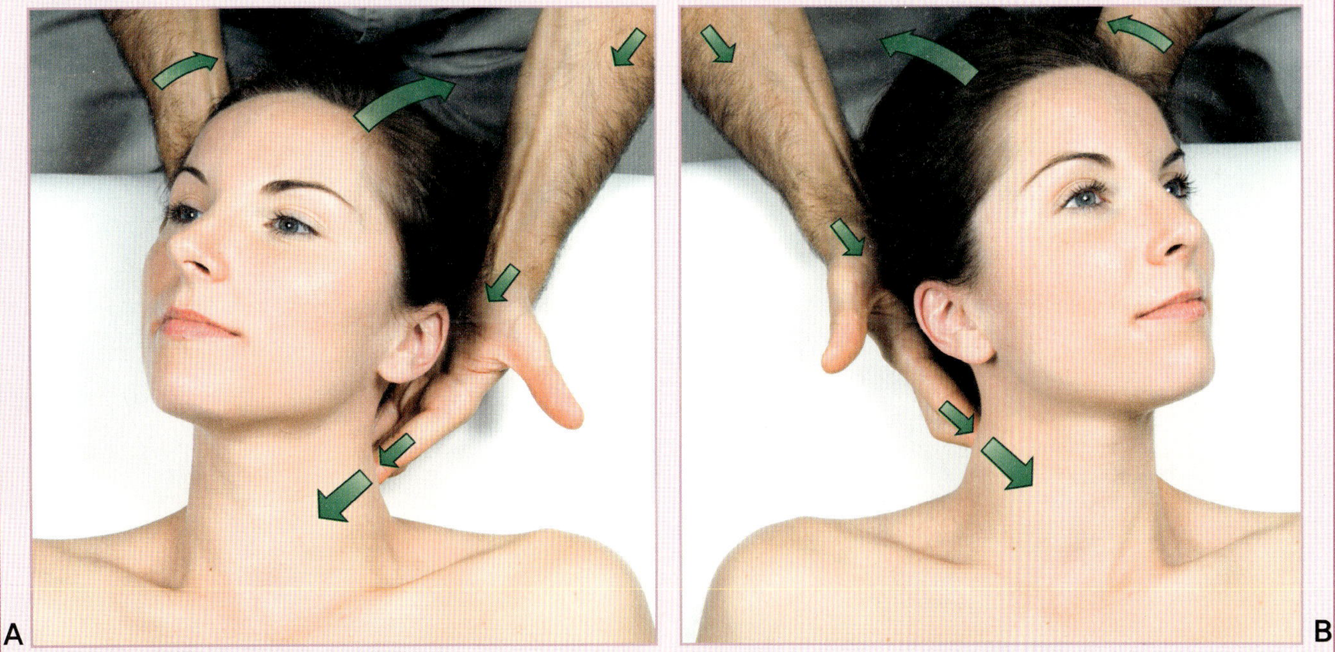

능숙한 관절가동술. 치료사는 처음에는 한쪽에서 다면적 관절가동술을 부드럽게 순차적으로 수행하고 **(A)**, 그 다음에 다른 쪽에서 반복한다 **(B)**.

치료절차 10-7: 휘돌림 관절가동술(Circumduction joint mobilization)

목의 또 다른 관절가동술은 매우 효과적인 **휘돌림 목 가동술**이다. 휘돌림을 적용하는 것으로 환자들이 선호하는 관절가동술이다. 본질적으로, 양쪽 가쪽굽힘에서 관절가동술을 수행하고 양쪽 돌림도 포함한다. 다음은 목뼈의 휘돌림 관절가동술을 수행하는 단계를 설명한 것이다.

시작자세:

- 환자는 앉는다.
- 치료사는 환자의 한쪽 옆에 선다.
- 치료사의 치료손은 환자의 이마를 부드럽고 단단하게 잡는다.
- 치료사의 고정손은 엄지와 검지를 사용하여 바람직한 척추뼈에서 양쪽 관절돌기를 잡아서 그 척추뼈를 고정한다(그림 10-12A).
- 치료사의 고정손으로 환자의 목을 잡을 때, 치료사의 손가락과 엄지의 끝으로 환자를 누르면 불편함을 느낄 수 있기 때문에 주의해야 한다. 고정손은 엄지와 검지를 이용하여 V-자 모양을 만들어서 환자를 잡는다; 손가락 끝을 집게로 사용하지 않는다(그림 10-12B).
- 마찬가지로, 치료사의 치료손은 손과 손가락의 바닥을 이용하여 환자의 머리를 넓고 편평하게 잡는다(그림 10-12C).
- 치료사는 그림 10-12A에서 보이는 것처럼, 환자의 어깨를 치료사의 몸통을 이용하여 고정하여서 환자의 신체 아래 부분을 고정한다(이것은 가슴이 큰 여성이나 과체중의 치료사에게는 부적절한 방법이다).

기법 수행:

- 목표로 하는 척추뼈를 확실히 고정하기 위하여, 치료사는 치료손으로 고정된 척추뼈 위에서 환자의 머리(그리고 고정된 척추뼈 위의 목뼈)를 휘돌린다.
- 치료사는 시계방향 또는 시계반대방향으로 휘돌림 운동을 수행할 수 있다.

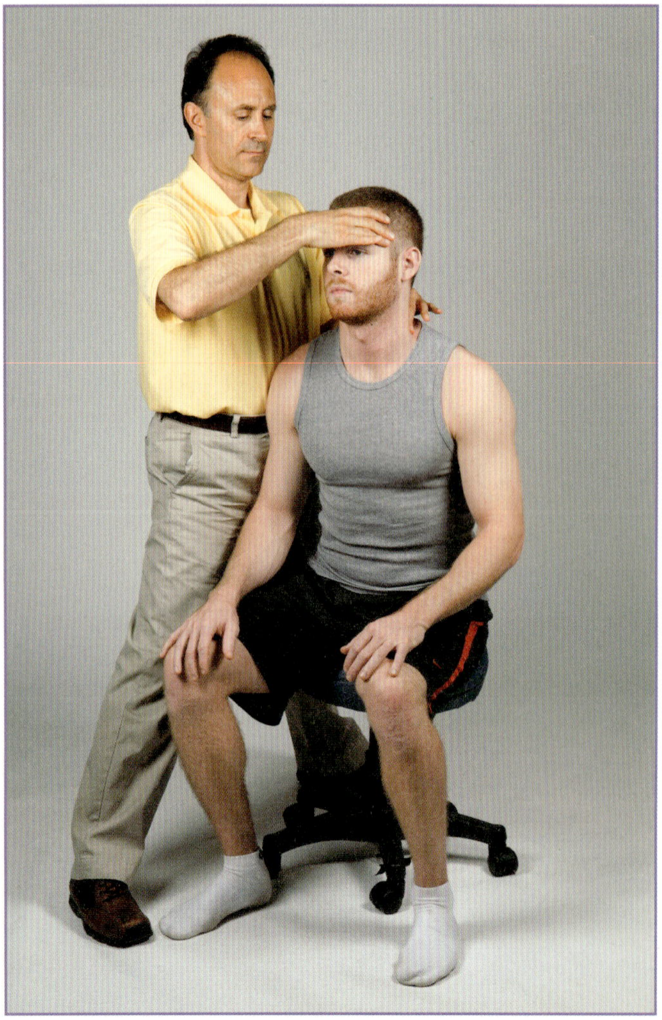

그림 10-12A

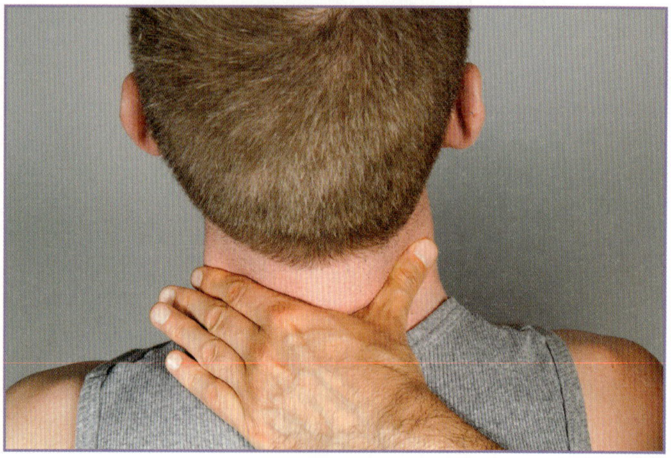

그림 10-12B

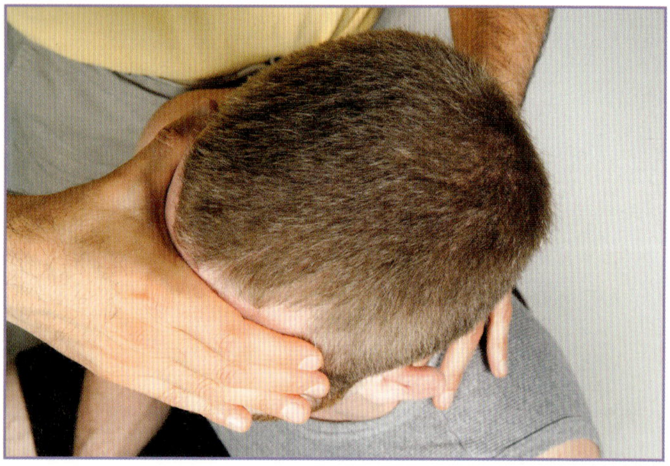

그림 10-12C

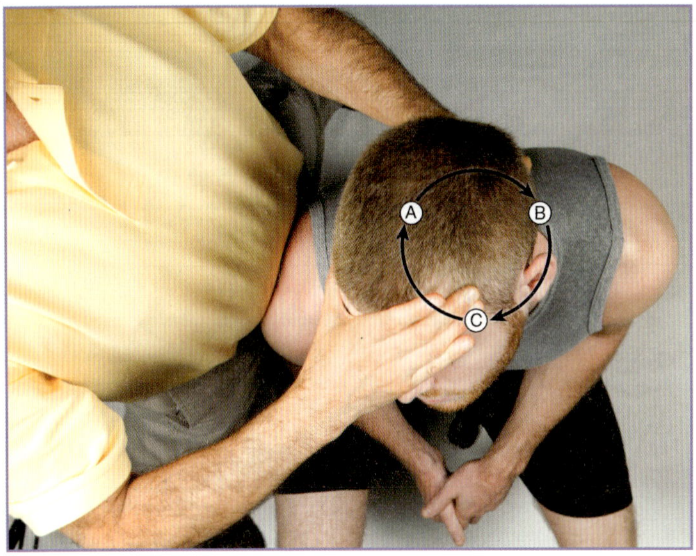

A

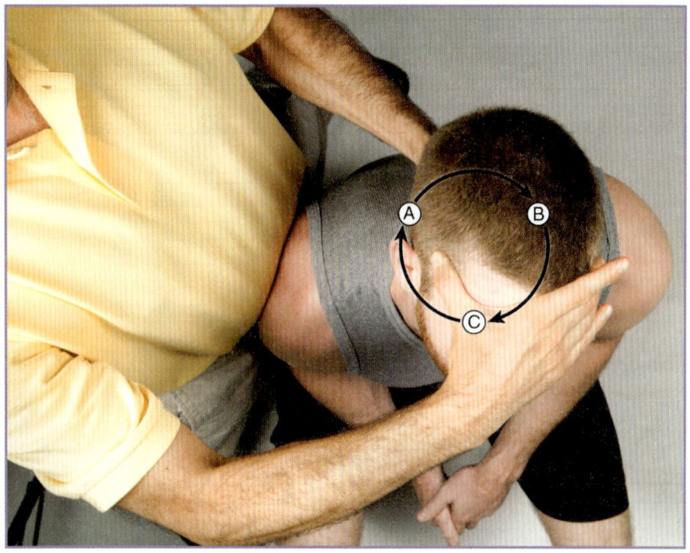

B

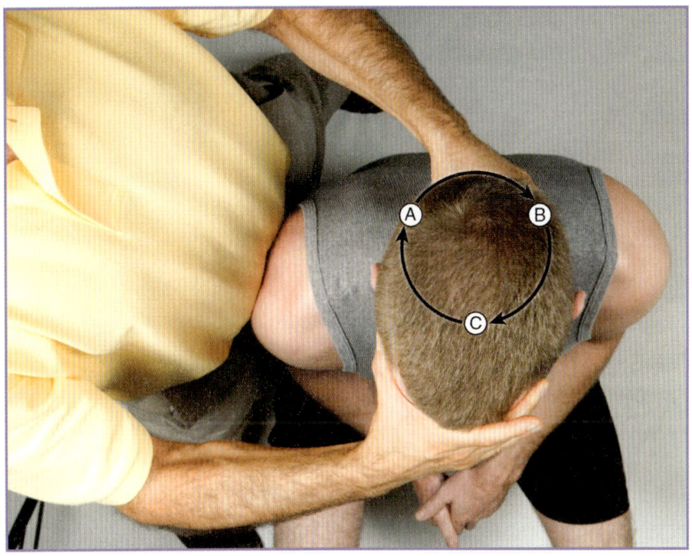

C

그림 10-13 목의 휘돌림 관절가동술을 적용할 때 형성되는 움직임을 위쪽에서 바라본 사진(A–C). 위쪽 목을 움직일 때 원은 더 작다. *(계속)*

- 환자의 머리와 위쪽 목뼈를 위쪽 손(치료손)으로 움직이고 아래손은 고정손으로 사용한다. 환자의 머리와 목의 움직임은 치료사가 아래쪽 목을 움직이고 적어도 위쪽 목을 움직일 때 가장 크다(그림 10-13).
- 치료사가 움직임에 제한을 느끼면, 목을 휘돌림 방향으로 부드러운 힘으로 더 움직인다. 움직임을 방해하는 범위까지 목을 움직이지 않지만, 그 위치에서 부드럽게 눌러준다.
- 치료사를 향하여 환자의 머리를 움직일 때, 치료사의 엄지로 고정력을 제공한다; 환자의 머리가 치료사로부터 멀어질 때, 치료사의 검지로 고정력을 제공한다.

휘돌림 관절가동술을 적용할 때, 빠르게 움직이면 환자가 어지럼증이나 약한 두통을 호소할 수 있기 때문에, 치료사는 천천히 적용해야 한다.

추가 반복:

- 이 관절가동술은 다음 마디를 움직이기 전에 각 관절수준에서 2회~3회 반복한다.
- 이것은 움직임을 점진적으로 증가시키고 휘돌림 원의 크기를 증가시키며 각 관절마디에서 연부조직을 신장시킨다.

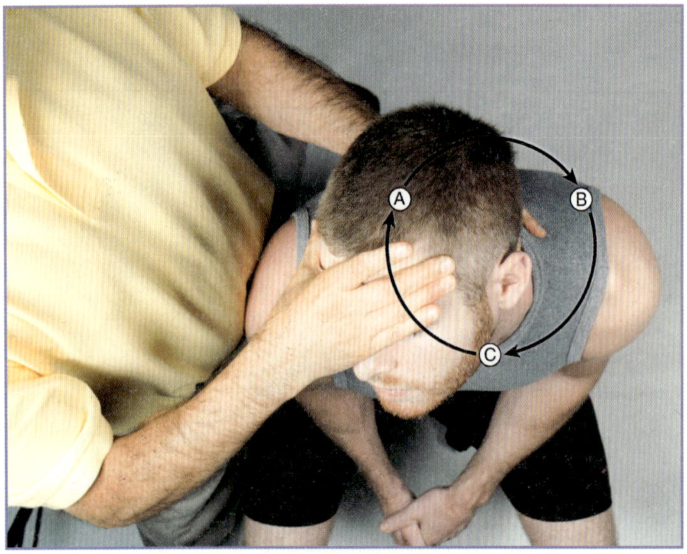

D

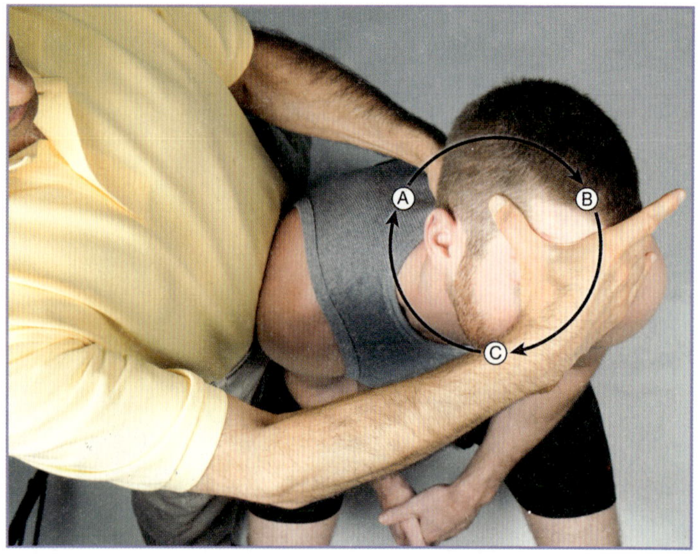

E

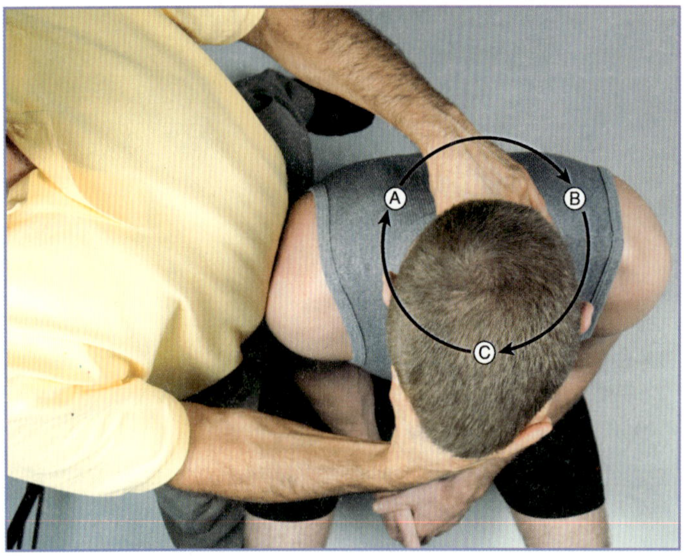

F

그림 10-13 *(계속)* **(D-F)**. 아래쪽 목을 움직일 때 원이 더 크다.

10.7 치료 전문가 Tip

휘돌림 관절가동술 학습하기(Learning Circumduction Joint Mobilization)

치료사가 두 고정점(치료사의 검지 또는 치료사의 엄지)에서 한 고정 부위를 기준으로 원모양 휘돌림이 아닌 반원을 그리면서 관절가동술을 적용할 수 있다. 치료사는 자신의 위치를 반대로 변경한 후에 같은 점을 기준으로 관절가동술을 반복한다.

또한, 휘돌림 목뼈 관절가동술을 수행할 때, 보통 목의 한쪽 끝에서 시작하여 반대쪽 끝으로 이동한다. 그러나 아래쪽 목이 더 큰 관절가동술을 포함하고 있기 때문에, 위쪽 목에 적용은 더 정확하게 시행하는 어려운 기법이기 때문에, 처음 학습을 할 때에는 중간 목뼈에서 적용하는 것이 가장 쉽다. 따라서 치료사는 중간 목뼈에서 시작하여 아래에서 위로 또는 위에서 아래로 이동하면서 적용한다.

치료절차 10-8: 오른쪽 가쪽 미끄러짐으로 관절가동술(Joint mobilization into right lateral glide)

오른쪽 가쪽 미끄러짐으로 관절가동술은 목의 근육 특히, 관절을 움직이는 더 작고 깊은 내재근, 인대 및 관절주머니 조직을 신장한다.

다음은 중간목뼈 마디에서 오른쪽 가쪽 미끄러짐 관절가동술을 수행하는 과정을 설명한 것이다:

- 환자는 바로 눕고, 치료사는 치료대의 머리쪽에 앉는다.
- 치료사는 두 손으로 환자의 머리를 지지한다.
- 왼손은 척추뼈의 관절돌기에 놓고 오른쪽 가쪽 미끄러짐을 수행한다.
- 치료사는 양손 바닥으로 환자의 머리를 잡고, 왼손 손가락 바닥을 움직이는 척추뼈 관절돌기에 놓고 환자의 머리와 위쪽 목뼈를 오른쪽 가쪽 미끄러짐을 수동 관절가동범위 끝느낌이 느껴질 때까지 움직인다(그림 10-14A). 따라서 양손이 치료손이다; 환자의 아래쪽 신체의 무게를 환자의 아래쪽 목뼈를 고정하는데 사용한다.
- 아래 척추뼈를 중심으로 관절놀이를 오른쪽 가쪽 미끄러짐으로 척추를 오른쪽으로 가쪽으로 움직이도록 부드러운 힘을 적용한다(그림 10-14B). 그림 10-14C는 왼손으로 접촉하는 모습을 보여준다.
- 순간적으로 유지하고 이완한다.
- 목의 각 척추마디에서 이 과정을 반복한다.

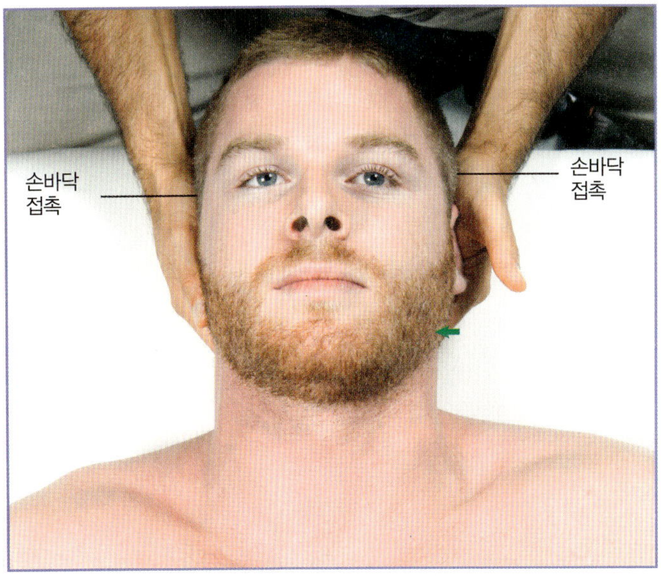

그림 10-14A

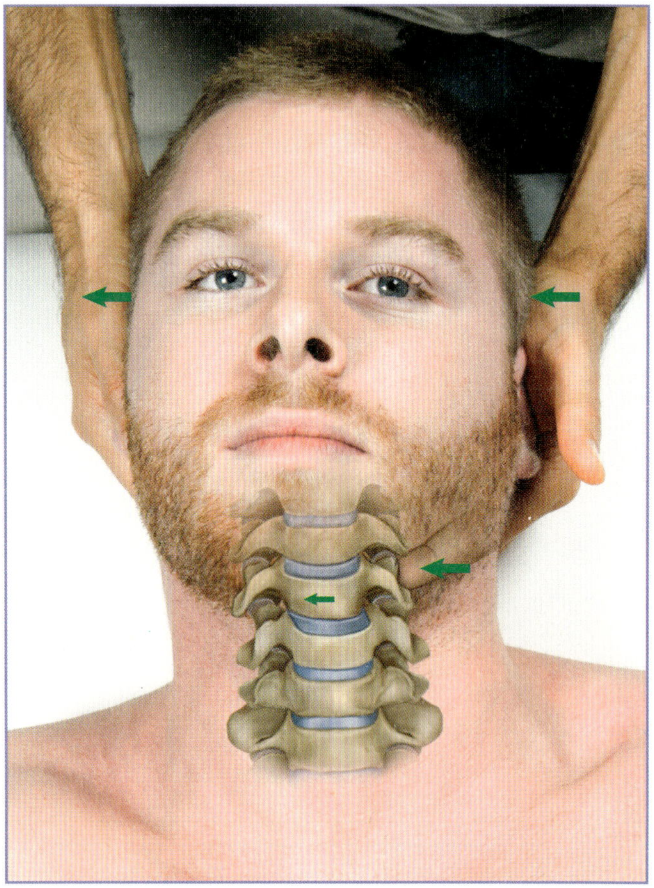

그림 10-14B

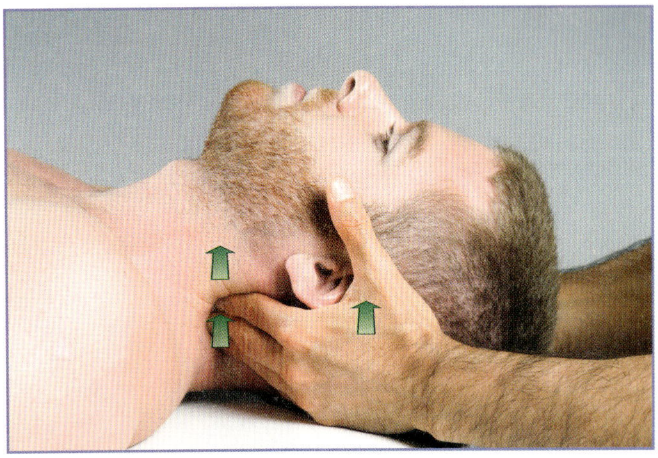

그림 10-14C

치료절차 10-9: 왼쪽 가쪽 미끄러짐으로 관절가동술(Joint mobilization into left lateral glide)

목의 근육의 왼쪽 가쪽 미끄러짐으로 관절가동술은 특히, 움직이는 관절의 더 작고 깊은 내재근, 인대, 그리고 관절주머니 조직을 신장한다. 목뼈의 왼쪽 가쪽 미끄러짐 관절가동술을 수행하기 위하여, 오른쪽 가쪽 미끄러짐과 같은 방향으로 수행하고 몸은 왼쪽으로 바꾼다.

10.4 실기 적용

가쪽 미끄러짐과 가쪽굽힘의 결합(Combining Lateral Glide with Lateral Flexion)

비축성 가쪽 미끄러짐으로 목뼈를 움직이는 가장 효과적인 방법은 비축성 미끄러짐과 축성 가쪽굽힘을 함께 적용하는 것이다. 치료절차 10-8은 가쪽 미끄러짐 가동술을 단계적으로 서술하고 있지만, 가쪽 미끄러짐에 반대쪽으로 가쪽굽힘을 추가하는 것이다. 예를 들면, 치료사가 환자의 머리를 오른쪽 가쪽 미끄러짐으로 움직인다면, 치료사는 왼손으로 고정하고 있는 척추뼈를 오른쪽으로 밀면서 동시에, 오른손으로 환자의 머리와 위쪽 목뼈를 왼쪽으로 가쪽굽힘하는 것이다(그림 참조). 이것은 환자의 목에서 오른쪽에 공간을 만들어주어서 가쪽 미끄러짐 관절가동술을 촉진하며 오른쪽으로 척추뼈가 더 미끄러질 수 있는 공간을 만들어준다.

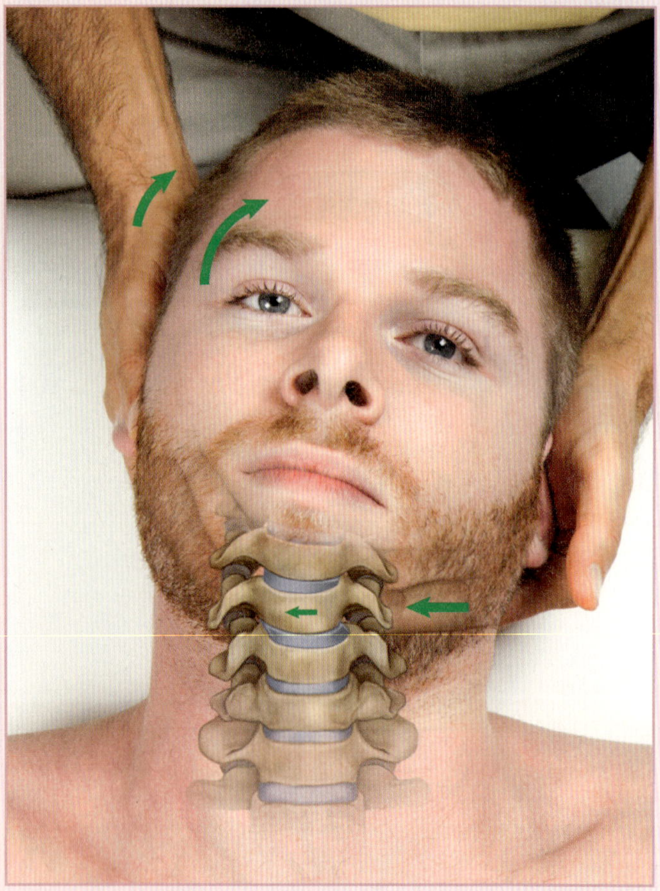

왼쪽 가쪽굽힘과 오른쪽 가쪽 미끄러짐을 동시에 하는 관절가동술.

치료절차 10-10: 앞쪽 미끄러짐으로 관절가동술(Joint mobilization into anterior glide)

앞쪽 미끄러짐으로 관절가동술은 목의 근육 특히, 움직이는 관절의 더 작고 깊은 내재근, 인대, 그리고 관절주머니 조직을 신장한다.

다음은 중간목뼈 마디수준에서 앞쪽 미끄러짐 관절가동술을 수행하는 단계를 설명한 것이다(그림 10-15):

- 환자는 바로 눕고, 치료사는 치료대의 머리쪽에 앉는다.
- 치료사는 양손으로 환자의 머리를 지지한다.
- 앞쪽 미끄러짐을 수행하기 위해 치료사는 검지, 중지와 약지의 손바닥으로 척추뼈의 관절돌기를 잡는다.
- 치료사는 양손으로 환자의 머리와 움직이는 척추뼈의 관절돌기를 잡고, 환자의 머리와 위쪽 목뼈를 앞쪽 미끄러짐으로 수동 관절가동범위의 끝느낌이 느껴질 때까지 움직인다. 따라서 양손이 치료손이다; 환자의 아래쪽 체중을 이용하여 환자의 아래쪽 목뼈를 고정한다.
- 아래쪽 척추뼈를 중심으로 관절놀이 안에서 앞쪽 미끄러짐으로 척추를 바로 앞쪽으로 부드럽게 움직인다. **주의:** 환자의 머리는 목을 위로 들어 올려야 한다(즉, 움직이는 관절의 위쪽); 머리가 치료대에 놓여 있으면 가동술은 앞쪽 미끄러짐이 아니라 폄으로 수행될 것이다.
- 순간적으로 유지하고 이완한다.
- 이 과정을 목의 각 관절수준에서 반복한다.

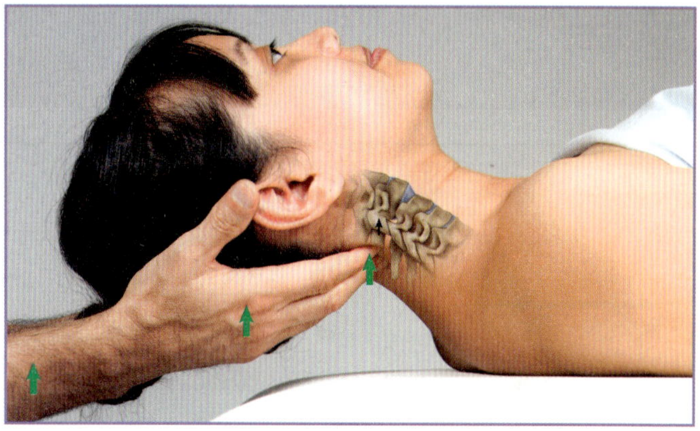

그림 10-15 앞쪽 미끄러짐 관절가동술.

치료절차 10-11: 신연 관절가동술(Distraction joint mobilization)

도수 신연/견인 (Manual Distraction/Traction)

척추뼈의 **신연**(distraction) 관절가동술은 보통 **견인**(traction)이라고 하며, 아래쪽 척추뼈에 대하여 척추뼈를 위쪽으로 미끄러짐 하는 것이다. 손으로 견인할 때, **도수견인**(manual traction)이라고 한다. 신연은 목뼈를 수직으로 달리는 조직 모두를 길어지게 신장한다.

다음은 C0-C1(고리뒤통수)관절에서 도수 신연/견인을 수행하는 단계를 설명한 것이다:

- 환자를 바로 눕고, 치료사는 치료대의 머리쪽에 앉거나 선다.
- 치료사는 두 손을 환자의 머리에 놓고 손가락으로 뒤통수를 확고하고 편안하게 잡는다. 양손이 치료손이다 (그림 10-16A).
- 환자의 머리를 확고하고 부드럽게 위로 당기며 치료대의 꼭대기로 환자의 머리를 당긴다. 이것은 고리뼈(C1)로부터 뒤통수를 견인하는 신연력으로 작용한다(그림 10-16B).
- 몇 초 동안 유지하고 바로 이완한다.

신연기법과 함께, 환자의 체중은 신체를 휴식하는 동안 전체적으로 고정하지만, 관절의 아래쪽 뼈(이 경우 고리뼈)는 완전히 고정할 수 없다. 견인력은 목과 등의 아래쪽 관절로 전이될 것이다. 환자의 근육이 매우 단단하면, 신장은 아래 등뼈로 가능한 한 아래로 느껴질 것이다. 단지 목표로 하는 관절을 완벽하게 신연 관절가동술을 분리하는 방법은 신연하는 아래뼈에 치료사의 한 손으로 고정하는 것이다. 일반적으로 환자를 불편하게 하는 경우는 없기 때문에, 목의 신연 관절가동술은 환자의 체중이 목의 아래 부분을 얼마나 고정하느냐에 따라 달라진다.

목의 한 마디에서 신연 관절가동술로 완전히 분리할 수 없을지라도, 한 관절을 향하는 직접적인 힘의 적용은 가능하다. 예를 들면, C4-C5관절을 신장한다면, 치료사는 양손을 C4 관절돌기에 놓고 부드럽게 C4를 위쪽으로 당겨서 C5로부터 신연한다(그림 10-16C). 물론 이러한 신연력은 C5 아래의 관절로 전이될 수 있지만, 대부분의 힘은 목표 관절에 집중된다. 고리뒤통수관절 아래의 목을 신연할 때, 치료사는 한 번에 한 관절만 수행해야 한다.

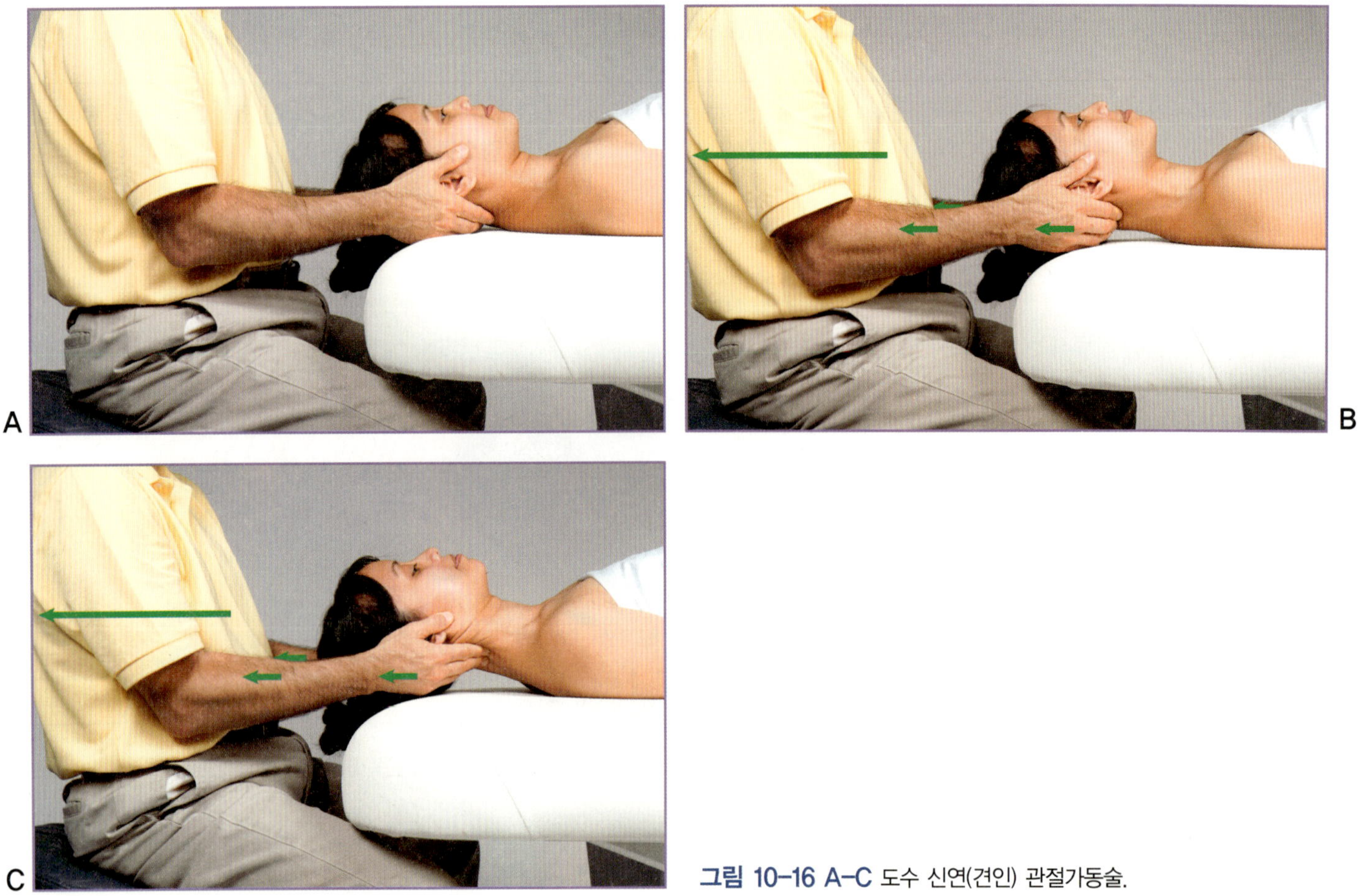

그림 10-16 A–C 도수 신연(견인) 관절가동술.

목 주변의 신연 관절가동술은 주의를 요하며, 신중하게 수행하여야 한다. 비록 목뼈의 연부조직을 신장하는 것이 가장 효과적인 방법 중 하나일지라도, 관절가동술의 너무 빠르거나 힘있는 적용은 환자의 목을 손상시킬 수 있다. 목 안에는 관절 고유수용성감각 수용기가 있다. 이 고유수용성감각 수용기가 너무 빠르게 또는 너무 길게 신장되면, 환자의 중추신경계로 부적절한 신호를 전달하기 시작한다. 이 부적절한 신호는 환자의 신경계에서 들어오는 다른 고유수용성감각 신호와 모순될 것이며, 고유수용성 혼동을 야기하여 환자가 어지럽거나 구토를 할 수 있다. 비록 이런 증상이 짧은 기간(짧게는 몇 시간 길게는 며칠)만 지속될지라도, 환자는 불편하고 환자가 운전을 한다면 잠재적으로 매우 위험하다. 이러한 증상이 출현할 가능성을 피하기 위하여, 목뼈는 처음 몇 회 동안은 매우 부드럽게 견인해야 한다. 매우 부드럽게 신연하고 1초 이하로 유지한다. 환자가 이 기법에 적절히 반응하면, 치료강도는 매우 점진적으로 증가시키는 것이 성공적인 치료를 가능하게 할 것이다. 견인력은 점진적으로 증가시키고 유지하는 시간은 2~5초까지 증가시킨다. 운동강도를 증가시키는 속도는 환자에 따라서 매우 다양하다.

수건신연/견인 (Towel Distraction/Traction)

교재와 함께 첨부된 DVD 또는 웹사이트 thePoint에서 수건 견인 비디오를 시청한다.

치료사의 양손으로 환자를 적절하게 잡고 도수 신연 관절가동술을 수행한다 할지라도, 적절한 신연력의 적용은 치료사에 큰 노력이 필요하다. **수건견인**(towel traction)은 치료사가 더 쉽게 견인력을 적용하도록 수건을 사용하는 것이다. 수건견인을 수행할 때, 몸의 중심을 뒤로 기울여서(치료사의 팔에만 의존하면 피로가 빨리 올 것이다.) 견인력을 적용하는 것이 중요하다. 수건견인력은 수건이 힘과 기술 효과를 증가시키기 때문에 환자를 너무 쉽게 당겨서 손상시킬 수 있어서 부드럽고 천천히 적용해야 한다.

다음은 C0-C1(고리뒤통수)관절에서 수건 신연/견인 관절가동술을 적용하는 단계를 설명한 것이다(그림 10-17):

- 환자는 바로 눕고, 치료사는 치료대의 머리쪽에 서서 발은 시상면에 놓는다.
- 수건은 환자의 위쪽 목뼈 아래에 놓는다(그림 10-17A).

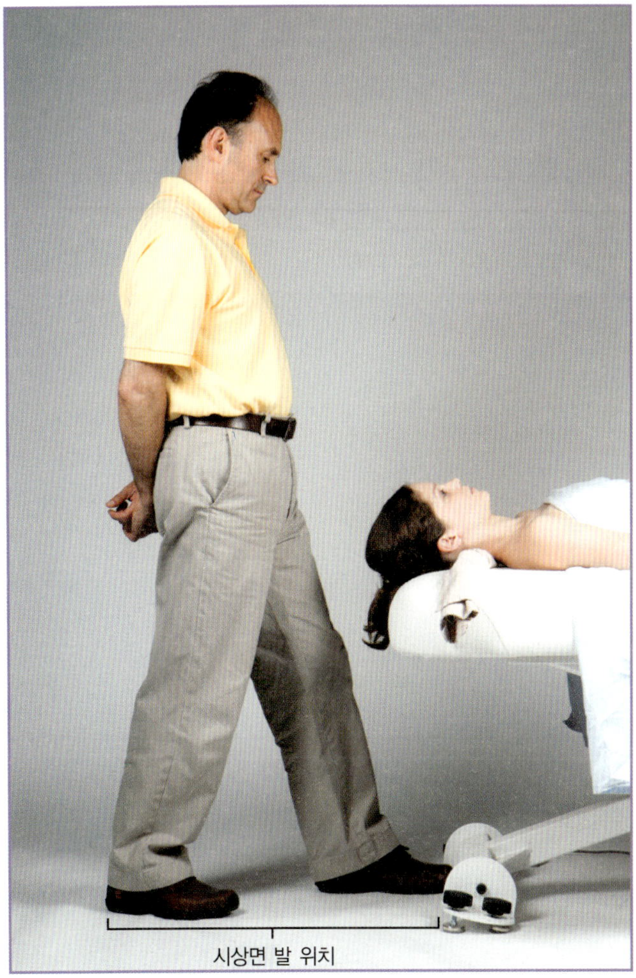

그림 10-17A

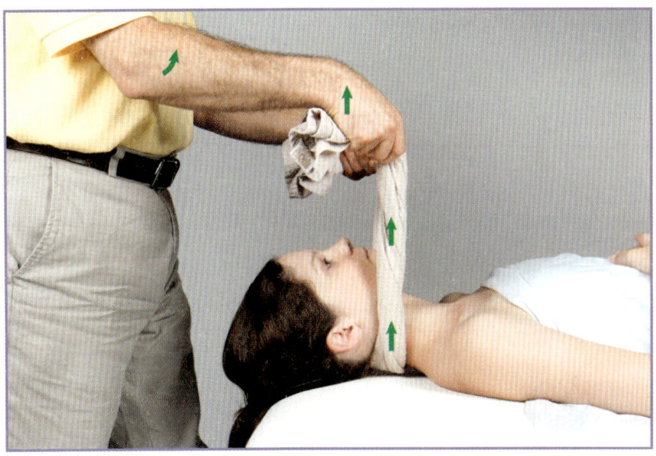

그림 10-17B

- 수건을 약간 위쪽으로 매우 부드럽게 당기지만, 환자의 피부를 접촉하는 충분한 힘이 적용되도록 한다(그림 10-17B).
- 뒤통수의 융기부분 아래에서 걸어서 앞-위쪽으로 45° 에서 수건을 당긴다(그림 10-17C).

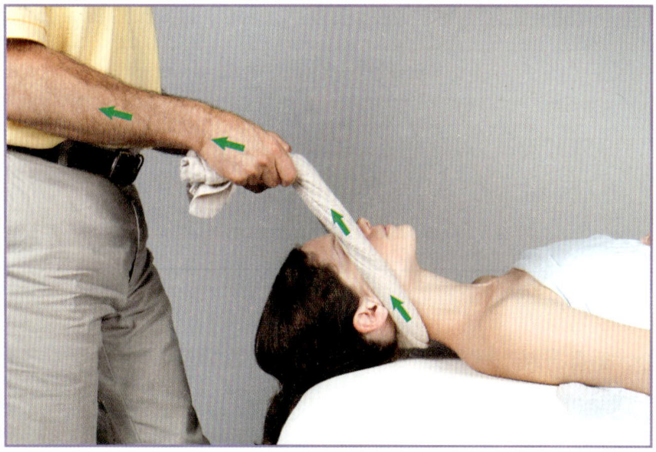

그림 10-17C

- 수건을 이용하여 뒤통수를 잡고 위-약간 앞쪽으로 수건을 부드럽게 당겨서 환자의 뒤통수와 목뼈를 견인한다(그림 10-17D). 치료사는 앞 발에서 뒷발 쪽으로 체중을 기울여서 견인을 한다.

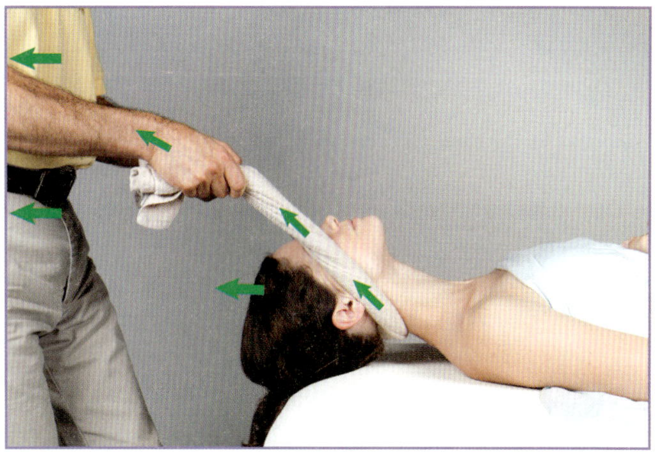

그림 10-17D

- 수건견인을 축 견인으로 수행하면, 수건을 바로 위쪽으로 당기고, 견인력은 각 방향에 동일하게 적용한다. 그러나 순수한 신연/견인에 추가적인 요인을 적용할 수 있다. 이것은 당기는 각도와 힘에 따라서 다양하다. 치료사는 이마면 가쪽굽힘이나 수평면 돌림으로 견인력을 적용할 수 있고 (그림 10-18A,B), 가쪽굽힘과 돌림을 결합하여 견인력을 적용할 수 있으며, 그림 10-18C와 그림 10-18D에서 설명하고 있다.

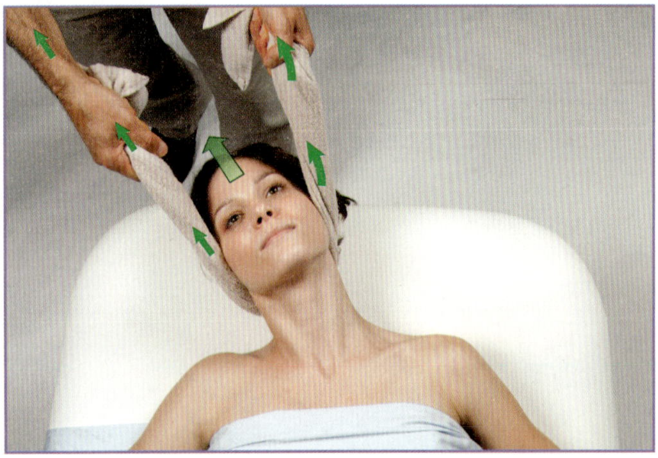

그림 10-18A

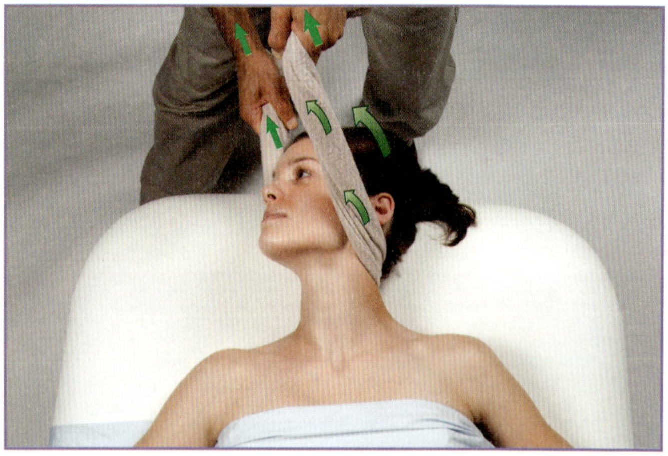

그림 10-18B

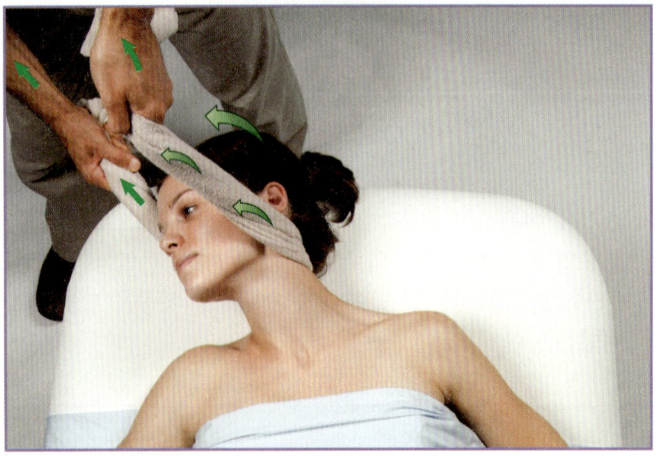

그림 10-18C

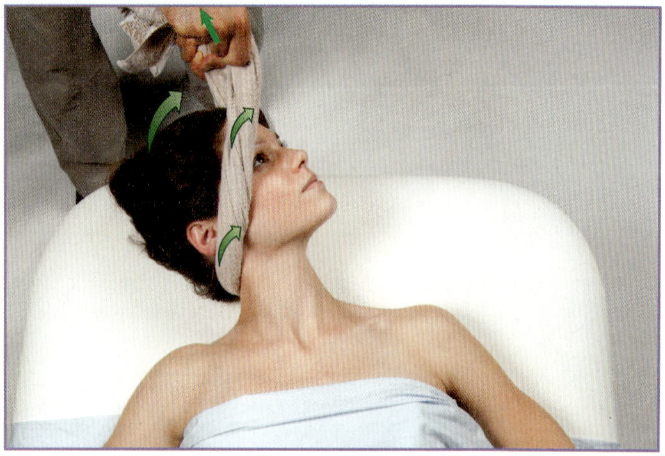

그림 10-18D

10.8 치료 전문가 Tip

수건 신연/견인(Towel Distraction/Traction)

수건견인은 관절가동술 신연의 가장 효과적인 방법이며, 환자들이 편안해 한다. 그러나 수건견인의 효과는 올바른 수건의 두께 선택, 적절한 자세, 그리고 올바른 방향으로 당김 등에 따라 달라진다. 적절한 수건의 선택이 중요하다. 수건이 너무 두껍거나 너무 푹신거리면 환자의 뒤통수를 잡기가 어렵고, 수건은 종종 환자의 머리 아래와 뒤통수에서 미끄러진다. 바람직한 수건은 평소에 사용하던 목욕수건 크기〔약 40×24인치 (100×60 cm)〕가 적당하다. 큰 베갯잇도 적절한데 직물이 너무 얇으면 접촉면이 좁아서 환자가 불편하다.

수건의 위치를 잡기 위하여, 피부에 닿게 하여 부드럽게 들어올린다. 이때 매우 부드러운 힘만을 적용한다. 너무 강한 힘을 사용하면, 환자의 머리가 펴질 수 있다. 환자의 뒤통수를 단단하기 잡기 위하여 수건을 앞쪽과 위쪽으로 당겨야 한다. 올바른 방향으로 당기기는 신연/견인력을 생성하는 주요 요소이다. 환자의 머리를 위쪽으로 견인하는 동안 약간 앞쪽으로 당기지 않으면, 수건은 뒤통수에서 미끄러져 견인력이 가해지지 않을 것이다.

수건으로 환자의 귀를 압박해서는 안된다. 실제로, 치료사는 수건을 들어 올릴 때 환자의 머리로부터 약간 떨어져서 당겨서 귀에 닿지 않도록 해야 한다. 귀를 누르게 되면, 무게가 한쪽으로 치우쳐서 환자의 목이 가쪽으로 굽혀진다. 돌림요소는 다른 것보다 수건을 한쪽으로 당길 때 발생한다. 예를 들면, 환자의 목을 왼쪽으로 돌아가면, 수건을 오른쪽에서 더 당겨서 일 것이다.

요약
/ CHAPTER SUMMARY

관절가동술은 치료사의 치료법 중에서 가치있는 고급기법 중 하나이다. 본질적으로, 관절가동술은 고정-신장의 특별한 유형으로 치료사는 한 척추뼈를 고정하고 인접한 척추뼈를 움직인다(가동술/신장). 마디관절에 저가동성(목의 하나 이상의 분절에 연부조직의 제한이 있는 것)을 가진 환자를 위하여, 관절가동술은 단단한 조직을 이완시키는데 효과적인 유일한 치료법이다. 특히 관절을 움직이는 더 작고 깊은 근육, 인대와 관절주머니를 신장하는데 효과적이다. 신장법과 마찬가지로, 관절가동술은 보통 환자의 조직을 마사지, 열치료 또는 신체활동과 같은 준비운동 한 후 적용할 때 더 효과적이다. 환자에게 사용하기 전에 모든 새로운 치료법은 연습하고 연마하는 것이 중요하며, 목뼈의 관절가동술은 중요한 기법이기 때문에 특히 치료를 적용하기 전에 집중적으로 연습해야 한다.

사례연구

조(JOE)

■ 병력과 평가검사

당신의 사무실을 찾은 Joe Scrittore는 49세로 목 통증과 뻣뻣함을 호소하였다. 그는 6개월 이상 증상이 지속되었다고 하였고, 컴퓨터를 사용하는 시간이 증가하였기 때문에 증상이 발생한다고 생각하고 있었다. 환자 병력에 외상은 없었다. 그는 목의 오른쪽 아래가 불편하다고 하였다. 관련된 두통과 팔로 내려가는 연관통은 없었다. 그는 6주 동안 주 1회 마사지사의 치료를 받았으며, 열치료, 심부 마사지뿐만 아니라 일반 신장법과 수축-이완 신장법을 적용받았으나 통증과 뻣뻣함을 나이지지 않았다. 그는 그의 목이 방해 받는 것처럼 느꼈으며, 통증은 지속적이고 깊은 통증이 둔하게 느껴졌다.

당신의 평가에서 환자는 관절가동범위가 모두 정상이었지만, 왼쪽 가쪽굽힘을 할 때 뻣뻣함을 느꼈고, 오른쪽 가쪽굽힘을 할 때 근방호가 느껴졌다. 당신은 구멍압박검사를 실시하였고 환자에게 기침검사와 슬럼프 검사, 발살바기법을 실시하였으나, 모두 음성이었다(평가방법은 제3장을 참조). 촉진을 해보니 그의 목 오른쪽에서 주목할 만한 근육 경련이 있었다. 관절놀이평가에서, 왼쪽 가쪽굽힘과 오른쪽 돌림을 할 때 아래쪽 목뼈의 오른쪽에서 저가동성이 나타났다. 또한 신연에 제한이 느껴졌다.

■ 질문을 통한 사고:

1. Joe를 위한 당신의 치료계획 중에 관절가동술과 같은 고급기법이 포함되어야 합니까? 이유는 무엇입니까?
2. Joe에게 관절가동술은 안전합니까? 그렇다면 당신이 그렇게 결정할 수 있었던 이유는 무엇입니까?
3. 관절가동술을 수행할 때, 당신은 어떤 관절가동술을 사용할 것입니까? 그 방법을 사용하는 이유와 사용법은 무엇입니까?

질문을 통한 사고와 환자에 대한 치료전략은 273에 있습니다.

복습문제

객관식

1. 다음 중 어떤 관절가동범위에서 관절가동술의 힘을 적용합니까?

   A. 능동관절가동범위
   B. 수동관절가동범위
   C. 관절놀이
   D. 모두 아님

2. 다음 치료법 중에서 단단한 내재근과 관절주머니를 느슨하게 하는 최선의 방법은 무엇입니까?

   A. 수축–이완 신장
   B. 작용근 수축 신장
   C. 수축–이완 작용근 수축 신장
   D. 관절가동술

3. 보통 끝느낌에서 관절가동술은 몇 회 반복합니까?

   A. 1회
   B. 2회~3회
   C. 5회~10회
   D. 15회~20회

4. 관절가동술을 적용할 때, 보통 치료손으로 사용하는 손은?

   A. 위쪽 손
   B. 아래쪽 손
   C. 척추를 고정하는 손
   D. 고정손

5. 다음 관절가동술을 수행할 때 환자에게 어지럼증을 야기할 수 있는 것은 무엇입니까?

   A. 굽힘
   B. 폄
   C. 가쪽굽힘
   D. 가쪽 미끄러짐

참/거짓

1. ____ 관절가동술은 빠른 밀치기를 포함하지 않는다.
2. ____ 앞쪽 미끄러짐 관절가동술은 견인을 말한다.
3. ____ 관절가동술의 신장은 2초~3초 동안 유지해야 한다.
4. ____ 종종 마디 저가동성은 인접한 과가동성을 보상하기 위하여 발생한다.
5. ____ 위쪽 목뼈에 관절가동술을 적용할 때, 치료사의 치료손은 환자의 머리와 목을 아래쪽 목뼈에 적용할 때보다 더 크게 움직여야 한다.

단답형

1. 관절가동술과 가장 유사한 신장법은 무엇입니까?

   ____

2. 환자의 목에 관절가동술을 수행할 때 함께 적용하기에 최선인 두 가지 움직임은 무엇입니까?

   ____

3. 관절가동술을 수행하기 전에, 조직에 긴장을 주기 위해서는 어떤 관절가동범위의 끝느낌까지 환자를 움직여야 합니까?

   ____

4. 관절가동술 동안에 척추뼈를 고정하는 손을 무엇이라고 합니까?

   ____

5. 목에 휘돌림 관절가동술을 적용할 때, 치료사의 고정손은 환자의 어느 부위에 접촉하여 고정력을 적용합니까?

   ____

일치 문제

1. 고정손의 역할	____	수동관절가동범위
2. 고정손의 접촉 부위	____	고정한 척추뼈
3. 고정손은 환자의 이곳에 놓으면 안 된다.		위쪽으로 머리와 목을 움직인다.
4. 이 운동의 끝에서 긴장을 준다.	____	가로돌기
	____	관절돌기
5. 치료손의 역할	____	척추뼈 고정
6. 실제로 관절가동술을 적용하는 곳	____	관절놀이

복습문제에 대한 정답은 274쪽에 있습니다.

단원 3

환자와 치료사를 위한 자기-관리

CHAPTER 제 11 장

환자를 위한 자기-관리

Self-Care for the Client

개요 / Chapter outline

학습목표 / Objectives

본 단원을 학습한 후, 학생들은 다음을 할 수 있다:

1. 환자의 자기-관리 중요성을 설명한다.
2. 환자 자기-관리를 위한 *balance scale analogy*를 설명한다.
3. 냉치료, 열치료, 그리고 대조욕에 관한 적응증과 기전을 설명한다.
4. 환자 자기관리를 위한 수치료의 중요성을 설명한다.
5. 냉치료, 열치료, 그리고 대조욕을 자기관리로 환자가 어떻게 수행할 수 있는지 설명한다.
6. 심부 마사지와 함께 냉수치료의 사용에 관한 치료사에게 이점을 설명한다.
7. CryoCup™과 냉찜질마사지를 사용하는 냉수치료를 설명하고 수행한다.
8. 환자 자기관리를 위한 신장의 중요성을 설명한다.
9. 뒷목, 목 주변, 턱당김 신장을 환자가 어떻게 수행하는지 설명한다.
10. 수축-이완(CR), 주동근수축(AC), 그리고 수축-이완 주동근수축(CRAC) 신장 프로토콜을 자기관리 신장으로 어떻게 사용하는지 설명한다.
11. 환자 자기관리에서 자세의 중요성을 설명하고, 목에 스트레스를 줄 수 있는 7가지 일반적인 자세를 설명하고, 그 자세를 어떻게 피할 수 있는지 설명한다.
12. 본 단원의 핵심 용어를 설명한다.

핵심 용어 / Key Terms

목둘레 신장(around-the-world stretch)
균형저울(balance scale analogy)
목베개(cervical pillow)
턱당김 신장(chin tuck stretch)
환자 자기관리(client self-care)
냉수치료(cold hydrotherapy)
대조욕(contrast hydrotherapy)
역류설(counterirritant theory)
전화기 끼우기(crimping a phone)
CryoCup™
한냉치료(cryotherapy)
관문설(gate theory)
열수치료(heat hydrotherapy)
수치료(hydrotherapy)
냉습포마사지(ice pack massage)
겨드랑이 관찰(listen to the armpit)
마우스 어깨(mousing shoulder)
통증-경련-통증 주기 (pain-spasm-pain cycle)
뒷목 신장(posterior neck stretch)
RICE
겨드랑이 냄새 맡기(smell the armpit)

서론 / INTRODUCTION

임상적으로, 고급 기법을 숙련하고자 하는 모든 치료사의 목적은 환자를 치료하는데 사용하는 지식기반을 향상시키고 가능한 한 많은 치료기법을 학습하는 것이다. 그러나 환자가 치료계획을 이행하지 않으면, 최고의 치료사도 환자의 질환을 치료하는데 어려움이 있을 것이다. 환자가 단호하게 치료를 찾고 주 1회 1시간, 주 3회 치료를 받는다고 하더라고 환자는 나머지 165시간은 치료사의 관리를 받지 못한다. 이 시간 동안 환자가 문제를 악화시킬 수 있는 건강하지 않은 자세와 활동을 취한다면, 치료사는 3시간 치료를 통하여 문제를 치유하기에 매우 어려울 것이다. 이런 이유 때문에, 치료사가 제공하는 자기관리는 환자의 치료계획 성공을 위해서 결정적으로 중요하다. **환자 자기관리**(client self-care)의 3대 주요 요소는 수치료, 신장, 그리고 적절한 자세의 학습이다.

본 교재는 환자 자기관리에 관한 철저한 적용범위를 전체적으로 설명하고 있다. 본 단원의 목적은 환자의 치료에 통합할 수 있는 몇몇 기본적인, 중급, 그리고 상급 가정 자기관리 접근법을 제공하기 위함이다.

글상자 11.1

자기관리 치료절차

다음은 본 단원에서 설명하는 자기-관리 치료절차이다:

- 냉수치료
- 열수치료
- 대조욕
- 뒷목 신장
- CR 프로토콜을 사용한 뒷목 신장
- AC 프로토콜을 사용한 뒷목 신장
- CRAC 프로토콜을 사용한 뒷목 신장
- 목둘레 신장
- 턱당김 신장

11.1 치료 전문가 Tip

균형저울(Balance Scale Analogy)

단순한 저울은 환자에게 가정관리에 관한 중요성을 조언할 때 매우 도움이 된다. 한 가지 효과적인 방법은 무게를 측정하는 구시대적 **균형저울**(천평칭, balance scale analogy)이다. 균형저울을 사용할 때, 저울이 그 방향의 끝에 있다면 좋은 건강과 더 좋은 느낌이 존재한다는 것이다. 다른 쪽에서 나쁜 건강과 통증/불편함이 존재하고 그쪽으로 내려가면 지속적으로 나타나거나 악화된다는 것이다(아래 그림 참조).

이 저울에서, 환자는 만약 좋은 건강이 아래로 내려가거나 나쁜 건강이 더 길어지거나(따라서 좋은 쪽이 아래로 내려가는) 또는 두 경우 모두에서 개선될 수 있다. 환자에게 치료가 좋은 쪽으로 무게를 더하는 것이지만, 그 치료가 환자의 치유에 도움이 된다는 전제하이며, 환자는 더 좋은 회복을 위하여 가정관리를 실시하고 더 이상 나쁜 쪽으로 저울이 기울지 않도록 해야 한다.

이 장에서는 환자가 좋은 건강 쪽으로 저울이 기울도록 수행할 수 있는 수치료와 신장을 설명한다. 또한 환자들이 목에 스트레스를 예방하기 위하여 회피해야 하는 나쁜 자세에 관한 정보를 제공하고 저울이 좋은 건강 쪽으로 기울게 한다. 환자에게 더 좋아지는 방법과 더 나빠지는 방법을 지적하는 것이 항상 도움이 되며, 지적하는 것이 빠르면 빠를수록 더 빠르게 회복한다.

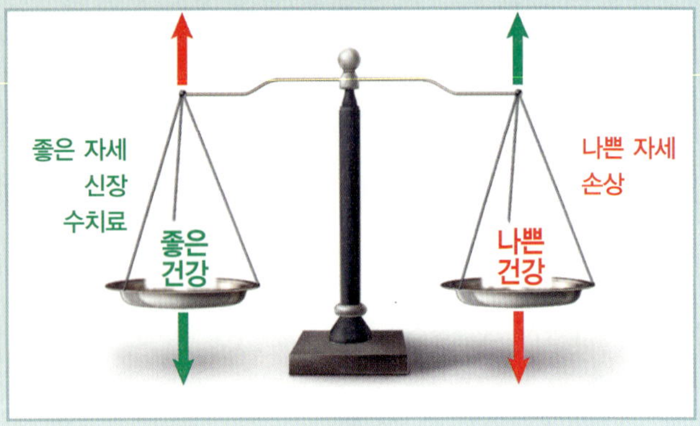

수치료 / HYDROTHERAPY

환자가 그들의 회복을 촉진하기 위하여 수행할 수 있는 가장 쉬운 유형의 자기관리 중 하나가 수치료이다. 문헌적으로 **수치료**(hydrotherapy)는 "물로 치료하기"라는 의미이다. 물로 치료하기는 물은 온도를 전도하는 훌륭한 중간 매질이기 때문에 매우 효과적이다. 따뜻한 물은 환자에게 효율적으로 열을 전달하고, 차가운 얼음은 한기를 적용하기에 매우 적합하다. 수치료라는 용어는 때때로 물을 포함하고 있지 않은 거의 모든 열치료와 냉치료를 포함한다. 예를 들면, 전기치료 패드와 화학적 겔 냉찜질을 들 수 있다.

열치료와 냉치료는 모두 훌륭한 도구이다. 비록 거의 모든 교재와 학술지에서 열치료와 냉치료에 적용을 위한 법칙과 지침서를 제공할지라도, 각각 다른 금기증을 보인다. 수치료를 언제 어떻게 적용하는지 자세한 설명서를 기억하는 대신에, 각

주의: 본 교재의 기법과 자기관리 단원들(제4장-12장)에서, 초록색 화살표는 움직임, 빨간색 화살표는 고정, 그리고 검은색 화살표는 정적으로 유지되는 자세를 뜻하는 것이다.

각의 생리학적인 기전을 이해하는 것이 가장 최선의 방법이다. 열치료/냉치료의 생리학적인 이해가 바탕되어야만 개개의 환자에게 필요한 욕구를 해결하는데 최선의 방법을 어떻게 선택할지를 결정할 수 있다.

냉수치료(Cold Hydrotherapy)

한랭요법(cryotherapy)으로 알려진, **냉수치료**(cold hydrotherapy)의 사용은 2가지 주요 생리학적 이점을 가지고 있다. 냉찜질은 감각수용기를 마비시켜서 통증을 배제한다. 또한 냉찜질은 국소 혈관수축의 원인으로, 적용한 신체부위에 부종/염증을 감소시키는데 도움이 된다.

냉치료를 사용하는 첫째 주요 이유는 **통증–경련–통증주기**(pain–spasm–pain cycle)를 유발할 수 있는 통증을 감소시킬 수 있는 마취제로서 사용될 수 있다. 이 주기에서, 통증은 과용한 부위를 보호하고 보호대로 작용하기 위하여 근육경련을 유발한다. 이 경련은 또다른 통증을 형성하고 이 주기는 영속된다. 따라서 통증 경감은 반사적 근육경련을 약간을 줄일 수 있다. 따라서 냉찜질의 사용이 환자의 현재 질환을 직접적으로 치료하거나 개선하는데 도움이 되지 못한다고 할지라도, 통증이 감소한다는 사실은 거의 모든 근육뼈대계 질환에 적용하여 반사성 근경련을 감소시키는 데도 도움을 줄 수 있다.

근경련의 감소는 대부분의 근골격계 질환에 도움이 된다. 예를 들면, 감소된 근육경련은 더 큰 관절가동범위를 허락하여, 움직임을 증가시키고, 국소 혈액순환을 증가시키며, 연부조직의 신장을 증가시킨다. 또한 목의 감소된 근육경련은 목뼈의 척추원반과 면관절의 압을 감소시키기 때문에, 목 디스크 돌출 또는 탈출 또는 면관절(facet joint)의 염증에 도움이 될 것이다. 이러한 모든 이유 때문에, 냉찜질은 마취제로 사용되며, 급성이든 만성이든 근골격계 질환의 모든 단계에서 사용할 수 있다.

냉치료의 두 번째 이유는 조직의 부종을 감소시키기 위함이다. 환자의 몸 밖에서 부종이 항상 보이는 것은 아니기 때문에, 부종을 인식하는 것은 중요하다. 때때로 부종은 경미하고 깊은 조직에 위치한다. 이러한 경우에는, 보이지 않기 때문에, 치료사는 그 부위를 부드럽고 주의 깊게 촉진하면서 부종을 검사하는 것이 중요하다. 어떤 경우에는 부종은 촉진조차 할 수 없이 깊은 곳에 자리하고 있다. 이러한 경우에는, 환자가 어떻게 불편함을 설명하는지 듣는 것이 중요하다. 통증은 거의 모든 근골격계 질환에 존재한다. 그러나 환자는 촉진으로 허약한 부위를 증명할 때, 부종은 종종 존재한다. 부종을 감소시키기 위한 냉치료의 사용은 다음과 같은 수많은 이유 때문에 바람직하다:

- 부종은 감각신경을 압박하는 원인이며, 통증을 증가시키고, 통증–경련–통증주기를 유발할 수 있다.
- 신체적 부종은 그 부위의 움직임을 방해하고, 관절가동범위를 감소시키며, 근육을 단단하기 하고 연부조직에 유착을 형성한다.
- 섬유아세포에 발생한 부종은 결합조직 유착을 야기한다. 이 부위에 부종이 남아있다면, 이러한 세포는 과도한 유착을 형성하여 관절가동범위를 더욱 감소시킬 것이다.
- 과도한 부종은 국소 정맥, 림프관, 그리고 동맥의 흐름을 막아서, 실제로 그 부위에 순환을 감소시킨다. 정맥순환과 림프순환이 폐쇄되면, 신진대사에 따른 노폐물이 그 부위에 침착하게 된다. 이 노폐물은 국소 감각신경을 자극하고 궁극적으로 통증을 야기한다. 동맥순환이 폐쇄되면, 산소와 기타 영양분을 전달할 수 없기 때문에 허혈이 발생한다. 허혈은 근막통증유발점을 형성할 뿐만 아니라, 손상된 조직의 치유과정을 억제한다.

11.1 실기 적용

깊은 마사지 적용을 위한 냉치료 사용하기 (Using Cold for Deep Tissue Work Therapy)

치료사는 상대적으로 더 깊은 마사지를 적용할 때 환자의 신체 부위를 무감각하게 만들기 위하여 치료하는 동안 냉치료를 사용할 수 있다. 깊은 마사지가 환자에게 효과적이라면, 불편감/통증을 예방하기 위하여 가능하면 치료 부위에 냉치료를 적용한다. 물론 환자는 치료를 수행할 때 무감각하다면, 마사지를 적용하는 압에 관한 되먹임을 치료사에게 제공할 수 없을 것이다. 이런 이유 때문에, 치료사는 환자의 손상 없이 마사지의 깊이를 결정하는 것이 매우 엄격하다. 매우 깊은 마사지의 사용은 깊은 마사지로 인한 부종을 막기 위해서라도 냉치료를 사용하는 것이 바람직 할 것이다.

치료절차

치료절차 11-1: 냉수치료(Cold hydrotherapy)

냉수치료의 방법 및 적용

냉수치료를 사용하는 환자를 위한 가장 쉬운 방법은 재활용 가능한 냉찜질을 동결시켜서 적용하는 것이다. 필요하면, 손상부위에 적용할 수 있다. 피부에 가능한 동상을 예방하기 위하여, 피부와 냉찜질 사이에 수건이나 얇은 천은 놓는다. 그러나 수건이 두꺼우면 적절한 냉찜질이 불가능하다. 보통 적용부위가 무감각하면 냉찜질 적용을 중지한다. 목에서, 냉찜질은 5~10분 정도가 적절하다. 냉찜질로 적용부위가 무감각함에도 불구하고 열감과 부종이 존재하면, 온열요법을 실시한 후에 냉찜질을 적용해야 한다. 주의: 환자가 겔형 냉찜질을 가지고 있지 않으면, 냉찜질을 사올 때까지 얼은 완두콩을 주머니에 넣어서 사용할 수 있다.

환자에게 냉수치료의 적용을 추천할 때, 동상에 걸리지 않도록 환자가 적용하는 피부를 수시로 점검하도록 하는 것이 매우 중요하다. 냉치료는 감각을 감소시키기 때문에, 환자는 동상이 발생하고 있어도 느끼지 못할 수 있다. 따라서 환자는 매분마다 냉찜질 아래를 손가락으로 촉진하여서 피부를 점검해야 한다. 피부가 무감각해 지자마자 냉찜질은 제거한다. 감각신경병 또는 차가운 감각을 느끼는 기능을 변경시키는 다른 질환을 가진 환자는 그러한 증상이 무감각을 감지하는 능력을 변경시키기 때문에 주의 깊게 수행해야 한다.

냉찜질을 위한 지침서

냉치료의 혈관수축 효과는 조직 부종을 보이는 환자에게 적용하기가 바람직하다. 신체적 손상(단일 외상이든 만성 과용이든)은 조직에 부종을 호발시키며, 냉찜질은 **RICE**(rest, ice, compression, elevation) 프로토콜의 일부분이다. 냉치료의 적용기간 및 사용빈도에 대한 일반적인 지침서를 이해하는 것이 도움이 된다.

냉찜질은 손상 이후에 적용되는 치료기간에 관하여 매우 애매하다. 어떤 교재는 냉찜질은 손상 이후 24시간에 적용해야 한다고 하였고, 다른 교재는 48시간 동안 적용해야 한다고 하고, 또 다른 교재는 72시간 동안 적용해야 한다고 추천하였다. 무엇이 옳은가? 냉찜질을 사용하는 목적이 손상으로 인한 염증을 감소시키는 것이면, 24시간, 72시간, 6주 또는 6개월이든 부종이 존재하는 한 적용해야 한다! (주의: 염좌는 일반적이지 않지만, 특히 발목관절 염좌는 몇 개월 동안 약간의 부종이 남아있다.) 냉찜질을 적용할 때는 언제든지, 항상 환자의 질환에 필요한 욕구와 치료기법의 생리학적인 기전에 기초하여 수행해야 한다.

사용빈도는 일반적으로 한냉치료를 적용하는 것보다 더 자주 수행한다. 질환이 급성이며 심각할 때 한냉치료는 적어도 1일 3회 이상 적용해야 한다. 하루에 다양한 한냉요법을 적용할 때, 반복적용을 하기 전에 적용부위에 체온이 돌아오도록 해야 한다.

열수치료(Heat Hydrotherapy)

열수치료의 적용은 3가지 주요 생리학적인 이점이 있다:

11.2 치료 전문가 Tip

전형적인 마취연고(Topical Analgesic Balms)

전형적인 마취연고는 통증을 감소시키기 위하여 피부에 문지른다. 이 연고는 종종 열효과 또는 냉효과를 만들지만 이것은 그 부위의 근육에 순환(혈관수축 또는 혈관이완을 통하여) 이 실제로 변한다는 의미로 잘못 해석해서는 안 된다. 환자가 경험하는 냉감각 또는 온감각은 보통 피부표면의 연고효과이다.

대부분의 전형적인 연고는 **역류설**(counterirritant theory)이라고 불리는 기전으로 이해된다. 근육이 자극되면, 연고는 통증섬유의 전도를 막아주어서 통증을 경감시킨다. 역류설은 **관문설**(gate theory)이라고 불리는 더 큰 개념의 한 기전이다. 관문설은 같은 영역에서 들어오는 움직임, 압력, 피부자극과 같은 다른 감각을 막을 수 있다. 그러나 전형적인 연고는 실제로 환자 질환의 원인 치료하지 못하며, 통증-경련-통증주기를 막아주고, 이 효과가 보상성 근육경련을 감소시키는데 효과적이다.

전형적인 연고는 일반적으로 안전하게 사용할 수 있지만, 과용량 사용은 인체에 유해하고 위험할 수 있다. 대부분 전형적인 연고는 같은 역류설에 의해서 이해되기 때문에, 환자는 그들이 원하면 언제든지 자유롭게 사용할 수 있다.

11.2 실기 적용

치료사에 의한 얼음 적용(Ice Application by the Therapist)

치료사는 많은 방법으로 냉치료를 적용할 수 있다. 한 방법은 환자의 피부를 다라서 단순히 얼음을 문지르는 것이다. 이 방법의 주요 문제점은 얼음을 직접 적용하면 치료사의 손이 불편하다는 것이다. 환자를 향해 떨어지는 녹은 물은 환자에게 불편감을 줄 수 있고 물을 흡수할 수 있는 수건을 사용하여야 한다. 한 가지 대체법은 물을 담아 얼린 종이컵을 사용하는 것이다. 치료사는 얼음을 노출시켜서 환자의 피부를 문지를 수 있다. 치료사의 손이 얼음에 직접 접촉하는 것을 막을 수 있다. 얼음이 녹으면, 종이컵에서 지속적으로 얼음을 노출시켜서 환자에게 사용한다. 다른 대체법은 플라스틱 **CryoCup™** (www. ryocup.com)을 사용하여 얼음을 잡는 것이다(그림을 참조한다). 이것은 치료사의 손가락이 직접적으로 얼음에 닿지 않도록 하지만, 종이컵처럼 계속 벗겨서 사용할 수는 없다. 종이컵과 CryoCup™을 적용할 때, 수건으로 녹은 물을 닦을 필요가 있다.

비록 실제 얼음이 한냉요법에는 가장 효과적인 방법이기는 하나, **냉찜질 마사지**(ice pack massage)는 환자의 몸으로 녹은 물이 떨어지는 문제점을 피할 수 있다. 냉찜질 마사지는 환자의 피부를 유연성 겔 냉찜질로 문지르는 것이다. 윤활제는 냉찜질이 피부를 잘 미끄러지도록 한다. 물로 된 윤활제는 얼어버릴 수 있기 때문에, 필요하면 오일이나 겔형 윤활제(gel lubricant)를 사용할 필요가 있다. 또한 오일이나 다른 윤활제를 혼합하면 물로 된 윤활제도 쉽게 얼지 않기 때문에 사용할 수 있다. 냉찜질마사지의 한 가지 이점은 MineralIce™(www.bms.com) 또는 Biofreeze™(www.hygeniccop.com)과 같은 전형적인 마취연고를 윤활제에 혼합할 수 있다는 것이다.

CryoCup™ 사용.
(A) CryoCup™에 물을 가득 채워서 얼려 얼음을 만든다. **(B)** CryoCup™의 바닥부위를 제거하고, 위쪽을 잡고 냉찜질을 적용한다.

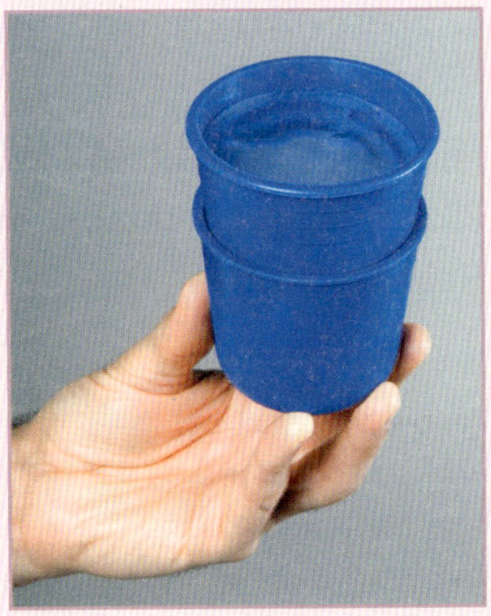

A

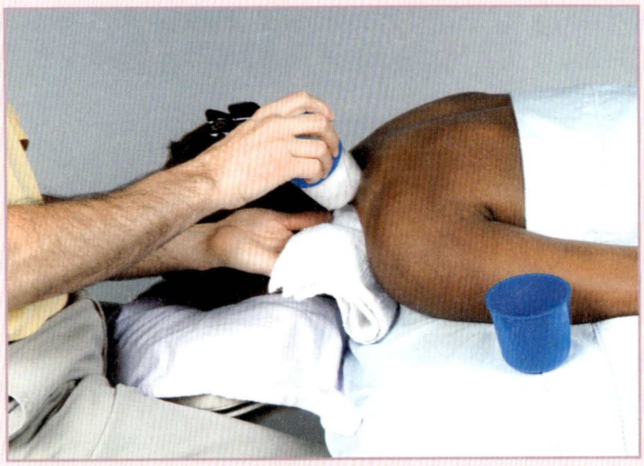

B

1. 열은 중추신경계를 억제하여 근육을 이완한다. 이것은 열을 이완제로 사용할 때 주요 이점이다. 중추신경계가 이완되면, 근육의 기본적인 수축성 긴장은 감소하고 단단한 근육이 이완될 것이다. 이것은 이미 언급했던 모든 부위에 건강을 개선할 수 있다.
2. 열은 국소혈관확장을 시켜서 그 부위에 혈액량을 증가시킨다. 동맥혈은 필요한 영양분을 적용하여 적용부위의 세포들이 정상적인 신진대사를 가능하도록 하며, 손상된 조직을 치유하는데 도움이 된다.
3. 열은 신체의 근막조직을 부드럽게 하고 이완시킨다. 이것은 근막(바깥막, 중간막, 안쪽막, 힘줄, 힘줄지대)뿐만 아니라, 인대, 인대성 관절주머니, 그리고 다른 근막들을 포함한다. 따라서 열은 환자에게 신장을 적용하기 전에 적용하는 것이 바람직하다.

11.3 치료 전문가 Tip

열치료 이후 신장(Stretching after Heat)

일반적으로 조직은 먼저 준비운동을 하고 신장을 적용하는 것이 최선인데, 열을 적용하여 신체 신장을 준비하는 것이 바람직한 방법이다. 아마도 열의 주요 임상적인 이점은 근긴장 이완 증진 및 근막조직의 부드러운 증진을 야기하여 신장운동의 효과를 극대화시키는 것이다. 몇 가지 냉치료를 적용하는 방법과 그 이후 그 부위를 신장하는 것, 통증유발점 치료를 위하여 자주 사용되는 스프레이를 적용하며 신장을 하는 약간의 냉치료를 적용하고 그 부위에 신장을 하는 것을 주의해야 한다; 그러나 이 기법은 보통 숙련된 치료사들이 사용한다. 환자가 가정에서 수행하는 자가-신장에서는 냉치료 이후에 신장은 보통 최선의 치료효과를 보이지 않으며, 조직이 과신장되고 열상이 발생한다면 그 감각을 환자가 느낄 수 없기 때문에 매우 위험하다.

치료절차 11-2: 열 수치료(Heat hydrotherapy)

열수치료의 방법 및 적용

자기관리를 위해 열을 적용할 때, 환자는 적용방법을 선택해야 하는데 따뜻한 샤워나 목욕, 따뜻한 젖은 수건, 미세전류팩 또는 전기온찜질 등이 가능하다. 환자가 월풀, 스팀방, 또는 사우나가 접근가능하면, 이것도 효과적인 방법이다. 신체운동이 인체조직을 가열하는데 사용할 수 있을지라도, 특히 유산소 운동은 몸을 가열하는데, 땀을 내는 원인이 된다. 이러한 방법은 다른 것보다 더 쉽게 관리할 수 있다. 목에 열치료를 적용할 때, 욕조 또는 월풀은 목까지 물이 차기 위해서는 머리와 얼굴이 부분적으로 잠기게 되기 때문에 법적으로 사용에 어려움이 있다. 스팀방 또는 사우나는 더 쉽게 이용할 수 있다. 마이크로웨이브와 전기온찜질은 쉽게 적용하고 사용하기 편리하다. 전기 건습포와 온습포 모두 조직을 가열하는데 사용되지만, 온습포는 건습포보다 더 일반적으로 사용한다. 샤워는 종종 목에 습열을 적용하기 위하여 선호되는 방법이다. 쉽게 적용할 수 있고 물이 환자의 피부를 치기 때문에, 샤워는 열적용에 추가적으로 약간의 마사지 자극이 가능하다.

열수치료를 위한 지침서

적용시간이 부위별로 차이가 없는 냉치료와는 달리, 열치료 적용시간은 매우 다양하다. 열치료의 적절한 적용시간은 5~20분이고, 열치료 적용 온도는 환자가 편안해 하고 선호하는 온도에 의존한다. 냉치료는 조직에 동상의 위험이 있는 반면에, 열치료는 온습포나 샤워가 너무 뜨거우면, 피부에 화상의 위험이 있을지라도, 일반적으로 더 안전하다. 열적용 방법은 무엇이든 온도를 모니터하는 것이 중요하다. 다른 요인은 열치료를 너무 오래 적용하면 그 부위에 염증을 일으킬 수 있다는 점을 고려해야 한다는 것이다.

적용 빈도에 관하여 일반적인 규칙은 열치료가 적응증이면 더 자주 사용할 수 있다. 질환이 심각하면, 환자에게 하루에 적어도 3회 이상의 열치료를 적용할 수 있다. 냉치료와 마찬가지로, 1일 다양한 수회의 열치료를 할 때, 반복 적용 전에 적용부위의 체온이 정상으로 회복한 후에 적용하는 것이 중요하다. 이미 언급했듯이, 단단한 조직과 다른 연부조직에 열치료를 적용하고 신장을 적용해야 한다.

일반적인 열치료는 부종 부위에 적용하지 않는다. 열치료는 혈관을 이완시키기 때문에, 혈액 유입을 증가시키고, 부종을 증가시킨다. 또한 냉치료와 마찬가지로, 열치료는 감각이 손상된 환자는 화상에 위험을 판단할 수 없기 때문에 주의해서 적용해야 한다. 환자가 감각이 손상되었다면 환자에게 매 분마다 뜨거워진 피부의 온도를 점검하라고 지시한다.

대조욕: 냉치료와 열치료를 교대로 실시 (Contrast Hydrotherapy: Alternating Cold and Heat Treatments)

냉치료와 열치료가 반대 치료법이라고 생각되나, 두 치료법을 종종 가장 효과적인 수치료법으로 선택한다. 냉치료와 열치료를 교대로 적용하는 치료를 **대조욕**(contrast hydrotherapy)라고 한다. 대부분의 근골격계 질환은 근육의 경련과 조직의 부종이 함께 출현한다. 부종을 치료하기 위해서는 냉찜질을 하고, 근육경련을 치료하기 위해서는 열치료를 적용한다. 따라서 경련과 부종이 함께 출현하는 질환은 대조욕이 효과적이다.

치료절차 11-3: 대조욕(Contrast hydrotherapy)

대조욕의 방법과 적용

대조욕을 적용할 때, 냉치료와 열치료에서 설명했던 방법을 사용할 수 있다. 습관적으로 냉치료를 먼저 적용하고 열치료를 나중에 적용한다. 냉치료는 먼저 적용부위를 마취시켜서 통증-경련-통증주기를 끊어버리고, 혈관수축을 일으킨다; 열치료는 혈관확장을 일으킬 것이다. 냉치료와 열치료의 교대 적용의 전반적인 효과는 순환펌프로써 정류된 혈액을 순환시켜서 노폐물을 제거하고 새로운 혈액을 순환시켜서 영양분을 제공한다. 열치료가 끝나면 조직은 이완되고 부드러워질 것이고, 신장을 적용하면 완벽한 도약판을 제공할 것이다.

대조욕을 위한 지침서

부종이 출현하면, 바람직한 가정관리방법은 냉치료가 유일하다. 근육경련만 존재하면 바람직한 가정관리법은 온습포를 적용한 후 신장하는 것이다. (이 규칙의 수정안은 마취효과를 위해서 냉치료를 사용한다는 것이다.)

부종과 경련이 모두 존재하면, 바람직한 치료법은 대조욕이다. 이런 경우, 근육경련이 주요 원인이면, 바람직한 가정관리법은 냉치료를 적용한 후에 열치료, 신장 순으로 적용한다. 부종이 주요 원인이면, 바람직한 가정관리법은 냉치료, 온습포, 신장, 그리고 다시 냉치료를 적용한다. (냉치료는 항상 무감각할 때까지만 적용하고 온치료는 5-20분 적용한다.)

냉치료 이후에 열치료를 적용할 때는 언제든지 환자에게 특별히 주의하라고 지시해야 한다. 냉치료를 적용한 부위가 무감각하면, 환자는 열치료로 인한 화상을 인식하지 못할 것이다. 또한 냉치료를 하지 않은 인접한 피부는 열치료의 온도를 판단할 수 있기 때문에 이 부위에 열치료를 적용하는 것이 도움이 될 것이다. 예를 들면, 뜨거운 샤워는 냉치료를 적용하지 않은 인접한 피부에 먼저 적용해 보도록 지시한다.

신장 / STRETCHING

수치료와 함께, 신장은 환자가 자기관리를 하는데 결정적으로 중요하고 신장이 금기증인 급성기 질환을 제외하고는 대부분의 환자에게 추천된다. 신장은 열치료를 적용하여 연부조직을 부드럽게 가열한 후에 적용하는 것이 가장 안전하고 가장 효과적이다.

일반적으로 환자의 자기관리를 위해서 추천되는 3가지 목 신장법은 뒷목신장(치료절차 11-4 참조), 목둘레 신장(치료절차 11-8 참조), 그리고 턱당김신장(치료절차 11-9)이다. 일반적으로, 이 신장법은 환자가 약 3회 반복하고 보통 10-60초까지 유지하는 전형적인 정적 신장법이다. 대조적으로, 동적신장은 더 많이 반복(8-10회 반복)하고, 더 짧게(1-3초) 반복한다. CR 신장법, AC 신장법, 그리고 CRAC 신장법을 사용한 뒤목 신장을 환자가 어떻게 수행하는지는 치료절차 11-5부터 11-7까지 설명하고 있다. 신장 이후에 2회 정도 추천되며, 바람직한 것은 환자가 바르게 신장을 수행하도록 신장법을 교육하는 것이다.

많은 추가 목신장은 환자를 위해서 추천될 수 있다; 철저한 설명과 증명은 제6장에서 9장까지 참조한다. 이 단원들은 치료사가 환자에게 신장을 적용하는 사진을 제공하지만, 대부분의 신장은 환자의 자기관리 부위에 따라서 수정될 수 있다.

11.4 치료 전문가 Tip

당신이 추천하는 신장의 횟수를 제한하라

환자의 자가-관리 신장이 과도해서는 안된다. 당신이 1회 또는 2회 신장을 추천하였다면 어떤 환자는 그대로 따를지 모르나, 다른 환자들은 당신이 추천한 신장횟수보다 과도한 신장을 할 것이다. 환자에게 가정관리의 운동량을 얼마나 적용할지 결정할 때, 평가를 통하여 환자의 자기관리 참여 정도를 결정하고 적용해야 한다. 환자의 질환에 가장 중요한 신장 또는 2가지 방법으로 자가 신장을 시작하는 것이 가장 바람직하다. 그 다음 치료 시에는 환자의 동기부여 및 자기-관리를 해야 하는 부분을 결정하고 또 다른 신장 또는 2가지 정도를 추가한다. 이런 방법으로 진행하는 치료법은 환자가 자기관리를 흡수할 수 있는 시간을 주며, 신장을 편안하게 수행할 것이다. 이 기법은 환자가 바람직한 자기관리에 영향을 줄 수 있도록 교육할 수 있다.

치료절차 11-4: 뒷목 신장(Posterior neck stretch) – *겨드랑이 냄새 맡기, 겨드랑이 관찰*

첨부된 DVD 또는 thePoint 웹사이트에서 뒷목 신장 비디오를 청취한다.

대부분의 목척추 질환은 목의 뒤쪽 폄근이 단단해져 있다. 이 근육의 단순하고 효과적인 신장을 **뒷목 신장**(posterior neck stretch)이라고 한다. 다음은 위 목뼈의 오른쪽 신장을 단계적으로 설명한 것이다(폄근/오른쪽 가쪽굽힘근).

시작자세:

- 환자는 앉은 자세에서 머리와 목을 왼쪽으로 돌림한다.
- 왼손(치료손)은 머리 꼭대기 위에 놓는다.
- 오른손(고정손)은 오른쪽 팔이음뼈(견갑대)와 몸통을 고정하기 위하여 의자 또는 벤치의 뒤에 고정한다.

신장 수행하기:

- 환자는 왼손을 사용하여 머리와 목을 조직이 긴장할 때까지 왼쪽 아래로 가져간다(굽힘과 왼쪽 가쪽굽힘) (그림 11-1A).
- 신장자세를 유지하는 시간과 반복횟수는 신장이 정적이냐 동적이냐에 따라 달라진다.

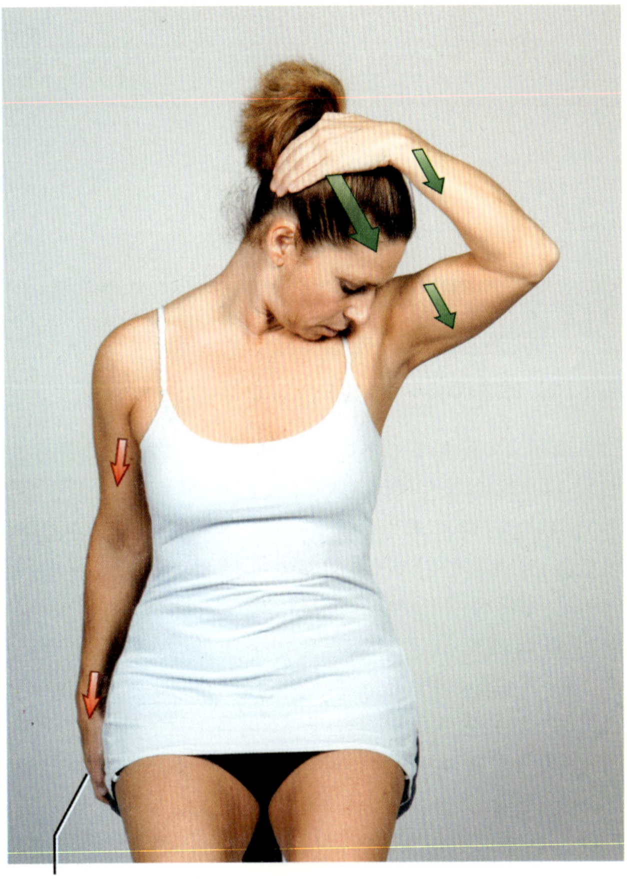

그림 11-1A

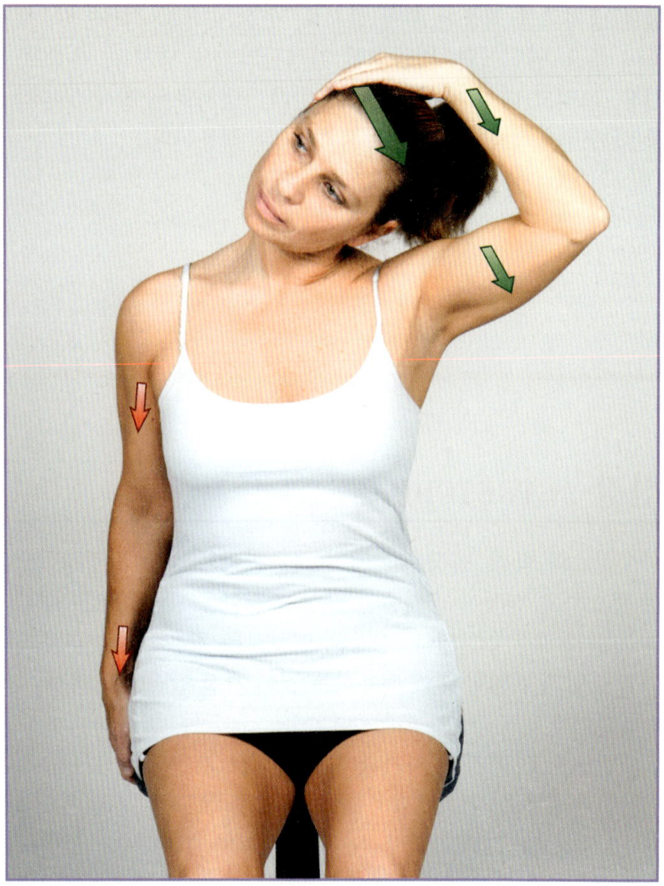

그림 11-1B

반대쪽 돌림 반복:

- 뒤쪽 목뼈의 오른쪽을 위한 전체적인 프로토콜은 환자의 머리와 목을 오른쪽으로 돌리고, 굽힘과 왼쪽 가쪽굽힘으로 신장하여서 반복한다(그림 11-1B).
- 뒤쪽 목뼈의 오른쪽 근육을 신장하는 2가지 다른 방법을 주의한다. 2가지 방법 모두에서, 머리와 목은 굽힘과 왼쪽 가쪽굽힘하여 아래로 가져간다. 그러나 반복하는 동안 돌림은 왼쪽으로 한다. 두 번째 반복할 때는 오른쪽으로 돌린다.
- 이러한 돌림을 쉽게 설명하는 것은 환자에게 **겨드랑이 냄새 맡기**(smell the armpit)와 **겨드랑이 관찰**(listen to the armpit)를 지시한다. 환자가 "겨드랑이 냄새 맡기"를 할 때는 가쪽굽힘과 같은 쪽으로 회전하기가 가능하고 "겨드랑이 관찰"은 반대쪽으로 회전할 때 가능하다.
- 뒤쪽 목뼈를 신장할 때, 목을 신장하는 정확한 방향은 순수한 굽힘과 순수한 가쪽굽힘 사이에서 다양하다. 굽힘에 가까우면, 뒤쪽 근육의 중간섬유가 신장된다. 가쪽굽힘에 더 가까우면, 뒤쪽 근육의 가쪽섬유가 더 신장된다. 환자가 그들의 긴장된 근육에 대한 최선의 느낌을 찾을 때까지 굽힘과 가쪽굽힘 사이에 신장 각도를 실험하도록 환자에게 지시하는 것이 도움이 된다. 또한 뒤쪽 근섬유를 더 신장하기 위해서 목의 각도를 다양하게 가르치는 것이 도움이 된다.

목의 반대쪽을 위한 반복:

- 전체 절차는 뒤쪽 목뼈의 왼쪽을 신장하기 위하여 반복한다.
- 오른손은 치료손이고 왼손은 고정손이다.
- 환자는 오른쪽 돌림을 하고 왼쪽 돌림을 하자마자, 굽힘과 오른쪽 가쪽굽힘을 할 수 있다.

치료절차 11-5: 수축이완(CR) 프로토콜을 이용한 뒷목 신장

환자는 CR 신장법 프로토콜을 사용하여 뒷목 신장을 수행할 수 있다. 치료절차 11-4에서 언급했던 것처럼, 이 신장은 처음에 왼쪽 돌림한 후 오른쪽 돌림을 수행할 수 있다. CR 신장법을 어떻게 수행하는지 더 자세한 정보는 제7장을 참조한다. 다음은 뒤쪽 목뼈의 오른쪽 CR신장법을 수행하는 방법을 단계적으로 설명한 것이다.

시작자세:

- 환자는 앉은 자세에서 머리와 목을 왼쪽으로 회전한다.
- 환자는 머리의 꼭대기에 왼손(치료손)을 놓는다.
- 오른손(고정손)은 오른쪽 팔이음뼈와 몸통을 고정하기 위하여 의자 또는 벤치의 뒤쪽을 잡는다.

1 단계: 초기 신장:

- 환자는 왼손으로 머리를 잡고 긴장될 때까지 목과 머리를 왼쪽으로 앞-아래(굽힘과 가쪽굽힘)로 신장한다(그림 11-2A).
- 이 과정을 수행할 때는 보통 숨을 내쉬는 것이 바람직하다.

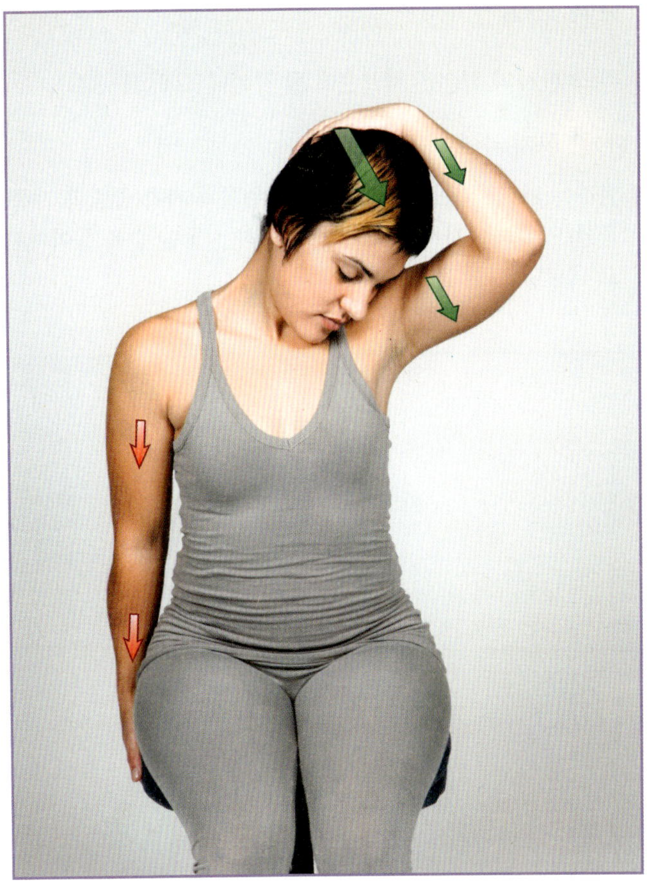

그림 11-2A

2 단계: 환자 수축:

- 환자는 목표근육을 수축하는 동안 숨을 들이 마시고나서 그대로 유지하거나 내쉬면서, 왼손으로 제공하는 저항에 대항하여 시작자세로 되돌아가도록 노력한다(그림 11-2B).
- 환자는 이 방법으로 목표근육을 수축하면서 5~8초 유지한다.

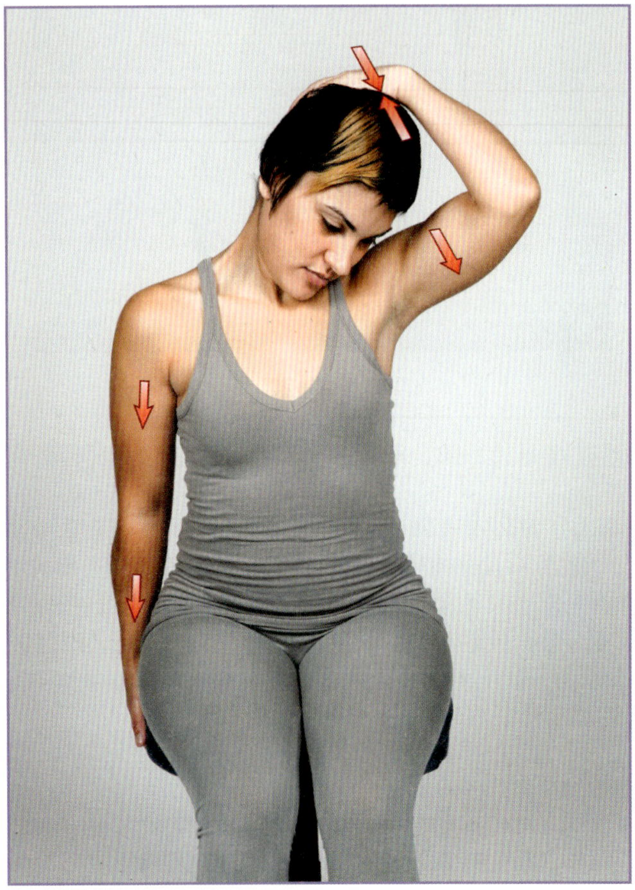

그림 11-2B

3 단계: 수축후 신장:

- 환자는 정상적으로 호흡을 하고 이완한 후에 왼손으로 머리와 목을 굽힘과 가쪽굽힘으로 근육이 긴장할 때까지 신장한다(그림 11-2C).
- 약 1~3초 동안 이 자세에서 신장을 유지한다.
- 보통 이 단계에서는 숨을 내쉬는 것이 바람직하다. 환자가 2 단계에서 숨을 내쉰다면, 날숨은 이 단계에서 완성되거나 환자가 또 다른 숨을 들이 쉬고, 이 단계에서 더 신장하는 동안 숨을 내쉰다.

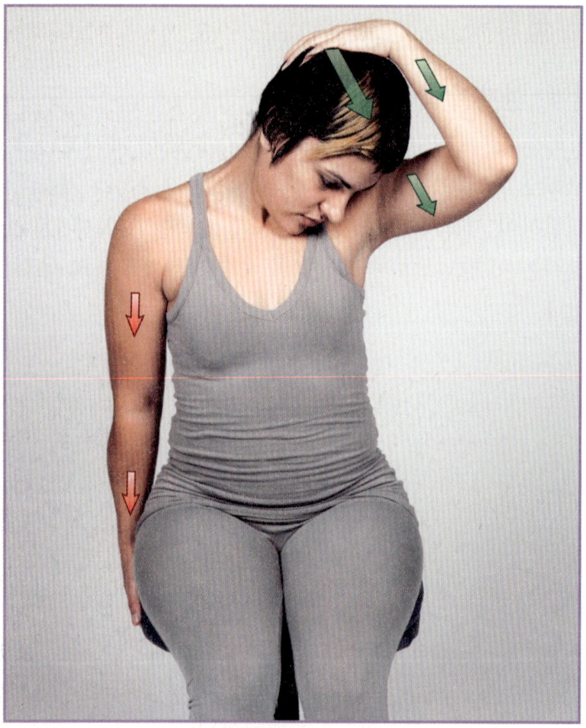

그림 11-2C

추가 반복:

- 3단계 끝에서 도달한 자세에서 시작하여서, 환자는 2단계와 3단계를 총 3~4회 반복한다.

반대쪽 돌림 반복:

- 환자는 반복해서 목을 오른쪽으로 회전한다.

목의 다른 쪽 반복:

- 환자는 뒤쪽 목뼈의 왼쪽 근육을 신장하기 위하여 전체 절차를 반복한다.
- 오른손은 치료손이고 왼손은 고정손이 될 것이다.
- 환자는 오른쪽 돌림과 왼쪽 돌림을 하자마자, 굽힘과 오른쪽 가쪽굽힘을 하게 될 것이다.

치료절차 11-6: 주동근수축(AC) 프로토콜을 이용한 뒷목 신장

환자는 AC신장법 프로토콜을 사용하여 뒷목을 신장할 수 있다. 치료절차 11-4에서 설명한 것처럼, 이 신장은 처음에 오른쪽 돌림을 하고 왼쪽 돌림을 하여 성공적으로 수행할 수 있다. AC신장법을 어떻게 적용하는지에 관한 보다 자세한 정보는 제8장을 참조한다. 다음은 뒷목을 오른쪽으로 AC신장법을 적용하는 방법을 단계적으로 서술한 것이다.

시작자세:

- 환자는 바로 누운자세에서 머리와 목을 앞쪽과 가쪽(굽힘과 가쪽굽힘)으로 움직이면 중력에 대항하는 자세가 될 것이다.
- 목은 왼쪽으로 돌림한다.

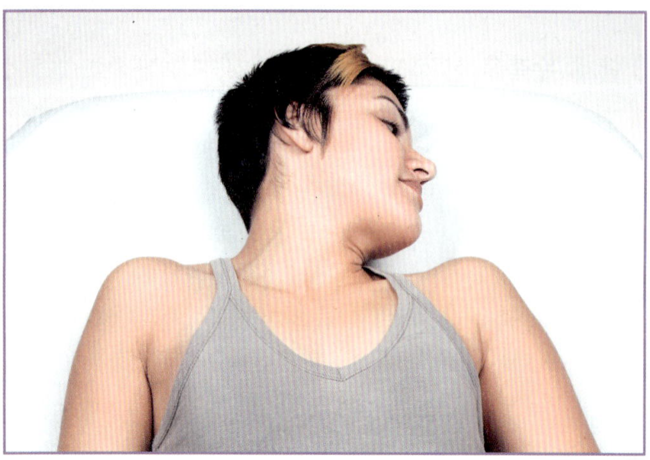

그림 11-3A

- 주의: 환자의 왼손은 치료손이 될 것이다(그림 11-3A).

1 단계: 환자 수축과 신장:

- 환자는 머리와 목을 치료대로부터 위쪽과 가쪽(굽힘과 가쪽굽힘)으로 가져가서 실제로 수축을 하는 동안 숨을 들이마시고 내쉰다(그림 11-3B).

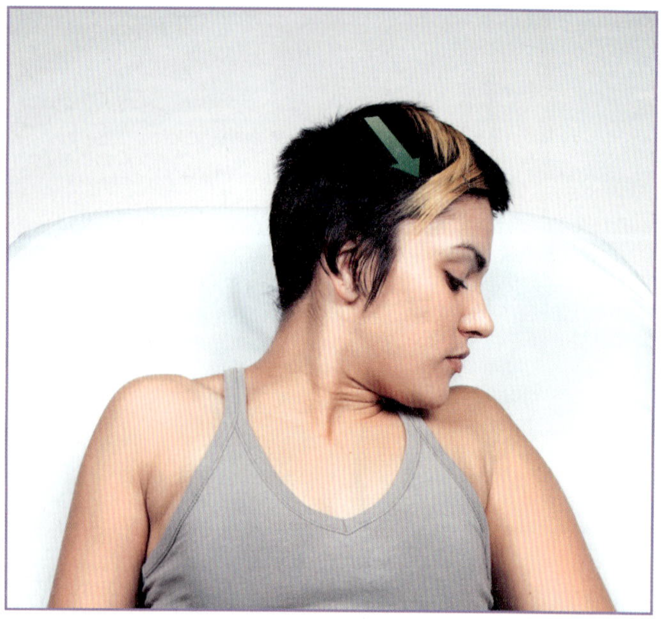

그림 11-3B

2 단계: 추가 신장:

- 환자는 이완한 상태에서, 왼손을 사용하여 같은 방향으로 머리를 더 당기고 신장을 증가시킨다(그림 11-3C).
- 이 신장은 보통 1-2초간 유지한다.
- 환자는 보통 이 단계 동안 내쉬기를 끝낸다.

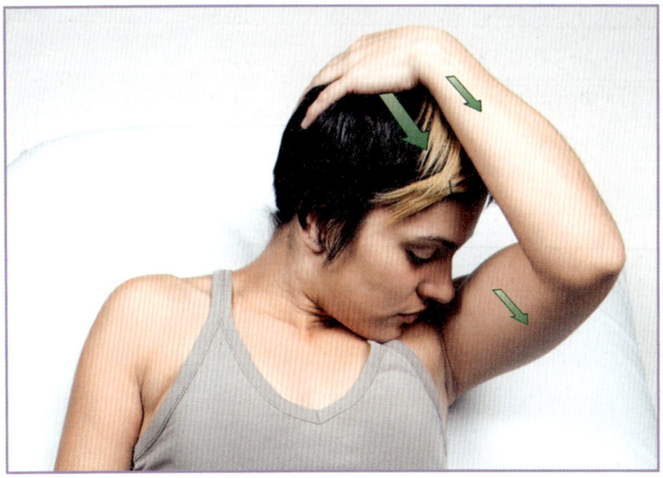

그림 11-3C

3 단계: 시작 자세로 되돌아가기:

- 환자는 숨을 내쉬면서 치료대에서 휴식을 취하는 시작자세로 되돌아간다.
- 필요하다면, 환자는 왼손을 사용하여 머리를 아래로 내린다.

추가 반복:

- 시작자세에서 시작하고, 환자는 1단계에서 3단계까지 총 8~10회 반복한다.
- 마지막 반복 동안, 환자는 2단계 신장자세에서 10~20초 이상 다른 신장보다 더 오랜 시간을 유지한다.

반대쪽 돌림 반복:

- 환자는 오른쪽 목뼈 돌림을 반복한다.

목뼈의 반대쪽 반복:

- 환자는 뒷목의 왼쪽에 위치하는 근육을 위해 전체 과정을 반복한다.
- 오른손은 치료손으로 사용한다.
- 환자는 오른쪽 돌림과 왼쪽 돌림을 한 후에 굽힘과 오른쪽 가쪽굽힘으로 움직일 것이다.

치료절차 11-7: 수축-이완-주동근 수축(CRAC) 프로토콜을 사용한 뒷목 신장

환자는 CRAC 신장법 프로토콜을 사용하여 뒷목 신장을 수행할 수 있다. 치료절차 11-4에서 설명한 것처럼, 이 신장은 처음에 오른쪽 돌림을 한 후 왼쪽 돌림을 하면 성공적으로 수행될 수 있다. CRAC 신장법에 관한 더 자세한 정보는 제9장을 참조한다. 다음은 뒷목의 오른쪽에 CRAC신장법을 적용하는 것을 단계적으로 설명한 것이다.

시작자세:

- 환자는 바로 누운자세에서 이 신장의 AC 요소를 수행하는 동안 머리와 목은 앞-가쪽(굽힘과 가쪽굽힘)으로 움직이면, 중력에 대항하는 자세가 될 것이다.
- 목은 왼쪽으로 회전한다(그림 11-4A).
- 주의: 환자의 왼손은 치료손이 될 것이다.

1 단계: 환자의 등척성 수축:

- 환자는 숨을 들이 마시고, 그대로 유지한 상태에서 치료대에 대항하여 머리를 아래와 오른쪽(폄과 오른쪽 가쪽굽힘)으로 밀면 목표하는 근육(뒷목 오른쪽)이 등척성으로 수축할 것이다(그림 11-4B).
- 환자는 5-8초 동안 목표근육을 수축해야 한다.

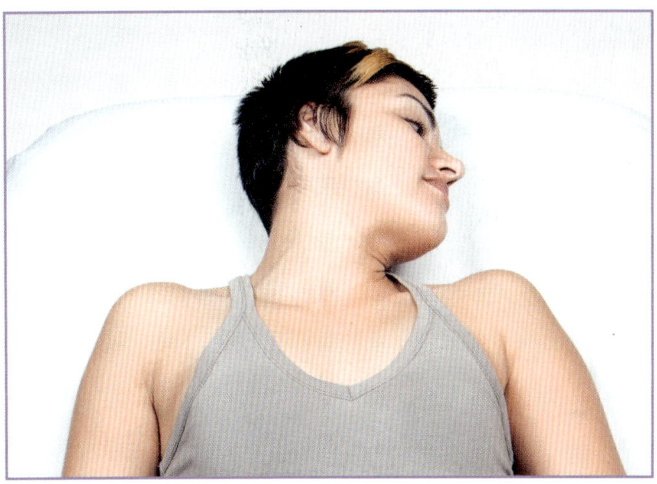

그림 11-4A

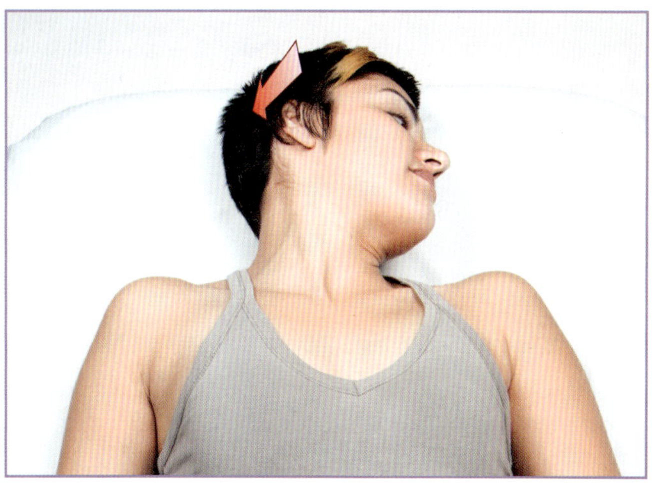

그림 11-4B

2 단계: 환자의 구심성 수축 및 초기 신장:

- 환자는 능동적으로 구심성 수축하고 머리와 목을 치료대에서 위쪽과 왼쪽(굽힘과 왼쪽 가쪽굽힘)으로 올리면서 숨을 내쉰다(그림 11-4C).

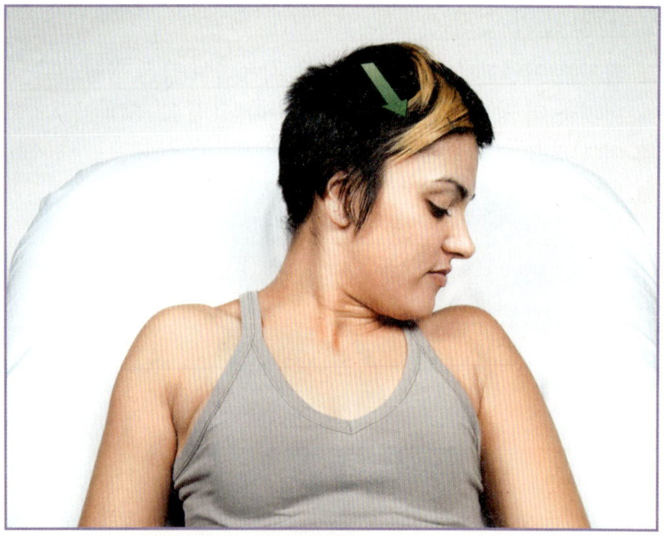

그림 11-4C

3 단계: 추가 신장:

- 환자는 이완하고 왼손(치료손)을 사용하여 머리를 같은 방향으로 더 밀어서 신장을 증가시킨다(그림 11-4D).
- 이 신장은 1~2초간 유지한다.
- 환자는 보통 이 단계에서 내쉬기를 마친다.

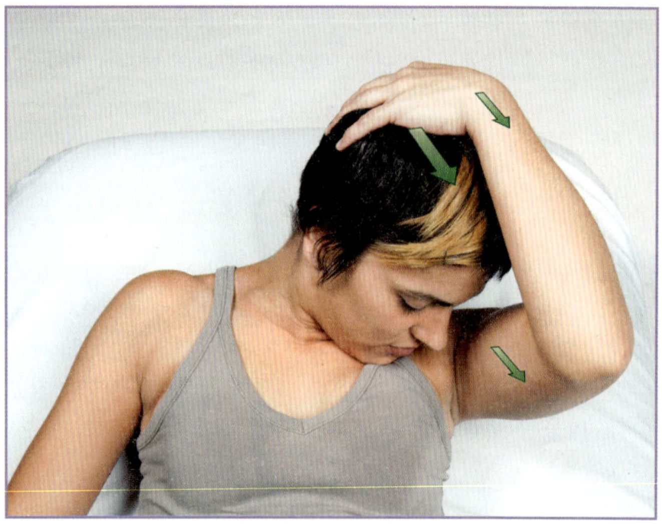

그림 11-4D

4 단계: 시작자세로 돌아가기

- 환자는 숨을 들이마시고 치료대에 머리를 내려놓고 시작자세로 되돌아간다.
- 가능하면, 환자는 왼손을 사용하여 머리를 아래로 내릴 수 있다.

추가 반복:

- 머리를 치료대에 내려놓은 시작자세에서 시작하는데, 치료사는 1단계에서 4단계까지 총 3~10회 반복한다.
- 마지막 반복 동안에, 환자는 3단계 신장 자세를 10~20초 이상 유지한다.

반대쪽 돌림으로 반복:

- 환자는 목을 오른쪽으로 돌려서 반복한다.

목의 다른쪽 반복:

- 환자는 목의 왼쪽에 위치한 근육을 신장하기 위하여 전 과정을 반복한다.
- 오른손은 치료손으로 쓰인다.
- 환자는 오른쪽으로 회전하고 왼쪽으로 회전한 후 바로 굽힘과 오른쪽 가쪽굽힘으로 움직일 것이다.

치료절차 11-8: 목둘레 신장(Around-the-World Stretch)

본 단원에서 설명하는 뒷목 신장(그림 11-1을 참조)은 아마도 뒷목 근육을 위한 유일한 최선의 신장법일 것이다. 목 둘레(뒤쪽, 앞쪽, 그리고 가쪽)의 근육을 신장하는데 도움이 되는 두 번째 방법은 목둘레신장이라고 불리는 동적 신장(dynamic stretch)이다. 이것은 10장에서 설명한 휘돌림 관절가동술과 유사한 기법이다. **목둘레 신장**(around-the-world stretch)을 수행하기 위해서, 환자는 의자에 앉아서 머리와 목을 부드럽고 느리게 360° 로 회전하는 휘돌림 운동을 능동적으로 움직인다(그림 11-5). 환자는 한 방향으로 약 20~30초 동안 신장을 수행하고 다른 방향에서 약 20~30초 동안 신장을 수행하도록 지시한다.

목둘레 신장은 반드시 천천히 수행하여야 한다. 너무 빠르게 움직이면 환자가 어지러워 할 수 있다. 더욱이, 목둘레 신장의 폄 요소는 부드럽게 적용해야 하며, 노인 환자에서 특히 그러하다.

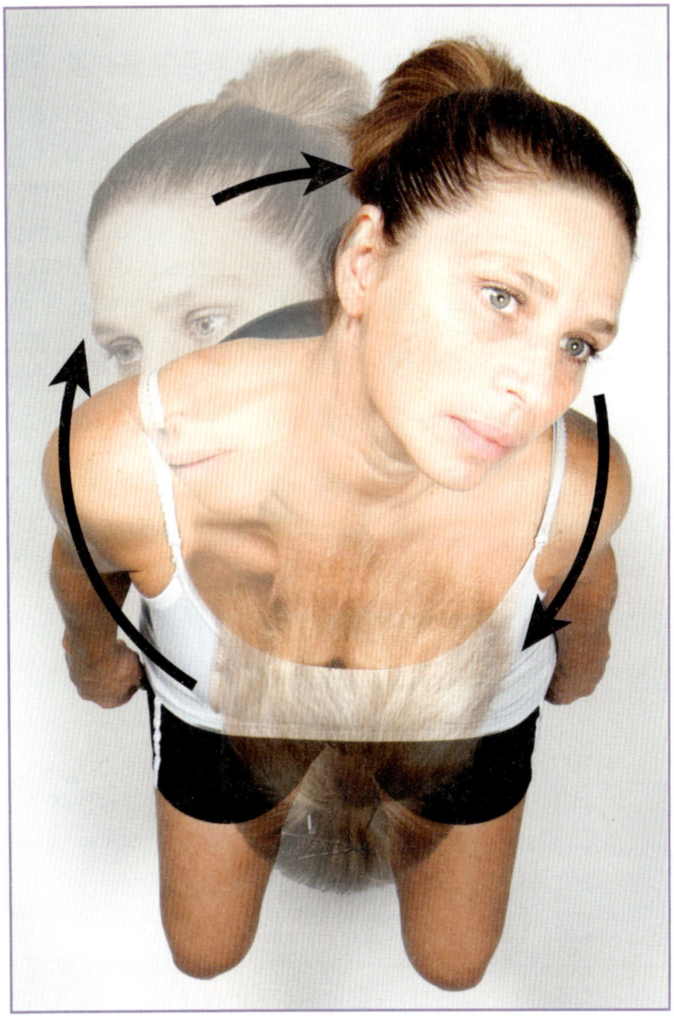

그림 11-5 목둘레 휘돌림신장. 환자는 시계방향 또는 반시계방향으로 머리와 목을 부드럽고 천천히 움직여서 휘돌린다.

치료절차 11-9: 턱당김 신장(Chin tuck stretch)

아래 목뼈는 저앞굽이(저전만)되고, 위 목뼈는 과앞굽이(과전만)되어서 앞머리자세로 발전하는 것은 일반적으로 나타난다. 이런 환자를 위해서, **턱당김신장**(chin tuck stretch)이 도움이 되는데, 이것은 머리와 목을 적절한 해부학적 자세로 되돌리는 것이다. 이 기법은 특히 목빗근, 목갈비근, 앞목 긴근뿐만 아니라, 작은뒤머리곧은근, 뒤통수 아래 뒤쪽에 있는 위머리빗근을 신장하는데 특히 도움이 된다.

시작자세:

- 환자는 의자에 앉거나 바로 선 자세를 취한다(그림 11-6A).

신장수행:

- 환자는 먼저 턱을 당겨서 머리를 굽힌다(그림 11-6B).
- 그런 다음 환자는 아랫목을 펴서 몸통 위로 가져가고 동시에 팔이음뼈는 뒤당김한다(그림 11-6C).
- 신장 자세로 유지하는 시간과 반복횟수는 정적 신장이냐 동적 신장이냐에 따라 달라진다.

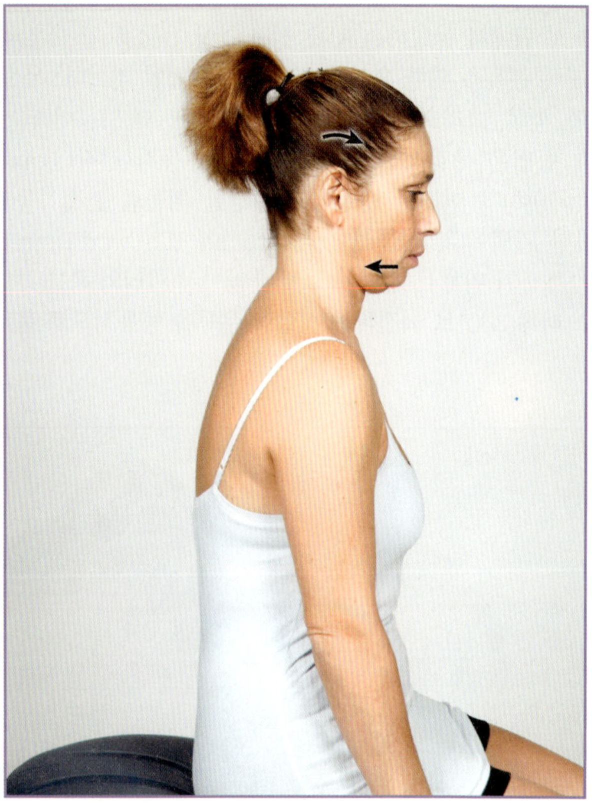

그림 11-6B

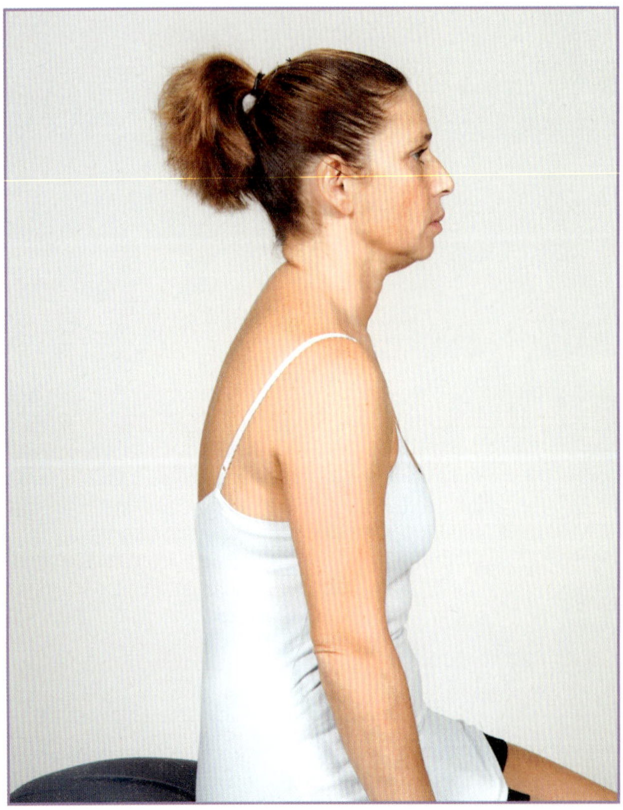

그림 11-6A

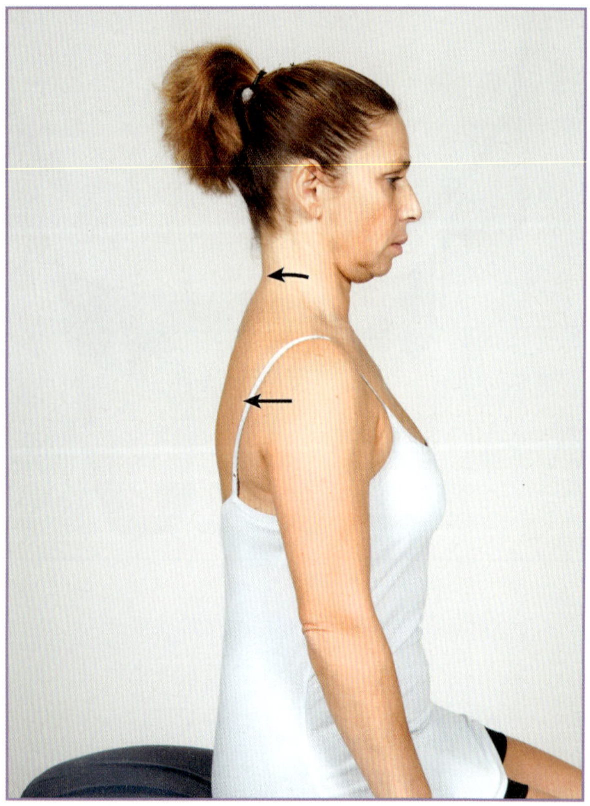

그림 11-6C

자세관리 / POSTURE ADVICE

치료사는 냉치료, 열치료 및 신장에 추가로, 환자의 목척추 질환을 위한 자세관리를 환자에게 교육하는 것이 중요하다. 목척추 질환에는 많은 요인들이 관여하지만, 나쁜 자세로 인한 반복적인 미세외상은 중요한 원인 중 하나이다. 나쁜 자세가 목척추 질환의 원인은 아닐지라도, 영구적인 문제를 야기하고 치유 과정을 방해할 것이다. 다음은 가장 일반적으로 목에 영향을 주는 7가지 자세이다:

1. 머리/목 굽힘자세
2. 앞머리자세(내밈자세)
3. 팔의 벌림 또는 굽힘을 유지
4. 귀와 어깨관절 사이에 전화기 끼기
5. 어깨관절에 핸드백 매기
6. 손으로 무거운 물건 옮기기
7. 부적절한 크기의 베개를 사용하고 잠자기

머리/목 굽힘자세 (Flexed head/Neck Posture)

목에 관한 가장 일반적인 자세문제는 환자가 머리와 목을 앞으로 굽힐 때 몸통과 머리 사이에 균형이 깨지기 때문이다. 머리의 무게가 몸통의 중심에 위치하지 않으면, 목의 폄근에 의해서 반대힘이 작용하지 않는 한, 중력은 턱이 가슴에 닿을 때까지 머리와 목을 완전 굽힘으로 당긴다. 이 근육들은 연장된 등척성 수축으로 불안정한 굽힘자세를 유지한다. 이러한 연장된 수축은 근피로를 야기하여 근육에 경련을 일으키며, 궁극적으로 모든 근육이 단단하고 경련된 근육이 된다.

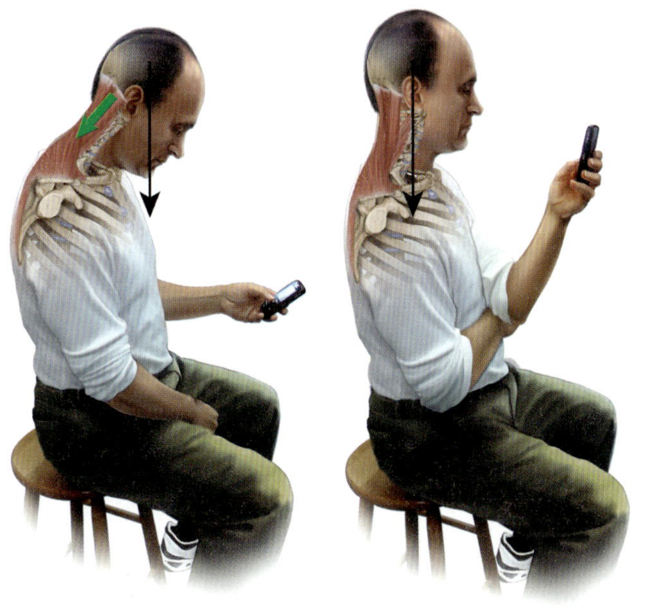

그림 11-7 머리/목 굽힘자세. (A) 무릎 위에 휴대폰을 놓고 사용하는 것은 머리가 몸통 위를 벗어나서 머리의 무게에 불균형을 초래한다. 따라서 목의 뒤쪽 폄근에 스트레스를 가하게 된다. (B) 휴대폰을 눈높이에 놓으면, 뒷목의 스트레스를 완화시킨다. 각각의 그림에서, 머리의 무게중심을 화살표로 표현하였다. (Muscolino JE의 허가로 사용. Seven keys to healthy neck posture. *MTJ*. Spring 2010:93-97).

많은 일반적인 과제와 활동이 불안정한 굽힘자세를 야기하지만, 치료사는 환자에게 가능한 한 이런 자세를 피하도록 교육시키는 것이 중요하다. 예를 들면, 무릎 높이에서 휴대폰 작동하기(그림 11-7), 무릎에 책 놓고 보기 또는 노트북을 무릎에 놓고 작업하기, 책상에서 책읽기, 아기 돌보기와 뜨개질 및 바느질과 같은 동작이다. 환자는 이런 동작을 할 때 머리와 목을 물체를 향해 굽히지 말고, 가능한 한 눈에 가까이 가져가도록 교육한다. 이것은 환자의 폄근에 가해지는 스트레스를 최소화하는 동작이다. 머리/목 굽힘자세는 앞머리자세(내밈자세)로 발전할 가능성이 높다.

앞머리자세 (내밈자세) 〔Forward Carriage (Protracted Posture) of the Head〕

앞머리자세(내밈자세)는 머리를 앞쪽으로(내밈) 가져가는 것이다. 이 자세는 아래쪽 목뼈는 굽혀지고, 위쪽 목뼈는 펴지도록 한다(그림 11-8). 앞머리자세는 머리/목 굽힘자세와 유사한데, 머리 무게가 더 이상 몸통 위에 균형을 잡고 있지 못하다. 목의 뒤쪽 폄근에 머리/목 굽힘자세와 동일한 스트레스를 주고, 동일한 증상을 야기한다.

치료사는 환자가 이 자세를 인식하고 가능한 한 많이 이 자세를 피하도록 교육하는 것이 중요하다. 일반적으로 운전을 하거나 컴퓨터 작업을 할 때 이런 자세가 나타난다. 이 자세를 감소시키는데 중요한 요점은 환자가 턱을 당겨서 머리를 굽히면서 뒤당김하고 아래 목을 몸통 위에서 뒤쪽으로 펴도록 한다 (치료절차 11-9의 턱당김신장을 참조).

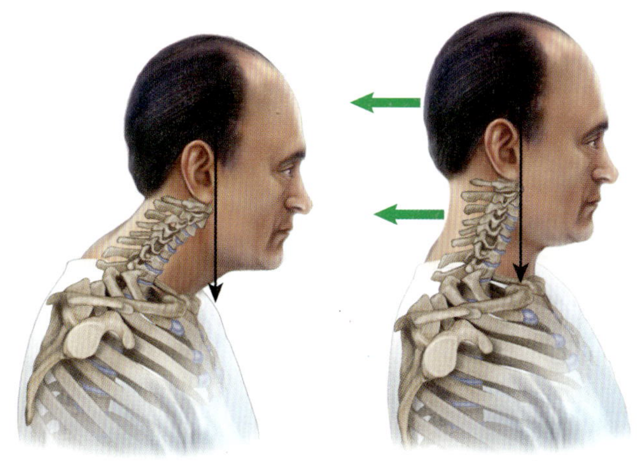

그림 11-8 앞머리(내민)자세. (A) 내민 머리자세. (B) 턱이 당겨지고 아래 목뼈는 턱이 적절한 자리로 돌아와 펴졌다. 각각의 그림에서, 머리의 무게중심은 화살표로 표현하였다. (Muscolino JE의 허가로 사용. Seven keys to healthy neck posture. *MTJ*. Spring 2010:93-97).

벌림이나 굽힘에서 팔 유지
(Holding the Arm in Abduction or Flexion)

오랜시간 동안 몸통의 앞쪽으로 굽힘하거나 옆쪽으로 벌림한 상태에서 팔을 유지하는 것은 어깨삼각근과 어깨관절의 다른 근육에 지속적인 등척성 수축을 요구한다. 또한 어깨뼈를 고정하는 등세모근의 등척성 수축을 요구한다. 결과적으로 이 근육들에 피로와 종종 손상을 야기한다. 팔의 굽힘자세는 팔이음뼈의 내밈을 야기하여, 팔이음뼈와 위쪽 몸통에 만성적인 구부정한 자세를 야기한다. 이 자세에서 장시간 과사용을 하는 대표적인 동작은 몸통의 앞쪽에 손을 놓고 작업하는 동작들이다. 가장 일반적인 예는 컴퓨터 작업을 할 때 자판 특히, 마우스를 사용할 때 책상에서 너무 떨어져서 앉는 것이다(그림 11-9). 이러한 자세는 **마우스어깨**(mousing shoulder)라고 하는 질환을 야기한다. 또 따른 일반적인 예는 운전을 할 때 팔을 벌림과 굽힘하는 것이다. 대부분의 사람들은 운전대에 두 손을 10시 방향과 2시 방향에 놓는다. 운전대를 5시 방향과 7시 방향으로 잡으면(이 자세에서 운전하는 것이 더 편안하다고 가정하고), 팔은 무릎 위에서 휴식을 취할 수 있고, 팔이음뼈와 목이 경험하게 되는 스트레스는 감소할 것이다.

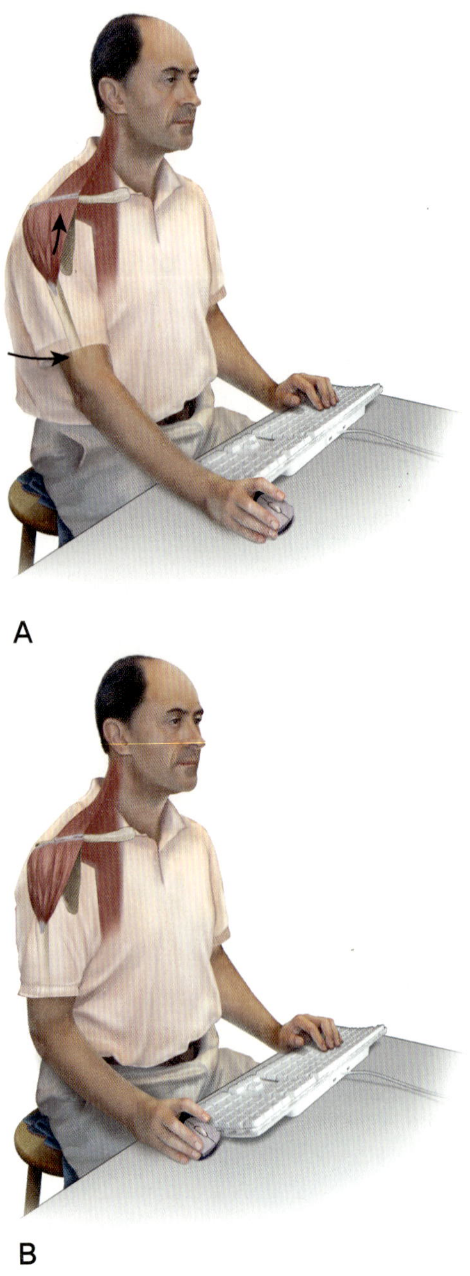

그림 11-9 팔 굽힘 유지. **(A)** 환자는 몸에서 너무 말리 있는 마우스를 사용하여서 팔이 굽혀져 있다. 이것은 어깨세모근과 윗등세모근에 스트레스를 야기한다. **(B)** 몸통을 따라서 팔을 아래쪽으로 이동시키면, 어깨세모근을 이완할 수 있다. (Muscolino JE의 허가로 사용. Seven keys to healthy neck posture. *MTJ.* Spring 2010:93-97).

> **글상자 11.2**
>
> **컴퓨터 작업하기 (Working at a Computer)**
>
> 컴퓨터 작업의 인간공학은 목에 관한 수많은 잠재적인 자세문제를 소개한다. 모니터가 눈높이에서 환자의 앞에 직접 위치하지 않으면, 모니터를 볼 때, 머리와 목을 유지하기 위하여 필요한 비대칭적인 자세(한쪽 또는 다른 쪽으로 돌림, 그리고 굽힘 또는 폄) 때문에, 환자의 목을 고통받을 것이다. 컴퓨터 자판의 높이가 너무 높거나 너무 낮으면, 환자는 이를 보상하는데, 너무 높으면 어깨를 구부리고, 너무 낮으면 위쪽 몸통이 구부정해진다.
>
> 이 문제는 노트북이나 테블릿 PC를 사용할 때 더 증가한다. 데스크탑이 모니터/스크린과 자판을 분리가 되는 데스크탑은 각각의 최적의 높이와 위치를 설정할 수 있다. 노트북 스크린과 자판은 고정되어 있고, 테블릿 스크린은 터치패드 자판이다. 결과적으로, 스크린은 너무 낮은데 그렇다고 올린다면 자판이 높아질 것이다.
>
> 추가적으로, 마우스를 환자에게서 너무 멀리 놓으면, 팔은 벌림과 굽힘을 등척성으로 유지해야 하고 어깨와 목 근육은 피로해질 것이다.

귀와 어깨 사이에 전화기 끼우기
(Crimping a Phone between the Ear and Shoulder)

전화하기 위해서 귀와 어깨 사이에 **전화기 끼우기**(crimping a phone)는 환자의 목과 위쪽 등근육에 장시간 등척성 수축을 요구하기 때문에 큰 스트레스를 야기하는 또 다른 일반적인 자세성 문제이다(그림 11-10A). 주로 손상되는 근육은 목의 가쪽굽힘근과 어깨뼈 올림근이다. 전화할 때 최선의 자세는 반대 손(오른쪽 귀에 왼손으로 전화기를 대거나 그 반대동작)을 사용하여 전화기를 유기하는 것이다(그림 11-10B). 바람직한 해결책은 전화기를 들기보다는 헤드셋을 사용하는 것이다.

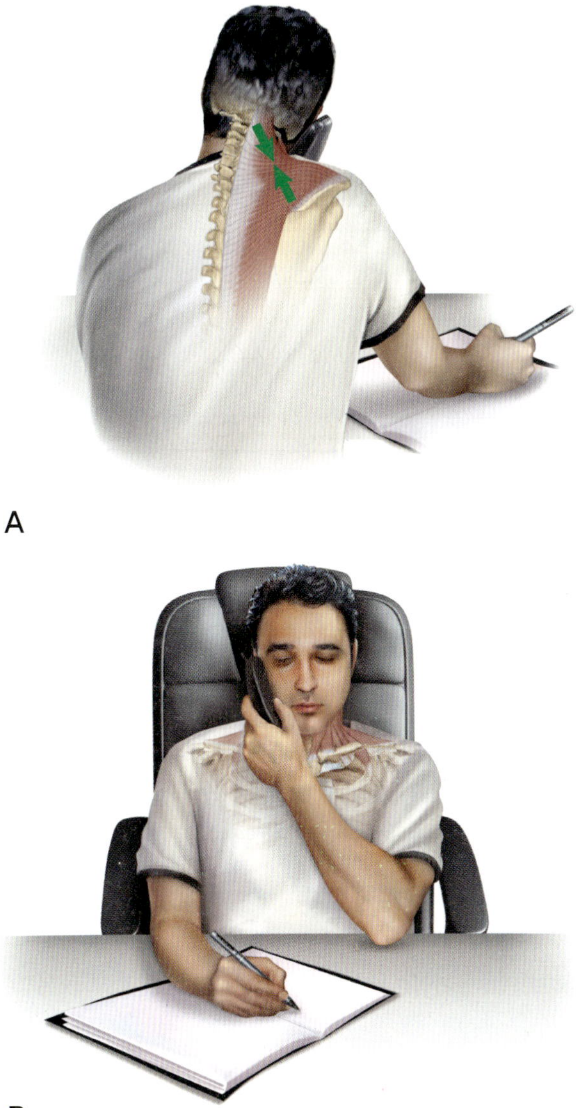

A

B

그림 11-10 전화기 끼우기. (A) 전화기를 귀와 어깨 사이에 끼고 있어서 목과 팔이음뼈 관절에 스트레스가 발생한다. (B) 전화기는 반대손으로 잡고 있어, 이 근육들이 이완되었다(Joseph E. Muscolino의 제공).

어깨에 가방 매기
(Carrying a Purse/Bag on the Shoulder)

또 다른 일반적인 자세문제는 환자가 가방을 가져가기 위하여 같은 쪽 어깨관절에 가방을 매는 것이다. 목의 문제는 가방의 무게뿐만 아니라, 어깨는 해부학적으로 아래로 경사져 있기 때문에 가방이 미끄러지지 않게 유지하는 자세를 요구한다. 가방이 미끄러지지 않도록, 대부분의 환자들은 무의식적으로 같은 쪽 어깨뼈를 무의식적으로 올린다. 어깨뼈 올림근을 지속적으로 등척성 수축하여 이 부위를 악화시킨다. 주로 손상되는 근육은 윗등세모근, 어깨올림근과 등마름근이다. 가방이 무거우면, 가방끈이 어깨의 연부조직을 아래로 누르기 때문에, 국소

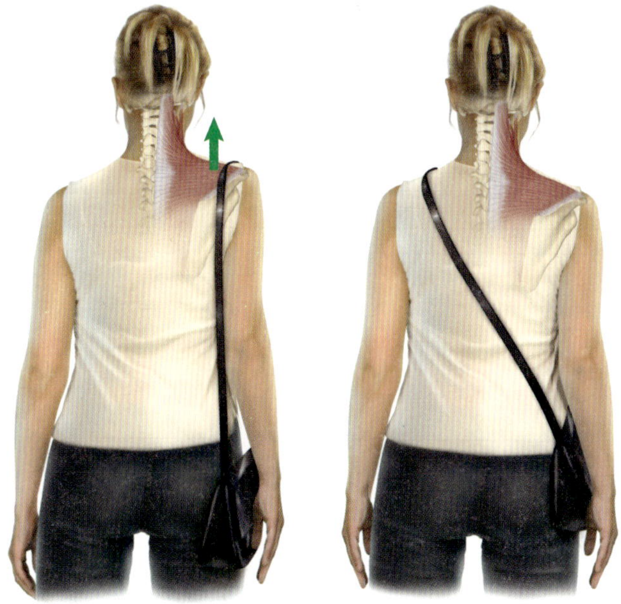

A B

그림 11-11 어깨로 가방 매기. (A) 같은 쪽 어깨로 가방을 매면 가방이 미끄러지는 것을 방지하기 위하여 어깨관절 올림근의 등척성 수축이 필요하다. (B) 반대쪽 어깨에 가방을 매면 어깨관절 올림근의 수축이 필요하지 않다. (Muscolino JE의 허가로 사용. Seven keys to healthy neck posture. *MTJ.* Spring 2010:93-97.)

순환을 감소되어 근육은 더욱 악화된다. 배낭을 사용하거나 반대쪽 어깨로 가로질러 가방을 매면 어깨뼈 올림 문제를 배제할 수 있으나 어깨의 연부조직을 누르는 무게는 여전히 존재한다. 손지갑, 허리에 매는 지갑, 또는 바퀴달린 가방을 사용하면 이런 문제점을 피할 수 있다.

손으로 무거운 짐 옮기기
(Carrying a Heavy Weight in the Hand)

손으로 무거운 짐을 옮기는 것은 목뼈 질환과 연관성이 적으나, 짐의 무게가 팔이음뼈를 아래로 잡아당기는 견인력에 대항하여 목과 위쪽 등에 위치하는 어깨 올림근이 어깨뼈와 빗장뼈를 고정하기 위하여 반드시 수축해야 하기 때문에 문제가 악화될 것이다(그림 11-12). 이 근육들은 윗등세모근, 어깨올림근, 그리고 등마름근이다. 바퀴달린 가방이나 백팩을 사용하는 것이 바람직하다. 무거운 짐을 손으로 옮길 때에는 가능하면, 양손에 고르게 무게를 분리하여서 옮기는 것이 도움이 된다.

부적합한 크기의 베개 사용하여 잠자기
(Sleeping Postures with Incorrect Pillow Size)

잠잘 때 목의 자세를 관리하는 것은 매우 중요한 일이다. 환자가 밤마다 6시간에서 8시간을 취침한다면, 환자가 80세가

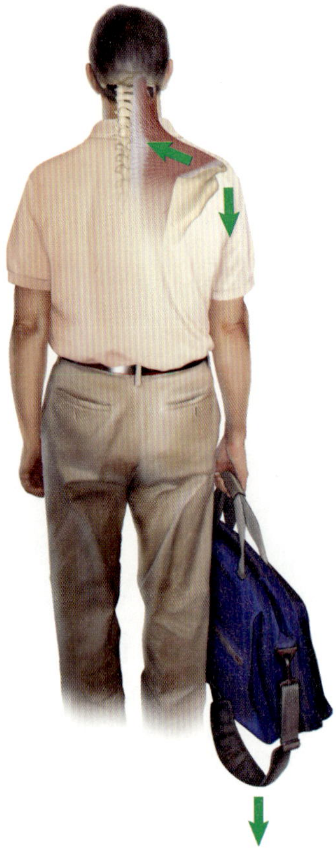

그림 11-12 손으로 무거운 짐 옮기기. 손으로 무거운 가방을 옮기는 것은 팔의 무게에 대한 견인력에 대항하여 팔이음뼈를 고정하기 위하여 팔이음뼈 올림근이 등척성 수축을 하여야 한다. (Muscolino JE의 허가로 사용. Seven keys to healthy neck posture. *MTJ.* Spring 2010:93-97.)

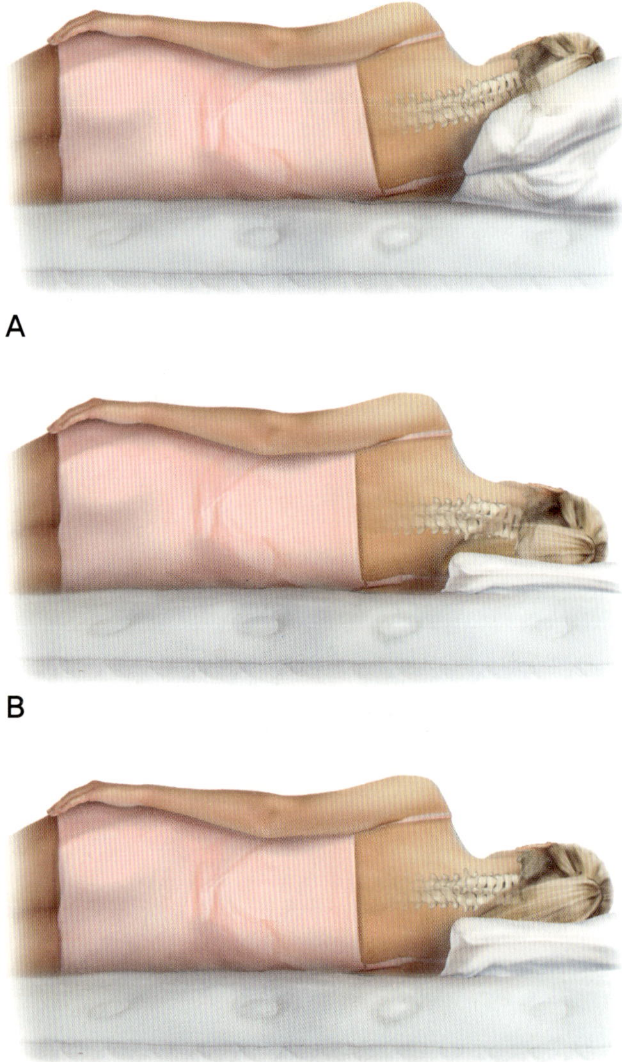

A

B

C

그림 11-13 옆으로 누운 자세에서 잠자기. **(A)** 너무 두꺼운 베개를 사용하면 머리와 목이 침대에서 위쪽으로 가쪽 굽힘된다. **(B)** 너무 낮은 베개를 사용하면 머리와 목이 침대쪽으로 가쪽굽힘하여 떨어진다. **(C)** 수면 시 적절한 두께의 베개를 사용하는 것은 목의 건강한 중간위치(해부학적 자세)를 허락한다. (Muscolino JE의 승인. Seven keys to healthy neck posture. *MTJ.* Spring 2010:93-97.)

되면 20-25년 이상의 시간을 잠자기로 보낸 것이다. 환자가 목이 불편한 자세로 잠을 잔다면, 심각한 역효과가 발생할 것이다.

엎드려 잠자기는 목과 아래 몸통에 불편함을 준다. 마사지 치료대와 같은 얼굴받침이 있는 매트리스와는 달리, 엎드려 잠자기는 수시간 동안 머리와 목을 한쪽으로 돌려야 한다. 시간이 흐르면, 적응이 되어 몇몇의 근육은 짧아지고, 몇몇의 근육은 과신장되고 근방추반사를 야기하며, 근육이 단단해지는 원인이 될 것이다. 또한 척추원반과 면관절은 이 자세로 오랜 기간 유지하면 악화될 수 있다.

한쪽으로 잠자기는 베개 두께에 따라서 목에 건강에 영향을 미칠 수 있다. 베개가 너무 두꺼우면, 머리와 목은 침대로부터 위쪽으로 가쪽굽힘을 한다(그림 11-13A). 베개가 너무 얇으면, 머리와 목은 침대를 향해서 가쪽굽힘을 한다(그림 11-13B). 그러나 베개의 높이가 적절하면, 머리와 목은 중간 위치에서 지지된다(그림 11-13C). 불행하게도, 대부분의 환자는 너무 두꺼운 베개를 사용하여 머리와 목이 위쪽으로 올라가는 비대칭적인 자세를 취하고 잔다.

바로 누워 잠자기도 베개의 높이에 따라서 목의 건강에 영향을 줄 수 있다. 환자가 너무 두꺼운 베개를 베고 자면 머리와 목은 위쪽으로 굽혀진다(그림 11-14A). 환자가 너무 낮은 베개를 베고 자면, 목굽이와 등굽이 정도에 따라서 머리와 목은 중간위치 또는 약간 신장된 자세가 된다; 두 방법 모두 환자의 목굽이를 지지하지 못할 것이다.

잠자기의 바람직한 자세는 **목베개**(cervical pillow)를 사용하는 바로 누운자세이다. 목베개를 사용하여 바로 누워 잠자기는 목굽이를 중간위치로 유지하는데 도움이 되고, 이미 목굽이

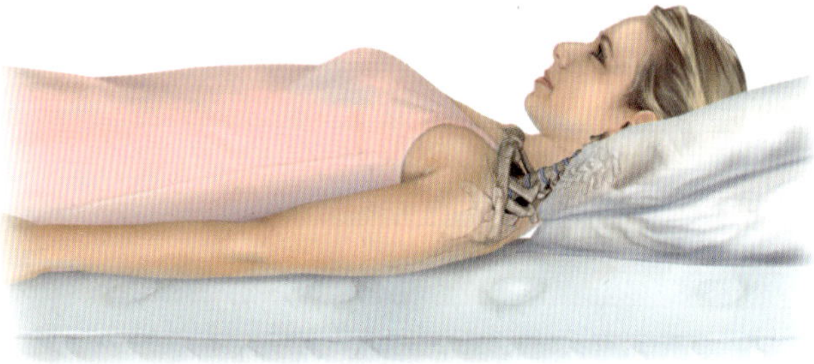

A

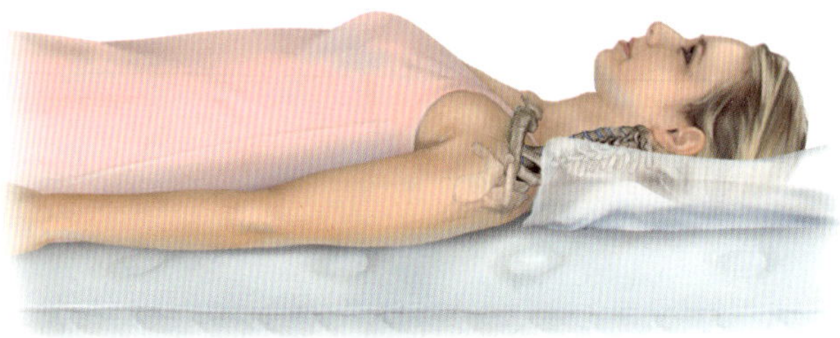

B

그림 11-14 바로 누워 잠자기. (A) 너무 두꺼운 베개를 사용하면 머리와 목이 위쪽으로 굽혀진다. (B) 중간부위가 들어간 목베개는 머리가 중간 해부학적 자세를 취할 수 있도록 하고, 베개의 아래쪽 가장자리로 갈수록 두꺼우면 목굽이를 유지할 수 있다. (Muscolino JE의 승인. Seven keys to healthy neck posture. *MTJ.* Spring 2010:93-97.)

가 감소한 사람은 약간 감소한 상태를 유지하는데 도움이 된다. 목베개는 바로 누운자세에서 목이 중간위치(해부학적 자세)를 취하도록 특별하게 설계되었다. 목베개는 머리가 중간 해부학적 자세를 취할 수 있도록 중간부위가 들어가 있고 목굽이를 지지한다(그림 11-14B).

요약
/ CHAPTER SUMMARY

가정치료계획의 발달은 치료사와 환자 사이의 협력적인 노력이 필요하다. 치료사의 역학은 2가지가 있다; 치료를 촉진하는 자세, 동작 그리고 활동에 대하여 환자에게 교육시킨다. 그리고 질환을 영구적으로 만들고 진행을 방해하는 이유를 환자가 인식하도록 도움을 준다. 수치료와 신장은 환자의 자기관리를 위한 3가지 주요 요소의 2가지이다; 적절한 자세가 세 번째이다. 본 단원은 냉치료, 열치료, 대조욕에 대한 지침서를 설명하고 있다; 자기관리를 위한 몇몇의 효과적인 목 신장을 설명한다; 그리고 환자의 목에 스트레스를 가하는 가장 일반적인 자세의 몇 가지 예를 설명하고 있다. 치료사와 환자가 한 팀으로 함께 일을 할 때, 성공적인 치료가 실제로 보장될 가능성 뿐만 아니라, 환자는 몇 회의 치료로 더 빠르게 개선될 것이다.

사례연구

프랭크(FRANK)

■ 병력과 평가검사

Frank Lawson은 32세로, 급성으로 목의 뻣뻣함과 통증을 호소하며 방문했다. 당신은 이전에 유사한 내용으로 그를 치료했었다. 그는 목이 잠겨서 움직일 때마다 심한 통증을 호소한다. 몇 달 동안 Frank가 방문하지 않았기 때문에, 당신은 치료를 시작하기 전에 그 몇 달 동안 Frank에 관한 과거력을 조사하였다. 그는 아내와 2주 동안 유럽으로 여행을 가기 위해 2일 안에 떠나야 해서 며칠 동안 많은 서류작업을 수행하였다. 그는 서류작업 때문에 목이 악화되었다고 믿고 있다. 그는 아침이면 목이 심하게 뻣뻣하고 움직일 때 통증이 있다고 하였다. 외상을 입은 적도 없고, 팔에 연관통도 없다. 모든 통증은 양쪽 목의 뒤쪽에서 있다. 그는 여행 취소를 원하지 않기 때문에 매우 걱정을 하였고, 오른쪽 목의 통증 때문에 장기간의 비행과 여행가방 들고 다니기가 가능하다고 할 수 없다. 그는 당신의 치료로 목이 개선되어서 좋은 느낌으로 여행을 떠나기를 희망한다.

관절가동범위 평가에서 모든 방향에서 주목할 만한 감소가 나타났으며, 평가를 할 때 통증이 있었다. Frank는 과거에 항상 근육경련만 있었고 병적 디스크나 퇴행성관절질환은 없었다고 할지라도, 정형외과적 검사를 실시하였다. 검사결과 큰구멍압박검사, 기침검사, 발살바기법 등의 검사결과 모두 음성이었다(평가절차에 관한 더 많은 정보는 제3장을 참조). 그의 뒤쪽 목근육은 양쪽이 모두 주목할만한 경련을 보였다. 그리고 뒤통수밑 부위에 약간의 부종이 있다.

■ 질문을 통한 사고:

1. Frank를 위한 당신의 치료계획의 일부분으로 가정관리가 적절합니까?
2. 가정관리가 가치가 있다면, 그에게 사용하는게 안전합니까? 그렇다면, 그 방법을 알고 계십니까? 아니라면, 이유는 무엇입니까?
3. 당신이 자가-관리를 추천한다면, 어떤 치료법을 추천하시겠습니까? 그 치료법을 선택한 이유는 무엇입니까?

질문을 통한 사고에 대한 정답과 환자를 위한 치료전략은 274쪽에 있다.

복습문제

객관식

1. 수치료의 3가지 유형은 무엇입니까?
   A. 급성, 만성, 대조욕
   B. 냉치료, 열치료, 대조욕
   C. 냉치료, 열치료, 물
   D. 습열, 건열, 대조욕

2. 다음 중 냉치료를 사용하는 2가지 이유는 무엇입니까?
   A. 통증 경감, 혈관 수축
   B. 혈관 수축, 근막조직 이완
   C. 혈관 이완, 이완 증진
   D. 근막조직 이완, 혈관 이완

3. 다음 중 열치료를 하는 3가지 이유는 무엇입니까?
   A. 통증 경감, 혈관 수축, 근막조직 이완
   B. 근막조직 이완, 근 이완증진, 혈관 이완
   C. 근막조직 이완, 근 이완증진, 혈관 수축
   D. 혈관 이완, 혈관 수축, 통증

4. 다음 중 보통 대조욕과 신장의 적용순서로 올바른 것은 무엇입니까?
   A. 열, 냉, 신장
   B. 신장, 열, 냉
   C. 냉, 열, 신장
   D. 열, 신장, 냉

5. 다음 중 윗등세모근과 어깨올림근을 뻣뻣하게 만드는 원인은 무엇입니까?
   A. 손으로 무거운 물체 옮기기
   B. 너무 높은 컴퓨터 자판에서 일하기
   C. 어깨에 가방매기
   D. 위 모두

참/거짓

1. ____ 책 읽는 바람직한 자세는 팔이 가장 쉬운 자세인 무릎 위에 책을 두는 것이다.
2. ____ 목베개를 베고 바로 누워 잠자기는 보통 가장 바람직한 잠자는 자세이다.
3. ____ 어깨에 가방을 매는 것은 가방이 무거울 때만 문제가 된다.
4. ____규칙에 따르면, 신장은 열치료를 적용한 후에 적용하는 것이 바람직하다.
5. ____냉치료는 통증-경련-통증주기를 막을 수 있다.

단답형

1. 환자 자기관리의 3가지 주요 목적은 무엇입니까?

____

____

____

2. 손으로 무거운 물체를 옮기면 목 근육이 단단해지는 이유는 무엇입니까?

____

____

3. 냉치료를 적용할 때, 환자에 몸에 냉찜질을 적용하는 시간은 얼마입니까?

____

4. 손상 이후에 얼마 동안이나 냉치료를 적용합니까?

____

일치문제

1. 턱당김신장	____	AC신장
2. 목표 근육의 등척성 수축	____	혈관이완
3. 목둘레 신장	____	혈관수축
4. 열수치료	____	머리곧은근 신장
5. 냉수치료	____	목의 모든 방향 신장
6. 환자는 능동적으로 목을 움직여 신장한다.	____	CR 신장

복습문제에 대한 정답은 275쪽에 있습니다.

CHAPTER 제 12 장

치료사를 위한 자기-관리

Self-Care for the Therapist

개요 / Chapter outline

학습목표 / Objectives

본 단원을 학습한 후, 학생들은 다음을 할 수 있다:

1. 자기-관리 안정화운동이 치료사와 환자에게 중요한 이유를 설명한다.
2. 고유수용성감각과 자세 안정화 사이의 관련성을 설명한다.
3. 목과 위쪽 등/팔이음뼈의 적합한 자세를 설명한다.
4. 운동조절의 2가지 중요 요소를 설명한다.
5. 안정화 운동에서 불안정한 자세와 불안정한 지면을 사용하는 이유를 설명한다.
6. 안정화 운동에서 사용하는 불안정한 신체 자세와 불안정한 지면의 예를 든다.
7. 위쪽 교차증후군을 설명한다.
8. 본 단원의 핵심 용어를 설명하고 안정화 운동에 대한 관련성을 설명한다.
9. 본 단원에서 설명하는 안정화 운동을 수행한다.

핵심 용어 / Key Terms

Bruegger 자세성 이완자세 (Bruegger' s postural relief position)
목어깨뼈 불안정 (cervicoscapular instability)
목어깨뼈 관련성 (cervicoscapular relationship)
불안정한 신체 위치 (destabilizing body position)
불안정력(destabilizing forces)
불안정한 지면(destabilizing surface)
운동인식(kinesthetic awareness)
불안정한 지면(labile surface)
운동조절(motor control)
동요(perturbation)
고유수용성감각(proprioception)
락커보드(rocker boards)
감각운동신경운동 (sensorimotor exercises)
부드러운 추적(smooth pursuit)
안정화 근력강화 운동 (stabilization strengthening exercises)
위쪽 교차증후군 (upper crossed syndrome)
동요판(wobble boards)

서론 / INTRODUCTION

목을 위한 도수치료기법을 다루는 교재에서 목뼈의 안정화 근력강화는 반드시 필요한 내용이다. 강하고, 이완되고, 유연한 목근육은 바로 누운자세는 적절한 목과 위쪽 등의 자세를 유지하도록 하기 때문에, 장기간 건강하기 위하여 필수적이다. 이런 이유 때문에, 안정화운동은 규칙적인 자기-관리에 포함되어야 한다. 본 단원은 치료사가 자기관리 프로그램으로 수행하기 위한 안정화운동을 설명한다. 이러한 운동은 강하고 건강한 목을 위한 근력강화와 안정화에 도움이 되며, 도수치료사가 지속적으로 활동할 수 있도록 한다. 치료사의 면허 안에서 환자의 근력강화/안정화운동을 추천할 수 있다면, 치료사는 환자의 자기관리를 위해서도 이러한 운동을 추천할 수 있다.

주의: 본 교재의 기법과 자기관리 단원들(제4장-12장)에서, 초록색 화살표는 움직임, 빨간색 화살표는 고정, 그리고 검은색 화살표는 정적으로 유지되는 자세를 뜻하는 것이다.

글상자 12.1

자기관리 운동법

본 단원은 다음의 자기관리 안정화 운동법을 설명하고 있다:

- Bruegger 자세성 이완자세
- 네발기기 자세에서 목뼈교정
- 네발기기 자세에서 목뼈교정 및 팔다리 운동
- 바닥에 한 다리로 서기
- 락커보드에 양 다리로 서기
- 락커보드에 한 다리로 서기
- 동요판에 양 다리로 서기
- 동요판에 한 다리로 서기
- 네발기기 자세에서 감각운동신경
- 안구반사

기전: 운동조절 / MECHANISM: MOTOR CONTROL

역사적으로, 도수치료사는 인체의 근육과 근막의 뻣뻣함/운동감소 또는 관절의 운동감소에 집중해 왔다. 결과적으로, 이것은 근육의 이완과 늘어남, 근막 느슨함과 늘어남, 관절조직 이완하는 것을 강조한다. 이 접근법은 인체의 병적 해부학 및 생리학이 구축을 증명하거나 과긴장성과 운동결함이 존재한다면 매우 적절하다. 그러나 목뼈 연구는 이런 경우를 보지 않았다. 대신, 많은 병적 질환이 운동조절 문제와 연관되어 있다.

운동조절(motor control)의 개념은 고유수용성감각과 근력을 포함한다. 운동조절의 개념에서는 목근육의 약화로 병적질환을 비난하기에 논리적으로 보일지라도, 그 설명이 불완전하다. 연구에 따르면 일반적으로 근력은 목뼈나 신체 질환을 설명하기에 충분하지 않다. 공간 안에서 신체의 자세와 움직임을 정확하게 감지하는 것은 매우 중요하다. 이것을 **고유수용성감각**(proprioception)이라고 정의하며, 또한 **운동인식**(kinesthetic awareness)라고도 한다. 고유수용성 신호는 인체 근육의 운동신호에 관한 협응된 실행을 위하여 처리되고 통합되어야 한다.

고유수용성감각과 근력의 결합으로, 인체에 작용하는 힘에도 불구하고 머리와 목은 적절한 자세를 유지할 수 있다. 그러한 힘을 내적 힘 또는 외적 힘이다. 외적 힘은 중력, 커브에서 부적합한 발디딤과 같은 갑작스런 불안정한 힘, 또는 다른 사람이나 물체에 부딪치는 것 등이다. 내적 힘은 목의 근육이 수축할 때는 언제든지 생성되며 당기는 힘은 머리와 목의 자세성 균형을 방해한다. 머리와 목을 안정된 자세로 유지하는 능력은 이런 힘에도 불구하고, 균형과 보는 능력을 확실히 하기 위하여 필요하다.

고유수용성감각과 근력 모두 포함한 운동조절이 주어진다고 하면, 목뼈 안정화운동은 이 두 요소를 개선하는데 중점을 둘 수 있다. 고유수용성감감과 통합을 증가시키는데 주로 중점을 두는 안정화운동을 **감각운동신경 운동**(sensorimotor exercises)라고 한다. 국소 목근육의 근력강화를 중점을 두는 안정화운동은 **안정화 근력강화운동**(stabilization strengthening exercises)이라고 한다. 대부분 안정화운동은 운동조절의 2가지 측면을 개선하는 것이기 때문에 2개로 구분하였다.

글상자 12.2

목뼈 안정화와 호흡운동

비정상적인 호흡은 종종 이차 호흡근을 동원한다. 예를 들면, 숨을 들이쉴 때 가로막을 사용하는 대신에, 목갈비근과 가슴근을 과도하게 사용하여 비정상적으로 호흡하는 사람들이 있다. 이것은 호흡이 불편하거나 운동을 할 때 나타나는 생리적인 작용이다. 그러나, 목통증이 있는 사람은 이런 작용이 휴식 시 들숨에서도 종종 나타나며, 어깨관절과 가슴이 올라가는 것을 관찰할 수 있다. 목, 팔이음뼈, 위쪽 등의 많은 근육들이 이차 호흡근이라서, 비정상적인 호흡유형은 목통증과 기능부전이 있을 때 치료가 필요하다.

적합한 호흡습관을 재훈련하는 단순한 방법은 숨을 들이쉴 때 의식적으로 배를 팽창시키고 숨을 내쉴 때 척추를 향하여 배를 당겨서 가스를 방출하는 것에 집중하는 것이다. 들숨으로 배공간 안에 풍선은 들숨 때 공기가 가득차고 날숨 때 텅빈다고 상상하는 것이 도움이 될 것이다. 또한 호흡을 할 때 가슴과 어깨가 올라가지 않도록 인식하는 것이 중요하다.

다른 도움이 되는 운동은 바로 누운자세에서 한 손을 가슴 위에 다른 손은 배 위에 올려놓고 부드럽게 숨을 쉬면서 손의 움직임을 관찰하고 느끼는 것이다. 배 위에 있는 한 손만 위 아래로 움직여야 한다. 가슴 위에 있는 손은 상대적으로 고정되어 있다.

기법 개요와 기법 수행 / OVERVIEW AND PERFORMING THE TECHNIQUE

목 안정화운동의 목적은 2가지 이다: 적합한 자세를 유지하는데 필요한 안정화근육의 근력강화, 그리고 다양한 활동을 수행하는 동안에 적합한 자세를 학습하고 유지하는 신경계 훈련. 본 단원에서 설명하는 모든 안정화운동을 수행할 때, 목뼈, 팔이음뼈, 그리고 위쪽 등(전체 척추를 대신해서)이 적합한 자세를 유지하는 것이 의무이다;

- 목을 위한, 적합한 자세는 위쪽 목뼈의 젖힘을 예방하는 턱

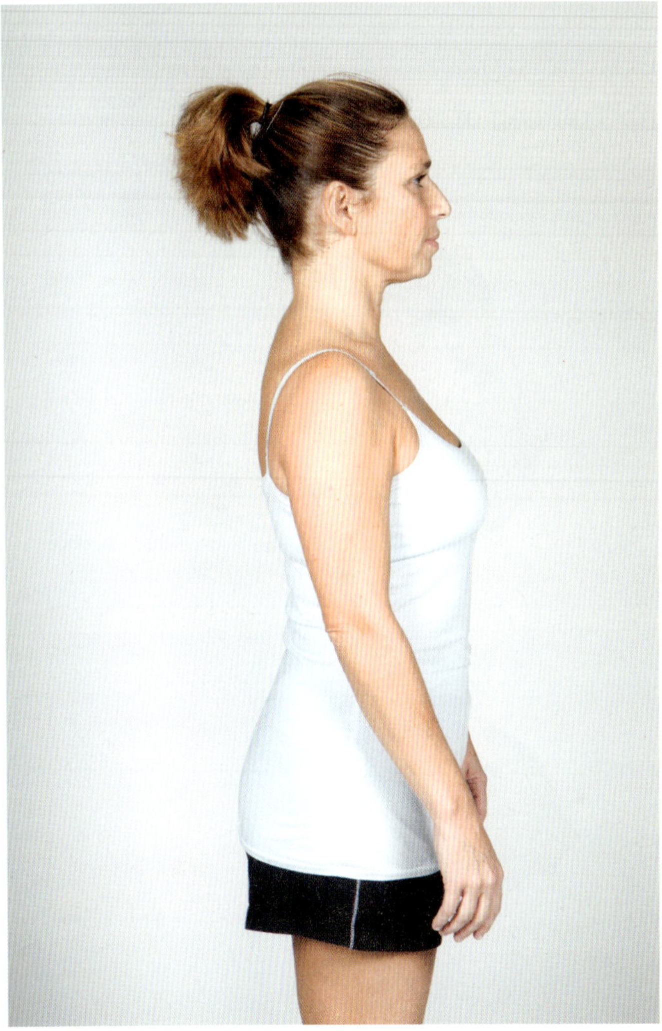

그림 12-1 건강한 안정화 자세. 턱은 당겨져 있고 아래 목뼈는 들임되어 있다. 또한 팔이음뼈는 들임되었고, 위쪽 등뼈는 앞쪽으로 굽혀지지 않고 펴져 있다.

당김과 몸통 위에 목을 유지하기 위한 머리 들임과 아래 목뼈 들임이다.

- 위쪽 등/팔이음뼈를 위한, 적합한 자세는 어깨는 앞쪽으로 구부정하지 않도록 들임하고, 위쪽 등이 앞으로 미끄러지지 않도록 폄으로 위쪽 등뼈를 가져간다(그림 12-1).

각 운동의 목적은 장시간을 위한 적합한 자세를 유지하는 법을 배우는 것이다. 일반적으로, 이 자세를 1분 이상 유지하도록 한다. 보통 3회 반복 수행이 추천된다.

자기-관리 안정화 운동 / SELF-CARE STABILIZATION EXERCISES

이 단원에서 설명하는 것은 두 집단으로 나누어진 10가지 자기-관리 안정화 운동을 포함한다: 근력강화 운동과 감각운동신경 운동. 근력강화 운동은 주로 근력을 개선하는데 중점을 두고, 감각운동신경 운동은 주로 고유수용성감각을 개선하는데 중점을 둔다. 그러나, 이전에 설명했던 것처럼, 근력강화 운동은 감각운동 요소를 가지고 있고, 감각운동신경 운동은 근력강화 요소를 가지고 있다.

안정화 근력강화 운동법 / STABILIZATION STRENGTHENING EXERCISE ROUTINES

목뼈의 근육은 머리와 목을 오랜 시간 동안 적합한 자세를 유지할 수 있어야 한다. 이것은 당신의 머리와 목의 무게에 작용하는 중력에 대항하여 목의 적절한 자세를 유지하는 것만 요구하는 목뼈 안정화 훈련을 포함하는 운동이기 때문에, 큰 근력보다는 지구력을 요구한다. 중력과 추가적인 무게에 대항하여 머리와 목을 들어 올리는 움직임은 보통 목뼈의 안정화 근력강화를 필요로 하지 않는다. 중력에 대항하여 단순히 적절한 자세를 유지하는 것은 그 부위에 그 부위의 근육으로 충분할 것이다. 따라서 가정에서 비싼 장비 없이 수행할 수 있는 운동들이다.

자기-관리로 수행하는 근력강화 운동은 목의 통증과 두통을 야기하는 목근육(뿐만 아니라, 나쁜 목뼈 운동감각 인식)의 약화 및 피로와 같은 문제점들을 예방하는데 도움이 될 것이다.

인체에 존재하는 **목어깨뼈 관련성**(cervicoscapular relationship)은 많은 근육들이 목뼈와 어깨뼈에 동시에 붙어 있기 때문이다. 그렇기 때문에, 목뼈가 약해지면, 어깨뼈의 안정성도 손상될 것이다. 목과 어깨통증을 함께 경험한 사람들은 윗등세모근과 어깨올림근에 집중적으로 통증을 호소한다. 따라서 목뼈의 적합한 자기-관리프로그램은 어깨뼈의 고유수용성감각적 위치, 어깨근육의 지구력, 중요하게 불안정한 힘을 적용하는 근력을 교육해야 한다. 목뼈 또는 어깨뼈 근육의 불안정은 **목어깨뼈 불안정**(cervicoscapular instability)라고 한다. 다음은 목뼈/목어깨뼈 근력강화 안정화운동의 예들이다. 이 운동은 노력의 양을 점진적으로 증가시킨 것을 설명하고 있다.

글상자 12.3

목뼈의 전형적인 근력강화 운동(Traditional Strength Training of the Cervical Spine)

본 단원에서 설명하고 있는 대부분의 자기관리 안정화 근력강화 운동은 근력을 위한 것이 아니라, 지구력을 위한 것이다. 그러나 목뼈에 작용하는 힘의 약이 커지면, 그 스트레스에 반응할 수 있도록 더 큰 근력이 필요하다. 이러한 요구는 운동을 할 때, 넘어질 때, 또는 교통사고로 인한 외상으로 발생할 수 있다. 이런 사건이 자주 발생하지는 않지만, 적절히 대응하는 것이 중요하다. 강한 근육은 쉽게 손상되지 않는다; 따라서 전형적인 근력강화 운동으로 획득된 근력은 목을 위한 자기관리 프로그램에 중요할 것이다. 이 전형적인 운동은 중력에 대항하여 목의 관절가동범위 운동과 외력에 대항하는 운동이다.

중력에 대항하는 관절가동범위 운동은 4가지 다른 자세에서 실시할 수 있다: 엎드린 자세, 바로 누운자세와 옆으로 누운자세. 운동을 시작하기 전에, 턱은 당기고 머리와 아래 목뼈는 들임 해야 한다. 그런 다음 목은 중력에 대항하여 들어올린다. 엎드린 자세에서 목뼈는 바닥에서 멀어지도록 편다. 바로 누운자세에서 목뼈는 바닥에서 멀어지도록 굽힌다. 옆으로 누운자세에서 목뼈는 바닥에서 멀어지도록 가쪽굽힘한다(그림을 참조한다). **주의:** 자기관리 운동에 추가로, 이 운동은 근력을 결정하는데 중요한 평가도구로 사용될 수 있다. 운동을 쉽게 수행하면 관여하는 근육이 강하고 안정적인 것이다. 이 동작이 어려우면 관여하는 근육이 약하고 기능적 근력강화 훈련이 필요할 것이다.

본 교재는 외부 저항(즉, 튜브, 밴드와 아령 등)을 차가하여 목뼈 근력강화를 어떻게 수행하는지는 자세히 설명하지 않았다. 다음은 중요한 사항이다: 이 운동을 수행할 때 목뼈와 어깨뼈의 적합한 자세를 유지하는 것은 저항의 양을 증가시키는 것보다 더 중요하다. 즉, 자세의 질이 저항의 양보다 더 중요하다는 것이다. 가능하면, Bruegger 자세에서 각각의 운동을 시작한다(팔은 가쪽돌림, 어깨뼈와 목 들임; 자세한 설명은 치료절차 12-1의 그림 12-2를 참조한다).

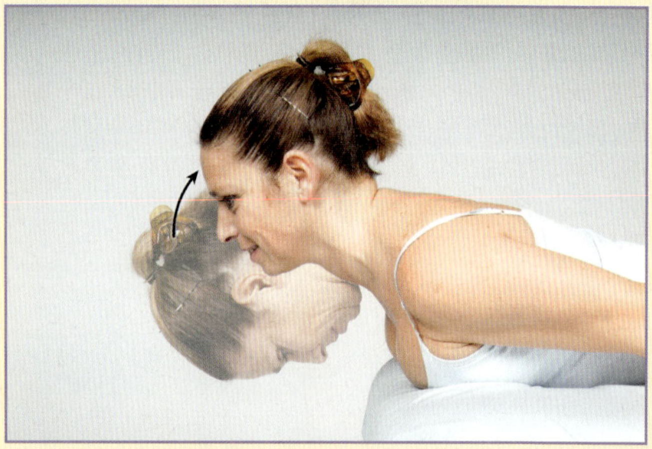
A

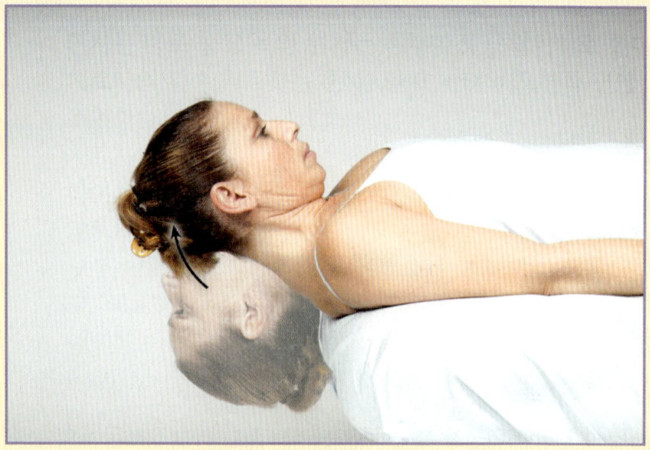
B

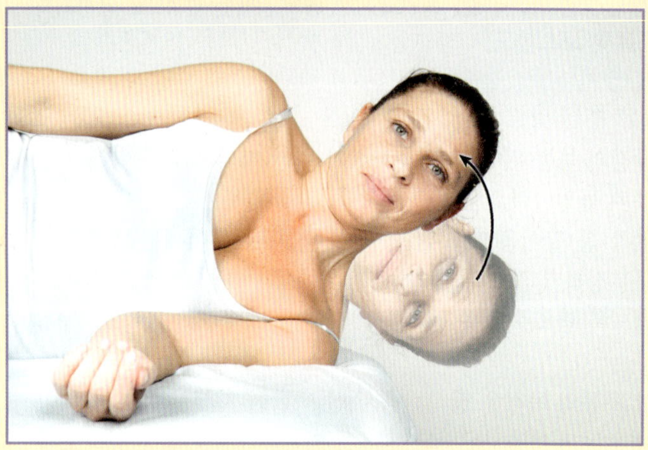
C

(A) 엎드린 자세. **(B)** 바로 누운자세. **(C)** 옆으로 누운자세.

글상자 12.4

위쪽 교차증후군 (Upper Crossed Syndrome)

오랜시간 앉은 자세는 목뼈어깨뼈 불안정을 악화시킨다. 체코출신의 Vladimir Janda는 둥근어깨와 내민 머리와 목에 관하여 특별한 자세성 왜곡 유형을 포함한 **위쪽 교차증후군**(upper crossed syndrome)을 야기하는 전형적인 근육 불균형 유형을 설명하였다. *교차*라는 용어는 앞과 뒤에서 단단한(짧아지고 과하게 수축한) 근육과 앞과 뒤에서 약해진(길어지고 과하게 억제된) 근육 사이에 관련성을 설명하는 특징적인 X자를 말한다. *위쪽*은 이 증후군이 허리골반 부위에서 발생하면 아래쪽 교차증후군이라고 하기 때문에 구분짓기 위함이다. 도수치료사는 몸통의 위쪽 1/2 부위에서 목뼈와 어깨뼈의 안정화 근육이 모두 약하고 다른 근육은 모두 짧아져 있는 근육 불균형의 일반적인 유형으로 위쪽 교차증후군을 인식한다. 약한 목뼈 안정화 근육은 깊은 목 굽힘근이다: 목긴근, 머리긴근, 앞머리곧은근, 그리고 가쪽 머리곧은근. 약한 어깨뼈 안정화 근육은 앞톱니근, 마름근, 중간 등세모근과 아래등세모근이다. 단단한 근육은 목뼈와 어깨뼈와 등세모근과 어깨올림근이고, 목뼈는 목빗근(SCM), 뒤쪽 뒤통수밑근, 어깨뼈의 큰가슴근과 작은 가슴근이다.

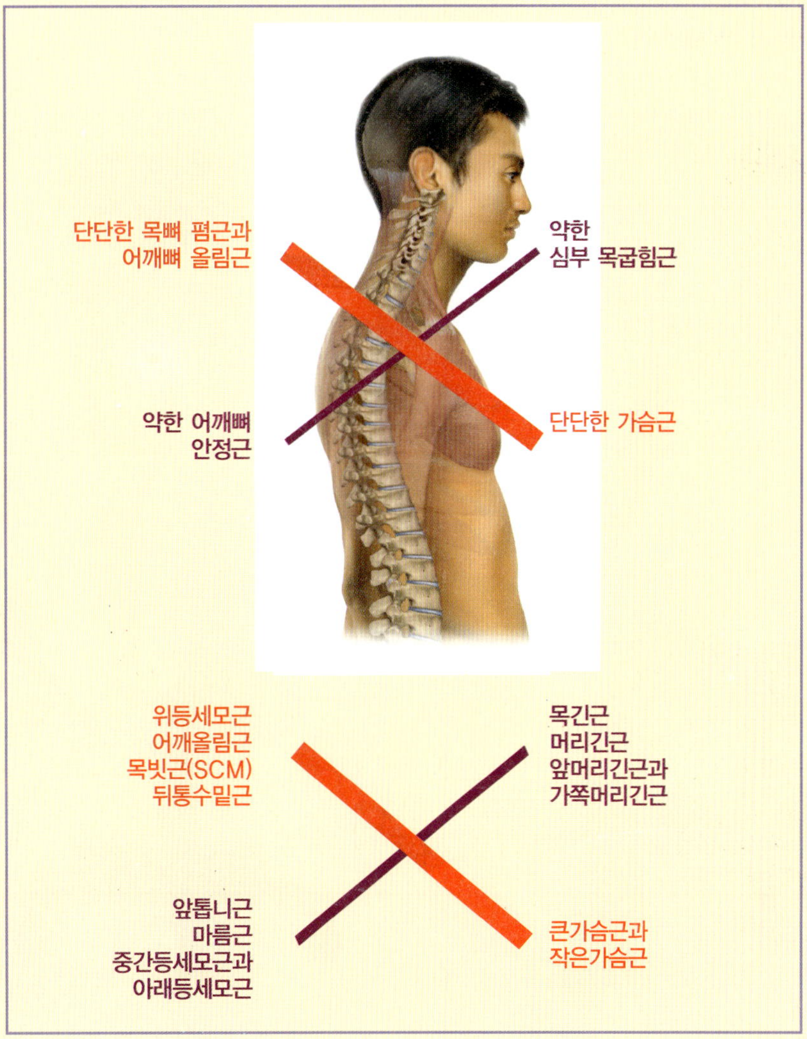

치료절차

치료절차 12-1: Bruegger 자세성 이완자세 (Bruegger's postural relief position)

목뼈와 어깨뼈의 안정화 근력강화 운동의 최선의 방법은 약한 짧아진 근육은 상호적으로 억제 및 이완하는 동안 약한 근육에 근력강화를 하는 장점을 가진 **Bruegger 자세성 이완자세**(Bruegger' s postural relief position)일 것이다. Bruegger 자세성 이완자세는 목뼈, 등뼈, 그리고 어깨뼈의 자세를 개선한다.

- 당신은 앉은 자세 또는 선 자세를 취한다.
- 위팔어깨관절은 가쪽돌림하고, 어깨가슴관절은 내림 및 들임하고, 척추의 목뼈와 머리는 뒤당김한다(그림 12-2).
- 이 자세를 10초 동안 유지한다.
- 가능한 한 자주, 1일에 15~20분 동안 반복한다.

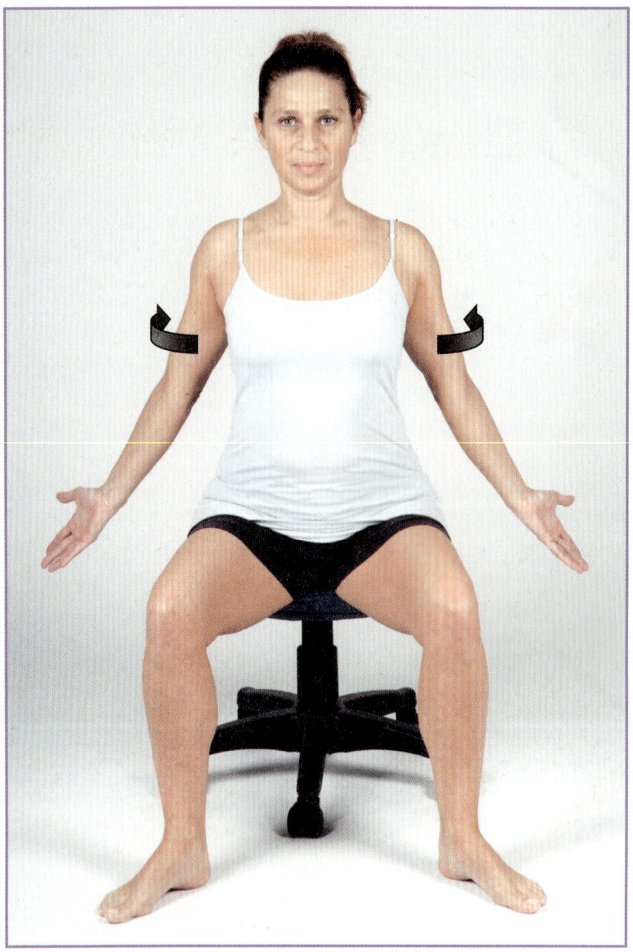
A

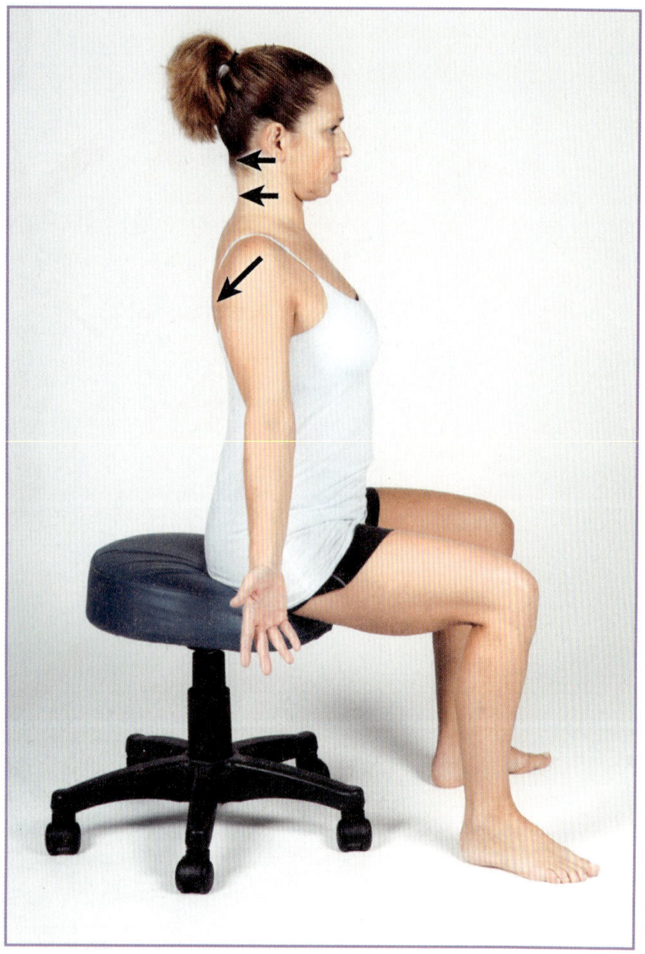
B

그림 12-2 Bruegger의 자세성 이완자세. 팔은 위팔어깨관절에서 가쪽 돌림, 어깨뼈에서 들임과 내림하고 있다. 머리는 뒤당김되어 있다. **(A)** 앞면. **(B)** 옆면.

네발기기 자세 근력강화

네발기기 자세는 목뼈 안정화 근력강화의 시작자세로 자주 사용된다. 네발기기 자세 운동은 척추가 수평면의 비-체중부하 자세에서 실시하기 때문에 목과 어깨뼈 부위에 체중부하를 제한시킨다. 이 자세에서 운동을 마스터하면, 목표 근육에 스트레스를 증가시기기 위하여 저항을 추기할 수 있다. 불안정한 지면은 이 단원의 끝부분에서 설명하고 있는 고유수용성 입력을 증가시키기 위하여 사용되고(치료절차 12-9 참조), 감각운동신경계를 자극한다. 치료절차 12-2부터 12-3까지는 네발기기 자세 근력강화 운동을 설명하고 있다.

치료절차 12-2: 네발기기 자세 목뼈교정(Quadruped track cervical brace)

네발기기 자세 운동은 모든 팔다리로 수행하기 때문에 붙여진 이름이며, 한 통로를 따라서 단순한 운동에서 더 복잡한 운동으로 점진적으로 움직인다.

목뼈교정은 네발기기 자세 안정화운동을 위한 기초가 되는 자세이다. 이 운동은 앉은 자세나 선 자세에서 Brugger 자세성 이완자세를 통증 없이 수행할 수 있을 때 사용해야 한다.

- 네발기기 자세를 취한다.
- 어깨뼈 사이를 위쪽으로 천장을 향하여 민다.
- 다음, 턱을 당기고 머리와 아래 목뼈를 뒷쪽 목근육에서 긴장이 느껴질 때까지 들이민다.
- 이 운동은 목뼈의 과도한 폄 또는 굽힘을 예방하고 배가 축 처지지 않고 허리뼈 안정성을 유지하기 위하여 사용한다(그림 12-3).
- 이 자세를 20~30분 동안 유지한다.
- 보통 3회 반복수행 한다.
- 난이도를 증가시키기 위하여, 목뼈교정 자세에서 머리와 뒷목에 무게를 추가한다.

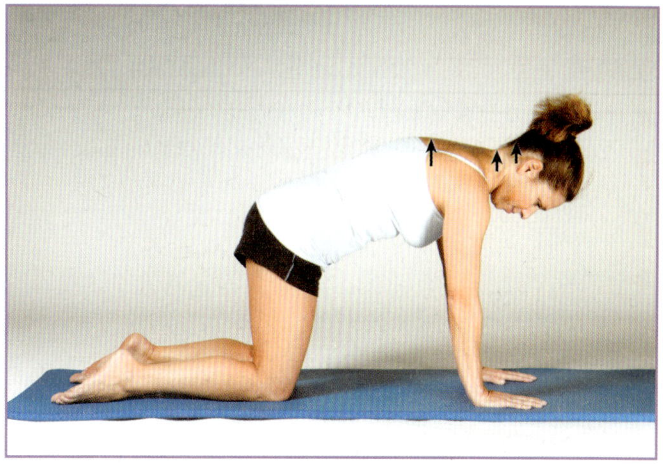

그림 12-3 네발기기 자세에서 목뼈교정 자세. 네발기기 자세를 취하고 어깨뼈 사이는 천장을 향하여 위쪽으로 민다. 다음 턱을 당기고 머리와 아래 목뼈는 뒤쪽 목근육에서 긴장이 느껴질 때까지 뒤당김 한다.

치료절차 12-3: 네발기기 자세 목뼈교정과 팔다리운동(Quadruped track cervical brace with limb movement)

목뼈에 부하를 증가시키기 위하여 네발기기 자세 목뼈교정에 팔다리운동을 추가할 수 있다. 팔다리 운동은 목뼈어깨뼈안정화에 중요한 요소 중 하나인 어깨뼈운동을 포함한다. 목뼈교정운동은 3가지가 있으며, 다른 팔다리운동을 포함하고 있다. 한 운동을 완성하고 나면 다음 운동을 실시한다. 이 운동의 난이도를 증가시키기 위하여, 책을 머리와 뒤쪽 목에 놓기도 한다. **주의:** 불안정한 지면에서 이 운동을 실시하면 난이도를 더 증가시킬 수 있다(치료절차 12-9 참조).

첫 번째 운동:

- 목뼈교정 자세를 취한다.
- 자세를 고정한 후에, 균형을 유지하면서 한쪽 팔을 굽힘 쪽으로 올린다(그림 12-4A).
- 이 자세를 5-10초간 유지한다.
- 목뼈와 어깨뼈의 안정화를 유지한다. 특히 날개 어깨뼈(어깨뼈의 안쪽모서리가 가슴우리에서 멀어지는 것)를 방지한다.
- 반대팔을 반복한다.
- 양쪽을 3회씩 반복 수행한다.

두 번째 운동:

- 목뼈교정자세를 취한다.
- 그 자세가 안정되면, 균형을 유지한 상태에서 다리를 편다(그림 12-4B).
- 5-10초간 유지한다.
- 허리뼈를 포함한 척추 전체의 안정성을 유지한다.
- 반대쪽 다리도 반복한다.
- 양쪽을 3회씩 반복 수행한다.

세 번째 운동:

- 세 번째 운동은 엇갈린 자세를 취한다.
- 한쪽 팔과 반대쪽 다리를 올린다(그림 12-4C).
- 이 자세를 5-10초 동안 유지한다.
- 어깨뼈와 척추 전체의 안정화를 유지한다.
- 반대쪽 팔과 다리를 반복한다.
- 양쪽 모두 3회 반복 수행한다.

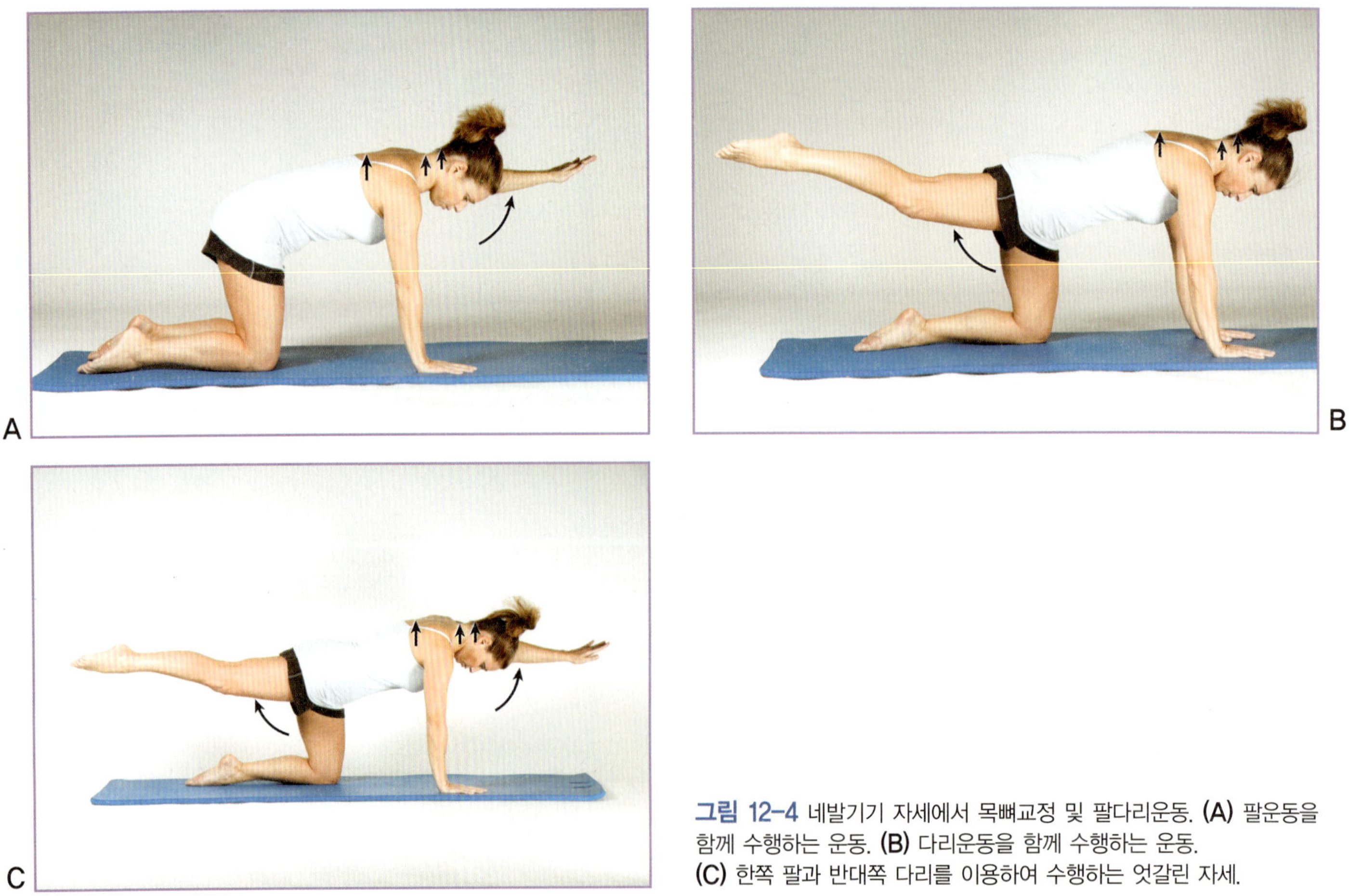

그림 12-4 네발기기 자세에서 목뼈교정 및 팔다리운동. **(A)** 팔운동을 함께 수행하는 운동. **(B)** 다리운동을 함께 수행하는 운동. **(C)** 한쪽 팔과 반대쪽 다리를 이용하여 수행하는 엇갈린 자세.

안정화 감각운동신경 운동법 / STABILIZATION SENSORIMOTOR EXERCISE ROUTINES

감각운동신경 운동은 머리와 목을 적절한 자세로 유지하면서 몸에 **불안정한 힘**(destabilizing forces)을 적용하는 것이다. 이것은 인체의 안정화 또는 재안정화를 유지하기 더 어렵게 하여 안정화 근육을 운동시켜서 근력강화와 신경근 통로의 개선을 촉진한다.

불안정한 힘은 2가지 방법이 있다. 첫 번째 방법은 **신체 자세를 불안정**(destabilizing body position)하게 만들기 위해서 한 다리로 서는 것이다. 다른 방법은 **불안정한 지면**(labile surface)에 서는 것인데, **불안정한 지면**(destabilizing surface)은 움직이기 때문이다. 대부분의 사람은 불안정한 지면에서 서있을 때 보트 위에 서있는 경험을 한다. 지지면 자체가 움직이기 때문에 보트 위에서 적절한 자세를 유지하는 것은 더 어렵다. 다행이도, 감각운동신경 훈련은 재미있기도 하고, 보트 위에서 서 있을 필요도 없다. 보트 대신에, 락커보드와 동요판과 같은 움직이는 불안정한 지지면을 제공하는 도구를 사용하면 가능하다. **락커보드**(rocker boards)는 이름에서도 암시하는 것처럼, 단일 면에서 앞뒤로 움직이는 것이다. **동요판**(wobble board)은 모든 방향/면에서 운동을 허용하기 때문에, 락커보드보다는 더 불안하고 노력을 요구한다. 물론, 불안정한 신체 자세는 락커 또는 동요판에 한쪽 발로 서는 것처럼 신경근육 안정화 통로에 도전을 증가시키기 위하여, 불안정한 지지면과 결합할 수 있다.

이러한 운동을 수행할 때, 적합한 고정자세를 유지하는 노력을 증가시키는 한 가지 방법은 추가로 불안정한 힘을 적용하는 것이다 – 예를 들면, 운동을 수행할 때 타인이 부드럽게 밀기를 한다. 추가된 불안정한 힘은 **동요**(perturbation)이라고 한다. 노력 수준은 안정화를 유지하는 능력을 증가시키기 때문에 증가될 수 있다.

다음은 목뼈 감각운동신경 안정화운동의 예들이다. 안정화 근력강화운동처럼, 이 운동들은 매우 안정적인(적은 노력) 운동에서 매우 불안정한(많은 노력) 운동 순서로 설명하고 있다. 모든 운동방법과 마찬가지로, 인체의 노력은 더 노력이 필요한 운동을 시도하기 전에 적은 노력이 필요한 운동을 성공적으로 마스터하는 점진적으로 증가시키는 것이 중요하다.

치료절차 12-4: 바닥에서 한 다리 서기(Single-leg stance on floor)

가장 단순한 감각운동신경 활동은 바닥에서 한 다리 서기를 하는 것이다.

- 안정된 바닥에서 한 다리 서리로 불안정한 자세를 만든다.
- 한 다리서기는 적어도 1분씩 유지하면서 바로 선 자세에서 적절한 자세를 유지한다(그림 12-5).
- 총 3회 이상 반복한다.
- 안정화 운동의 강도를 증가시키기 위하여, 동요를 주어서 노력을 증가시킬 수 있다.
- 환자가 흔들릴 때, 한 점에 위치하는 것이 중요하고, 특히 흔들림 판에 오르내릴 때와 동요를 추가할 때 중요하다.

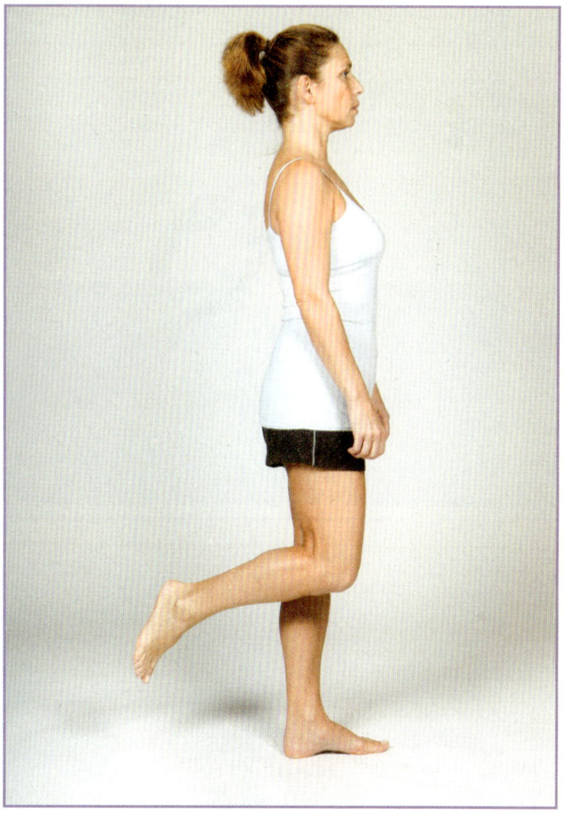

그림 12-5 바닥에서 한 다리 서기. 한 발로 서기는 고유수용성감각계를 훈련하는 불안정한 자세에서 감각운동신경 안정화 운동이다.

글상자 12.5

짐볼 위에서 감각운동신경 운동(Sensorimotor Exercises on a Gym Ball)

짐볼은 감각운동신경계를 자극하고 안정화근육을 강화하기 위하여 다양한 방법으로 사용할 수 있다. 현재 대부분의 체육시설에서 짐볼을 쉽게 볼 수 있지만, 실제로는 사용하기 전에 목뼈의 중요한 안정화 능력을 요구하는 상급 운동을 위한 재활기구 중 하나이다. 공을 사용하는 한 가지 방법은 네발기기 자세 운동과 함께 하는 것이다. 팔굽혀펴기 자세를 취하고 양 다리를 공 위에 올려 놓는다(그림 A). 이 자세에서 안정적이면, 팔운동을 추가하는데, 가능하면 팔굽혀펴기를 한다. 모든 목안정화운동과 마찬가지로 운동을 수행하는 동안 목과 위쪽 등은 적절한 자세를 유지하여야 한다. **주의:** 손이 완전히 펴지는 전형적인 팔굽혀펴기 자세에 손을 놓으면 많은 환자들이 불편해 할 수 있고 손목관절이 손상될 수 있다. 손목관절을 중간 해부학적 자세를 유지하도록 주먹을 쥐거나(그림 B), 팔굽혀펴기 핸들을 사용하는(그림 C) 2가지 변형된 방법이 있다.

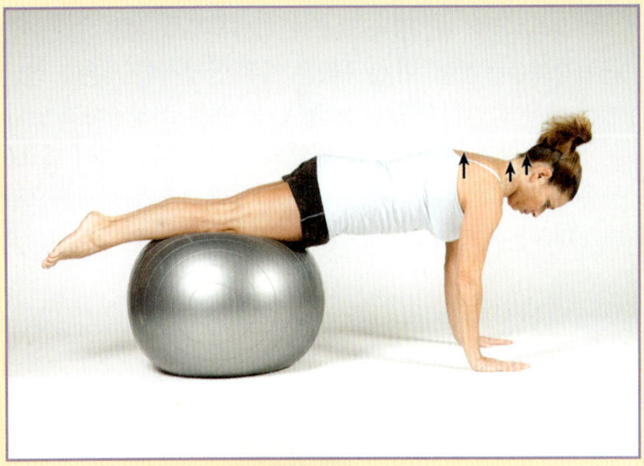
A

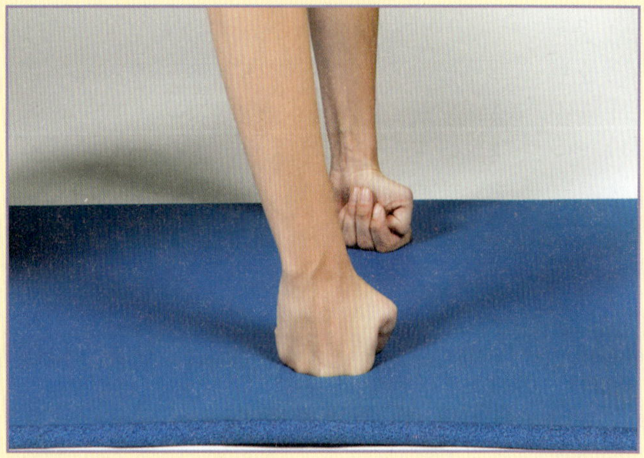
B

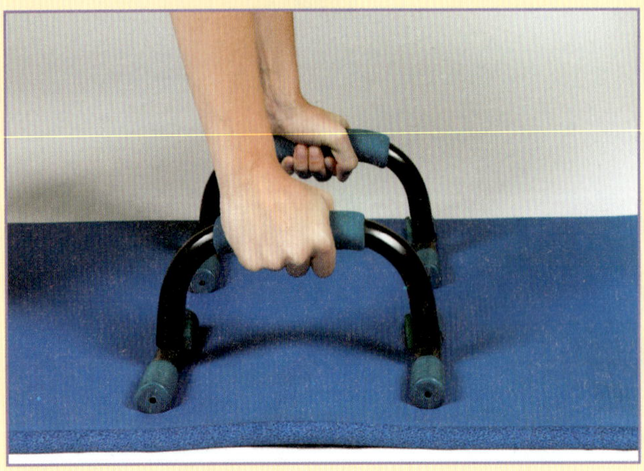
C

(A) 짐볼 위에서 감각운동신경 운동을 위한 자세.
(B,C) 변경된 손의 자세

치료절차 12-5: 락커보드 위에서 양다리 서기(Double-leg stance on rocker board)

다음의 운동은 락커보드 위에서 양다리로 서는 운동이다.

- 락커보드(불안정한 지면) 위에서 양발(안정한 자세)로 선다.
- 락커보드는 한쪽 면에서 움직이고 잠기도록 설계되었다. 비록 양발로 체중지지할지라도, 불안정한 지지면은 바닥에 한 다리 서기를 수행하는 것보다 안정된 자세를 유지하는데 더 도전적이다.
- 운동을 하는 동안 적절한 자세를 유지하는 것이 중요하다는 것을 기억한다(그림 12-6A).
- 시상면에서 앞뒤로 1분 동안 락커보드 위에서 이 자세를 유지하는 것을 노력한다.
- 보통 3회 반복한다.
- 안정화를 증가하기 때문에, 락커보드는 이마면에서 가쪽으로 잠김/움직임과 마지막으로 빗면에서 실시하여야 한다.
- 더 안정된 자세로 진행하기 위하여, 당신은 동요를 추가하여 노력을 증가시킬 수 있다.
- 환자가 흔들릴 때, 한 점에 위치하는 것이 중요하고, 특히 판에 오르내릴 때와 동요를 추가할 때 중요하다.

안정화운동은 당신의 자세를 불안하게 만들기 때문에 낙상의 위험이 있다. 따라서 안전한 환경에서 운동을 수행하는 것이 중요한데, 주로 낙상의 가능성이 있다면 부드러운 소파나 벽 근처에서 실시한다. 특히 보드에 오르내릴 때와 동요를 적용할 때 주의해야 한다. 환자의 안정화운동을 관리하거나 모니터링할 때, 특히 보드에 오르내리거나 동요를 적용할 때 환자가 균형을 잃으면 보조하거나 한 지점에서 실시하도록 한다.

12.1 치료 전문가 Tip

동요(Perturbations)

감각운동신경 안정화운동을 수행할 때, 운동의 난이도는 신체에 동요(작은 밀기)를 추가하여 증가시킬 수 있다. 동요는 보통 골반높이에서 적용한다(락커보드를 사용한다면 동요는 락커보드의 운동방향으로 적용한다). 동요는 안정화 근육의 수축을 촉진한다. 당신의 자기관리를 위하여 감각운동신경 운동을 수행할 때 동요를 제공해 줄 수 있는 사람의 도움이 가능하다면, 당신의 신체에 고유수용성감각을 증가시킬 수 있을 것이다. 당신이 이 운동을 환자에게 적용할 때는 더 상급 훈련을 할 수 있다.

치료절차 12-6: 락커보드에서 한 다리 서기(Single-leg stance on rocker board)

락커보드 위에서 한 다리로 서기는 한 다리로 선다는 것을 제외하고는 양다리 서기와 유사하다. 이것은 처음에 매우 어려울 수 있다.

- 락커보드(불안정한 지지면) 위에서 한 다리(불안정한 자세)로 선다.
- 락커보드 위에 중심에 한 다리로 체중을 유지하는데 중점을 둔다.
- 락커보드 위에서 양다리 서기와 마찬가지로, 1분 동안 앞뒤로 움직일 때 적합한 목뼈 자세를 유지하도록 한다(그림 12-6B).
- 보통 3회 반복한다.
- 시상면에서 안정성을 유지하는 것처럼, 락커보드는 이마면에서 가쪽으로 잠김/움직임 그리고 마지막으로 빗면에서 수행할 수 있다.
- 더 안정적으로 진행하기 위하여, 당신은 동요를 추가하여 노력을 증가할 수 있다.
- 환자가 흔들릴 때, 한 점에 위치하는 것이 중요하고, 특히 판에 오르내릴 때와 동요를 추가할 때 중요하다.

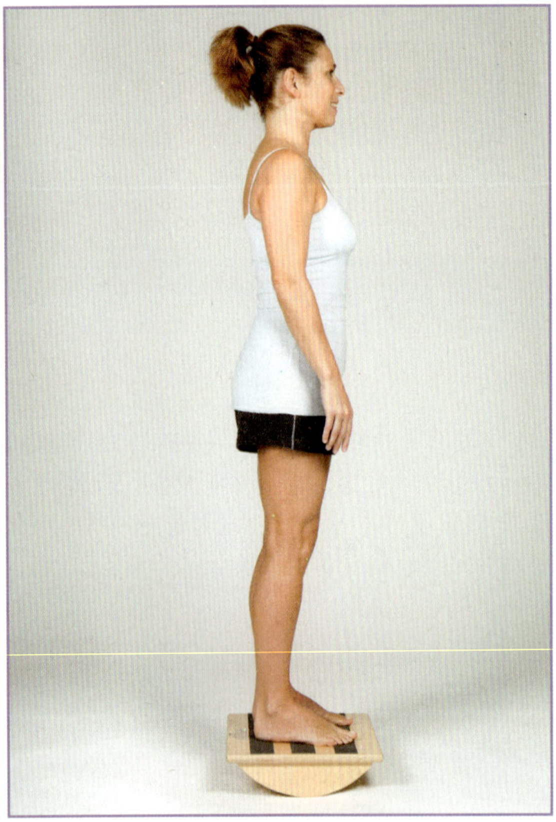
A

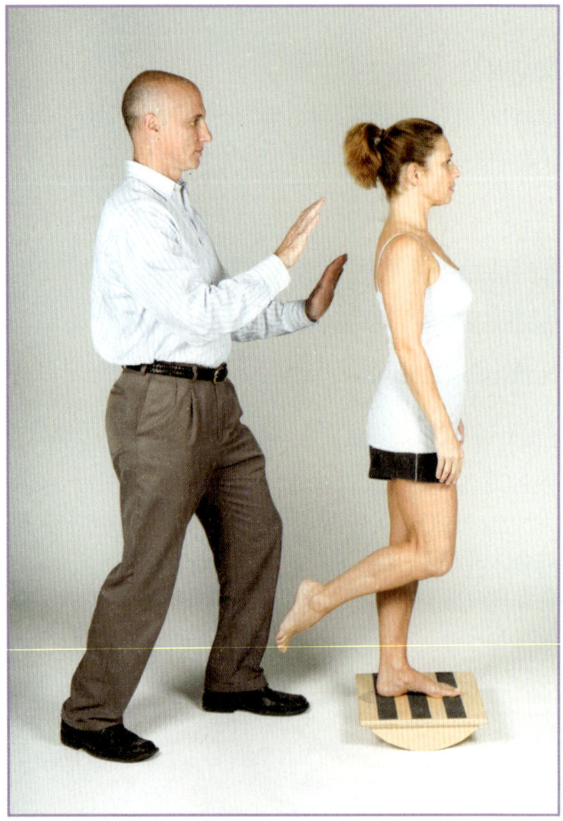
B

그림 12-6 락커보드 감각운동신경 안정화운동. 락커보드는 한쪽 면 안에서 잠김할 수 있는 불안정한 지지면이다. **(A)** 락커보드 위에서 양 다리 서기. **(B)** 락커보드 위에서 한 다리 서기.

치료절차 12-7: 동요판 위에 양발로 서기(Double-leg stance on wobble board)

동요판 위에서 양발로 서기는 락커보드 위에서 양발로 서는 것과 유사한데, 동요판은 모든 면 안에서 움직일 수 있기 때문에 락커보드보다 더 불안정하다.

- 동요판(불안정한 지지면) 위에 양발(안정한 자세)로 선다 (그림 12-7).
- 불안정한 동요판에 설 때는 특히, 판에 오르고 내릴 때 주의해야 한다.
- 1분 동안 적절한 자세를 유지한다.
- 보통 3회 반복한다.
- 목표에 도달하면 동요를 추가한다.
- 환자가 흔들릴 때, 한 점에 위치하는 것이 중요하고, 특히 판에 오르내릴 때와 동요를 추가할 때 중요하다.

치료절차 12-8: 동요판에 한 다리로 서기(Single-leg stance on a wobble board)

동요판에 한 다리로 서기는 불안정한 지지면 위에 불안정한 자세로 서있기 때문에 가장 어려운 안정화 운동 중 하나이다. 적절히 수행하려면 척추의 척추뼈의 고유수용성감각 안정화를 개선해야만 가능할 것이다.

- 동요판 위에 한 다리로 선다.
- 난이도가 있는 동작이기 때문에 특히 벽 근처에서 판에 오르내릴 때 주의해야 한다.
- 1분 동안 적절한 자세를 유지한다.
- 보통 3회 반복한다.
- 모든 감각운동신경 운동처럼, 목표에 도달하면 동요를 증가시킬 수 있다.
- 환자가 흔들릴 때, 한 점에 위치하는 것이 중요하고, 특히 판에 오르내릴 때와 동요를 추가할 때 중요하다.

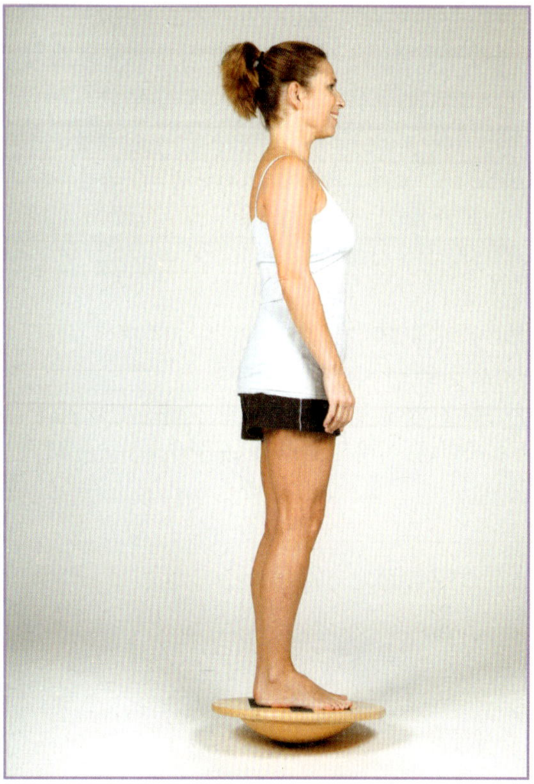

그림 12-7 동요판 감각운동신경 안정화 운동. 동요판은 모든 방향으로 흔들리는 불안정한 지지면이다. 동요판 위에서 양 다리로 서기.

치료절차 12-9: 네발기기 자세 감각운동신경 운동(Quadruped track sensorimotor exercise)

네발기기 감각운동신경 운동은 불안정한 지지면으로 폼 롤러를 사용한다.

- 두 개의 롤러를 신체의 긴축에 수직이 되도록 놓고 시작한다(그림 12-8A). 이 운동은 시상면 균형을 훈련하는 것이다.
- 양쪽 무릎과 양손을 각각 롤러 위에 놓는다.
- 모든 안정화 운동과 마찬가지로, 턱을 당기고 머리와 아랫목은 뒤당김하여 적적한 자세를 취한다.
- 어깨뼈 사이를 천장을 향하여 위쪽으로 민다.
- 이 자세를 20-30초 동안 유지하고 점진적으로 1분까지 증가시킨다.
- 보통 3회 반복한다.
- 안정성이 개선되면, 폼 롤러의 위치를 신체의 긴축과 평행하기 놓고는 이마면 자세를 훈련한다(그림 12-8B).
- 각 자세를 마스터 한 후에, 책과 같은 외적 부하를 머리와 뒷목에 추가할 수 있다.

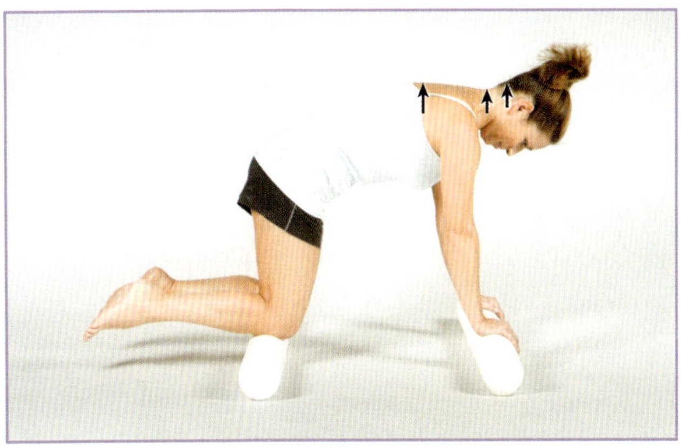

A

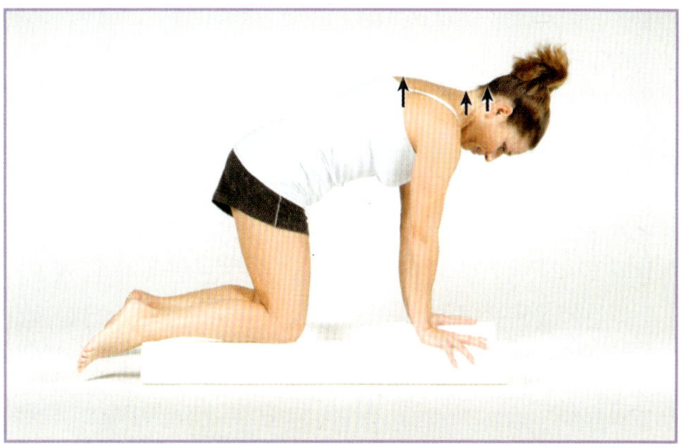

B

그림 12-8 네발기기 자세에서 감각운동신경 안정화 운동. 2개의 폼 롤러는 불안정한 지지면이다. **(A)** 폼 롤러는 몸의 긴축에 수직으로 놓는다. **(B)** 폼 롤러는 몸의 긴축에 평행하게 놓는다.

치료절차 12-10: 안구반사(Ocular reflex)

눈-머리-목 움직임에 협응력이 깨지면 적절한 목뼈 안정화를 유지하지 못한다. 눈, 머리, 그리고 목의 협응된 움직임은 신경의 목-안구반사의 결과이며, 안구, 안뜰계(안쪽 귀 균형) 그리고 척추 안정화 시스템들을 자극하는데 사용하는 감각입력을 재훈련할 수 있다. 초기에는, 안구반사운동은 어지럼증이 있고 균형을 상실하는 경우에도 손상을 예방하기 위해서 보조를 제공하면서 운동시켜야 한다.

- 등받이가 있는 의자를 잡고 단단한 지지면에 서서, 목뼈를 들임하고 바로 선 자세를 유지한다.
- 한 손가락을 앞에 놓고 그 손가락을 따라서 머리와 눈을 하나로 움직인다. 이것은 **시추적**(smooth pursuit)이라고 한다.
- 손가락 움직임은 무작위여야 하며 예측할 수 없어야 한다. 신경계를 과도하게 자극하지 못하도록 느리게 적용하고 목과 안뜰계의 기계수용기를 순응하도록 해야 한다.
- 이 운동은 1분까지 점진적으로 증가시킨다. 3회 반복 수행한다.
- 난이도는 몇 가지 방법으로 점진적으로 증가시킬 수 있다: 의자에 지지하지 않고, 한 다리로 서기를 하면서 운동을 수행한다; 불안정한 지지면 위에서 운동을 하거나, 읽기 또는 던지기를 하면서 시추적을 한다.
- 그림 12-9는 환자는 단단하고 안정된 지지면에 양 발로 서서 치료사의 보조 아래 시추적을 수행하는 것이다.

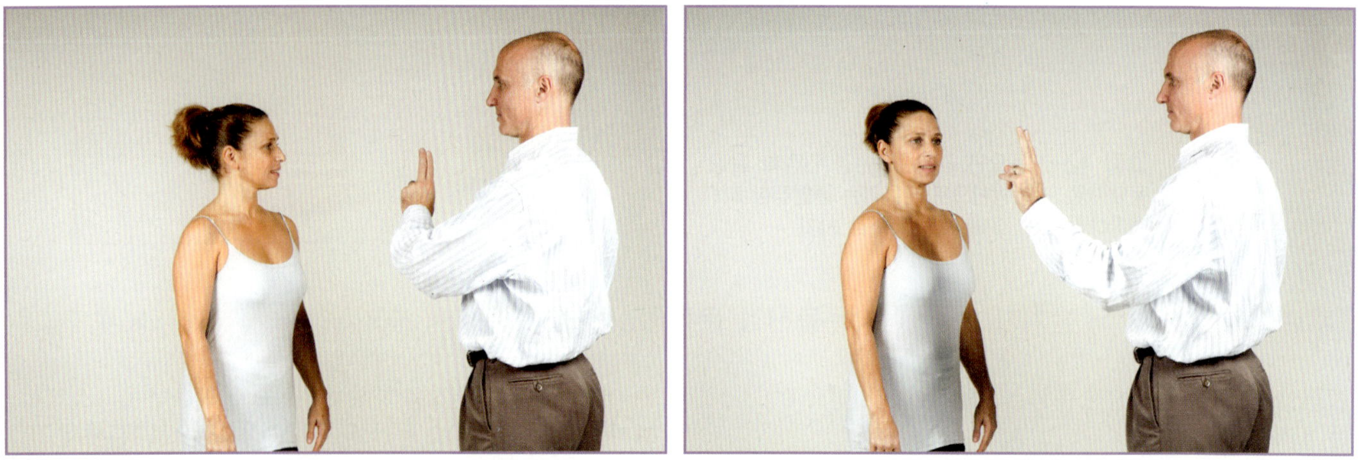

A B

그림 12-9 안구반사. 안구반사는 감각운동신경 운동의 일종으로, 그림 A로부터 그림 B로 손가락이 움직일 때 눈과 머리의 움직임이 함께 일어나는 것을 말한다.

요약 / CHAPTER SUMMARY

도수치료사에게 단단한 근육이나 다른 단단한 연부조직을 신장하고 이완하는 것은 강조되고, 척추 안정화를 위한 근력강화의 중요성을 간과하기가 쉽다. 그러나 근육뼈대계를 지지하는 최선의 방법은 관절에 안정성을 지지해주는 근육과 함께 이완되고 유연한 연부조직의 균형을 유지하는 것이다. 적합한 목뼈 안정화 운동은 신경 고유수용계의 감각운동 훈련뿐만 아니라, 근육의 근력강화가 통합되어야 한다. 불안정한 자세로 일하기와 불안정한 지지면에서 이런 운동을 수행하는 것은 이런 동작을 수행하는데 필요한 신경근육계 안정화 통로에 노력을 제공한다.

도수치료는 거대한 운동량을 요구하기 때문에, 환자에게 자기관리를 추천하는 것처럼 치료사도 자기-관리를 연습해야 한다. 자기관리 운동 안에 척추 안정화가 통합되는 것이 바람직한 선택이다. 근력강화 운동이 허가된 치료사를 위하여, 환자치료에 이런 운동을 함께 준비하는 것은 훌륭한 결정이다.

사례연구

린다(LINDA)

■ 병력 및 평가검사

친구이자 치료사인 Linda Parker는 48세로 만성 목통증을 호소하면서 당신을 찾아왔다. 그녀는 1년 전에 그녀의 강아지와 산책을 하다가 넘어져서 머리와 목이 아래로 떨어진 이후에 증상이 시작하였다고 하였다. 그녀는 즉각 양쪽 목에 통증이 있었고 그 통증은 목 전체로 퍼져나갔다. 그 후로 증상이 점진적으로 악화되었다. 그녀는 지속적인 통증을 가지고 있고 목뼈 전가동범위는 증가되었다고 하였다. 그녀는 컴퓨터 작업을 하고 한번에 30분 이상 앉아 있으며 운전을 한다고 하였다. 그녀는 온습포를 적용하고 효력있는 진통제를 복용하여 통증이 감소하였다고 하였다. 그녀는 이미 깊은 마사지와 신장을 시도하였고, 통증이 일시적으로 경미하게 경감된다고 하였다. 그녀는 팔에 약증이나 방사통은 호소하지 않았다. 또한 그녀는 진단방사선 전문의 소견을 들었는데 골절, 탈구, 또는 뼈대계의 다른 병적 질환은 음성이라고 하였다. 그녀는 도수치료에 대한 적용은 부족했기 때문에, 당신에게 어떤 치료가 그녀에게 도움이 될지 의견을 상담하였고 전문치료를 할지 또는 자기-관리를 할지 질문하였다.

당신이 평가한 결과, 그녀의 목뼈 관절가동범위는 모든 방향에서 제한되었으면 끝범위에서 통증이 나타났다. 당신은 큰구멍 압박검사, 기침검사, 발살바기법을 수행하였고, 팔과 관련된 모든 검사는 음성이었다(평가절차에 관한 정보는 제3장을 참조). 촉진한 결과 목근육이 약간 단단했지만 단단한 위치와 정도 그리고 통증의 존재와 정도 사이에는 약간의 상관성만이 있었다. 연부조직 부종은 존재하지 않았다. 자세검사는 머리와 목이 약간 내밈되었다. 근력 및 고유수용성감각을 위한 기능적 평가는 그녀가 바로 누운자세에서 목뼈의 굽힘을 유지하기 어렵다고 나타난다. 더욱이 중력에 대항하여 목의 굽힘 자세를 약 10초 지속한 후에 통증과 단단함의 목빗근 양쪽에서 나타난다고 호소하였다. 엎드린 자세에서 그녀는 폄을 유지하기 어려워했다. 두 경우에서, 당신은 휴식자세에서 치료대 아래로 머리를 놓기가 어렵다는 사실을 증거로 나쁜 운동감각인식이 있다고 판단하였다. 운동감각인식의 결함을 확인하기 위하여, 당신은 양쪽 눈을 감으라고 하고, 목을 왼쪽과 오른쪽으로 회전한 후에 처음 휴식자세로 돌아온다. 그녀는 이것을 수행하기 어려워 하였다.

■ 질문을 통한 사고:

1. Linda의 자기-관리 계획에 척추 안정화운동이 포함됩니까? 그렇다면 이유는 무엇입니까? 아니라면 이유는 무엇입니까?
2. 목뼈안정화운동이 유용하다면, 그녀가 안정하게 수행할 수 있습니까? 그렇다면 이유는 무엇입니까? 아니라면 이유는 무엇입니까?
3. 그녀는 안정화훈련을 수행해야 한다고 판단하였다면, 특별한 운동 치료절차는 무엇이며, 그 이유는 무엇입니까?

질문을 통한 사고의 정답과 환자에게 적용된 치료전략은 275쪽에 있습니다.

복습문제

객관식

1. 다음 중에서 고유수용성감각을 개선하는데 중점을 둔 최선의 운동은 무엇입니가?
   A. 안정화
   B. 감각운동신경
   C. 근력강화
   D. 근지구력

2. 운동조절에 포함되는 2가지 주요 요소는 무엇입니까?
   A. 감각운동신경 및 근력
   B. 대(gross) 근력과 지구력
   C. 고유수용성감각과 운동감각인식
   D. 지구력과 동요

3. 팔다리를 모두 사용하는 안정화 운동을 설명하는 것은 다음 중 무엇입니까?
   A. 감각운동신경
   B. 네발기기 자세
   C. 시추적
   D. 위의 모두

4. 가장 도전적인 척추 안정화 운동을 다음 중 무엇입니까?
   A. 동요판 위에 양 다리 서기
   B. 락커보드 위에 양 다리 서기
   C. 락커보드 위에 한 다리 서기
   D. 동요판 위에 한 다리 서기

5. 위쪽 교차증후군에 다음 중 짧아지는 근육을 무엇입니까?
   A. 목긴근과 머리긴근
   B. 중간등세모근과 등마름근
   C. 목빗근과 뒤쪽 뒤통수밑근
   D. 위의 모두

참/거짓

1. ____ 락커보드는 불안정한 지지면의 하나의 예이다.
2. ____ 동요판에 서서 적절한 목자세를 유지하는 것을 시추적이라고 한다.
3. ____ 시작단계의 최선의 안정화운동은 동요판에서 한 다리 서기와 양 다리 서기이다.
4. ____ 목뼈교정자세의 중요한 요소는 머리를 들임하는 것이다.
5. ____ Bruegger 자세성 이완자세는 보통 네발기기 자세에서 수행한다.

단답형

1. 효과적인 목뼈안정화는 보통 어떤 다른 신체 부위의 안정화를 요구합니까?
   ____
2. 안정화 운동 동안에 환자를 약간 밀기하는 것을 무엇이라고 합니까?
   ____
3. 불안정한 지지면을 제공하는 것을 무엇이라고 합니까?
   ____
4. 가장 기본적인 네발기기 자세 근력강화 안정화 운동은 무엇입니까?
   ____

일치문제

1. 한 면에서 불안정한 지지면	____	머리 내밈
2. 안구반사 운동	____	동요판
3. 불안정한 자세	____	락커보드
4. 다양한 면에서 불안정한 지지면	____	어깨뼈 들임
5. 위쪽 교차증후군	____	시추적
6. Bruegger 자세성 이완자세	____	한 다리 서기

복습문제에 대한 정답은 276쪽에 있습니다.

사례연구 및 복습문제에 관한 정답

제 1 장

복습문제

객관식

1. b
2. d
3. d
4. b
5. d

참/거짓

1. 참
2. 거짓
3. 거짓
4. 거짓
5. 참

단답형

1. 앞굽이
2. C2와 C7
3. 목뼈기둥 또는 관절기둥
4. 굽힘근, 폄근, 오른쪽 가쪽굽힘근, 왼쪽 가쪽굽힘근, 오른쪽 돌림근과 왼쪽 돌림근

일치문제

1. 목동맥동반사 — 혈압 저하
2. 해부학적 자세로부터 오른쪽 돌림 각도 — 85°
3. 관절돌기 — 관절가동술을 위한 최선의 접촉점
4. 목의 가장 큰 근육 — 목반가시근
5. 해부학적 자세로부터 왼쪽 가쪽굽힘 각도 — 45°
6. 목의 폄, 가쪽 굽힘, 그리고 반대쪽 회전을 하는 근육 — 등세모근

제 2 장

복습문제

객관식

1. c
2. b
3. c
4. d
5. d

참/거짓

1. 참
2. 거짓
3. 참
4. 거짓
5. 참

단답형

1. 근방추에 관한 감마운동신경계의 조절
2. 앞쪽
3. 울프법칙
4. 퇴행성관절질환

일치문제

1. Hyper — Excessive
2. Tone — Tension
3. Arthr — Joint
4. Collis — Neck
5. Itis — Inflammation
6. Torti — Twisted

제 3 장

복습문제

객관식

1. b
2. a
3. d
4. c
5. a

참/거짓

1. 거짓
2. 참
3. 거짓
4. 거짓
5. 참

단답형

1. 신연검사
2. X-선(방사선사진)
3. 노동맥 맥박에 대한 강도 약화
4. 발등쪽굽힘

일치문제

1. 작은가슴근증후군 — 라이트 검사
2. 공간점유성 손상 — 구멍압박검사
3. 염좌 — 수동관절가동범위
4. 앞목갈비근증후군 — 에드손검사
5. 저앞굽이 목뼈 — 자세평가
6. 가슴빗장뼈증후군 — 이든검사

제 4 장

사례연구: Christian (뒷목에 깊은마사지)

질문을 통한 사고

1. 깊은마사지가 인정적으로 당신의 치료계획에 포함됩니까? 그렇다면 이유는 무엇입니까? 아니라면 그 이유는 무엇입니까?

Christian의 단단한 근육과 그의 특징적인 목통증과 두통을 야기하는 활성통증유발점이 있기 때문에 치료도구로 마사지에 대한 요구가 적응증이다. 더욱이 통증유발점을 누르면 목과 머리에 통증이 증가하거나 활성화되어 그의 증상에 통증유발점은 인과관계를 나타낸다. 주의: 당신은 치료계획에 신장을 추가할 것을 고려하였으나, 그가 왼쪽으로 디스크탈출 때문에, 왼쪽 가쪽굽힘으로 목을 움직여서 오른쪽을 신장하는 것을 금기된다. 또한 Christian은 목 움직임에 전반적인 손실을 보이지 않기 때문에 신장은 매우 중요하지 않다. Christian의 왼쪽 가쪽굽힘을 금기라는 것보다 그의 디스크 탈출의 존재를 주목하고 있을지라도, Christian은 현재 왼쪽으로 디스크탈출이 되었고 목과 머리는 오른쪽에서 느끼고 있기 때문에 적절하지 않다.

2. 깊은마사지가 효과적이라면, 환자에게 안전합니까?

그렇다면 당신은 환자에게 안전하게 적용할 수 있습니까?

Christian 뒷목 근육에 깊은 조직 마사지는 긴 시간 적용하여도 실제로 척주관절이 움직이거나 디스크 질환이 악화될 가능성이 없다. 따라서 이런 경우 머리와 목을 유지하는 고정손을 적절히 이용하여 압을 적용하는 것이 중요하다.

3. *깊은마사지를 수행한다면, 한 근육 또는 근육군에 적용합니까? 이유가 무엇입니까?*

깊은 조직 마사지를 수행할 부위는 단단하다고 느껴지는 부위를 선택하면 된다. Christian은 양쪽이 단단하기 때문에 당신은 양쪽에 마사지를 적용하기로 결정할 수 있다. 그러나 당신은 더 단단하고 증상이 있는 오른쪽에 집중하기로 결정한다. 이런 이유로, 당신은 오른쪽 통증유발점에 주로 중점을 둘 것이다. 통증유발점의 위치와 깊이를 감안할 때, 당신은 머리반가시근의 위치로 판단할 수 있다. 또한, 머리로 연관된 통증은 머리반가시근 통증유발점을 위한 전형적인 통증 연관통 유형과 일치한다. 마사지 깊이에 대한 Christian의 내성 안에서 마사지하는 것 이상은 깊은 조직 마사지에서 금기증이 아니다.

치료:

당신은 그의 목의 양쪽에 약 5-10분 동안 부드러운 마사지에서 중등도 깊이 마사지까지 적용하는데 조직을 따뜻하게 하고 순환을 증진시키기 위하여 부드럽게 쓰다듬으면서 원형으로 마찰법을 적용한다. 당신은 그의 양쪽 목 전체에 깊은 스트로크 마사지를 2세트 실시하는데 처음에는 오른쪽을 한 후에 왼쪽을 수행한다. 목의 바닥을 마사지하고, 다음에 뒤통수밑부위를 마사지한다. 다시 오른쪽으로 돌아가서 머리반가시근의 통증유발점에 깊은 스트로크마사지를 약 0.5-1인치 사이에 30~60회 스트로크를 적용한다. 마사지는 주 2회, 3주 동안 반복한다. 치료부위에 통증이 발생하면 마사지 후에 집에 돌아가 즉시 약 5-10분간 냉찜질을 하라고 추천한다. 또한 치료를 받을 때마다 그의 목에서 오른쪽에 온습포를 수회 적용해야 한다. 또한 Christian은 컴퓨터작업과 전화를 받을 때 적절한 자세에서 실시해야 한다고 지시한다.

예후:

약 3주 후에, Christian은 목 통증이 약 40-60%는 감소하였고 수일 동안 머리로 연관통이 나타나지 않았다고 보고하였다. 당신은 같은 치료 빈도와 접근법을 계속하면서 추가로 온습포와 굽힘쪽으로 부드러운 신장(목디스크가 있는 왼쪽 가쪽굽힘은 추가하지 않도록 주의하고) 깊은 조직 마사지 끝에서 적용한다. 그로 2주 후에, Christian은 더 이상 목 통증이 출현하지 않았다. 그의 업무 중에 목에서 신체적 스트레스 때문에, 당신은 한 달간 예방치료를 하는 것이 적절하다고 그에게 추천하였다.

복습문제

객관식

1. c
2. a
3. c
4. c
5. b

참/거짓

1. 참
2. 거짓
3. 거짓
4. 참
5. 거짓

단답형

1. 수직(90°)
2. 위앞엉덩뼈가시근 안으로 밀어넣기(약간 위쪽으로 수행)
3. 근복부(belly)로 그려진 선은 당신의 치료손의 아래팔 선과 근접하여 평행해야 한다.
4. "더 누를까요? 또는 덜 누를까요?"

일치문제

1. 근수축 — 힘의 내적 생성
2. 해부학적 자세에서 손목관절 — 쌓여진(stacked)
3. 밀어넣은 팔꿉관절 — 스트로크 넘어선 중심
4. 뒤통수밑 마사지 — 치료사는 치료대의 옆에 앉는다.
5. 중력 — 힘의 외적 생성
6. 목의 바닥에 마사지 — 치료사는 치료대의 머리쪽에 앉는다.

제 5 장

사례연구: Mike (앞목 마사지)

질문을 통한 사고

1. *Mike에 대한 당신의 치료계획에 앞목의 마사지가 포함될 수 있습니까? 그렇다면 이유는? 아니라면 이유는?*

Mike는 오른쪽 목긴근이 단단하고 통증이 있으며 촉진하면 특징적인 통증이 재출현하기 때문에, 이 근육과 앞목 마사지에 대한 요구는 명확하다.

2. *앞목 마사지가 가치있다면 그에게 안전하게 적용할 수 있습니까? 그렇다면 어떤 방법으로 마사지할 것입니까?*

목긴근의 마사지 안정성과 관하여 금기증은 없다. 목에 관한 모든 정형외과적 평가가 음성이다(디스크 검사는 양성이었지만, 다른 공간-점유성 손상 또는 가슴문증후군은 앞목마사지에 금기증이 아니다). 또한 그의 주치의에 의한 진단검사는 앞목에는 다른 병적 질환이 없다고 나왔다.

3. *앞목 마사지를 수행한다면, 특별한 기법이 있습니까? 그리고 당신은 왜 그 방법을 선택했습니까?*

앞목 마사지에 관한 근육은 명확히 결정할 수 있다. 오른쪽 목긴근은 그 부위에 단단한 유일한 근육이며, 특징적인 통증 유형을 재생산한다.

치료:

당신의 치료계획은 다음 3주 동안 주 2회 치료를 추천한다. 6회 방문 후에 당신은 Mike를 재평가하고 더 치료를 적용할 것인지 결정할 것이며 그렇다면 어떤 치료를 적용할지 계획할 것이다.

당신은 환자가 엎드린 상태에서 뒷목에 약 10분 동안 부드러운 마사지로 시작하여 중등도 깊이의 마사지를 적용하여서 그 부위를 따뜻하고 느슨하게 만들 것이다. 그런 다음 환자는 바로 눕고, 환자의 윗가슴과 앞목 얕은 근육은 따뜻하고 느슨하게 하기 위하여 10분 동안 마사지한다. 다음

10분 동안, 당신은 마사지의 강도를 점진적으로 증가시키고, 양쪽 목빗근과 목갈비근에 중점을 둘 것이다. 그가 따뜻해지면, 당신은 목긴근에 마사지를 시작하는데 처음에는 왼쪽에서 실시하고 나중에 오른쪽으로 옮긴다. 오른쪽 목긴근에 마사지를 적용할 때 당신의 압은 처음에는 경미하다. 마사지 이후에 당신은 그의 목을 전 가동범위에서 부드럽게 신장하는데, 왼쪽 가쪽굽힘으로 신장할 때 더 집중해야 한다 (주의: 병적 디스크 또는 다른 공간-점유성 손상에 관한 정형외과적 평가가 음성이라는 것은 가쪽 굽힘 신장이 편안하게 수행할 수 있다는 것을 지적한다.)

5회의 치료 동안 당신은 치료에서 가장 먼저 준비운동을 계속한다. 그러나 점진적으로 목긴근에 적용하는 마사지의 압을 증가시킨다. 또한 치료의 끝에서 적용하는 신장의 강도를 점진적으로 증가시킨다. 3주까지, 당신은 앞목을 폄과 왼쪽 가쪽굽힘으로 가져가서 오른쪽을 부드럽게 신장한다. (주의: 척추동맥역량검사의 음성은 환자의 목을 펴는 것이 안전하다는 것을 뜻한다.)

예후:

3주 후에, Mike는 더 이상 앞목에서 통증이 없었다. 삼킴은 아직 통증이 있었지만, 통증 강도는 찌르는 듯 한 날카로운 통증은 경미하고 둔한 통증으로 변화되었다. 진행에 관한 토론 후에, 당신은 그가 삼킬 때 통증이 사라질 때까지 주 2회의 치료를 지속하기로 결정하였다. 그 지점에 도달하면 2-3주 동안 주 1회 치료를 지속할 것이다. 통증이 사라지면, 치료는 매 2주마다 1회씩으로 그리고 그 다음 매 3-4 부마다 1회씩으로 줄여나간다. 통증이 없어졌다고 판단될 때, 그는 치료를 그만두고 예방성 치료를 앞목과 뒷목에 매 2-4주마다 약 1회씩 또는 그가 적절하다고 판단하는 간격으로 적용할 것이다.

복습문제

객관식

1. c
2. a
3. a
4. c
5. b

참/거짓

1. 참
2. 거짓
3. 거짓
4. 거짓
5. 참

단답형

1. 목갈비근육군
2. 목이 뒤쪽으로 젖혀진 채찍질손상
3. 긴근
4. 긴근

일치문제

1. 팔신경얼기 압박 — 가슴문증후군
2. 온목동맥 압박 — 목동맥궁반사
3. 목의 뒤쪽 삼각의 뒷모서리 — 등세모근
4. 기관 압박 — 기침반사
5. 목의 뒤쪽 삼각의 앞모서리 — SCM
6. 가로돌기 부착 — 목갈비근육군

제 6 장

사례연구: Sam (다면적 신장법)

질문을 통한 생각하기

1. Sam을 위한 치료 계획에서 다면적 신장법을 포함시킬 것인가? 이유는 또는 그렇지 않은 이유는?

제한된 동작이 의뢰인에서 발견된다면, 치료사는 신장기법을 치료적 도구로 사용할 이유가 분명히 있게 된다. 왜냐하면, Sam은 마사지를 받고, 오른쪽 등세모근에 대한 신장을 몇 개월 동안 받았지만, 여전히 개선되지 않거나 약간의 개선만 있었으며, 좀 더 효과적인 신장기법 즉, 다면적 신장법 같은 기법의 사용을 의미한다. 치료사는 이전에 오른쪽 등세모근 위섬유에 적용한 신장법의 효과가 없었는지에 대한 관찰에 근거하여 추론해야한다. 신장하는 동안 머리를 왼쪽 돌림을 하고, 환자의 오른쪽 등세모근 위섬유를 가로면에서 느슨하게 한다(왜냐하면 왼쪽 돌림근 때문). 또한, 오른쪽 어깨의 올림을 허용하게 하여, 오른쪽 등세모근 위섬유가 더 느슨하게 해야 한다.

2. 다면적 신장법이 유용하다면, 안전한 것인가? 그렇다면, 어떻게 알수 있는가?

어떠한 신장법을 수행하는데 있어 안전한지를 결정하기 위하여, 치료사는 추간공 압박검사를 수행하고, 의뢰인에게 기침 검사와 발살바기법을 수행해본다. 양쪽 검사의 검사 결과가 음성이면 치료사는 신장을 치료도구로서 안전하게 사용할 수 있다. 반대로, Sam이 병리학적 디스크 또는 진행된 퇴행성 관절 질환(퇴행성관절염), 신장법의 금기증이 되는 사항(이러한 검사 절차에 대한 자세한 사항은 3장을 참조)을 가지고 있다면, 이러한 검사는 양성으로 나타난다. 의뢰인의 병력이 상지와 연관한 병력(즉, 통증, 저림, 둔함이 없음)이 적응증에 반영되지 않으면, 신장법의 금기증 상황이 아니게 된다.

3. 다면적 신장법을 수행한다면, 어떠한 특정한 신장법의 치료 절차를 사용할 것인가? 이유는?

치료사는 머리반가시근과 어깨 올림근뿐만 아니라, 등세모근 위섬유의 오른쪽 모든 근육의 신장을 결정해야 한다. 오른쪽 등세모근의 자가 신장이 효과적으로 작용되지 않았다면, 이는 가로면에서 근육 동작을 포함하지 않았기 때문이다. 또한, 의뢰인은 신장을 하는 동안 어깨뼈를 고정하지 않았으며, 이러한 것이 효과적으로 작용되지 않은 또 하나의 원인이 되었다. 이러한 이유로 등세모근과 다른 근육의 다면적 신장법이 적응증이 된다. 치료사의 결정은 촉진 검사의 결과에 근거해서 결정하며, 오른쪽 3개 근육의 단단함을 반영하며, 특히, 등세모근 위섬유가 포함된다. 그리고, 오른쪽 등세모근 위섬유의 동작이 폄을 하고, 오른쪽 외측 굽힘 그리고 왼쪽 돌림을 함으로써, 치료사는 반대쪽 동작인 굽힘, 왼쪽 외측 굽힘과 오른쪽 돌림을 함으로 근육의 제한된 동작을 통하여 단단함을 알 수 있다. 이러한 제한은 관절 가동범위 검사로도 발견할 수 있다. 왼쪽 돌림의 약간의 감소가 있으면 오른쪽 어깨 올림근의 단단함의 결과이다(이는 오른쪽 돌림근이다).

치료:

치료사의 치료 시작은 목의 가벼운 정도에서 중등도 정도의 깊은 마사지를 10~15분 정도의 수행으로 시작한다. 이때 적용하는 마사지는 오른쪽 면에 좀 더 집중하면서 목 외측 부위와 뒤쪽 부위에 교차 섬유 마사지와 에플루라지의 조합으로 한다. 이는 조직의 워밍업과 국소 순환에 도움을 주게 된다. 마사지 후에, 치료사는 치료 부위에 건열을 5~10분 정도 적용하여 워밍업을 도와주고 신장하기 전에 의뢰인을 좀 더 이완하게 한다. 그런다음, 치료사는 오른쪽 반가시근(치료절차 6-4 참조)과 어깨올림근(치료절차 6-3 참조)뿐만 아니라, 오른쪽 등세모근 위섬유(치료절차 6-1 참조)의 다면적 신장법을 실시한다. 치료사는 등세목근 위섬유를 신장하고, 다른 두 근육을 신장하고, 등세모근 신장의 반복으로 끝낸다. 처음 등세모근 위섬유를 신장할 때, 치료사는 3번 반복하고, 유지는 10~20초를 한다. 두 번째 신장을 할 때는 좀 더 동적으로 수행하며, 10번 반복을 하고, 이때 유지 시간은 2~3초로 한다. Sam이 살고 있는 집의 거리가 멀기 때문에 치료사는 Sam의 어머니에게 도움을 받을 것을 권유하며, 치료 시 다면적 신장법을 권유하도록 한다. 치료사는 자신이 발견한 결과를 Sam의 어머니에게 의뢰하도록 하고, 가능하다면 문서화하여 할 수 있도록 한다. 그리고, 2~4주간 일주일에 2번씩 신장과 마사지를 받도록 추천한다.

Sam은 자신의 신장법 치료에 대하여 매우 의욕적이기 때문에, 치료사는 신장을 어떻게 하는지 보여주며 특히, 등세모근 위섬유에 초점을 두고 보여준다. 또한, 등세모근과 어깨올림근을 신장할 때 다른 한손으로 어깨를 고정하는 것을 강조하며, 이는 의자의 뒤 부분을 잡고 실시함으로써 사용하는 것을 알려준다. 또한, 치료사는 목의 올바른 자세뿐만 아니라, 컴퓨터 일을 할 때의 적절한 자세에 대하여 알려주도록 한다.

추후 진행(Follow-Up):

4주 후에 Sam의 목 통증과 뻣뻣함이 없어졌으며, 증상이 없을 때에도 목에 스트레스를 주는 일과 가끔씩 보일 수 있는 증상을 해결하기 위하여, 지속적인 목의 신장과 규칙적인 마사지가 중요한지를 강조하도록 한다.

복습 문제

객관식

1. b
2. b
3. d
4. a
5. b

참/거짓

1. 참
2. 참 (왼쪽 외측 굽힘근의 기능적 단위)
3. 거짓
4. 거짓
5. 참

단답형

1. 다면적 신장은 실제로 여러 면이 아닌 한 면, 즉 사선면; 하지만 다면(2개 또는 3개)의 두상면에서 발생하지 않기 때문이다.
2. 돌림의 미리 조정
3. 목의 다른 폄근의 느슨하게 하기 위함(이로 인해 반가시근이 좀 더 효과적으로 신장되기 때문)
4. 다른 쪽 부착 부위를 좀 더 아래쪽으로 밈(어깨)으로써 어깨 올림근의 신장하고 늘리게 함

일치 문제

1. 기능적 근육군
   — 근육은 모두 같은 동작을 함
2. 치료사가 환자를 신장 한다
   — 보조적 신장법
3. 정적 신장법
   — 신장위치를 길게 유지
4. 환자 자신이 신장 한다
   — 비보조적 신장법
5. 목표 근육
   — 신장되어야 하는 근육
6. 동적 신장법
   — 신장위치를 짧게 유지

제 7 장

사례 연구: Lucy (수축 이완 CR 신장법)

질문을 통한 생각하기

1. *CR 신장법과 같은 고급화된 신장법을 Lucy를 위한 치료 계획에 포함할 수 있는가? 이유는? 그렇지 않다면 그 이유는?*

   제한된 동작이 의뢰인에서 발견된다면, 치료사는 신장기법을 치료적 도구로 사용할 이유가 분명히 있게 된다. 왜냐하면, Lucy는 마사지를 받고, 신장을 지난 2주 동안 받았지만, 여전히 개선되지 않거나 약간의 개선만 있었으며, 좀 더 효과적인 신장법, 즉, CR 신장법 같은 기법의 사용을 의미한다. 이는 고급 신장법으로서 일반적인 신장법이 적용되지 않을 때 좀 더 잘 적용되는 것으로, 신경학적 자극을 사용하여 단단해진 근육의 이완을 하게 한다. 치료사는 CR 신장법을 사용할 것을 결정할 수 있다.

2. *CR 신장법이 효과가 있다면, 안전하게 사용할 수 있는가? 그렇다면 어떻게 알 수 있는가? 그렇지 않다면, 이유는?*

   어떠한 신장법을 수행하는데 있어 안전한지를 결정하기 위하여, 치료사는 추간공 압박검사를 수행하고, 의뢰인에게 기침 검사와 발살바기법을 수행해본다. 양쪽 검사의 검사 결과가 음성이면 치료사는 신장을 치료도구로서 안전하게 사용할 수 있다. 반대로, Lucy가 병리학적 디스크 또는 진행된 퇴행성 관절 질환(퇴행성관절염), 신장법의 금기증이 되는 사항(이러한 병리학적 상황에 대한 자세한 사항은 2장을 참조)을 가지고 있다면, 이러한 검사는 양성으로 나타난다. 의뢰인의 병력이 상지와 연관한 병력(즉, 통증, 저림, 둔함이 없음)이 적응증에 반영되지 않으면, 신장법의 금기증의 상황이 아니다.

3. *CR 신장법을 한 후, 어떠한 특정 신장법의 치료절차을 사용하는가? 그리고 당신이 선택하여 사용한 이유는?*

   어떠한 신장을 수행할 것인

가를 결정하기 전에 목의 관절가동범위 감소를 결정해야 한다. Lucy의 왼쪽 돌림 동작은 감소되어 있으며, 이는 오른쪽 돌림 근육이 단단해지고 신장이 필요하는 것을 알려준다. 치료사는 왼쪽 돌림으로 신장해야 한다. 또한 굽힘의 범위도 감소되어 있으므로, 치료사는 폄근도 신장이 필요한 근육임을 알아야 한다. 치료사는 굽힘으로 신장을 해야 하며, 2개 목표 근육의 더 효과적인 신장을 위해 사선방향의 신장을 수행하며 왼쪽 돌림과 굽힘을 조합해야 한다.

치료:

치료 시작은 목의 가벼운 정도에서 중등도 정도의 깊은 마사지를 10~15분 정도의 수행으로 시작한다. 이때 적용하는 마사지는 에플루라지, 회전성 마찰법(circular friction), 그리고 부드러운 스트로크의 조합으로 한다. 이는 조직의 워밍업과 국소 순환에 도움을 주게 된다. 마사지 후에, 치료사는 치료 부위에 건열을 5~10분 정도 적용하여 워밍업을 도와주어 CR 신장을 하기 전에 의뢰인을 좀 더 이완하게 한다. 오른쪽 돌림근 단위를 CR 신장으로 수행하고(치료절차 7-6 참조), 폄근/오른쪽 돌림근을 사선방향으로 CR 신장을 수행한다(실기적용 7.1 참조). 치료사는 각 신장을 3에서 4번 반복하고, 이러한 방식으로 3주 동안 일주일에 2번씩 실시한다. Lucy가 집과 직장에서 혼자 할 수 있는 운동과 적절한 자세에 대해서 설명해주고, 비보조적인 CR 신장법을 오른쪽 돌림근과 폄근에 적용하는지에 대하여 교육한다. 치료사는 건열을 목 뒤쪽에 하루에 2번씩 적용할 것을 추천해주고, 그런 다음 바로 정적 신장법 또는 비보조적 CR 신장법을 적용하도록 한다.

추후 진행(Follow-Up):

3주 후에 Lucy는 목의 왼쪽 돌림과 굽힘의 완전한 관절 가동 범위를 획득하였으며, 고속도로 운전 시 안전하고 편안한 느낌을 보고하였다. 추후 방문에서 치료사는 하루에 한 번씩 신장을 계속할 것을 권장하였으며, 한 달에 한번쯤 예방을 위한 재방문을 권장하였다.

복습 문제

객관식

1. b
2. a
3. b
4. c
5. c

참/거짓

1. 거짓
2. 참
3. 거짓
4. 참
5. 거짓

단답형

1. 목표 근육이 신장됨
2. 고정하는 손
3. 압을 만들기 위한 체중심 이용
4. 돌림

일치문제

1. 치료하는 손
 — 신장하는 손
2. 환자의 초기 신장
 — 첫 번째 반복 전에 수행
3. 환자는 들숨 또는 날숨
 — 수축할 때 수행
4. 움직임으로부터 어깨를 유지 — 고정하는 손
5. CR 신장을 위한 반사
 — GTO 반사
6. 신장을 너무 빠르고 멀게 하면 나타나는 반사
 — 근방추 반사

제 8 장

사례 연구: Sean (주동근 수축 신장법, AC)

질문을 통한 생각하기

1. *AC 신장법과 같은 고급화된 신장법을 Sean을 위한 치료 계획에 포함할 수 있는가? 이유는? 그렇지 않다면 그 이유는?*

의뢰인의 제한된 동작 범위는 마사지와 신장이 치료적 도구로서 필요한 것을 알려준다. Sean은 어떠한 마사지나 다른 도수치료를 받지 않았기 때문에 두 가지 기법 모두 긍정적인 결과를 가져 올 것으로 기대된다. 동작 소실의 정도가 심하고 문제점이 만성이기 때문에 AC 신장법(또는 7장에서 언급한 수축 이완 신장법)과 같은 고급화된 신장법이 현명한 치료 선택으로 생각된다. 일반적으로 단단해진 근육의 이완을 위해서는 신경학적 자극을 이용한 고급화된 신장법을 사용하며, 이 방법은 일반적인 신장법보다 우수한 효과를 만들어 낸다. 또한 의뢰인은 치료 단계 동안 치료 개선에 대한 많은 의지를 보여주었으며, AC 신장법을 수행할 때 편안한 모습을 보여주었다.

2. *AC 신장법이 효과가 있다면, 안전하게 사용할 수 있는가? 그렇다면 어떻게 알 수 있는가? 그렇지 않다면, 이유는?*

어떠한 신장법을 수행할 것인가 그리고 안전한지를 결정하기 위해 치료사는 추간공 압박검사를 수행하고, 의뢰인에게 기침 검사와 발살바기법을 수행해 본다. 양쪽 검사의 검사 결과가 음성이면 치료사는 신장을 치료도구로서 안전하게 사용할 수 있다. 반대로, 의뢰인이 병리학적 디스크 또는 진행된 퇴행성 관절 질환(퇴행성관절염), 신장법의 금기증이 되는 사항을 가지고 있다면, 이러한 검사는 양성으로 나타난다. 의뢰인의 병력이 상지와 연관한 병력(즉, 통증, 저림, 둔함이 없음)이 적응증에 반영되지 않으면, 신장법 금기증의 상황이 아니게 된다.

3. *AC 신장법을 한 후, 어떠한 특정 신장법의 치료절차를 사용하는가? 그리고 당신이 선택하여 사용한 이유는?*

어떠한 신장을 수행할 것인가를 결정하기 전에 목의 관절가동범위 감소를 결정해야 한다. Sean의 굽힘 동작은 감소하였으며, 이는 폄근이 단단해진 것으로 신장을 필요로 하는 근육임을 알려준다. 치료사는 의뢰인의 목을 굽힘 방향으로 신장을 수행한다. 또한 양쪽의 외측 굽힘 동작도 감소하였으므로, 양쪽 외측 굽힘 근육도 단단해졌음을 알 수 있으며, 이 근육의 신장을 필요로 한다. 따라서, 치료사는 목의 왼쪽 외측 굽힘과 오른쪽 외측 굽힘으로 신장을 수행한다. 목을 더 효과적으로 신장하기 위하여 굽힘과 외측 굽힘을 조합한 2개의 사선면 신장을 수행할 수 있다. 그런 다음 2번을 반복하고, 한쪽 돌림을 추가하여 실시하고, 다른 한쪽 돌림을 추가로 실시한다.

치료:

치료 시작은 목의 중등도 정도의 깊은 마사지를 10~15분 정도의 수행으로 시작한다. 이때 적용하는 마사지는 에플루라지, 회전성 마찰법(circular friction), 스트립핑(stripping) 그리고 부드러운 스트로크의 조합으로 한다. 이는 조직의 워밍업과 국소 순환에 도움을 주게 된다. 마사지 후에, 치료사는 치료 부위에 건열을 5~10분 정도 적용하여 워밍업을 도와주고 AC로 신장하기 전에 의뢰인을 좀 더 이완하게 한다. 폄근 단위(치료절차 8-3 참조)의 AC 신장을 수행하고, 양쪽 외측 굽힘 단위(치료절차 8-1과 8-2 참조), 그리고 폄근/오른쪽 외측 굽힘근과 폄근/왼쪽 굽힘근의 사선면 AC 신장을 수행한다(치료절차 8-4와 8-5 참조). 이러한 사선면 신장의 효과를 최대화하기 위하여, 치료사는 반복하고 오른쪽 돌림과 왼쪽 돌림 요소를 추가하여 실시한다(실기 적용 8.2 참조). 각 치료 단계의 마지막에서 치료사는 수동적 그리고 능동적 관절 가동 범위의 증가가 발생되며, 이러한 것이 신장으로 얻어진 결과로 인식할 수 있다(7장 치료전문가 Tip 7.10 참조).

치료사는 각 신장을 10번 반복하고, 이러한 치료절차를 처음 2주간은 일주일에 3번, 그리고 그 다음 2주간은 일주일에 2번 실시한다. Sean은 사무직 근로자이기 때문에, 컴퓨터 일을 할 때 적절한 자세를 알려주는데 초점을 두어야 하며, 전화를 사용하거나 책을 읽을 때 필요한 적절한 자세를 알려 주어야 한다. 또한 집에 있을 때 적절한 자세와 엎드려 자는 자세에서 등쪽으로 자는 자세의 점진적 변화와 관련하여 교육해야 한다. 또한, 목과 등의 신장을 하기 전에 건열을 적용하는 것을 추천하며, 하루에 2~3번 정도의 신장을 권유하고, 이러한 근육의 비보조적인 CR 신장을 수행하는 방법을 보여준다.

추후 진행(Follow-Up):

4주 후에 Sean은 목의 오른쪽과 왼쪽 외측 굽힘뿐만 아니라, 굽힘의 모든 범위 증가를 보여 주었다. 치료사는 이러한 관절가동범위 증가가 추후 첫 번째 방문 검사에서 나타났으며, 일하는 동안 편안함과 통증이 없어진 것을 보고하였다. 더 많은 효과를 보기 위하여, 치료사는 다음 3~4주 동안 일주일에 한 번씩 방문하여 치료받을 것을 권유하였으며, 치료 마지막 단계에서 매일 신장을 지속적으로 할 것을 권유하고 예방 차원에서 한 달에 한 번 방문을 하도록 권유하였다.

복습 문제

객관식

1. c
2. c
3. d
4. a
5. c

참/거짓

1. 참
2. 거짓
3. 참
4. 거짓
5. 참
6. 거짓

단답형

1. 목표근육의 길항근이 신장됨
2. 굽힘과 오른쪽 외측 굽힘
3. 머리를 침대 바깥쪽으로 하고 엎드린 자세
4. 목표 근육의 신장으로 시작하고 상반 신경 억제 반사를 시작하게 한다.

일치문제

1. AC 신장 반복 시 시간 — 3에서 5
2. AC를 수행하는 데 일반적인 반복 수 — 8에서 10
3. 오른쪽 돌림근이 단단함 — 환자를 왼쪽 돌림으로 신장
4. 왼쪽 돌림근이 단단함 — 환자를 오른쪽 돌림으로 신장
5. AC 신장법을 위한 반사 — RI
6. 신장을 너무 빠르고 멀게 하면 나타나는 반사 — 근방추

제 9 장

사례 연구: Dana (수축 이완 주동근 수축, CRAC)

질문을 통한 생각하기

1. CRAC 신장법과 같은 고급화된 신장 기법을 Dana를 위한 치료 계획에 포함할 수 있는가? 이유는? 그렇지 않다면 그 이유는?

의뢰인의 제한된 동작 범위는 마사지와 신장이 치료적 도구로서 필요함을 알려준다. 요가를 통한 마사지와 신장은 Dana를 위한 효과가 좋지 않았기 때문에, 수축 이완, 주동근 수축 또는 CRAC 신장법과 같은 신경학적 반사를 이용한 고급화된 신장법이 현명한 치료 선택으로 생각된다. 의뢰인은 이미 두 달 정도의 마사지와 요가 신장을 경험하여 약간의 효과를 보았기 때문에, 치료사는 CRAC 신장법을 결정해야 한다. 왜냐하면, 이 조합된 기법은 고급신장 기법에서 가장 효과적인 것으로 보이기 때문이다.

2. CRAC 신장법이 효과가 있다면, 안전하게 사용할 수 있는가?
그렇다면 어떻게 알 수 있는가?
그렇지 않다면, 이유는?

어떠한 신장법을 수행하는데 있어 안전한지를 결정하기 위해 치료사는 추간공 압박검사와 슬럼프 검사(slump test)를 수행하고, 의뢰인에게 기침 검사와 발살바기법을 수행해본다. 양쪽 검사의 검사 결과가 음성이면 치료사는 신장을 치료도구로서 안전하게 사용할 수 있다. Dana가 병리학적 디스크 또는 진행된 퇴행성 관절 질환(퇴행성관절염), 신장법의 금기증이 되는 사항을 가지고 있다면, 이러한 검사는 양성으로 나타난다(좀 더 자세한 검사 절차는 3장 참조). 의뢰인은 방사선상 약간의 퇴행성 관절 질환이 있지만, 적절한 치료 옵션으로 신장을 사용할 수 있다. 또한, Dana의 말을 통해 전달받은 병력에서는 상지와 연관한 병력(즉, 통증, 저림, 둔

함이 없음)이 적응증에 반영되지 않으면, 신장기법의 금기증의 상황이 아니게 된다.

3. CRAC 신장법을 한 후, 어떠한 특정 신장법의 치료절차을 사용하는가? 그리고 당신이 선택하여 사용한 이유는?

어떠한 신장을 수행할 것인가를 결정하기 전에 목의 관절가동범위 감소가 있는지를 결정해야 한다. Dana의 경우 모든 가동범위가 감소되었으며, 치료사는 모든 가동범위의 면뿐만 아니라, 복합적인 사선면 CRAC 신장을 두상면과 혼합하여 각 치료 단계에서 신장법을 20~30분 정도 할 것을 결정한다.

치료:

환자의 심하게 감소된 동작, 오래 동안 지속된 만성 그리고 요가와 마사지 치료 반응에 대한 부족은 향후 마사지, 열과 CRAC 신장법의 조합된 3개월의 집중 치료를 결정하게 하였으며, 처음 1개월은 일주일에 3번, 2개월째는 일주일에 2번, 그리고 3개월째는 일주일에 한 번 치료할 것을 결정한다. 치료사는 집과 가정에서 필요한 적절한 자세를 교육 시켜주고, 건열 또는 뜨거운 물의 샤워을 이용한 워밍업 후 실시하는 자가 신장 방법 수행을 추천하고, 목 베개를 사용하여 옆으로 또는 바로 누워 자는 것을 권유한다.

치료의 시작은 목 부위에 5분간의 열을 적용하고, 20분 정도의 중등도 심부 마사지를 목 전체에 실시한 후, 추가로 5~10분 건열을 적용한다. 그런 다음 치료사는 CRAC 신장을 모든 6개 두상면의 기능적 근육 단위(폄근, 굽힘근, 양측 외측 굽힘근과 양측 돌림근)에 수행하고, 폄근과 굽힘근 신장에 대한 외측 굽힘과 돌림을 조합한 사선면의 CRAC 기법을 수행한다. 각 신장은 5번 반복하여 시행하며, 좀 더 많은 반복을 수행하여 더 많은 효과를 가져오게 할 수 있다.

추후 진행(Follow-Up):

3개월의 끝 시점에서 Dana는 거의 모든 목의 관절가동범위를 획득하였다. 치료사는 매일 자가 신장을 할 것을 권유하였으며, 예방차원에서 한 달에 한 번은 방문할 것을 권유하였다.

복습 문제

객관식

1. d
2. a
3. b
4. c
5. c

참/거짓

1. 거짓
2. 참
3. 거짓
4. 거짓
5. 참

단답형

1. 1에서 2초
2. 목표 근육
3. 목표 근육에 대한 길항근
4. 목표 근육을 처음 워밍업을 한 후에

일치문제

1. CR 신장법을 위한 반사 — 골지건기관
2. 오랜 기간 동안 신장을 유지하는 이유 — 크립(creep)
3. 환자가 숨을 참음 — 신장의 CR 관점
4. 만약 신장을 너무 빠르고 멀게 하면 나타나는 반사 — 근방추
5. 환자의 날숨 — 신장의 AC 관점
6. AC 신장을 위한 반사 — 상반신경 억제

제 10 장

사례연구: Joe (관절가동술)

질문을 통한 사고

1. Joe를 위한 당신의 치료계획 중에 관절가동술과 같은 상급 기법이 포함되어야 합니까? 이유는 무엇입니까?

Joe는 대동작 운동범위가 정상이었기 때문에, 보통신장 및 상급 신장기술이 적응증이 아니다. 또한 그는 지금까지 가지고 있었던 보통 신장 및 수축-이완신장에 반응하지 않았다는 사실이 더 타당합니다. 당신은 관절놀이 가동범위를 평가할 때 마디관절 저가동성을 발견하였기 때문에, 관절가동술이 적응증이다. 당신은 그에게 관절가동술을 적용한다.

2. Joe에게 관절가동술은 안전합니까? 그렇다면 당신이 그렇게 결정할 수 있었던 이유는 무엇입니까?

관절가동술을 안전하게 적용할 수 있는지 결정하기 위하여 당신은 구멍압박검사와 슬럼프검사를 실시하였고 Joe에게 기침검사와 발살바기법을 지시하였다. Joe는 팔로 내려가는 연관통(통증, 저린감, 또는 압통 없음)이 없는 것과 동일하게 이 검사들의 결과는 음성이어서 치료법으로 관절가동술을 안전하게 적용할 수 있다는 것을 알 수 있다. Joe가 병적 디스크질환 또는 말기 퇴행성질환(뼈관절염)이었다면 이 평가결과는 양성이었을 것이고 관절가동술은 금기증이 될 것이다(이 평가절차의 더 자세한 사항은 3장을 참조).

3. 관절가동술을 수행할 때, 당신은 어떤 관절가동술을 사용할 것입니까? 그 방법을 사용하는 이유와 사용법은 무엇입니까?

Joe의 목에서 관절놀이 가동범위가 감소한 관절에 관절가동술을 적용한다. 그의 목은 왼쪽 가쪽굽힘을 제외한 모든 축성 관절운동과 비축성 관절운동이 정상이었다. 따라서 가동범위 안에서 관절가동술이 적용된다. 당신은 개별 관절가동술을 왼쪽 가쪽굽힘뿐만 아니라, 왼쪽 가쪽굽힘과 오른쪽 돌림을 결합한 다면적 운동을 실시한다. 또한 그의 목에 신연을 증가시키기 위하여 수건견인기술을 적용한다. 근육경련 때문에, 중등도 이상의 마사지와 열치료를 선택한다.

치료:

당신은 조직을 따뜻하게 하고, 순환증진, 근육경련 감소를 위하여, 부드럽게 쓰다듬기와 가로마찰법을 결합한 중등도의 마사지를 약 10-15분 동안 적용한다. 마사지 후에, 마사지 적용 부위에 약 10분 정도 온습포를 적용하여 목표근육을 이완시키고 환자도 이완시킨 후에 관절가동술을 적용한다. 그런다음 왼쪽 가쪽굽힘(치료

절차 10-2 참조)과 오른쪽 돌림(치료절차 10-3)으로 관절가동숭을 수행하고, 왼쪽 가쪽굽힘과 오른쪽 돌림을 결합(기술적용 글상자 10.1)한 빗면 관절가동술과 수건신연(치료절차 10-10 참조)을 적용한다. 당신은 각각의 관절가동술을 3회 반복하고 주 2회, 4주 동안 실시한다.

또한 가정과 직장에서 연습할 수 있고 특히, 컴퓨터 작업을 할 때 적절한 자세에 대하여 토론하고 당신은 컴퓨터와 같은 책상과제를 수행할 때 매 30분마다 5분씩 쉬는 수행하라고 지시한다. 또한 목에 1일 1-3회 온습포를 적용한 후에 부드러운 신장에서 중등도의 신장까지 적용하라고 지시한다.

예후:

4주 후에 Joe는 이전에 경험하였던 뻣뻣하고 깊은 느낌, 둔한 통증이 약 50% 감소하였다고 보고하였다. 당신은 그와 질환 및 치료에 대한 긍정적인 반응에 대하여 이야기 한 후에, 동일한 치료를 4주 동안 주 2회씩 더 하기로 결정하였다. 그 치료기간이 끝난 후 80%-90%까지 증상이 개선되었고, 한 번의 치료기간 이후에 100% 완치되었다. 그가 100% 개선되었을 때, 당신은 2,3,4 및 6주에 예후치료를 점진적으로 감소시킬 것을 추천하였다. 6주 방문에서, 그는 증상이 더 이상 나타나지 않았고, 그의 목에 마디관절 저가동술이 재발하지 않도록 사전적 치료를 위하여 매 1~3개월마다 마사지, 열치료, 신장 및 관절가동술을 적용하라고 추천하였다.

복습문제

객관식

1. c
2. d
3. b
4. a
5. b

참/거짓

1. 참
2. 거짓
3. 거짓
4. 참
5. 거짓

단답형

1. 고정과 신장
2. 가쪽굽힘과 반대쪽 돌림
3. 수동관절가동범위
4. 고정손
5. 검지와 엄지

일치문제

1. 고정손 역할 — 척추뼈 고정
2. 환자에 고정손 접촉 — 관절돌기
3. 고정손이 접촉을 피해야 하는 환자의 신체 부위 — 가로돌기
4. 이 움직임의 끝에서 긴장이 느껴진다 — 수동관절가동범위
5. 치료손의 역할 — 고정된 척추뼈 위에서 머리와 목을 움직인다.
6. 관절가동술이 능동적으로 수행되는 곳 — 관절놀이

제 11 장

사례연구: Frank (환자를 위한 자기관리)

질문을 통한 사고

1. Frank를 위한 당신의 치료계획의 일부분으로 가정관리가 적절합니까?

Frank는 이틀 후에 여행을 떠날 것이기 때문에 짧은 기간 안에 증상이 해결되어야 한다. 이런 이유로, 가정 내에서 치유를 촉진할 수 있는 자기관리를 더 할수록, 증상이 충분히 개선되어 여행을 즐길 수 있는 기회가 더 많아진다. 당신은 수치료와 신장을 추천한다. Frank는 이전에 자기관리에 부지런하지 않았지만, 여행이라는 동기부여 때문에 그가 기꺼이 자기관리 프로그램을 따라할 것으로 판단한다.

2. 가정관리가 가치가 있다면, 그에게 사용하는게 안전합니까? 그렇다면, 그 방법을 알고 계십니까? 아니라면, 이유는 무엇입니까?

Frank는 감각신경병이 없기 때문에 수치료가 그에게 안전하다. 또한 그는 공간점유성 손상(즉, 병적디스크 또는 뼈가시)과 같은 신장의 금기증이 없고, 그의 구멍압박검사, 기침검사, 그리고 발실바기법을 모두 확인한 결과 음성이다.
팔의 연관 증상의 부재는 이것을 확인한다.

3. 당신이 자가-관리를 추천한다면, 어떤 치료법을 추천하시겠습니까? 그 치료법을 선택한 이유는 무엇입니까?

당신은 냉치료를 결합한 대조욕(치료절차 11-3참조), 그 이후에 온습포, 신장(치료절차 11-4참조), 및 또다시 냉치료(치료절차 11-1)로 끝내는 치료계획은 추천한다. 초기 냉치료는 목에 통증이 있기 때문에 그 부위를 무감각하게 하기 위하여 적용한다. 그 후 열치료는 근육을 따뜻하게 하고 이완하여 목을 편안하고 효과적으로 신장할 수 있게 한다. 마지막 냉치료는 뒤통수밑 부위에 부종을 치유하기 위함이다. 그가 증상을 개선하고 여행을 갈 수 있다는 동기부여로 그의 심각한 증상을 짧은 시간 안에 개선하기 위하여, 당신은 이 과정을 가능하면 매 시간마다 실시하라고 지시한다.

특히, 무감각할 때까지 수건을 싼 냉습포를 적용한다. 그런 다음 10~20분 동안 따뜻한 샤워를 하여 따뜻한 물이 목을 때리도록 한다. 그는 샤워를 하는 동안이든 한 후 즉시하든지, 일련의 목 신장을 적용한다. 그는 전체 뒷목에서 양쪽 모두 단단함이 있기 때문에, 뒷목신장을 양쪽에서 실시(치료절차 11-4 참조)하고 돌림을 함께 한다. 또한 뒤쪽의 단단한 근육을 모든 선에서 치료하기 위하여 신장 방향 (완전 굽힘과 완전 폄 사이에서)을 다양하게 적용한다.

치료:

약 20분 동안 뒷목에 연부조직 마사지를 적용하는데, 시작은 경미한 압력으로 하여 점진적으로 중등도 압력까지 증가시킨다. 그런 다음 열치료를 5-10분 추가적으로 적용한다. 그리고 목이 이완되고 따뜻해

졌다고 느껴지면 신장을 한다. 신장은 목을 신장하는 쪽으로 돌림한 상태에서 가쪽굽힘과 굽힘 사이의 모든 방향에서 부드러운 정적신장을 적용한다. 그리고 이 신장을 다른 방향으로 목을 돌림하고 반복한다. 모든 신장은 수축–이완 신장법으로 반복한다. 그의 증상이 심각하기 때문에 수축–이완 신장법은 부드럽게 적용한다. 몇 분 동안 그대로 유지하고 목의 뒤쪽에서 부드러운 마사지를 적용한다.

예후:

그는 다음 날 돌아온다. 그는 대조욕/신장/냉찜질을 오전 오후에 수차례 실시하였다고 보고한다. 그의 목은 아직 중등도 경련이 있지만 하루 전보다 많이 이완되었고, 그는 통증이 약 50% 정도 감소하였다고 한다. 비록 그의 증상은 완전히 회복되지 않았지만, 그는 여행을 갈 수 있을 것이라고 느낀다. 그는 어제와 같은 치료절차를 반복하는데, 이번에는 마사지 깊이와 신장강도를 증가시킨다. 연속 2일 치료를 받았고 그 부위에 많은 치료를 적용하여서 약하고 약간 부어오를 수 있기 때문에 치료의 마지막은 냉치료를 약 5–10분간 적용한다.

당신은 여행을 떠나기 전에 가능한 한 많이 대조욕과 신장을 수행하는 가정 관리 프로그램을 계속하라고 추천한다. 또한 여행을 하는 동안 1주일에 적어도 2회는 좋은 마사지 치료사를 찾아가 치료적 마사지를 받고, 대조욕과 신장을 지속하고 재사용 가능한 냉찜질을 실시하라고 충고한다.

10일 후에 유럽에서 Frank로부터 전자우편이 왔다. 그는 비록 비행 동안은 약간 불편했지만, 그 후로 빠르게 개선되었다고 말한다. 그는 대조욕과 신장을 지속하였고, 증상이 개선됨에 따라서 점진적으로 자기관리의 양을 감소시켰다고 한다. 또한 호텔에서 상당히 도움이 되는 훌륭한 치료적 마사지 2회 받았다고 언급한다. 그는 집에 돌아오면 당신에게 점검받기를 약속한다.

복습문제

객관식

1. b
2. a
3. b
4. c
5. d

참/거짓

1. 거짓
2. 참
3. 거짓
4. 참
5. 참

단답형

1. 수치료, 신장, 자세
2. 어깨뼈 올림근이 어깨뼈 안정화를 위하여 등척성으로 단단해져야 한다.
3. 그 부위가 무감각해질 때까지
4. 그 부위가 부어있는 한

일치문제

1. 턱당김신장 — 작은뒤머리곧은근 신장
2. 목표근육 등척성 수축 — CR신장
3. 목둘레 신장 — 목의 모든 방향에서 신장
4. 열수치료 — 혈관 이완
5. 냉수치료 — 혈관 수축
6. 환자는 신장에서 능동적으로 움직인다 — AC 신장

제 12 장

사례연구: Linda (치료사를 위한 자기관리)

질문을 통한 사고

1. *Linda의 자기–관리 계획에 척추 안정화운동이 포함됩니까? 그렇다면 이유는 무엇입니까? 아니라면 이유는 무엇입니까?*

Linda는 관절가동범위와 지구력, 근력 기능이 감소되었다; 당신은 이것이 목뼈 근육의 약화로 나타났다고 알고 있다. 따라서 분명히 고정운동을 실시한다. 그녀를 위한 모든 치료(마사지 치료와 신장)는 본질적으로 수동적이었고 효과가 미비하였다. 근력운동을 실시해 본적은 없으며, 그녀 자신과 일치하는 내용은 없었다. 당신은 만성 목통증 환자는 초기에 근력강화 운동이 없이 성공이 제한된다는 것을 알고 있다. 린다는 목표근육에 근력강화, 지구력, 또는 신경근 고유수용성 재교육과 같은 어떤 교육도 실시하지 않았기 때문에, 이 운동들을 지금 적용하고 그녀의 자기관리 프로그램에 포함시켜야 한다. 추가로, 당신의 임상검사는 근육의 단단함과 통증 사이에 상관관계를 증명하지 못했고, 단호하게 수동도수치료로 치료될 수 있다는 명백히 인식할 수 있는 질환의 존재를 증명하는데 실패했다.

2. *목뼈안정화운동이 유용하다면, 그녀가 안정하게 수행할 수 있습니까? 그렇다면 이유는 무엇입니까? 아니라면 이유는 무엇입니까?*

Linda의 경우, 척추고정운동은 공간–점유성 손상(병적 디스크 또는 뼈가시) 또는 급성 질환을 지적하는 모든 정형외과적 검사에서 음성으로 조사되었기 때문에 안정하게 적용할 수 있다. 추가로, 그녀의 방사선 사진은 병적 질환이 없다고 나왔다. 이런 질환의 부재에서, 척추고정운동은 목과 팔의 근수축과 운동만을 요구하기 때문에 안정하게 수행할 수 있다.

3. *그녀는 안정화훈련을 수행해야 한다고 판단하였다면, 특별한 운동 치료절차는 무엇이며, 그 이유는 무엇입니까?*

당신은 그녀가 약해진 근육을 위하여 수행하여야 할 운동과 기능적 결함이 있는 부위를 결정한다. Linda는 목뼈의 굽힘과 폄이 어려웠다. 또한 머리를 원래 자세로 가져가지 못하는 감각운동결함(나쁜 운동감각인식)이 있다는 것을 알 수 있다. 이런 이유로 감각운동 및 근력 안정화 훈련이 지적된다.

치료:

그녀의 상태와 근력약화는 만성적이기 때문에 린다는 안정화 프로그램을 점진적으로 시작해야 한다. 이런 이유로, 처음에는 감각운동 안정화운동을 시작하는 것이 최선이고 나중에 근력강화 운동을 실시한다. 당신은 한 다리 서기(치료절차 12–4)와 안구반사훈련(치료절차 12–10)으로 감각운

동훈련을 시작하라라고 추천한다. 그 후에, 그녀는 락커보드 위에서 양다리 서기와 한 다리 서기(치료절차 12-5와 12-6 참조)을 실시한다. 그녀가 이 훈련에 익숙해지면, 그녀는 동요판 위에서 양다리 서기와 한 다리 서기(치료절차 12-7과 2-8)을 실시한다. 각 운동은 처음에는 10-20초 동안 1-2회 반복하고 점진적으로 60초 이상으로 3회 반복까지 증가시킨다.

현재, 그녀는 안정화 근력강화운동을 시작할 준비를 할 것이다. 그녀는 네발기기 자세에서 목뼈고정(치료절차 12-2)을 하고 운동을 시작해야 하고, 그 후에 네발기기 자세에서 목뼈고정하고 팔다리운동을 함께 결합(치료절차 12-3)하여 실시한다. 시간이 지나면, 그녀는 이 운동을 불안정한 지지면 위에서 할 수 있다. 다시, 그녀는 60초 이상 3회 반복운동으로 점진적으로 증가시킨다. 추가로 그녀는 깊은 목 굽힘근 근력강화를 위하여 중력에 대항하여 목뼈 굽힘운동을 실시한다(글상자 12.3). 그녀는 목빗근과 뒤통수밑근의 사용을 방지/최소화하기 위하여 턱을 당기고 목뼈 들임을 유지하도록 가까이에서 집중시킬 필요가 있다.

Linda는 목에 적용하는 협동 안정화훈련을 위한 2가지 방법이 있다. 그녀는 그녀의 운동을 추천하고 모니터할 수 있는 면허증이 있고 훈련이 된 치료사 또는 임상인과 함께 치료할 수 있고 또는 그녀 자신이 자기관리 프로그램에 필요한 운동을 이행할 수 있다. 그녀는 오랜 기간 통증과 약증을 경험하였기 때문에, 당신은 그녀가 다른 전문인의 지도를 받는 것이 적합하다고 판단하고 의뢰서를 작성해준다. 도수치료사로서 지식적 배경과 경험이 함께 하여 그녀는 빠르게 목뼈 안정화를 만들어 갈 수 있고 때때로 치료사/임상인을 통하여 개선정도를 모니터 받을 수 있다.

이전에 수동치료는 성공적이지 못했으나, 당신은 Linda에게 1개월에 1-2회씩 온습포, 마사지, 그리고 신장으로 구성된 도수치료를 추천할 수 있다. 이 치료는 자기관리가 필요없는 근육의 단단함을 야기하지 않기 때문에, 추가적인 근력운동으로 사용하는데 중점을 두어야 한다. 치료는 전체 목뼈에 적용하며 특히, 목뼈머리 내밈근에 중점을 두어야 한다: 앞쪽에서는 목빗근과 뒤쪽에서는 뒤통수밑근

예후:

3개월 후에, Linda는 약 75% 정도 개선되었다고 보고한다. 그녀는 한 번에 2-3시간 동안 컴퓨터 작업을 할 수 있고(매 30분마다 쉬는 시간을 갖고), 운전을 하고 이동할 때 목에서 단지 경미한 불편감만 있다고 한다. 약 6개월 후에, Linda는 95-100% 개선되었고, 활동을 할 때 약간의 불편감 또는 불편하지 않다고 하였다. Linda는 매일 신장과 근력강화 운동을 자기관리 프로그램으로 실시하여서 척수 안정화프로그램을 지속한다.

복습문제

객관식

1. b
2. a
3. b
4. d
5. c

참/거짓

1. 참
2. 거짓
3. 거짓
4. 참
5. 거짓

단답형

1. 어깨뼈(팔이음뼈 복합체)
2. 동요
3. 불안정
4. 네발기기 자세와 목뼈고정

일치문제

1. 한 면에서 불안정한 지지면 — 락커보드
2. 안구반사운동 — 시추적
3. 불안정한 자세 — 한 다리 서기
4. 다면에서 불안정한 지지면 — 동요판
5. 위교차증후군 — 머리 내밈
6. Bruegger의 자세이완 자세 — 어깨뼈 뒤당김

찾아보기

【 ㅇ 】

【 ㅈ 】

【 ㅊ 】

【 ㅋ 】

【 ㅌ 】

【 ㅍ 】

【 ㅎ 】

【 기타 】